바벨로 쓴 처방전

바벨로 쓴 처방전

중년의 삶을 책임질 스트렝스 훈련법

조너선 설리번, 앤디 베이커 지음
박 현 진 옮김

대성의학사

바벨로 쓴 처방전

중년의 삶을 책임질 스트렝스 훈련법

1판 1쇄 펴냄: 2020년 7월 10일

지은이: 조너선 설리번, 앤디 베이커
옮긴이: 박현진
펴낸이: 권오현
펴낸곳: 대성의학사

출판등록 2009년 6월 22일(제301-2013-095호)
서울특별시 중구 을지로 126-1 (을지로3가, 3층)
전화 02)2279-3444 / 팩스 02)2285-0108
Homepage www.medibook.co.kr

값 36,000원

ISBN 979-11-90868-01-3(13690)

조너선 설리번

내게 바벨을 쥐어 준 커크 비숍에게. 보고 싶어요.

눈보라를 헤치고 일터로 향했던 메릴린에게도. 사랑합니다.

앤디 베이커

지금껏 나를 거쳐 온 회원 여러분께.

내가 가르친 것보다 그대들에게 배운 것이 많습니다.

인내와 사랑과 조력으로 곁을 지켜 준 나의 아내 로라에게.

당신 없이는 아무것도 할 수 없었을 겁니다.

일러두기

1. 원서는 미국 단위계(US customary units)를 따라 파운드(pound, lbs)와 인치(inch, ")로 무게와 길이를 표기했으나, 한국에서는 SI 단위계를 사용하므로 실정에 맞게 각각 킬로그램(kg)과 미터(m)로 환산하여 적용하였다. 유효숫자를 고려하여 엄격히 환산하는 것을 원칙으로 하였으나, 직관과 문맥의 흐름에 맞게 의도적으로 왜곡한 숫자도 있다. 본서를 지침으로 한 훈련에 있어 파운드 단위의 바와 원판을 쓰는 경우 참고하기 바란다.

2. 외래어를 소리 나는 대로 표기하는 경우, 원칙적으로 국립국어원의 외래어표기법을 따르고자 노력했다. 단, 'squat'은 예외로 한다. 외래어표기법에 따르면 '스쾃'으로 표기해야 하지만, '스쿼트'가 대중적으로 쓰이고 있으므로 본문에서는 후자를 채택하였다.

3. 해부학 용어는 대한해부학회의 지침에 따라 우리말 용어(이하 신용어)를 번역어로 채택하는 것이 원칙이나, 체육계에서는 한자어 용어(이하 구용어)가 많이 쓰이고 있으므로 구용어를 채택하였다. 예컨대 'biceps brachii muscle'은 신용어로 '위팔두갈래근'이나 본문에서는 구용어를 채택해 '상완이두근'으로 옮겼으며 같은 근육을 가리키는 'biceps'는 원문의 뉘앙스를 반영하여 '이두'로 옮겼다. 같은 방식으로 'latissimus dorsi'는 '광배근', 'lats'는 '광배'로 옮겼다.

Contents

제2부: 무엇을?

제3부: 어떻게?

역자 서문

이십대 중반에 운동을 접한 뒤로 십여 년의 세월이 흘렀다. 그간 많은 것들이 변했다. 고중량 훈련을 예전만큼 잘 소화해내지 못하게 되었고, 몇 번의 부상을 겪고 나자 이전에 웜업으로 쓰던 중량은 이제 워크세트로 쓰기조차 버거워졌다. 인격은 그대로인 것 같은데 뱃살은 늘 상한가를 친다. 돌아보니 어느덧 마흔이 코앞. 보들레르의 시처럼, '시간이 삶을 잡아먹은' 기분이다.

시간은 누구도 거스를 수 없다. 우리는 태어나는 순간부터 알아채지 못할 만큼 천천히 마모되며 죽음을 향해 질주한다. 내가 일하던 응급실에서는 심근경색 환자가 멀쩡한 얼굴로 걸어 들어와 복도에 쓰러지곤 했다. 직업의 특성상 아무리 애써도 되돌릴 수 없는 죽음이 있다는 사실은 이미 받아들였으나, 사망진단서를 쓸 때면 유난히 기분을 찜찜하게 만드는 분들이 있다. 대부분은 어떤 식으로든 예방할 수 있던 죽음이다.

죽음을 막을 수 있다는 뜻은 아니다. 다만, 죽음으로 향하는 고통의 시간은 좀 더 짧고 세련된 방식으로 바꿀 수 있었다. 우리가 '건강'을 추구하는 것도 그와 같은 맥락일 것이다. 우리가 살아가는 것은 어떤 면에서 보면 사랑하는 사람들 곁에 밝고 힘찬 모습으로 조금 더 오래 머물기 위함이다. 명줄만 오래 붙들어 놓는다고 달성할 수 있는 과제는 아니다. 더 나은 수행능력과 예쁘고 아름다운 몸을 만들기 위한 운동 이전에, 자신의 건강을 근본적으로 개선할 수 있는 운동이 무엇일지 고민해야 하는 까닭이 여기에 있다.

예쁘고 탄탄한 모델의 몸은 물론 매력적이고 가치 있지만, 고된 일상을 살아가는 이들에게는 너무 먼 이야기이다. 손에 잡히지 않는 목표를 붙잡으려 허우적거리다 마침내 운동을 포기한 적이 당신에게도 한 번은 있었을 테다. 그러나 그때 포기해야 하는 것은 운동이 아니라 목표 그 자체이다. 어쨌거나 운동을 하기 전의 자신보다 조금은 나아지지 않았던가. 나 또한 다르지 않다. 운동을 할 때마다 예전의 수행능력을 떠올리며 한숨 짓고 있긴 하나, 처음부터 운동을 배우지 않았다면 지금보다 절대 나은 삶을 살지 못했을 것이다. 그와 같은 맥락에서, 언젠가 찾아오고야 말 내 삶의 끝을 지금보다 덜 지저분하게 맞이하기 위해 오늘도 나는 누추한 몸을 이끌고 체육관을 향한다. 마치 멀리서 오는 친구가 있어 혼자 사는 작은 방을 구석구석 닦고, 밀린 설거지를 해치우고, (홀애비 냄새를 가리려고) 향초를 피우듯.

그런 관점에서 이 책은 진지한 스트렝스 트레이닝을 결심한 이들의 가장 친절한 입문서 역할을 해 줄 것이다. 이 책은 표면적으로 중년을 대상으로 하고 있으나, 실제로는 어느 연령대에 적용해도 좋다. 이전의 책들이 제대로 다루기 어려웠던 사각지대를 훌륭히 보완하는 이 책을 통해 40대에 접어든 분들뿐만 아니라 몸이 유난히 약한 20대, 특히 여전히 웨이트 트레이닝을 두려워하는 여성분들이 안심하고 훈련을 시작할 수 있기를 바란다.

서문의 자리를 빌어 도움을 주신 분들께 감사의 마음을 전한다. 우선 마감을 묵묵히 기다려 주신 김미애 편집장님과 한결같이 일을 맡겨주신 권오현 대표님께 큰절을. 한국 스타팅 스트렝스 커뮤니티의 거목

김경하 관장님, 이 책의 출간전 교정 작업에 많은 도움을 주시고 성실한 아티클 번역으로 지식을 전파해 주시는 은인혁 코치님께도 머리 숙여 깊은 존경과 감사의 인사를. 한국에 두 분뿐인 SSC가 더 많아질 때까지 나의 노력이 조금이나마 보탬이 될 수 있으면 좋겠다. 의대 시절부터 늘 많은 영감이 되어 주신 트레이너이자 물리치료사 진정한 선생님, 번역하는 동안 곁을 지켜주었던 조승원 선생님과 김효정 선생님께도 가벼운 윙크를. 만나기 어려우니 글자로 대신합니다. 스타팅 스트렝스가 어렵다며 많은 질타(?)를 전해 주신 파붕이 여러분께도 감사의 손인사를. 이 책에 주렁주렁 달린 역주는 모두 그대들을 위한 것입니다. 그리고, 누구보다도 이 책을 골라 주신 독자 여러분께 무한한 감사를.

코로나 이후의 시대는 이전과 분명 다를 테지만, 인류의 삶이 수차례의 큰 변화를 맞이한 뒤에도 석기시대와 크게 다르지 않은 몸을 우리가 껴안고 살듯, 우리가 훈련하는 방식 또한 이전과 다르지 않아야 한다. 당신과 내가 언제 어디에서 만나게 될지 모르겠지만, 그때까지 다른 곳에서 같은 훈련을 꾸준히 해 나갈 수 있기를.

강해집시다, 함께. 더 나은 삶이 기다리고 있으니.

- 2020년 여름으로 가는 문에서

역자 박현진

추천사

꼬리에서 배우다

이 책의 추천사를 써 달라는 리피토 선생의 요청은 영광이었다. 어쩌면 독자들은 의아해할지도 모른다. 무작위 사건의 리스크 분석, 그중에서도 극한의 분야를 연구하는 이가 스트렝스 트레이닝과 무슨 상관이 있다는 말인가?

내가 몸담고 있는 분야에서는 가능성이 작은데도 벌어지는 드문 사건들을 가리켜 '꼬리tail'*라고 하는데, 스타팅 스트렝스의 접근법은 극한을 다룬다는 점에서 이와 맞닿아 있다. 세상만사는 극한의 상황을 겪어낸 뒤에야 대비태세를 갖추고, 나아가 거대한 충격에 견딜 수 있도록 스스로를 조금씩 변화시킨다. 이러한 일은 몸에서도 똑같이 벌어진다. 그런 관점에서 보자면 우리 몸은, 극단적인 상황에서 새로운 것을 배움으로써 우리를 둘러싼 환경을 다룰 수 있도록 만들어진 리스크 관리 시스템이라 할 수 있다.

말하자면 교량(橋梁)이 지닌 힘의 한계가 얼마인지를 알아내는 일과 비슷하다. 교통량을 보여준답시고 색깔과 제조사가 제가끔인 차량을 한 대씩 차례대로 수백 대씩 굴려 봤자 한계 하중을 알아낼 수는 없다. 엔지니어가 제정신이라면 수십 톤짜리 트럭을 몇 대 써보는 쪽을 택할 테다. 무거운 트럭 몇 대를 쓴다고 해서 소재의 피로도를 일일이 계산할 수는 없고, 모든 위험요소를 낱낱이 알아낼 수도 없겠지만, 전체적인 안정성이 어느 정도인지는 확실히 알아낼 수 있을 테니까.

항공기 조종사를 훈련하는 일도 이와 같다. 활주로에서 승무원과 농담이나 주고받다가 자동운항 버튼을 누른 채, 휴가와 담보대출 생각에 정신을 쏟거나 항공산업체의 음모에 관한 망상을 떠올리는 게 물론 조종사로 일하는 시간의 대부분을 차지하겠지만, 훈련까지 그따위로 시키지는 않는다. 어엿한 조종사로 태어나려면 폭풍이나 비상착륙 같은 온갖 복잡스러운 상황을 겪어내야 한다. 말하자면, 훈련은 '꼬리'의 영역이다.

이제 몸을 단련하는 상황으로 넘어와 보자. 몸의 회복이나 마음의 행복을 목적으로 하지 않는 이상, 적당히 활동적인 환경에서 똑같은 동작을 매일같이 반복하며 시간을 보내는 건 의미가 없다. 어디까지가 극한인지를 냉정히 파악한 다음에야 비로소 제대로 된 신체 단련을 시작할 수 있다.

리피토 선생이 이 서문을 써 달라고 한 이유가 또 하나 있다. 선생이 제공한 프로그램의 변형에 나 또한

* 역주: 경제학에서 '꼬리'는 '테일 리스크'를 뜻하는데, 이는 발생 가능성이 매우 낮음에도 불구하고 한 번 발생하면 자산가치에 막대한 영향을 미칠 수 있는 일회성 사건을 가리킨다. 이때 '꼬리'는 정규분포곡선의 양쪽 꼬리를 뜻한다.

참여하고 있다는 사실 때문이다. 제 손으로 짠 프로그램으로 운동을 하는 것이 이 바닥의 규칙이다. 이 과정에서 나는 재미를 좇는 활동과 훈련이 별개라는 사실을 배우게 되었다. 걷고, 산을 오르고, 바다에서 수영을 하고, 자전거를 타는 일이 분명 즐겁기는 하지만, 이런 활동을 통해 내 몸이 지금보다 강해진다는 망상에 빠져 있지는 않다. 삶에 필요한 부분일 수야 있겠지만, 적어도 스트렝스 향상에 있어서는 아니다. 요컨대 나에게 걷기는 그저 잠처럼 회복에 필요한 수단에 불과하다.

리스크에 관한 나의 연구 중 일부가 복잡계 이론* 과 겹쳐 있다는 점 또한 짚고 넘어갔으면 한다. 복잡계를 접할 때 가장 먼저 받아들여야 하는 사실은 바로 전체가 부분의 합과 같지 않다는 점이다. 부분을 이루는 개별 요소에 더해 그 개별 요소들의 상호작용까지 합해야 비로소 전체가 나온다. 특정 근육을 고립시켜 운동해 봐야 몸 전체가 단련되지는 않는다. 어떤 근육이 다른 근육보다 조금 더 쓰이거나 덜 쓰일 수는 있겠지만, 그럼에도 몸의 근육을 모두 동원하려면 무거운 물체를 들어 올려야만 한다. 근육과 근육 사이에서 발생하는 여러 가지 상호작용 또한 이 과정에서 희미하게나마 생겨난다.

이러한 복잡계 방식의 접근법은 어디에서나 적용된다. 잠깐 내 얘기를 해 보자면, 예전에 어깨 부상 때문에 물리치료를 받은 적이 있다. 물리치료사는 형형색색의 탄성 밴드로 하는 복잡한 운동을 처방했지만, 이 시기에 나는 그보다 자연스러운 바벨 프레스와 (어시스티드) 풀업을 하는 쪽이 몸을 탄탄하게 교정해 준다는 것을 깨달았다. 이러한 바벨 운동을 물리치료사들이 시키지 않는 이유는 대체 무엇일까. 사실 이유랄 것도 없다. 물리치료사도 입에 풀칠은 해야 하지 않겠나. 고립 운동 머신이 널려 있는 체육관을 초심자들이 좋다고 느끼는 것과 맥락은 같다.

물론 근육이 전부는 아니다. 제라드 카센티 박사의 연구팀에 따르면 수백 개의 뼈로 이루어진 우리 몸의 골격계는 혈당, 생식, 근성장뿐만 아니라 기억까지 관장하는 일종의 내분비기관이다. 따라서 올바른 운동은 우리 몸의 모든 근육뿐만 아니라 뼈까지 써먹을 수 있어야 하는데, 이러려면 골격계를 중량 스트레스에 시달리게 해야 한다.

인체는 극도로 난해하고, 그 안에서 벌어지는 생리학적 기전을 제대로 이해하기도 어렵다. 그러니, 우리의 방법론이 시간이 흘러도 변치 않고 굳건하게 유지되어 왔다는 사실은 받아들이길 바란다. 영양학 이론만 봐도 그렇다. 수많은 이론과 가설이 유행처럼 왔다가 사라져 갔지만, 주기를 두어 때맞춰 굶는 방식은 굳건히 자리를 지켜 왔다. 어떤 이론도 현상 자체를 무너뜨리지 못한다. '과학'의 이름을 빌어 내놓는 의견과 해석은 지난 수백 년 동안 그랬듯 앞으로도 계속 변하겠지만, 극한의 강도로 전신훈련을 하는 방법론만은 그리스의 장사(壯士) 밀로Milo가 어깨에 송아지를 메고 다닌 지 이천 년이 된 지금도 통하고 있지 않은가.

– 나심 니콜라스 탈레브Nassim Nicholas Taleb

* 역주: 특정 체계 내의 수많은 구성요소들이 별개로 존재하는 것이 아니라, 구성요소들끼리 다양한 상호작용을 주고받는다는 이론. 복잡계는 '창발성'이라는 고유의 특성을 가지고 있으며, 이로 인해 개별 구성요소를 떼어 놓았을 때 볼 수 있는 특성과 구성요소가 한데 뭉쳐 있을 때 보이는 특성이 달라진다.

서문

저항은 무의미한가

중년의 건강과 체력에 관한 관념에도 혁명은 고요히 찾아왔다. 노화가 무엇인지, 의사와 환자가 이를 어떻게 다루어야 하는지, 노화의 악영향을 어떻게 줄일 수 있는지, 노화를 껴안고 어떻게 살아가야 하는지에 대한 관념도 여기 발맞춰 바뀌고 있다. 건강한 노화가 운동과 어떠한 관계를 맺고 있는가에 관한 근거 없는 추측은 이제 최신 연구결과에 그 자리를 내어주고 있다. 운동이 건강에 중요하다는 사실을 모르는 사람은 없다. 그러나 노화 단계에 접어든 이들이 몸의 한계를 넘지 않으면서도 건강을 증진시키려면 어떤 활동을 얼마만큼 해야 할까.

결론부터 말하자면, 건강한 노화는 스트렝스가 만든다. 유산소 운동을 하면 체력이 좋아진다는 믿음이 수십 년 동안 이어져 왔지만, 다시 스트렝스의 시대가 찾아왔다. 미식축구, 럭비, 무술, 서핑, 춤, 사이클, 조정 같은 스포츠는 말할 것도 없고, 요령 좋은 달리기 선수들마저도 웨이트 트레이닝의 대열에 합류했다. 운동수행능력, 모빌리티(가동성), 일상 활동, 부상 방지, 건강을 비롯한 여러 측면에서 스트렝스가 얼마나 중요한 역할을 맡는지에 대한 인식이 커짐에 따라 웨이트 트레이닝은 다시금 주목을 받게 되었고, 운동의 선택, 기법과 프로그램, 스트렝스 지향적 영양관리 같은 분야도 새로이 관심의 대상이 되었다. 피트니스 전문가, 운동선수, 일반인뿐만 아니라 깨어 있는 소수의 의사들까지도 스트렝스와 순발력을 키우는 수단인 **저항 훈련**resistance training을 재발견하게 된 것이다.

단언컨대 이 현상은 중년 이후의 삶에 크나큰 영향을 미칠 수밖에 없다. 이제까지 웨이트 트레이닝은 젊은 사람, 특히나 젊은 남성들의 전유물처럼 여겨져 왔는데, 상황이 바뀐 것이다. 노인, 여성, 어린이뿐만 아니라, 당뇨나 고혈압에서 울혈성 심부전이나 파킨슨병에 이르는 넓은 스펙트럼의 질병으로 고통받는 사람들이 저항 훈련을 통해 어떠한 효과를 보았는지에 관한 의생명연구 분야의 연구 결과가 요 몇 년 동안 폭발적으로 쏟아져 나왔다. 이렇게 쌓인 데이터 무더기는 '리프팅을 할 능력이 있다면, 반드시 리프팅을 해야 한다'는 메시지를 품고 있다.

스트렝스 트레이닝은 노화로 인해 발생하는 여러 가지 퇴행성 변화를 늦추거나 멈춰 주기도 하고 나아가 이전의 상태로 돌아가게까지도 한다. 근육과 근력(스트렝스)의 손실, 잘 부러지는 뼈, 느슨한 인대, 예전 같지 않은 관절, 가동성과 균형감각의 저하 같은 변화가 여기 속한다. 건강한 노화는 근육이 빠진 자리에 지방을 채우는 게 아니라, 건강하고 기능적인 조직의 양을 유지하고 늘리는 것으로 간주할 수 있다. 강한 근육과 단단한 뼈와 온전한 가동성을 은퇴한 이후에도 유지할 수 있게 한다는 점에서 보면, 스트렝스 트레이닝은 생리학적으로 퇴직 연금보험에 드는 것과 같다. 그러나 일찍 부을수록 타먹는 돈이 많아지는 연금보험과 달리, 나이가 아주 지긋한 분들도 스트렝스와 순발력을 얻어 건강과 삶의 질을 향상시킬 수 있다는 사실이 최근의 연구를 통해 확인되었다.

이 책은 40대 이후인 중년과 노년의 삶을 사는 이들을 대상으로 한 포괄적인 치료로서의 저항 훈련을 다루고 있다. 이 나이대를 제대로 살아내고자 하는 사람들뿐만 아니라 이들의 의사, 코치, 친구, 가족들 또한 염두에 두고 썼다. 제1부에서는 현직 의사인 조너선 설리번이 현대인의 건강한 노화에 스트렝스 트레이닝이 왜 필수적인가를 알아볼 것이다. 뒤에 자세히 살펴보겠지만, 가장 효과적이고 합리적인 스트렝스 트레이닝 프로그램에 들어가는 건 다관절 바벨 운동과 컨디셔닝 운동 몇 개가 전부이다. 이것만으로도 스트렝스와 파워를 끌어올리고, 조직의 기능을 회복시키고, 대사능력과 심혈관계의 건강을 정상으로 돌리고, 나아가 삶의 질을 향상시킬 수 있다. 제2부에서는 현직 코치인 앤디 베이커가 설리번과 함께 이 운동들을 전체적으로 살펴볼 텐데, 이때 각각의 운동에서 핵심적인 요소가 무엇인지 짚어보고, 어떤 근거로 이 운동이 활용되는지 파악하고, 중년 이후에 이를 적용할 때 어떠한 변형과 보완 과정을 거쳐야 하는지 알아볼 것이다. 제3부에서는 트레이닝 프로그램을 상세히 알아볼 것이다. 이때 스트레스-회복-적응으로 이루어진 주기의 구조적 원리를 바탕으로 늙고, 약하고, 컨디션이 떨어진 사람들을 포함한 모든 이에게 어떻게 맞춤형 프로그램을 제공할 수 있는지도 살펴볼 것이다.

수행능력의 관점에서 운동을 가르치는 것은 이 책의 목적과 거리가 멀다. 책을 읽은 뒤 혼자 공부하고 연습하면서 여기 나온 운동을 익혀 나가는 분들도 분명 있겠지만, 플랫폼 위에서 움직이는 법을 제대로 익히려면 어쨌거나 유능한 코치의 지도가 필요하다. 운동 하나를 남김없이 파헤치려면 그것 자체만으로 책 한 권 분량은 너끈히 나올 테고, 실제로 그런 내용을 다룬 책들이 이미 서점에 널려 있기도 하다. 우리는 그보다는 움직임에 대한 묘사와 설명과 근거를 제공하는 방향을 택했다. 아울러 이 동작들을 올바르게 수행하는 법을 익히려면 어떤 자료를 찾아보아야 하는지도 수록해 두었다. 바벨 중심의 저항 훈련 프로그램이 운동을 배우는 단계에서 왜 뛰어난지, 건강 측면에서 이러한 운동이 가장 강력하고 합리적이고 간단하고 안전하고 효과적인 이유가 무엇인지 이 책을 읽어 나가며 차차 알아보게 될 것이다. 이런 프로그램이 어떻게 일주일에 2~3일의 운동만으로 이루어지는지, 노화 단계에 들어선 성인에게 운동과 잠과 영양이 완벽하고 건강한 생활양식으로 스며들게 하려면 어떻게 해야 하는지도 배워 나가게 될 테다.

이 책은 이론적인 운동 설명서와 실전 훈련 매뉴얼의 성격을 동시에 가지고 있다. 이론서 관점에서는 근거 중심의 증례를 통해 우리가 기본적인 바벨 운동과 컨디셔닝 운동에 시간을 들여야 하는 이유에 대해서 알아볼 수 있을 것이고, 실전 매뉴얼의 관점에서는 우리가 무엇을 해야 하는지, 평생 함께 할 완벽한 훈련 프로그램에 이 운동들을 짜맞추려면 어떻게 해야 하는지도 알아볼 수 있을 것이다.

우리가 살아온 세계에서 노화는 가진 것들을 놓아 버릴 수밖에 없는 현상으로 받아들여져 왔다. 주변 사람들을 떠올려 보자. 건강하고 활동적인 분들도 50대가 넘어가면 근육이 줄고 뼈가 약해졌다. 그나마 그렇게라도 늙는 분들은 소수였다. 아주 오랫동안 노화는 좋은 핑곗거리였다. 편하게 살라고, 몸을 너무 쓰면 위험하다고, 나이에 맞게 굴라고, 늙으면 아픈 게 당연하다고, 일주일에 공원도 두어 번 걷고 골프도 몇 홀 칠 정도면 그 나이에 건강한 편이라고. 그런데 뭐? 바벨을 들라고? 이 나이에? 미친 거 아니야?

아니, 이제는 바뀔 때다. 남들과 똑같이 늙지 않아도 된다. 완벽한 건강과 장수를 보장하겠다는 게 아니다. 없어진 시력은 돌아오지 않고, 대머리는 여전히 대머리일 테고, 전립선은 계속 커져 있을 테고, 주름도 펴지지 않을 것이다. 몸이 강해져도 달라지지 않는 것들이 있고, 노화의 내리막 끝에 찾아오는 죽음을 피할 수 있는 사람은 아무도 없다. 강한 몸을 지닌 사람이 악운과 질병에 부딪혀 쓰러지는 건, 현명하게 투자하던 갑부가 시장의 악재를 만나 파산하는 것과 다르지 않다. 그러나 나이가 아무리 많아도 혼자서는 숟가락도 못 들 정도로 약해진 채 병석에 드러누워 절망에 시름해만 하는 건 아니다. 필요한 날에 대비해 건강하고 굳센 조직을 유지하는 건 가능한 일이고, 또 필요한 일이다. 굳센 의지와 부단한 노력에 약간의 운만 받쳐준다면, 생애주기에서 노화가 죽음으로 이어지는 과정은 짧게 압축될 테고, 강하고 회복력 넘치는 말년이 그 자리를 대신할 것이다. 군살이 덕지덕지 붙고 아픈 몸으로 천천히 죽어갈 것인지, 아니면 거칠고 정열적인 워크아웃의 마지막 반복에서 바벨을 놓치는 것처럼 최후의 최후까지 쓸모 있게 살다 죽을 것인지는 당신의 선택에 달렸다.

시간을 이겨내는 사람은 없다. 그렇다면 저항은 무의미한가. 적어도 우리는, 당신이 그렇게 생각하지 않기를 바란다.

제1부

왜?

운동 처방에서 훈련 프로그램까지

1

병든 노화 표현형

편하게 나이를 먹는 일 따위는 있을 수 없지만, 인류의 역사를 되짚어 보면 40대 이후의 삶을 맞이하기에 지금만큼 좋은 시기는 없었다. 이렇게 많은 사람들이 이토록 긴 수명을 누리며 안락하게 살았던 적은 없었고, 수많은 위협과 공포로부터 안전을 보장받은 때도 없었으며, 이빨이 지금처럼 많이 남아있던 적도 없었다. 그렇다고 좋기만 했던 건 아니다. 근대를 지나 현대에 이르는 동안 그 어느 때보다 건강한 '시니어'들이 생겨난 것은 사실이지만, 적응에 실패하여 노화가 가져오는 흔한 증후군에 시달리는 사람들 또한 끔찍하리만치 늘어났다. 본문에서는 이러한 현상을 '병든 노화 표현형'이라고 이름붙였다. 대사증후군, 골밀도와 근육의 감소, 연약해지는 몸, 기능과 독립성의 감소, 제약회사의 농간 같은 것들이 한데 어우러진 결과 중년 이후의 건강과 삶의 질은 병든 노화 표현형으로 발전하며 무너지고 만다. 제1장에서는 만병통치약과 여가와 과잉과 평화 속에서 노화가 어디까지 망가질 수 있는지 알아볼 것이다.

튼실한 윌, 토실한 필

표현형phenotype이라는 낱말이 있다. 흔히 쓰이지는 않지만 꽤나 유용한 이 단어를 풀어서 쓰면 '겉으로 드러난 모습'을 뜻한다. 생물학에서 표현형은 겉으로 드러난 생명체의 모습, 즉 우리가 어떤 생명체를 관찰할 때 알 수 있는 외양, 형질, 행동, 전체적인 구조와 생화학적 특성을 뜻한다. DNA에 암호화되어 세대를 타고 전해지는 **유전형**genotype은 표현형과 구별해야 한다. 종species이 같고 유전형이 (거의) 똑같은 두 생명체의 경우, 그 표현형은 매우 비슷할 가능성이 높지만, 동시에 아주 달라질 수도 있다.

일란성 쌍둥이인 윌과 필의 예를 통해 알아보자. 윌과 필은 동일한 수정란에서 발생 과정을 거쳤다. 원래대로였다면 하나의 정자와 하나의 난자가 만나 하나의 아이가 될 운명이었을 테지만, 발생 과정의 어느 시점에 이르러 수정란이 분열할 때 모든 유전자가 같은 DNA 시퀀스로 이루어진 두 개의 배아가 된 것이다. 유전학적 관점에서 보면 윌과 필은 완전히 똑같다. 즉, 동일한 유전형을 가지고 있다. 꼬마 시절에만 해도 이 둘은 똑같아 보일 것이다. 부모조차도 누가 윌이고 누가 필인지 구별하기 어려웠다. 성미도 외모만큼이나 똑같은 녀석들이 여기저기 뛰어다니며 돌아다녔기에, 엄마는 매년 추수감사절이 되면 우스꽝스러운 토끼옷을 똑같이 입히곤 했다. 요컨대, 발달과정뿐만 아니라 유년기와 청소년기에 이르는 동안 윌과 필의 표현형은 끝내주게 비슷하다. 표현형이 유전형에 어마어마한 영향을 받고 있기에 딱히 놀랄 일은 아니다. 어쨌거나 우리의 생물학적 발달과 전반적인 조성에 관한 소스 코드는 유전자이니까.

이제 타임머신을 타고 55년쯤 후쯤의 미래로 가보자. 윌과 필의 유전형이 달라졌을까? 전혀. 둘은 (우주방사선, 전위인자, 바이러스 감염에도 불구하고) 여전히 똑같은 유전형을 지니고 있을 테다. 하지만 이 시점에 이르러 둘의 표현형은 완전히 달라져 있다.

윌은 흔치 않은 표현형을 가지고 있다. 언제부터인지는 모르겠지만 그는 낚시, 하이킹, 암벽등반 같은 스포츠를 즐기는 사람이 되어 있었다. 생애 네 번째로 그랑 테턴Grand Teton으로 떠날 계획도 여름에 잡아 두었다. 이 삶을 유지할 수 있도록 체육관에 나가 스트렝스와 컨디셔닝 훈련을 하는 것도 잊지 않는다. 건강에 다소 집착적으로 구는 편이라 살코기와 생선, 잎채소와 과일도 많이 먹고, 신선한 재료로 요리하는 것도 좋아한다. 체지방 17%에 몸무게 95kg을 칼같이 유지하는 그의 몸은 보기에도 실제로도 튼튼하다. 정기적으로 병원에서 검진을 받아 왔지만, 매일 먹는 저용량 아스피린, 아플 때 찾는 타이레놀, 발기부전이 조금 있어서 먹는 비아그라를 빼면 먹는 약은 거의 없었다. 성생활도 아주 만족스러웠다. 이제 막 관절염이 찾아오기 시작했고, 2007년에는 팔에서 흑색종 제거 수술을 받았다. 전반적으로 매우 훌륭한 건강을 유지하고 있는 셈이다. 차에 치이거나 전염병에 걸리거나 우주에서 날아오는 유성에 맞아 죽지 않는다면 윌은 88살에 67살 먹은 여자친구와 함께 스코틀랜드의 고원을 하이킹하다가 뇌출혈로 갑자기 죽기 전까지 튼튼한 몸으로 30년 정도를 너끈히 살 것이었다.

쌍둥이 동생 필의 표현형은 이보다 흔한 축에 속한다. 언제부터인지는 모르겠지만 그는 담배를 피우고 술을 마셨고, 많은 시간을 TV 앞에서 보냈다. 생애 네 번째로 드라마 '배틀스타 갤럭티카'의 세 번째 시즌을 정주행할 계획도 주말에 잡아 두었다. 이 삶을 유지할 수 있도록 콜라를 들이붓고 넷플릭스 최신작을 훑는 것도 잊지 않는다. 도미노 피자와 도리토스도 많이 먹고, 전자레인지로 냉동식품을 요리하는 것도 좋아한다. 체지방은 48%로 하늘 높은 줄 몰랐고, 몸무게는 130kg으로 쌍둥이인 윌보다 30kg은 더 나갔다. 병원에 가는 건 싫어했지만 흉통, 피로, 관절통, 피부 감염 같은 이유로 응급실에 실려가는 일은 많았다. 오바마 정권이 시작된 이후로는 발기를 언제 했는지 기억조차 나지 않는다. 제2형 당뇨, 관절염, 고지혈증, 고혈압도 껴안고 있다. 스스로 깨닫지는 못했으나 관상동맥 좌전하행지(LAD)에는 시한폭탄이나 다름없는 병변도 있다. 이 병변은 3년 뒤 '다이하드' 시리즈를 정주행하는 필의 좌심실 혈류를 틀어막을 것이며, 그로부터 6주 뒤 필은 중환자실에서 죽게 된다. 향년 58세였다.

같은 유전형, 그러나 이토록 다른 표현형.

구체적으로 말하자면 윌과 필은 서로 다른 노화 표현형과 사망 표현형을 보인다. 필의 노화 표현형은 눈 뜨고 봐주기 힘들 만큼 비참한 재앙인 반면, 윌의 노화 표현형은 건강함의 표본과도 같다. 사망 표현형만 보아도 윌의 것은 부러움의 대상이다. 지금으로부터 한참의 시간이 흘러 80대의 마무리를 앞에 두고 떠난 위대한 마지막 여정 중에 뇌간을 지나는 작고 낡은 혈관이 터지기 직전까지 그는 건강하고 정력적이고 활동적이며 행복한 삶을 살았다. 윌이 죽음에 이르는 데에는 고작 7초밖에 걸리지 않았다.

반면 이미 죽어가고 있던 필은 심장마비가 일어난 뒤로 6주 동안 병원에서 심인성 쇼크, 폐렴, 욕창, 패혈증과 씨름해야 했고, 침습적이고 고통스러운 온갖 의학적 중재술의 늪에서 괴로운 시간을 보내야 했다. 필의 위대한 마지막 여정은 입원 43일째, 오랫동안 쓰지 않아 지방 덩어리가 되어 버린 다리의 심부 정맥에서 혈전(피떡)이 떨어지고 나서야 끝난다. 떨어진 직후 하대정맥을 빠르게 지나 심장의 오른쪽을 거쳐 폐동맥을 틀어막은 혈전이 비참하게 이어지던 필의 목숨을 자비로이 거두어 준 것이다. 다행히 필에게는 민간의료보험이 있었기에 그의 가족들은 18만 5천 달러어치의 청구서를 받을 필요가 없었고, 그 덕택에 30년 뒤에 윌이 스코틀랜드로 하이킹을 갈 수 있었다.

튼실한 윌과 토실한 필은 모두 현대적인 표현형을 대변한다. 과거에는 전쟁과 기근과 감염병이 인류의 불행이었다. 천연두, 디프테리아, 콜레라, 홍역, 이질, 페스트, 말라리아, 인플루엔자, 폐렴, 수막염, 연조직염, 결막염, 치주염을 포함한 수많은 세균성 질환들이 사람과 사회, 때로는 문명 전체를 통째로 황폐화시키곤 했다.[1] 그러나 오늘날 디프테리아나 홍역 같은 병원체들은 백신으로 통제되고 있다. 백신을 맞지 않은 사람들마저도 집단 면역herd immunity로 보호받는다. 한때 문명을 통째로 휩쓸고 지나가던 콜레라와 이질은 위생관리와 양치 덕분에 발병 자체도 고립된 지역에서만 일어나고 사망률도 크게 줄어들었다. 폐렴, 수막염, 연조직염, 결막염은 항생제의 등장과 함께 사라져 왔다.[2] 몇몇 멍청이들이 과거로 돌아가고 싶어 안달이기는 해도,[3] 산업화된 사회에서 감염병은 더 이상 주요 사망원인이 아니다.[4] 사망원인 중 (뇌졸중을 포함한) 주요 심혈관질환이 압도적 1위를 차지하고 있다는 사실에서 알 수 있듯,[5] 현대적인 노화와 사망의 표현형은 풍요와 긴 수명과 게으름에 큰 빚을 지고 있다. 암이 2위를 차지하고는 있으나, 당뇨, 알츠하이머, 호흡기 질환이 그 뒤를 바짝 쫓고 있다. 감염병은 나이와 건강상태가 평균에서 벗어난 사람을 죽일 뿐이다.[6]

튼실한 윌과 토실한 필은 산업화된 현대 사회의 노화와 사망 표현형 스펙트럼 양 끝에 놓인 표본이나 다름없다. 그러나 이 스펙트럼은 불행히도 중간에 가장 많은 사람이 놓인 고전적 정규분포곡선을 따르지 않고, 윌보다는 필 쪽으로 치우쳐 있다.[7] 지난 수천 년 동안 인간의 '평균적인' 유전형은 그 본질이 바뀌지 않았음에도 근대 이후로 산업화된 국가에서 보이는 인간의 표현형은 궤멸적이고 파괴적인 변화를 겪어 왔던 것이다.[8] 인류 역사상 윌 같은 건강한 노화 표현형을 얻기에 지금만큼 좋은 시기는 없었다. 그러나 동시에 필 같은 **'병든 노화 표현형'**도 점차 대세가 되어 가고 있다.

유전형의 변화 없는 표현형의 변화라는 점에서, 과학과 의학은 느리게 퍼져가는 이 공중보건 재앙에 확실한 원인이 있다고 짚었다. 바로 환경 요인과 행동 요인이다.[9] 문화, 의료, 식이의 역할에 관해서는 아직도 논란의 여지가 있지만, 일반적으로 보면 옳은 결론을 내린 것으로 보인다.[10] 즉, 현대적인 노화 표현형은 수많은 외적 요인과 행동 요인에 민감하게 영향을 받는다. 이 책은 그 요인 중 하나인 운동에 초점을 맞추고 있다. 본격적으로 들어가기에 앞서, 우리가 대체 무엇과 대치하고 있는지 조금만 자세히 들여다보자.

병든 노화 표현형

조금 복잡하긴 하지만, 병든 노화 표현형도 몇 가지 낱말로 요약해볼 수 있다. 대사증후군, 근감소증, 골다공증, 노쇠증후군, 다제투여polypharmacy가 그것이다. 이름도 낯선 이 낱말 뒤에는 냉혹한 괴물이 하나씩 도사린 채 한꺼번에 우리를 덮칠 날만 기다리고 있다. 병든 노화 표현형을 이루는 이 요소들이 어떻게 생겨나고 어떻게 우리 삶을 집어삼키는지 이 꼭지를 통해 간단히 살펴보자.

대사증후군

대사증후군metabolic syndrome은 선진국과[11] (선진국에서 나쁜 생활양식을 받아들인) 일부 미개발국에서[12] 건강하지 않은 노화를 이끌어내는 주범이다. 북미에서만 해도 전 인구의 25~30%가 대사증후군에 시달리고 있다.[13] 어떤 증상, 소견, 장애가 동시에 발생할 때 의학에서는 증후군이라는 말을 붙인다. 사람과 문헌에 따라 임상적 기준과 정의가 조금씩 달라지기는 하지만,[14] 일반적으로 대사증후군을 이루는 생리학적 구성요소를 나열하면 아래와 같다.

대사증후군의 구성요소

1. **내장비만**: 내부 장기에 지방이 쌓이는 것. **복부비만**과 매우 밀접한 연관이 있으며, WHR(허리-엉덩이 둘레 비율)이나 BMI(체질량지수)로도 어림잡아 측정할 수 있다.
2. **인슐린 저항성과 고혈당**: 인슐린 신호전달체계에 대한 세포의 민감도가 떨어져 생기는 현상으로, 수많은 장애를 일으킨다. 혈당 조절이 잘 되지 않

는 당뇨병 및 당뇨 전단계가 여기 속한다.

3. **고혈압**: 혈압이 상승해 있는 것.
4. **이상지질혈증**: 혈중 중성지질(지방)과 HDL/LDL(콜레스테롤) 수치에 이상이 온 것.
5. **염증**: 사실 염증은 대사증후군의 고전적인 구성요소는 아니고, 대사증후군의 정의에도 대개 들어가지 않는다. 그럼에도 여기에 포함시킨 이유는, 대사증후군이 만성적으로 세포와 생체 방어기전을 과도하게 활성화시키기 때문에 조직에 통증과 손상을 일으킨다는 인식이 높아지고 있기 때문이다.[15]

응급실에서 근무하던 시절, 나는 이러한 불행을 수도 없이 보아 왔다. 응급실에 실려오는 사람들은 대개 비만이거나 고혈압이거나 당뇨였다. 뚱뚱하거나 혈압이 높거나 혈당 조절이 안 되는 사람들은 온갖 불쾌한 질병에 숱하게 시달릴 가능성이 크기 때문이다. 대사증후군의 구성요소를 하나라도 가지고 있는 사람들은 몸이 허약해지기 쉬웠다.[16] 뇌졸중, 심혈관질환, 심장마비에 당하기도 쉬웠고,[17] 심부전,[18] 신부전,[19] 발기부전,[20] 우울증[21]으로 이어지기도 했으며, 혼자서는 생활하기 어려운 단계를 거쳐 마침내 일찍 죽어버리기까지 했다.[22]

대체 왜 이렇게 될까? 사실 대사증후군에는 복잡한 원인이 얽혀 있고, 관련 연구 또한 아직 진행 단계에 있다. 따라서 생물학적인 관점에서 대사증후군을 전부 다루는 것은 이 책의 범주를 넘어선다. 허나 대사증후군이 어떻게 발현되는지 대강이나마 알아볼 필요는 있다. 대다수의 전문가가 **비만**[23]을 첫째로 꼽는 만큼, 우리도 비만에서 출발해 보자.

비만: 비만 자체가 대사증후군의 원인이라고 보는 관점도 있고, 많이 먹고 앉아만 있는 사람의 에너지 불균형이 비만이라는 **생물학적 지표**로 나타난다는 관점도 있으나, 어쨌거나 비만은 대사증후군의 발현에 복잡한 영향을 미친다. 물론 비만이 항상 대사증후군을 유발하지는 않는 것처럼 보인다. 살이 좀 쪘어도 활동적이고 에너지 넘치는 사람이 우리 주변에도 있지 않은가. 살집이 있어도 건강에는 문제가 없다. 비만 자체만 놓고 보면 유전, 생활양식, 환경, 심리, 사회, 문화 요인이 복합적으로 얽혀 있다. 이 내용을 전부 다루자면 책 한두 권으로는 어림도 없다. 유전이나 문화적 환경을 우리가 통제할 수 없는 만큼, 여기서는 우리의 행동이 몸무게에 미치는 영향만을 살펴보도록 한다.

우리 몸무게에 영향을 미치는 요소로는 우리가 무엇을 먹는지, 얼마나 먹는지, 신체활동과 운동을 통해 얼마나 많은 에너지를 태워 없앴는지가 있다.

당연한 말이겠지만 이 책에서 다루는 내용은 대개 운동과 관련되어 있다. 식이와 관련된 내용은 훨씬 적을 것이고, 우리가 통제할 수 없는 그 밖의 요소에 대해서는 거의 다루지 않을 테지만, 일단 지금 주목해야 하는 것은 복부비만이다. 통나무 같은 허리, 접히고 처진 뱃살로 드러나는 비만 표현형은 대사증후군의 발현과 매우 밀접한 연관을 지니고 있다. 이는 이미 수많은 역학(疫學)* 연구를 통해 밝혀진 사실로, 내장지방과 복부비만이 대사증후군으로 이어지는 기전은 너무나 잘 밝혀져 있어서 논란의 여지조차 없다. 비만을 옹호하고 싶으면 공부 좀 하자.[24]

다시 필에게 돌아가 보자. 많이 먹고 앉아만 있는 생활 때문에 생겨난 에너지 불균형은 몸에 나쁜 내장지방을 쌓았을 뿐만 아니라, 세포와 조직의 인슐린 민감도를 떨어뜨렸다. 이렇게 발생한 **인슐린 저항성**이 대사증후군의 중심에 있다.[25]

인슐린 저항성과 고혈당: 인슐린은 췌장의 특정 세포에서 분비되는 펩타이드(짧은 단백질 사슬)로, 혈당을 조절하는 호르몬으로 널리 알려져 있다. 식사를 하면 인슐린은 여기에 반응해 혈류를 타고 분비된다. 몸속

* 역주: 질병의 원인이나 변동 상태를 다루는 의학의 한 분야. 감염병의 예방과 치료를 위해 병의 원인을 규명하는 데에서 시작되었으나, 현재는 감염병뿐만 아니라 공해나 재해와 관련된 영역도 다루고 있다.

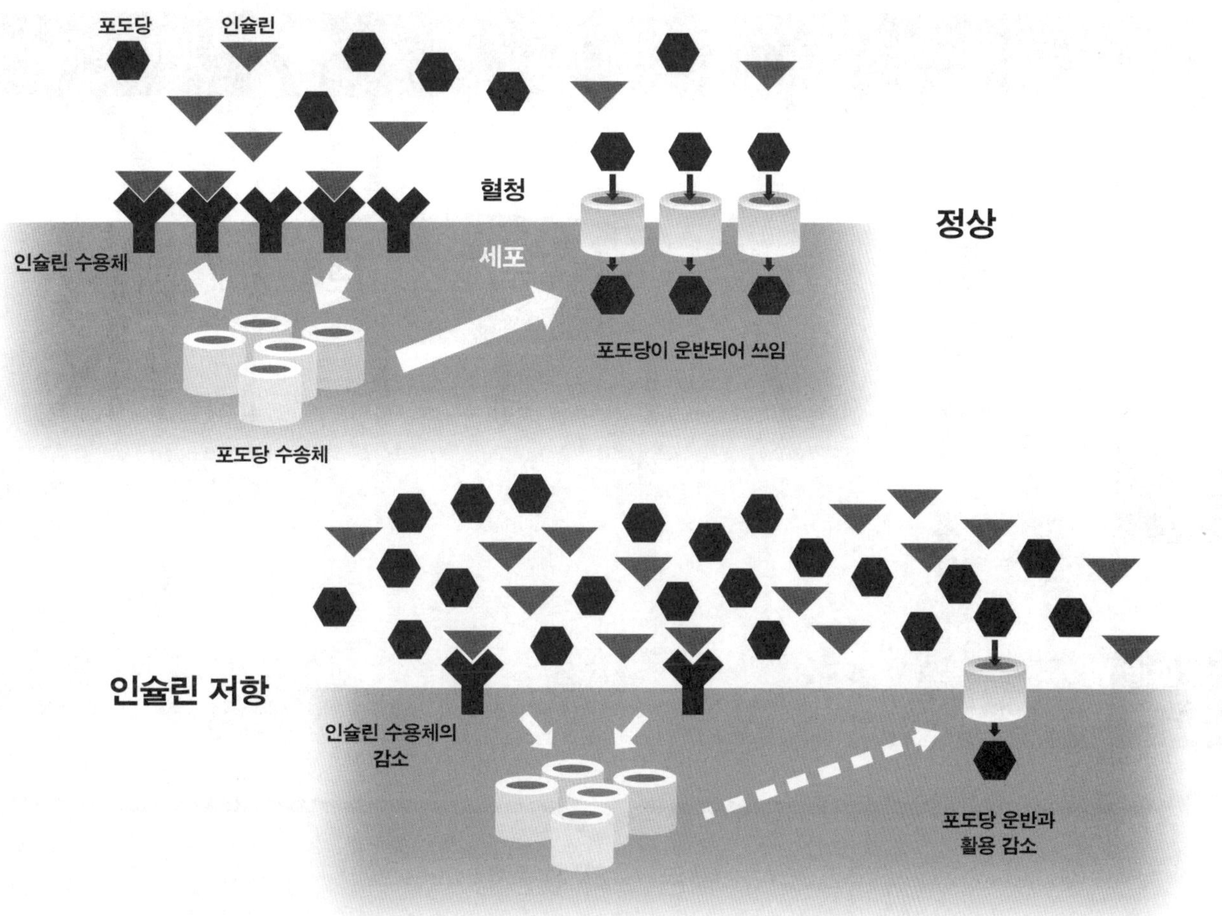

그림 1-1. 건강한 사람과 병든 사람의 인슐린 신호전달체계는 다르게 발현된다. 정상적인 경우(위쪽 그림) 혈당이 오르면 인슐린의 분비가 촉진된다. 인슐린이 세포막 위의 수용체(Y모양)에 붙으면 포도당수송체를 세포막으로 끌어올리는 인슐린 신호전달체계가 가동된다. 그 결과 세포 안으로 포도당이 운반된다. 인슐린 저항성이 있는 내당능장애와 2형 당뇨의 경우(아래쪽 그림), 인슐린 수용체가 '하향조절'되어 있다. 즉, 세포막에 수용체가 거의 없다. 인슐린 수용체가 줄어들면 혈중 인슐린과 포도당 농도가 아무리 높아도 인슐린 신호전달체계가 적게 가동되고, 세포 안으로 포도당도 적게 들어온다.

을 순환하는 인슐린은 세포 표면의 여러 수용체와 상호작용한다. 이들의 관계는 마치 열쇠와 자물쇠 같아서, 인슐린이 수용체에 걸리면 포도당수송체가 열리게 되고, 이때 혈류에 있던 (탄소 6개짜리 단당류인) 포도당은 세포 안으로 들어온다.

혈중 인슐린 농도가 낮아지면 포도당은 세포 안으로 들어가기 어려워지고, 당연히 혈당은 높아진 상태를 유지한다. 그런데 세포 속 인슐린 신호전달체계의 민감도가 떨어져도 똑같은 일이 생긴다. 인슐린 신호 전달에 관련된 세포의 반응이 둔해져 있기 때문에, 혈중 인슐린 농도가 정상인 상황에서, 심지어 정상보다 높아진 상황에서도 혈당은 높은 상태를 유지한다(그림 1-1).

대사증후군에서 이런 일이 일어난다. 생활습관은 그 자체만으로도 유전과 환경의 역할을 완전히 무시할 만큼 인슐린 저항성을 유발하기 쉽다.[26] 에너지 섭취 증가와 좌식 생활이 지속되면, 까놓고 말해 '많이 처먹고 엉덩이에 땀띠 나도록 앉아만 있으면' 우리 몸의 에너지 균형은 깨지게 마련이다. 당연히 몸무게가 늘어나겠지만, 우리 몸의 대사 반응은 훨씬 은밀하게 진행된다. 음식을 통해 과도한 에너지를 지속적으로 공급받으면 인슐린 신호전달체계가 날뛰게 되는데, 인슐린 수용체는 이로 인해 이른바 '하향조절'된다. 이 모델에서[27] 인슐린 수용체가 세포막에서 없어지면 열쇠 역할을 하는 인슐린이 붙을 자물쇠가 없어지고, 따라서 포도당수송체도 적어지므로 혈류에서 포도당이 없어지

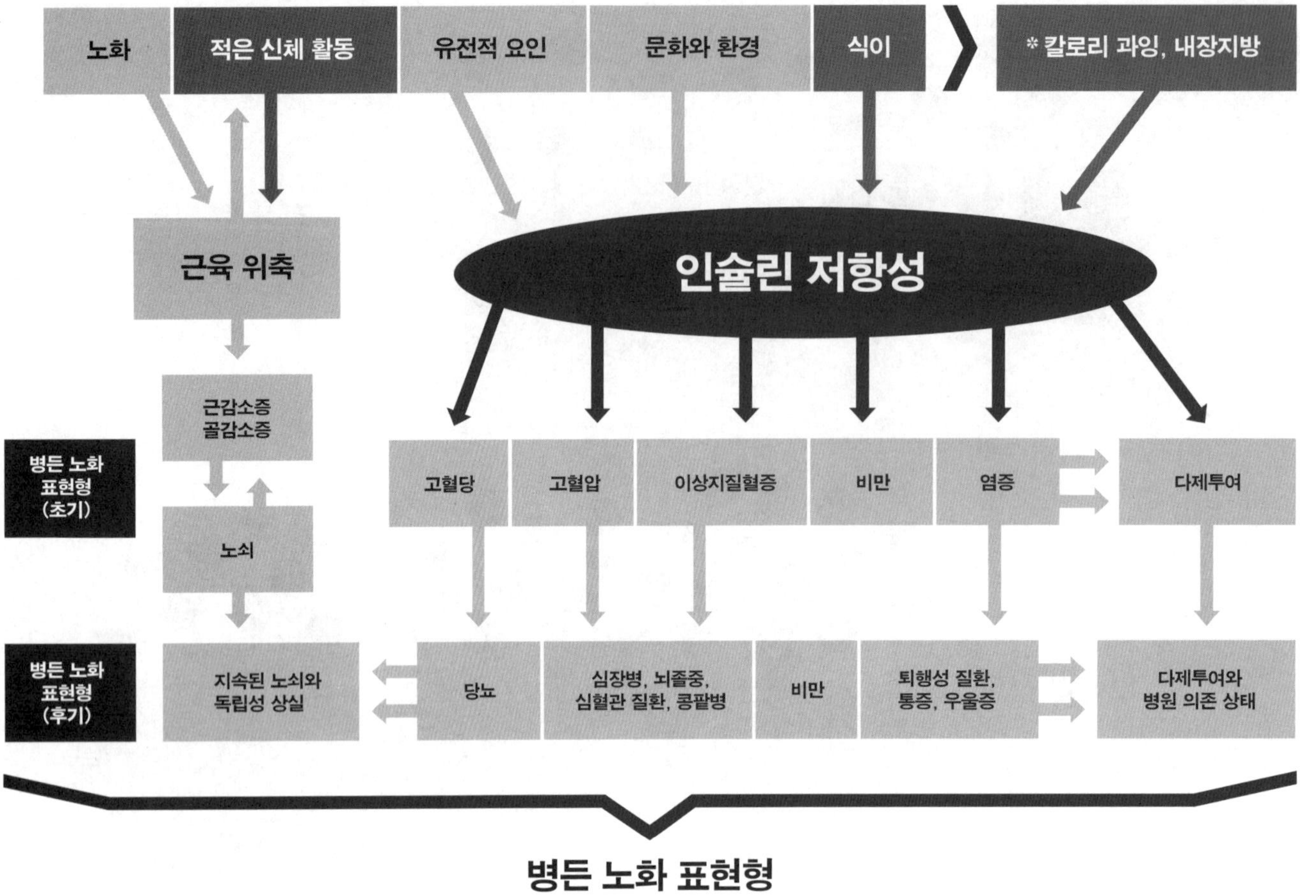

그림 1-2. 병든 노화 표현형의 진행양상. 식습관과 부족한 운동으로 인해 비정상적으로 높아진 에너지 균형이 유전적 요인을 비롯한 여러 요인과 함께 작용하면(그림 윗줄), '병적 지방'인 비만과 함께 인슐린 저항성과 대사증후군을 낳는다. 이러한 노화 표현형이 지속되면(그림 가운뎃줄) 각각의 요인들이 점차 시너지를 일으키기 시작하여 당뇨, 심혈관질환, 노쇠와 근감소증으로까지 이어진다(그림 아랫줄).

지 않는 것이다.

이게 끝이 아니다. 그저 혈당이나 조절하는 호르몬으로 알고 있는 사람도 있겠지만, 인슐린의 영향은 그 이상이다. 바로 인슐린이 **성장인자**growth factor이기 때문이다.[28] 수용체에 붙은 인슐린은 포도당을 세포 안으로 끌어오라는 신호를 보내는 동시에, 화학적으로 세포 수준과 유전자 수준에 걸친 성장과 생존 반응을 강렬하게 자극한다. 인슐린 신호전달체계는 우리 몸의 조직에 영양이 공급되고 있다는 사실을 알려주고, 지금 상황이 성장과 발달과 회복에 좋다는 사실도 알려준다. 바꿔 말해 과식과 좌식 생활로 생겨난 인슐린 저항성은 우리 몸이 제대로 먹지 못하고 있다는 부적절하고 역설적인 메시지를 전달하는 것이다.[29]

인슐린 저항성이 가져오는 광범위한 파국의 효과는 그림 1-2에 정리해 두었다. 필의 몸에서 인슐린 저항성이 어떻게 고혈당을 거쳐 진짜 당뇨까지 이어지는지 이해하기는 어렵지 않을 테다. 인과관계가 비교적 뚜렷하지 않은 다른 결과들도 있는데, 심각하다는 점은 다르지 않다.

혈압 상승: 인슐린 민감도가 떨어짐에 따라 필의 맥관(혈관) 조직도 생물학적 변화를 겪는데, 이 변화는 동맥과 정맥의 내부를 덮고 있는 세포뿐만 아니라 모세혈관의 벽을 이루는 혈관내피세포 전체에 걸쳐 일어난다. 인슐린 신호전달체계의 교란은 혈관의 긴장도 조절에 중요한 기능을 하는 신호분자인 산화질소의 분비를 억제한다. 간단히 말하자면 산화질소는 혈관을 이완시키는데, 이로 인해 혈관의 저항이 줄어들고

혈압이 떨어진다. 대사증후군 상태에서는 산화질소의 분비가 줄어드는데, 이로 인해 혈관의 긴장이 증가하고 혈압이 치솟는다.[30] 침묵의 살인자라 불리는 **고혈압**이 생겨나는 것이다. 늘어난 저항을 이겨내고 피를 '밀어내려면' 심장은 더 거칠게 일해야 하며, 높아진 혈압은 따라서 필의 심장에 부담을 줄 수밖에 없다. 높아진 혈압은 심장이 뛸 때마다 필의 뇌와 망막과 신장과 동맥에 은밀하고도 지속적인 손상을 입힌다. 산화질소의 분비가 교란되면서 필의 발기부전이 심해지는 것도 짚고 넘어가지 않을 수 없다.[31]

염증: 최근 발표된 연구 결과에 따르면 대사증후군은 전신 염증의 증가와 매우 밀접한 연관을 맺는다. 염증은 죽상동맥경화를 촉진시킬 뿐만 아니라 많은 조직의 퇴행성 변화를 유도하여[32] 병든 노화 표현형을 더 빨리 찾아오게 한다.

비만과 대사증후군에서 염증 물질을 만들어내는 주요 원인 중 하나는 바로 지방 그 자체다. 널리 알려진 사실이지만, 지방세포는 TNF-α, IL-6, CRP처럼 성가신 물질들을 수없이 만들어낼 수 있다. 지방세포는 또한 (지방세포에서 나오는 신호전달분자인) **아디포카인**adipokine을 비정상적으로 만들어내는데, 이로 인해 대사증후군을 일으키는 각각의 과정이 서로 더 밀접한 관계로 이어지게 된다.[33] 조직이 신호전달분자를 혈류로 보내 생리현상에 (좋든 나쁘든) 영향을 미치는 이 과정을 일컬어 생리학자들은 **내분비** 활동이라 한다. 바꿔 말해, 비만에 대사증후군을 껴안고 있는 필의 지방조직은 그의 온몸에 병적 과정을 촉진하는 해로운 아디포카인 '호르몬'을 분비하는 비정상적 내분비선 역할을 하는 것이다.[34]

이상지질혈증: 마지막으로, 대사증후군은 이상지질혈증을 유도하는 것으로 알려져 있는데, 이때 올라가는 혈중 중성지방과 '나쁜 콜레스테롤'인 LDL은 혈관질환을 일으키는 주요 원인으로, 심장마비와 뇌졸중까지 이어지는 것으로 널리 알려져 있다. 이상지질혈증과 혈관질환이 어떠한 관계를 맺고 있는가에 대해서는 갈수록 논란이 커져만 가고 있는데, 여기에는 여러 가지 원인이 있다. 이상지질혈증을 교정하고자 사용한 약물이 복합적인 결과를 낳고 있다는 점과[35] 저지방 식단이 심장질환을 앓고 있는 사람들에게만 어느 정도의 효과를 보여주었다는 점도 문제였지만,[36] 이 주제에 관한 과학적 연구가 혼란스러운 결과로 뒤덮여 있다는 점도 문제였다.[37] 나는 대사증후군이 당연히 혈관질환을 유도한다고 믿지만, 단순히 혈중 중성지방과 콜레스테롤 수치가 올라가서 그렇다고는 생각지 않는다. 생명체는 하나의 총체로서 매우 복잡하고, 어떤 표현형이든 간에 여기에 영향을 미치는 요소는 여럿일 수밖에 없다. 따라서 혈관질환은 대사증후군으로 비롯된 몇 가지 주요 효과들이 한꺼번에 작용했기 때문에 생겼다고 보는 것이 타당하다.[38] 이상지질혈증과 고혈압과 염증과 인슐린 신호전달체계의 교란이 한꺼번에 밀어닥친 결과 혈관질환이 생겨난 것이며, 이로 인해 필의 삶이 무너지기 시작한 것이다.

대사증후군 하나만 해도 이처럼 무시무시한 속살을 가지고 있는데, 병든 노화 표현형은 여기서 그치지 않는다.

근감소증과 골감소증

근육의 양이 줄어드는 **근감소증**sarcopenia과 뼈의 밀도가 줄어드는 **골감소증**osteopenia은 대사증후군의 구성요소에 들어가지는 않으나 늘 함께 출현하는 동반자로서, 대사증후군과 함께 병든 노화 표현형의 꽃이라 할 수 있으며, 그 임상적 영향도 오랫동안 주목받아 왔다.

앉아있기만 하던 필의 생활습관은 대사증후군을 불러오기 전부터 그의 근육량을 줄여 나가기 시작했다. 엄밀히 말해, 필이 병든 노화 표현형을 향해 가던 여정의 첫 단계는 이 같은 근육 조직의 소실이었다. 근육량이 줄어든 만큼 근육이 사용하는 포도당의 양이 줄었고, 그만큼 근육의 인슐린 신호전달체계도 무너지기 시작했다. 지방이 그랬던 것처럼 근육도 **마이오카인**myokine이라는 물질을 분비하는 내분비선 역할을 하는 것으로 밝혀져 있다. 컨디션이 떨어진 필의 몸에서 마이오카인 수치가 정상일 리 없다. 마이오카인의 비정상적 수치가 대사증후군(과 병든 노화 표현형)의 발생에 얼마만큼의 지분을 가지고 있는가는 사실 명확하지 않다. 그러나 지금까지 쌓인 자료로 추정해 볼 때, 근감소형 비만과 대사증후군은 공범이 틀림없다. 대사증후군을 진단받는 사람은 대개 근감소형 비만을 앓고 있기에.[39]

인슐린은 동화 작용anabolic process*을 촉진하는 성장인자이기 때문에, 인슐린 민감도가 떨어지면 성장과 회복은 악영향을 받을 수밖에 없다. 근육 세포와 결합조직이 쪼그라들어 근육량이 줄어드는 **근위축**muscle atrophy과 근육 세포만 쪼그라드는 근감소증이 그 결과다. 위축된 근육을 되돌릴 수는 있겠지만, 일단 근육을 이루는 세포가 죽어버리면 이를 대체하기란 거의 불가능에 가깝다.

앉아만 있던 필이 대사증후군을 얻은 다음에는 더 많은 근육이 없어질 텐데, 이 덕분에 전신의 인슐린 민감도는 더더욱 떨어지게 된다. 훈련은커녕 그럴싸하게 쓰인 적도 없는 근육은 인슐린 수용체를 하향조절하고, 단백질 합성 회로를 꺼 버리고, 인슐린 신호전달체계가 무너진 탓에 '배고프다'고 생각하는 몸 때문에 끝내는 아미노산과 칼로리를 공급하고자 자기 자신을 갉아 먹기 시작한다. 그 결과 근육 조직과 근력이 지속적으로 사라져 간다. 몸을 움직이는 일은 어제보다 피곤하고 그제보다 불편하게 느껴진다. 날이 갈수록 몸은 움직이지 않게 된다.

이게 끝이 아니다.

근육에 미치는 이 악순환은 다른 조직에도 마수를 뻗는다. 탄력을 잃고 점차 약해진 힘줄과 인대 때문에 관절을 삐거나 다칠 가능성이 커진다. 느리게 성장하고 느리게 회복하는 것으로 잘 알려진 연골은 언제라도 쉽게 찢어질 수 있도록 점차 얇아져 간다. 나이가 들다 보니 신경 조직도 나날이 퇴화하게 되고, 성장인자 자극과 인슐린 민감도가 함께 저하되다 보니 뇌가 위축되고 치매가 찾아오기도 쉬워진다.[40]

노쇠

병든 노화 표현형은 이제 손에 잡힐 만큼 가까워졌다. 몸무게가 조금 많이 나갔을 뿐인 필은 이제 활동량이 줄고, 인슐린 신호전달체계가 교란되고, 혈압이 치솟고, 근육량과 근력이 줄어들고, 뼈가 부러지기 쉬워졌고, 몸의 여러 조직이 염증과 퇴화에 시달리게 되었고, 피는 딸기 밀크쉐이크 색깔이 될 만큼 기름으로 넘쳐나게 되었다. (피가 밀크쉐이크 색깔이라니 거짓말 같겠지만, 나는 실제로 그런 색깔의 피를 수도 없이 보아 왔다.)

필의 몸은 쓰레기가 되었지만, 악몽은 아직 예고편조차 시작하지 않았다.

필이 앓던 고혈당은 결국 당뇨로 이어질 테고, 그 단계가 되면 메트포르민이나 글리부리드 같은 경구혈당강하제를 써서 핏속의 당분을 조절해야 한다. 이런 약을 쓰기 시작하면 한동안은 효과를 보겠지만 필이 앓는 질병의 뿌리를 뽑아주지는 못하고, 때로는 심각하고 때로는 치명적인 부작용을 일으키기도 한다. 얼마 지나지 않아 필은 인슐린 주사를 처방받게 될 텐데, 여기서부터가 진짜 시작이다.

필의 혈압은 점차 올라가 중증 고혈압까지 치닫게 될 텐데, 이때쯤 되면 필이 다니는 병원에서 처방해 주는 혈압약은 적어도 3개 이상일 테다. 혈압으로 똥줄이 바싹바싹 타는 지금 당장은 절대로 빼먹으면 안 되는 이 약들은, 그러나 필을 약간씩 어지럽게 만들고, 결국은 그가 더 오래 앉아있게 할 것이다.

근감소증은 현재진행형이었다. 원래대로라면 인슐린 수용체가 숲을 이루어 음식으로 섭취한 에너지를 태워 없애고 있었어야 할 그의 근육은, 이제 인슐린 저항성과 함께 약하고 여위고 마블링이 끼어 기능을 잃은 고깃덩이가 되어 가고 있었다. 필의 운동능력은 눈 뜨고는 못 봐줄 만큼 처참한 수준까지 치달았고,

* 역주: 생물학에서, 외부에서 섭취한 에너지원 등을 생물 자체의 고유한 성분으로 변화시키는 일. 단백질을 섭취하여 근육을 만들거나 지방을 섭취하여 뱃살을 늘리는 것은 모두 동화 작용이다. 반대로, 생체 내에서 조직이 분해되어 에너지원 등으로 쓰이는 것은 이화작용이라 한다.

과거로 돌아갈 기회는 근육을 1g 잃을 때마다 조금씩 멀어져 갔다. 배달 온 피자 박스보다 무거운 물체를 들지 않았기에 필의 골격은 할 일 없이 놀아야 했고, 따라서 그의 골밀도는 빠르게 추락해 갔다. 근감소증의 절친한 짝꿍, 골감소증이 시작된 것이다. 필의 몸은 조금 약한 수준을 넘어서 **뼛속까지 쇠약해져 갔다.**[41] 건강한 사람이라면 성가시고 아프게 느끼고 말았을 질병과 부상은 이제 필을 산산조각낼 수 있게 되었다.

필은, 어느덧 부러지기 쉬운 몸이 되어 버린 것이다.

전신 염증은 필을 만성 통증의 세계로 인도한다. 아픈 관절은 삐걱거렸고, 근육이 있던 자리는 늘 시큰거렸다. 힘줄과 인대는 늘어지고 약해졌으며, 쉬이 다치고 느리게 회복되었다. 필의 무릎과 등과 목과 어깨와 머리는 늘 아팠고, 피부는 자주 상했으며, 속은 매일같이 더부룩했다.

필의 의사는 이상지질혈증을 앓는 그의 콜레스테롤 수치를 낮추려고 스타틴 계열의 약을 쓰기 시작했다. 스타틴을 쓸 경우 (적어도 수치상으로는) 혈중 지질 농도가 개선된다는 연구 결과가 많았고, 필의 의사도 어쩌면 그런 결과를 보고 회심의 미소를 지었을지 모른다. 그러나 숫자야 어쨌건 간에 이 치료가 의미 있는 효과를 가져올 확률이 통계적으로 매우 낮다는 연구 결과 또한 많았다.[42] 오히려 필은 스타틴 때문에 근육통을 앓기 시작했고,[43] 이제는 신내림이라도 받지 않는 이상 운동을 시작하기가 더욱 어려워졌다. 게다가 스타틴은 당뇨에 눈꼽만큼도 도움이 되지 않았다.[44]

이제는 손을 쓸 수 없는 단계까지 왔다. 고혈압, 당뇨, 염증, 이상지질혈증은 필의 온몸에 있는 혈관과 주요 조직을 빠짐없이 망가뜨렸다. 신장과 망막은 이미 손상의 징후를 보이기 시작했고, 심장과 뇌를 먹여 살리는 동맥에는 퇴행성 죽상경화판이 차오르고 있었다. 필은 때없이 아팠다. 근력도 지구력도 관절 가동성도 삶의 질과 함께 어디론가 쓸려간 지 오래였다. 마지막 섹스는 벌써 몇 년 전 일이었고, 어쩌다가 기적처럼 기회가 찾아온 날에는 비아그라를 먹어도 서지 않았다. 또 다른 문제가 시작된 것이다.

다제투여

'다제투여'는 '약을 많이 쓴다'는 뜻이다. 현대의 고령 인구집단에서 유행처럼 번지며 해로운 정도를 넘어 때로는 사람을 죽음에 이르게까지 하는[45] 이 현상은, 필의 병든 노화 표현형의 마지막 퍼즐 조각이나 다름없다. 내가 응급실에서 보았던 이 표현형의 사람들은 하나같이 강력한 약제로 들어찬 수액 백을 달고 있었는데, 이 약제들은 건강에 해로운 방식으로 상충하거나 상승작용을 일으키곤 했다.

아래의 목록은 필이 투여하고 있던 약제들로, 상당히 전형적인 것들이다.

— **인슐린:** 당뇨약이다. 필은 아침과 저녁 하루 두 번째 손으로 주사를 놓아 왔다. 혈당이 잘 조절되지 않으면 필은 여기에 추가로 속효성 인슐린을 놓곤 했다. 그것도 꽤 자주.

— **메트포르민:** 아침저녁으로 먹는 당뇨약으로, 가벼운 부작용이 꽤나 많다. 아주 가끔이지만, 치명적인 젖산혈증lactic acidosis을 일으키기도 한다.

— **카디젬:** 칼슘통로차단제의 하나로, 혈압약이다. 운동을 할 때 정상적으로 일어나야 하는 심계항진(심장이 빠르게 뛰는 것)을 방해한다. 물론 필이 운동을 하지는 않지만.

— **클로르탈리돈:** 약한 이뇨제로, 혈압약이다.

— **리스노프릴:** ACEi(안지오텐신 전환효소 억제제)로, 혈압약이다.

— **비코딘:** 일명 비타민 V. 만성 통증에 쓰이는 마약성 진통제로, 필은 이미 중독되어 있다.

— **세레브렉스:** 소염진통제. 비코딘보다는 못하다. 사망률을 높일 수 있다.

— **잔탁:** 만성 소화불량에 쓰인다. 필은 피자를 주문할 때마다 이 약을 하나씩 더 집어먹는다.

— **센나:** 변비약. 필은 적은 활동량과 비코딘 중독 때문에 변비에 시달리고 있다.

— **심바스타틴:** 고콜레스테롤혈증에 쓰이는 약이지만, 이 때문에 필의 당뇨는 더더욱 통제가 어려워졌고, 그의 근육도 손상을 입었다. 그 와중에 동맥을 건강하게 되돌려놓지도 못했다.

— **피브레이트:** 고콜레스테롤혈증 치료제.

— **SSRI(선택적 세로토닌 재흡수 억제제):** 우울증 치료제.

— **퀘티아핀:** 기분장애와 수면장애 치료제.

— **저용량 아스피린:** 관상동맥질환에 쓰는 항혈소판제제.

— **클로피도그렐:** 관상동맥질환에 쓰는 또 다른 항혈소판제제. 필이 쉽게 멍이 드는 것도 여기저기 피를 자주 흘리는 것도 이 때문이다.

— **푸로세미드:** 만성 하지 부종에 쓰는 또 다른 이뇨제. 이 약 때문에 필은 종일 화장실을 들락거린다.

— **알부테롤:** COPD(만성 폐쇄성 폐질환, 담배 때문에 생김) 치료제. 필은 하루에도 몇 번씩 약이 들어있는 흡입기를 빼끔거려야 한다. 그러면서도 담배는 끊지 않았다.

— **프레드니손:** COPD 치료제. 이 약제의 항염증 효과 때문에 필의 COPD 발작 횟수는 줄었지만, 당뇨, 비만, 골다공증, 근감소증은 나빠져만 갔다. 여기에 일명 '버팔로 험프'라 불리는 목 뒷살과 달덩이처럼 부은 얼굴도 함께 얻었다.

이렇게 뒤섞인 약물들 덕분에 필이 삐걱거리면서도 하루하루를 버티고 있는 것처럼 보일 수도 있다. 그러나 이 중 어떤 약은 실제로 필요가 없기도 하고, 또 어떤 약은 중복으로 처방되어 있으며, 약물끼리 해로운 상호작용을 일으킬 가능성도 꽤 크다. 필이 명줄을 붙잡고 남은 몸뚱아리를 끌고 가려면 어쨌거나 지금은 이 약이 필요하지만, 그 중 어느 하나도 질병의 병리적 원인을 교정해 주지 못한다. 즉, 박스째로 쌓인 약이 겉보기에는 증상을 조절하고 완화하는 것처럼 보이지만, 필이 겪고 있는 실질적인 문제는 전혀 나아지지 않은 것이다.

가망은 없다

병든 노화 표현형의 끝이 좋을 리 없다. 교통사고나 전염병 사태나 세계대전 같은 재앙이 끼어들지 않는 이상, 그 끝에는 병든 사망 표현형이 있을 뿐이다.

하늘 높은 줄 모르고 치솟던 혈압은 머지않아 필의 좌전하행동맥에 붙은 죽상경화반을 쪼개놓을 것이다. 이렇게 생긴 균열은 혈소판을 불러 모은다. 혈소판 마개 위로 생겨난 혈전이 커지다 보면 동맥의 혈류가 차단되는데, 이로 인해 심근이 산소와 영양을 공급받지 못하면 대규모의 심장마비가 발생한다. 우리는 앞에서 이 이야기가 어떻게 끝날지 살펴보았다. 이런 심장마비를 겪은 사람이 치료를 잘 받으면 1년 내로 사망할 확률은 5~18% 정도에 그친다.[46] 하지만 필은 평범하지 않다. 이미 엉망이 된 몸에 맞서 싸울 생리적 여력 따위가 남아있을 리 없다. 비만, 당뇨, 순환부전, 약한 근력 때문에 생긴 합병증이 입원해 있는 6주 동안 그를 괴롭힐 것이었다. 좋게 말하면 '생리적 여력이 모자라기 때문에', 나쁘게 말하면 '갈 데까지 갔기 때문에' 필이 심장마비에서 회복될 가능성은 전혀 없다.

모두 예방할 수 있는 일들이었다. 필의 죽상경화반이 쪼개지던 순간 그의 형제인 윌은 친구들과 농구를 하고 있었다. 이 둘이 일란성 쌍둥이였다는 것을 기억하는가. 같은 유전형을 지니고 있었고, 같은 집에서 자랐으며, 같은 학교에 다녔고, 같은 밥을 먹었으며, 같은 문화적 배경을 가지고 있었다. 둘의 DNA가 같았으므로 복제인간이라 해도 틀린 말은 아니었다. 이토록 닮았던 둘은, 그러나 이토록 다른 노화와 사망 표현형을 보이며 생을 마무리했다.

이런 차이를 만들어낸 것은 행동이다.[47] 윌은 자기 몸을 페라리 다루듯 했고, 열쇠를 손에 쥔 채 내려놓지 않았다. 반면 필은 자기 몸을 렌터카 다루듯 했고, 한 번도 자기 몸의 주인이 되어 보지 못했다. 태어날 때 자연이 선물한 근육과 뼈와 피와 뇌에 대해 필은 책임을 지려 하지 않았다. 필이 몸을 포기했듯 몸도 필을 포기했다.

이 무시무시한 이야기에도 몇 가지 포인트가 있다. 먼저 필의 자기파괴가 멋지고 깔끔한 직선이 아니라는 점이다. 그보다는 슬로 모션으로 촬영한 열차 충돌 쪽에 가깝다. 필의 죽음은 서로가 원인도 되고 결과도 되는 여러 과정이 얽히고설키며 오랫동안 연쇄반응을 일으킨 끝에 일어난 대폭발 같은 것이다. 몸무게가 조금 늘고, 근육량이 조금 줄고, 운동능력이 조금 떨어지고, 혈당과 혈압이 조금 오르는 것처럼, 이 모든 것은 눈에 띄지 않게 시작되었다. 이 단계에서 필은 이전과 크게 달라 보이지 않았다. 바지 사이즈는 커졌고 활력도 예전 같지 않았지만 대수롭지 않았다. 이후 10년 정도의 세월이 흐르며 이 과정은 질병의 형태로 드러나기 시작했고, 기능 저하 또한 두드러지기 시작했다. 이후 또 10년이 지나면서 이 과정은 당뇨, 중증 고혈압, 병적 비만, 발기부전, 만성통증, 장애, 노쇠, 다제투여, 삶의 질 저하, 관상동맥질환으로 꽃피게 될 것이었다.

필의 이야기가 극단적이기는 하지만, 이런 사람들이 흔하다는 점은 짚고 넘어가야 한다. 유전적 요인을 포함한 여러 요인 덕분에 대사증후군을 버티고 있는 사람들이 지금도 수없이 많다. 일부는 필보다 더 잘 견디기도 하고 더 오래 살기도 하는데, 개중에는 60~70대가 되도록 사는 분들도 있다. 바꿔 말하면, 이들은 필보다 오랜 시간을 고통 속에서 살아야 한다.

이런 극단적인 질병에 시달리지 않고도 늙는 사람도 많다. 하지만 아무것도 하지 않는다면 이들도 언젠가는 근감소증과 골감소증에 시달리며 쇠약해져 갈 것이다. 즉 나이가 들면 근육이 위축되고 뼈가 얇아지며 몸이 점차 약해져 가는데, 이로 인해 외상과 질병뿐만 아니라 일상에서 받는 스트레스도 질병을 일으키거나 독립적인 생활능력을 앗아가기 쉬워진다. 튼실한 윌도 토실한 필도 아닌 이 어중간한 노화 표현형을 우리는 살면서 본 적이 있다. '꼬부랑 노인네 표현형'이나 '옆집 할매 표현형'이라 불러도 상관없지만, 여기서는 '마른 비만'이라고 하자. 겉보기에는 뚱뚱해보이지 않는 이들은, 그러나 제지방량(지방을 뺀 뼈와 근육의 무게)과 지방의 실제 비율을 놓고 보면 건강하다고 할 수 없다. 이러한 정상 체중 비만이 대사조절 이탈이나 심혈관질환의 위험을 내포하고 있다는 근거도 있다.[48] 그러나 고혈압이나 당뇨나 심장병이 있든 없든 간에, 마른 비만 환자들은 온전하고 정력적이고 건강한 삶을 살지 못한다.

자, 여기서 잠깐 멈추고 수습을 좀 하자. 새롭고 어려운 개념으로 무장한 노화의 단면으로 가득한 1장의 내용은 까다롭고 우울해 절망감마저 들었을 테다. 필에게 초점을 두고 그가 어떻게 망가져 갔는지를 자세히 다루었기 때문이다.

하지만 여기서 윌을 잊으면 안 된다. 80대 끝자락에 여자친구와 스코틀랜드에서 하이킹을 하던, 필의 쌍둥이 형제 윌 말이다. 필은 항상 지금과 다른 미래를 선택할 기회가 있었고, 우리 또한 다르지 않다. 이 책을 쓴 이유이기도 하다.

물론 필에게 일어난 일들을 낱낱이 살펴본 지금, 우리에게 일어나고 있는 일들을 생각해 보면 정신이 번쩍 드는 게 맞다. 병든 노화 표현형은 악순환을 유도하는 것처럼 보인다. 약해서 더 약해지고 아파서 더 아파지는 궤도에 한 번 올라타면, 나빠지는 속도만 빨라질 뿐 아무 것도 나아지지 않는다. 병든 노화 표현형의 기저에 깔린 복잡한 병적 과정의 악순환을 생각한다면 우리가 할 수 있는 질문은 정해져 있다. 언제쯤 개입해야 늦지 않겠는가?

질문에 짧게 답하자면, 그건 우리도 모른다. 여기에는 개인적인 이유를 포함한 여러 가지 요인이 얽혀 있다. 결의와 의지와 내적인 힘 같은 것을 변화에 가장 중요한 요소로 꼽기도 한다. 그러나 분명한 사실이 하나 있다. 많이 망가진 사람일수록 속도를 늦추기 위해 더 강력한 약을 써야 한다는 것이다. 다음 장에서 이 약이 무엇인지에 대해 살펴보도록 하자.

Notes

1. Fauci and Morens, "Perpetual Challenge of Infectious Diseases," 454-461.
2. Fulginiti, "The Millennium in Infectious Diseases"
3. Jones, Podolsky, and Greene, "The Burden of Disease" 2333-2338; Armstrong, Conn, Pinner, "Trends in Infectious Diseases," 61-66.
4. Kata, "Anti-vaccine Activists," 3778-3789; Gross, "A Broken Trust," e1000114; Eggerston, "Lancet Retracts 12-year-old Article."
5. Rana et al., "Cardiovascular Metabolic Syndrome," 218-232.
6. National Vital Statistics Report 2002.
7. National Vital Statistics Report 2002; Ogden et al., "Prevalence of Obesity"; Park et al., "The Metabolic Syndrome," 427-436.
8. Omran, "The Epidemiological Transition," 509-538; Mackenbach, "The Epidemiologic Transition Theory," 329-331.
9. Park et al., "The Metabolic Syndrome," 427-436; Johannson and Sundquist, "Change in Lifestyle Factors," 1073-1080; van Dam et al., "Combined Impact of Lifestyle Factors."
10. Gary Taubes, *Good Calories, Bad Calories.*
11. Penninx et al., "Metabolic Syndrome and Physical Decline," 96-102.
12. Rana et al., "Cardiovascular Metabolic Syndrome," 218-232; International Diabetes Federation, "IDF Consensus Worldwide Definition."
13. Ford, Giles, and Dietz, "Prevalence of Metabolic Syndrome," 356-359.
14. Rana et al., "Cardiovascular Metabolic Syndrome," 218-232.
15. Monteiro and Azevedo, "Chronic Inflammation in Obesity," 228-32.
16. Barzilay et al., "Insulin Resistance and Inflammation," 635-641; Ottenbacher et al., "Diabetes Mellitus as a Risk Factor," M658-M653.
17. Roger et al., "Heart Disease and Stroke Statistics," e18-e209.
18. Horwich and Fonarow, "Glucose, Obesity, Metabolic Syndrome," 83-293.
19. Kurella, Lo, and Chertow, "Metabolic Syndrome and Chronic Kidney Disease," 2134-2140.
20. Esposito et al., "High Proportions of Erectile Dysfunction," 1201-1203; Amidu et al., "Metabolic Syndrome and Sexual Dysfunction," 42-50; Riedner et al., "Central Obesity is an Independent Predictor," 1519-1523.
21. Rasgon and Jarvik L, "Insulin Resistance, Affective Disorders," 178-183.
22. Rana et al., "Cardiovascular Metabolic Syndrome," 218-232.
23. Grundy, "Obesity, Metabolic Syndrome, and Cardiovascular Disease," 2595-2600.
24. Rana et al., "Cardiovascular Metabolic Syndrome," 218-232; Horwich and Fonarow, "Glucose, Obesity, Metabolic Syndrome," 283-293; Grundy, "Obesity, Metabolic Syndrome, and Cardiovascular Disease," 2595-2600; Inelman et al., "Can Obesity be a Risk Factor," 147-55; Despres and Lemieux, "Abdominal Obesity and Metabolic Syndrome," 881-887; Campos, "The Obesity Myth"; Campos et al., "Epidemiology of Overweight and Obesity," 55-60; Kim and Popkin, "Understanding the Epidemiology of Overweight," 60-67; Rigby, "Commentary: Counterpoint to Campos et al.," 79-80; Stevens, McClain, and Truesdale, "Obesity Claims and Controversies," 77-78.
25. Rana et al., "Cardiovascular Metabolic Syndrome," 218-232; Mokdad et al., "Type 2 Diabetes Trends," 1278-1283.
26. Ferreira et al., "Development of Fitness, Fatness and Lifestyle," 42-48; Cho, Park H, and Seo, "Lifestyle and Metabolic Syndrome," 150-159; Lakka et al., "Sedentary Lifestyle, Poor Cardiorespiratory Fitness," 1279-1286; Panagiotakos et al., "Impact of Lifestyle Habits," 106-112.
27. 단순한 인슐린 수용체 하향조절 모델로는 실제로 벌어지는 현상이 얼마나 복잡한지 다 설명해줄 수 없지만, 우리 목적에는 부합한다.
28. Menon, Ram, and Sperling. "Insulin as a Growth Factor," 633-647; Pollak, "Insulin and Insulin-like Growth Factor Signaling," 915-928; Hill and Milner, "Insulin as a Growth Factor," 879-886.
29. Berg, Tymoczko, and Stryer. "Food Intake and Starvation Induce Metabolic Changes."
30. Eghbalzadeh et al., "Skeletal Muscle Nitric Oxide Synthases."
31. Esposito et al., "High Proportions of Erectile Dysfunction," 1201-1203; Amidu et al., "Metabolic Syndrome and Sexual Dysfunction," 42-50.
32. Rana et al., "Cardiovascular Metabolic Syndrome," 218-232; Strasser, Arvandi, and Siebert, "Resistance Training, Visceral Obesity," 578-591.
33. Grundy, "Obesity, Metabolic Syndrome, and Cardiovascular Disease," 2595-2600.
34. Maury and Brichard,. "Adipokine Dysregulation," 1-16, Bozaoglu et al., "Chemerin is a Novel Adipokine," 4687-4694; Whitehead et al., "Adiponectin: A Key Adipokine," 264-280.
35. NNT, "Statin Drugs Given for 5 Years"; Mahdavi et al., "Dyslipidemia and Cardiovascular Disease," 157-158; Ray et al., "Statins and All-cause Mortality," 1024-1031.
36. Hooper et al. "Reduced or Modified Dietary Fat"; Siri-Tarino et al., "Saturated Fat, Carbohydrate, and Cardiovascular Disease," 502-509; Chowdury et al., "Dietary, Circulating and Supplemental Fatty Acids" 398-406.
37. Taylor et al. "Statins for Primary Prevention"; Abramson and Wright, "Lipid-lowering Agents Evidence-based?" 168-169; Teicholz, "Questionable Link between Saturated Fat and Heart Disease."
38. Grundy, "Obesity, Metabolic Syndrome, and Cardiovascular Disease," 2595-2600.; Strasser, Arvandi, and Siebert, "Resistance Training, Visceral Obesity," 578-591.
39. Dominguez and Barbagello, "Cardiometabolic Syndrome and Sarcopenic Obesity," 183-189.
40. den Heijer et al., "Type 2 Diabetes and Atrophy," 1604-1610; Convit, "Cognitive Impairment in Insulin Resistance," 31-35; Willette et al., "Insulin Resistance, Brain Atrophy," 443-449.
41. Blaum et al., "Obesity and the Frailty Syndrome," 927-934; Fried et al., "Frailty in Older Adults," M146-M157.
42. NNT, "Statin Drugs Given for 5 Years"; Abramson and Wright, "Lipid-lowering Agents evidence-based?" 168-9.
43. Thompson, Clarkson, and Karas, "Statin-associated Myopathy," 1681-1690.
44. Culver et al., "Statin Use and Risk of Eiabetes Mellitus," 144-152; Sattar et al., "Statins and Risk of Diabetes," 735-742.
45. Hajjar, Cafiero , and Hanlon, "Polypharmacy in Elderly Patients," 345-351.
46. O'Gara et al., "Management of ST-elevation Myocardial Infarction," e362-345.
47. Johannson and Sundquist, "Lifestyle Factors and Health," 1073-1080; van Dam et al., "Combined Impact of Lifestyle Factors."; Malik et al., "Impact of the Metabolic Syndrome," 1245-1250.
48. Batsis et al, "Normal Weight Obesity and Mortality," 1592-1598.

2

운동은 약이다

병든 노화 표현형을 건강한 노화 표현형으로 바꾸려면, 나아가 병든 노화 표현형이 찾아오지 않게 하려면 무엇을 해야 하는지 지금부터 찬찬히 살펴볼 것이다. 이 목표를 이루게 하는 아주 강력한 약이 있다. 바로 운동이다. 운동은 생물학적으로 분자와 세포 수준에서부터 정신건강에 이르는 모든 켜와 결에서 이로운 효과를 가져온다. 이 장에서는 치료제로서의 운동이 기존의 의학적 치료법과 어떤 차이가 있는지, 각각이 가진 고유한 성질과 능력이 어떠한 원인과 결과로 나타나는지 살펴볼 것이다. 짧게 요약하자면 운동은 증상만을 치유하는 것이 아니라 병든 노화 표현형의 근원을 파헤치는 치료제다. 운동 처방이 체계를 갖추려면 이러한 관찰을 통한 합리적 접근이 필요하다.

현대의학은 매독과 심장병을 어떻게 맞바꾸었나

의학이 무엇인지, 적어도 무엇이어야 하는지에 관한 뿌리 깊은 오해는 현대 보건의료의 문제 중 하나이다. 영어에서 'medicine'은 두 가지 뜻을 동시에 담는다. 건강을 회복하고 유지하는 기술과 학문(의학)을 뜻하기도 하고, 특정한 목적으로 처방된 치료제나 행위(의약품과 의료행위)를 뜻하기도 한다. 질병을 이해하고 치료함에 있어 수 세기 동안 괄목할 만한 성과를 낸 서양의학은 이제 수확 체감*의 시대에 접어들었다. 세균이론, 생리학과 세포생물학의 발전, 무균적 처치법, 공중위생, 항생제, 영상의학의 혁명을 통해 의술은 급변했다. 한때 이발사의 소일거리였던 수술은 선천성 심질환부터 중증 외상에 이르는 구조적 질병을 교정하는 과학의 분과로 성숙해 왔다. 전기생리학뿐만 아니라 내분비나 발기 같은 생명 현상의 모든 층위에서 통제력을 발휘하는 현대 약리학 덕분에 21세기의 의사들은 질병과 장애에 맞서 전례 없는 자원을 공급받고 있다.

공중보건의 발전과 영양 수준의 향상에 힘입은 의료 체계는 우리에게 더 긴 수명을 선사해 주었고… 여기에 비만과 암과 심혈관질환과 당뇨까지 인류가 전에 겪지 못한 수준으로 얹어 주었다. 매독이나 천연두로 죽는 사람은 이제 사라졌지만, 심부전과 뇌졸중과 심근경색과 치매로 죽는 사람들이 그 자리를 대신했다. 현대의 노화에서 특히나 서글픈 단면은 요양원에서 볼 수 있다. 혼미한 정신으로 기저귀를 찬, 고목의 가지처럼 몸을 배배 꼬지만 팔다리는 묶여 있고 등

* 역주: 토지의 크기가 정해져 있을 경우 수확량이 노동력의 증가를 따라가지 못하는 현상을 일반화하여 가리키는 경제학 용어로, 투입하는 노력에 비해 성과가 적게 증가하는 것을 뜻한다.

짝은 욕창으로 뒤덮인, 코에 끼운 줄로만 밥을 먹어서늘 탈수에 빠져 있는, 보험회사가 돈을 대주는 동안에는 명줄이 붙어 있을, 머지 않아 자신과 비슷한 이에게 침대를 내주고 관짝으로 들어갈 65세의 노인들 말이다. 죽은 사람도 숨을 쉬게 해 주는 현대의학의 기술이 이 비극을 질질 끌고 오는 것이다.

우리가 예전보다 오래, 때로는 예전보다 편안히 살고는 있겠지만, 과연 예전보다 고통을 덜 받고 있을까? 의학은 삶을 지속시키고 고통을 덜어주는 것이어야 했다. 삶을 지속시키는 일은 잘 해 왔지만, 고통은 과연 덜어졌을까?

의학은 약인가

사람들은 의학이라는 단어를 의사의 처방전이나 약국에 걸린 약 정도로 받아들이고 있다. 큰 문제다. '의학'은 '약'이나 다름없는 말로 쓰이고, '건강 관리'는 '병원 가서 약 받아 오는 일'로 받아들여지고 있다. 이러한 관점은 현대의학에 대한 지속적인 반성 덕분에 다행히도 점차 깨지고 있지만, 그럼에도 여전히 잡초처럼 뿌리 깊게 유지되고 있다.

처음부터 이렇지는 않았다. 전통적인 사회에서 '의학'은 부상과 질병을 치유하고 건강과 활력을 유지시켜줄 뿐만 아니라 사회와 자연과 영적 세계의 통합을 널리 아우르는 행위였다. 여기에는 에센스, 물약, 뜸, 부목뿐만 아니라 제삿밥, 주문(呪文), 사냥, 춤, 순례 따위도 포함될 수 있었다. 하나같이 기이하게 보이는 이 고대의 의학에는 효과가 없는 것도 있었고, 때로는 해로운 것도 있었는데, 이는 의학과 건강을 바라보는 관점, 즉 우리가 살아가는 방식 자체가 어떤 면에서는 의학이라는 관점이 반영되어 있었기 때문이다. 알약과 물약과 가루약이 우리를 회복시키고 건강하게 만들어 준다는 뒤틀린 관념은 악령이 질병을 일으킨다는 이론과 본질적으로 다르지 않다. 제약회사나 건강보조식품 산업에 종사하고 있는 사람이라면 아니라고 할 수도 있겠지만, 그런 사람들은 이 책을 읽지조차 않을 것이다.

요컨대, 의학이 약은 아니다.

이미 앞에서도 확인은 했다. 고혈압과 당뇨와 관절염과 이상지질혈증과 통증과 우울증과 호흡곤란과 막힌 동맥을 어떻게든 해 보려고 필은 약을 썼다. 그 덕에 돈을 잔뜩 번 사람도 있었지만, 필은 끝내 지옥 같은 삶으로 떨어져 젊은 나이에 죽어야 했다. 물론 약들은 의도된 기능을 제대로 수행하면서 필의 생리현상을 변화시켰기에, 의사가 보기에는 만족스러울 수 있었다. 혈당은 내려갔고, 혈압도 정상인 것처럼 보였으며, 지질수치는 심장학회가 마련한 기준치에 근접해 갔다. 항우울제는 신경전달물질을 의도한 대로 조절했고, 이뇨제는 그의 오줌발을 경주마처럼 만들어주었고 다리의 부종도 줄여주었다. 하이드로코돈은 서서히 죽어가던 육신과 실존의 고통을 덜어갔다.

이 가운데 필을 더 건강하게 만들어 준 약은 단 하나도 없다. 생리기능을 조절하고 증상을 완화하면서 약간이나마 명줄을 늘렸을 수는 있지만, 그럼에도 그가 겪을 고통을 줄여주지는 못했다. 증상은 좋아졌을지 몰라도 그가 겪고 있던 비극은 사라지지 않았다. 이른 노화가 찾아오고 비대해진 그는 발기부전인 데다 온갖 약에 중독되어 있었다.

앞서 우리가 살펴본 병든 노화 표현형을 되새겨 보면 어쩌다 이렇게 되었는지 쉽게 알 수 있다. 필의 건강을 나쁘게 만든 근본적인 원인에는 적은 신체활동, 후성유전학적 요인과 환경요인, 식이, 노화, 비만, 근감소증 등이 있는데, 필이 먹은 약 가운데 이를 해결해 준 것은 단 하나도 없었다. 약으로 조절한 것은 질병의 영향일 뿐, 원인은 건드리지도 못했다.

오해가 없었으면 하는 마음에 덧붙이자면, 나는 의사이고 이런 의약품들이 있다는 사실에 안도한다. 고혈압 환자에게는 혈압약이 있어야 한다. 당뇨병 환자는 인슐린이나 경구 혈당강하제로 혈당을 조절해야 한다. 항우울제, 진통제, 승압제, 호르몬제, 항암제, 항생제 같은 것들이 없었다면, 내가 환자들의 통증을 경감시키고 사람들의 팔다리와 삶을 유지할 수 있게 하는 기술은 거머리와 수은을 병 안에 매달고 다니던 연금술사들의 치료법과 큰 차이가 없었을 것이다. 그러나 동시에, 나는 우리가 쓰는 약에도 한계가 있다는 사실을 통감하고 있다.

현대 의약품으로는 문제의 근원이 해결되지 않는다. 앞으로도 그럴 것이다.

건강은 약에서 오지 않기 때문이다.

운동: 세상에서 가장 강력한 치료제

쌍둥이 이야기로 돌아가 보자. 필이 상자 가득 약을 채워넣고 있을 때 그의 형제인 윌도 나름의 약을 쓰고 있었다. 그 약은 다름 아닌 건강한 생활양식이었는데, 여기에는 고강도의 운동이 포함되어 있었다. 쌍둥이였던 둘은 완전히 똑같은 유전자를 가지고 있었기 때문에, 이들이 살았던 방식의 차이가 이들의 삶을 이토록 다르게 만들어놓을 수밖에 없었다. 그중에서도 가장 큰 차이가 바로 운동이었다.

윌이 덤벨을 들고 산책을 가고 산길을 뛰고 벤치프레스를 하고 공원을 뛸 때마다 그의 표현형은 필의 표현형과 조금씩 멀어졌다. 요컨대 윌은 필이 먹던 약을 모두 합친 것보다 더 강력하고 효과적인 치료를 받고 있던 셈이다. 게다가 윌은 이런 활동들을 즐기기까지 했다.

지난 수 세기에 걸쳐 신체활동과 운동 처방의 외연과 내용은 상당히 많은 부분에서 변모해 왔지만, 의사들이 건강을 위해 운동할 것을 권고해 왔다는 사실만큼은 변하지 않았다. 기원전 4세기에 살았던 히포크라테스는 '건강해지려면 먹는 것에 그치지 말고 운동을 해야 한다. 음식과 운동이 함께 해야 비로소 건강해질 수 있다.'고 했다. 서기 3세기의 학자 갈레노스 또한 건강을 유지하고 질병을 예방하고 병마를 다스리려면 균형잡힌 생활양식이 중요하다고 강조한 바 있다. 운동이 건강에 미치는 중요성은 오랜 기간 의학에서 핵심 모델로 자리잡고 있었는데, 19세기 말과 20세기 초에 걸쳐 현대의학이 세균이론, 살균소독법, 외과적 수술 같은 분야에서 성과를 거두게 되자 의학적 모델은 건강을 유지하는 것보다 질병을 다스리는 일, 즉 예방보다 치료에 초점을 두기 시작했다.[1] 20세기 후반에 이르러 이 모델의 실패로 인한 불만이 커져가면서, 규칙적인 고강도의 운동이 그 어떤 현대 의약품보다도 건강에 큰 영향을 미친다는 인식 또한 커져 왔다.

운동은 세상에서 가장 강력한 치료제다. 새로운 발견이 아님에도[2] 우리가 이 사실을 자주 잊는 까닭은, 우리가 앞서도 보았듯 '의학'이 '약'과 현대적인 관점에서 거의 같은 낱말로 쓰이고 있기 때문이고, 운동이 의사나 제약회사에 떼돈을 가져다 주지 못하기 때문이며, 몇 알 먹고 퉁치는 알약과 달리 자리에서 일어나 뭔가를 혼자서 해내야 하기 때문이다. 핑계를 대려면 한도 끝도 없이 댈 수 있겠지만, 언젠가 어떤 방식으로든 자신의 건강에 대해 책임져야 하는 것은 결국 당신 자신뿐이다.

운동요법의 권능과 맞먹을 수 있는 약은, 이토록 적은 비용과 이토록 적은 부작용으로 우리 몸 곳곳에 이토록 많은 효과를 가져오는 약은 세상에 없다. 운동이 대체 건강에 어떤 영향을 미치는지 살펴보자.

근골격계

운동요법은 근육조직과 골격계에 가장 또렷한 효과를 보인다. 근육과 뼈 조직에 미치는 효과는 운동마다 다소간의 차이가 있겠지만, 근육의 대사능력과 지구력을 개선시키고 근육량, 근력, 순발력을 다양한 정도로 향상시킨다. 하중을 받으면서 하는 운동은 골밀도를 증가시키고,[3] 관절의 기능을 개선시키며,[4] 힘줄의 탄성과 장력을 키우고,[5] 가동범위를 늘릴 뿐만 아니라,[6] 전반적인 신체능력을 향상시킨다.[7] 규칙적인 고강도 운동은 근육 조직의 인슐린 민감성insulin sensitivity을 크게 높일 것이며,[8] 칼로리와 단백질을 먹어치우는 조직으로 변모시킬 것이다. 최근에는 운동을 통해 근육의 내분비(호르몬) 기능을 향상시킬 수 있다는 것도 밝혀진 바 있다.[9]

심혈관계

규칙적인 고강도 운동이 심혈관계 건강에 미치는 영향은 지난 수십 년간 상세히 밝혀져 왔다.[10] 운동은 심박출량을 증가시키고, 휴식기 심박수를 감소시키고, 고혈압의 발병과 진행을 억제하며, 혈중지질성분을 개선시키고,[11] 말초혈관질환의 진행을 늦추는 것으로 알려져 있는데, 이러한 말초혈관질환에는 관상동맥질환과 뇌혈관질환이 포함되며,[12] 따라서 심장마비와 뇌졸중의 위험도 줄어든다.

대사기능

대사증후군과 현대적인 노화 표현형은 운동을 통해 근본부터 바로잡을 수 있다. 운동은 에너지 소모를 증가시키고 내장지방을 태우는 동시에, 근육을 칼로리 소각장으로 바꾸고 인슐린 민감성을 향상시킨다. 운동이 대사증후군과 제2형 당뇨의 주된 치료법으로 관심 받게 된 것은 이 때문이다.[13] 운동은 또한 혈당, 혈압, 혈중지질, 전신 염증에 어마어마한 영향을 미치고, 성장인자의 합성을 촉진하는데, 성장인자는 근육의 양을 늘릴 뿐만 아니라,[14] 중추신경계를 포함한 신체 기관의 노화를 늦춘다.[15] 당질코르티코이드, 갑상선호르몬, 염증 물질, 성호르몬의 변화에 대한 연구도 차고 넘친다.[16] 요컨대, 운동은 대사기능을 뿌리부터 갈아엎는다.

세포와 분자

운동은 다양한 방식으로 세포의 건강을 개선시킨다. 고강도 운동과 맞물려 분비되는 동화 호르몬과 성장인자는 조직의 위축을 늦추고 건강한 에너지 대사를 촉진시킬 뿐만 아니라, 자유라디칼로 인한 세포 손상을 줄이기도 한다. 자유라디칼free radical은 반응성이 큰 분자로, 세포막과 세포소기관, 세포 안의 각종 물질과 유전자에까지 막대한 손상을 준다. 자유라디칼이 만들어 내는 산화 스트레스oxidative stress가 암이나 심혈관질환을 비롯한 질병에 미치는 영향은 널리 알려져 있는데, 지금까지 나온 연구 결과에 따르면 노화는 다양한 퇴행성 변화에 관여하는 라디칼을 중화하는 능력이 조금씩 감소하는 것과 연관이 있다.[17]

여기서 짚고 넘어갈 모순적인 사실이 하나 있다. 엔진의 출력을 높이면 매연과 열이 더 많이 나는 것처럼, 고강도의 신체활동은 실제로 자유라디칼을 더 많이 만들어낸다. 그러나 규칙적인 고강도의 운동은 자유라디칼이 세포에 가하는 실질적인 스트레스와 손상을 줄여 준다.[18] 이 현상은 운동으로 촉발된 산화 스트레스가 자유라디칼에 대한 세포의 저항력을 높이는 건강한 생화학적 적응을 유도하기 때문인 것으로 보인다.[19]

신경계

노화와 병든 노화 표현형은 몸의 이곳저곳을 처참하게 망가뜨리는데, 신경계와 인지능력의 상실은 그 중에서도 가장 끔찍하다. 현대의학이 아무 힘도 못 쓰는 분야가 바로 이 영역이기도 하다. 우리가 노화 과정에서의 퇴행성 신경질환, 뇌 위축, 치매, 신경기능 상실에 대해 이해하기 시작한 것은 최근의 일에 불과하다. 뇌의 노화를 막는 효과적인 치료제가 나오려면 아직도 많은 시간이 필요하다.

다행히도 운동요법은, 이 처치곤란한 영역에서마저도 자신의 쓸모를 보여주었다. 성장인자의 분비,[20] 신경전달물질 체계,[21] 혈관신호분자, 항산화분자, 세포의 발전소 역할을 하는 **미토콘드리아**mitochondria의 증가,[22] 신생혈관의 확장, 뇌혈관질환과 심혈관질환의 진행에 운동이 미치는 바람직한 효과가 기전으로 작용하기 때문에, 운동은 두뇌의 건강을 증진시키고, 인지능력 저하를 막고, 알츠하이머를 포함한 치매의 진행을 늦추는 역할을 한다.[23,24] 운동은 두뇌의 가소성plasticity을 향상시키고 노화에 따른 뇌 조직의 손실을 감소시키는 효과가 있는데,[25] 이 때문에 뇌졸중 환자와[26] 파킨슨병 환자[27]를 대상으로 한 운동 처방 또한 늘어나는 추세다. 지금까지 나온 연구 결과를 종합해 보면, 노화

과정에서 뇌 기능을 유지하려면 운동은 필수이다.[28]

정신건강

정신건강과 '영적' 건강은 무엇보다도 중요한 영역이다. 이미 앞에서도 했던 이야기지만 위험과 비용과 효과를 놓고 보면 운동은 우리가 쓸 수 있는 최고의 치료법이며, 신체활동과 정신건강 간에 강한 상관관계가 있음이 여러 연구를 통해 밝혀져 있다.[29] 수면과 인지기능과 기분과 삶의 질이 모두 운동의 영향을 받는다는 사실 또한 연구를 통해 밝혀진 바 있다.[30] 물론 건강이라는 분야 전체를 놓고 보았을 때 신뢰성이나 재현가능성 측면에서 이러한 요소를 평가하기란 결코 쉽지 않다. 당장 '삶의 질'만 봐도 측정이 쉽지 않아 보인다. 어떤 사람에게는 천국 같은 상황이 다른 사람에게는 지옥 같을 수 있기 때문이다. 하지만 대부분의 연구결과에서 운동과 정신건강과 삶의 질이 함께 간다는 결론이 나온 것은 딱히 놀랄 만한 일도 아니다.

질병과 운동

고혈압,[31] 심부전,[32] 신장질환,[33] 암,[34] 당뇨,[35] 우울증,[36] 골감소증,[37] 관절염,[38] 치매[39]를 포함한 여러 질병을 앓고 있는 환자들에게 운동이 긍정적인 효과를 보인다는 연구 결과가 최근 들어 속속 나오고 있다. 운동이 이미 진단받은 질병의 상태를 조금 완화하는 정도에 그치는 경우도 있었고, 질병의 진행을 늦추거나 아예 역행시키는 경우도 있었다. 그러나 이보다 중요한 것은 운동의 본질적 권능이 질병을 예방하는 능력이라는 점이다. 우리 몸이 일단 질병 상태에 놓이고 나면 구조적, 후성유전학적, 전신적 변화가 수반되는데, 이로 인해 질병의 진행을 되돌리기가 어렵고, 때로는 물리적으로 불가능한 경우도 있다. 즉, 애당초 병에 걸리지 않는 것이 최선의 치료인 셈이다. 운동은 대사증후군과 심혈관질환의 발병 위험을 확실히 줄여주며, 암과 치매 일부를 예방하는 효과가 있다는 근거도 (다소 미약하지만) 있다.

운동요법의 특성

운동의 치료 효과는 의심할 여지없이 강력하다. 돈도 들지 않고 부작용도 거의 없을 뿐만 아니라, (아예 움직일 수 없는 사람은 거의 없으므로) 사실상 금기가 없고, 보험료를 낼 필요도 없으며, 다른 약과 달리 현대적 노화 표현형과 대사증후군의 원인을 바로잡을 수 있다. 하지만 운동요법이 현대의학의 표준 치료법과 차이를 보이는 것은 이뿐만이 아니다. 과연 어떤 차이가 있는지 차근차근 살펴보자.

혼자서 해야 한다

알약은 누구나 혼자 먹을 수 있다. 맛이 나쁘고 귀찮은 건 사실이지만, 과정은 간단하다. 포장지를 까 약을 입에 털어넣고 물과 함께 삼키면 끝난다. 인슐린 의존 당뇨 환자라면 이보다 신경을 많이 써야겠지만, 혈당을 재고 인슐린 주사를 혼자 놓는 데에 드는 시간은 기껏해야 몇 분에 지나지 않는다. 더 침습적이고 시간이 드는 현대의학의 다른 치료법들은, 당연히 전문가들이 대신 해 준다.

운동요법은 사뭇 다르다. 약통을 까고 인슐린을 놓는 것에 비하면 상당한 시간과 노력을 들여야 하고, 이마저도 혼자서 해야 한다. 집에서 하건 헬스장에 가건 개인 트레이너를 쓰건 관계없이, 가서 직접 운동을 하기 전까지는 치료가 시작조차 되지 않는다. 즉, 운동요법은 오로지 당신의 손에 달려있다. 현대의학의 어떠한 치료법도 이만한 책임과 참여를 요구하지는 않는다. 혼자서 해 나가야 한다는 조건은, 그러나 사실 운동요법의 주된 장점이기도 하다. 의사의 처방이나 약물의 효과에 몸을 내맡기지 않고, 환자가 건설적이고 치료적인 방식으로 자신의 몸에 개입해야 한다. 이러한 개입을 통해 환자는 자신의 건강과 육신의 운명을 일정 수준으로 관리하고 책임지고 있다는 건강한 감각을 일깨울 수 있다. 아울러, 적절하게 시행된 운동요법은 환자가 자신의 신체 구조와 생리현상과 적응 능력을 더 깊이 이해할 수밖에 없도록 한다. 요컨대 '혼자서 해야 한다'는 말은, 우리가 운동요법을 통해 우리 자신의 몸을 통합시킨다는 뜻이다. 세상의 어떤 약이나 처방도 여기까지는 닿지 못한다.

약물의 필요성을 줄인다

현대의학에서는 생소한 특성이다. 1장에서 다루었던 다제투여는 현대 약물치료의 한계가 내놓은 부산물이다. 약물이 치료하는 것은 대개 증상이지 질병 그 자체가 아니다. 이러한 약의 부작용으로 인해 다른 증상이 생겨나기도 하는데, 이로 인해 또 다른 약을 써야 하는 악순환이 이어진다. 반면 운동요법은 질병의 진행을 막거나 조절함으로써 다른 약의 필요를 실질적으로 줄인다.

죽을 때까지 해야 한다

운동요법이 지닌 이 특성은 현대 약물치료의 실체와 닮아 있지만, 인식은 그렇지 않다. 감염병을 필두로 한 급성기 질병은 대부분 치료를 적절히 하면 완치될 수 있다. 하지만 병든 노화 표현형은 만성 대사질환, 심혈관질환, 퇴행성질환으로 뒤덮여 있을 뿐, 충수돌기염이나 결막염, 골절, 종기 같은 급성기 질병과는 상관이 없다. 약물 오남용, 방치, 자연적인 노화 과정, 유전적 경향, 단순한 불운 같은 요소에서 비롯된 질병이 적어도 초반에는 의학적인 치료를 통해 완치될 거라고 막연히 믿는 환자들이 많지만, 실제로 그런 경우는 거의 없다. 당뇨, 고혈압, 퇴행성 질환, 내분비 장애, 일부 유전질환은 모두 평생에 걸친 치료를 요하지만, 환자들은 멋대로 그 심각성을 무시해 버리곤 한다.

운동요법의 효과는 강력하지만, 환자가 이 요법을 중단하면 그 효과도 점차 사라지기 시작한다. 경우에 따라 운동요법을 통해 혈압약이나 당뇨약을 줄이거나 끊는 단계까지 올 수도 있는데, 이처럼 드문 성취를 이루는 상황에서도 기저에 깔린 상태가 '완치'된 것은 아니다. 노화와 퇴행은 완치하는 것이 아니라 관리하는 것이다. 적은 신체활동은 병든 노화 표현형을 이끄는 주범이고, 치료는 오로지 규칙적이고 격렬한 평생의 운동뿐이다. 치료법은 맞다. 그러나 완치법은 아니다.

나을수록 늘어난다

우리는 보통 아플수록 약을 더 먹게 되고, 상태가 나빠지면 다른 약을 추가로 먹는다. 환자가 나아지면 의사는 약의 용량이나 개수를 줄여 보기도 한다. (그게 맞다.)

운동요법은 정반대다. 운동요법이 제대로 먹히고 있다면, 환자가 건강해질수록 운동의 총량은 늘어난다. 운동요법을 실시하면 아무리 허약한 몸이라도 근력과 건강상태는 점차 나아진다. 운동의 강도와 총량을 조금 더 높일 수 있게 된 것이다. 이렇게 늘어난 운동량으로 우리의 근력과 컨디션은 조금 더 향상되고, 조금 더 힘든 운동을 할 수 있게 된다.

운동요법의 양이 '나을수록 늘어난다'는 사실은 매우 중요하다. 다음 장에서 자세히 살펴보겠지만, 운동요법 적용의 기반이 되는 **점진적 과부하**progressive overload의 원리뿐만 아니라, 운동exercise과 훈련training을 가르는 결정적인 차이도 여기에 포함되어 있다.

운동 처방을 향하여

이제 잠시 숨을 고르고 배운 내용을 되짚어 보자. 우리는 현대적 노화 표현형이 대사증후군, 심혈관질환, 근육량 감소, 골밀도 저하, 기능 감소, 퇴행으로 점철되어 있음을 확인했으며, 이러한 표현형을 강력하게 예방할 수 있는 치료법은 현대의학의 약물과 중재술이 아닌 운동요법이라는 사실 또한 확인했다.

운동요법에 관한 지금까지의 이야기에는 굉장히 대중적인 용어를 사용했다. 가령 운동이라는 낱말은 산책, 마라톤, 무술, 요가, 테니스, 배구, 역도, 필라테스, 볼룸댄스, 크로스핏 같은 수많은 신체활동을 뭉뚱그리고 있다. 노화 단계에 접어든 사람이 가장 먼저 선택해야 할 신체활동은 어떤 것이어야 할까?

척 보기에도 까다로운 질문인데, 일단은 개인적 요인에 크게 좌우된다. 개인적 요인 중 최우선으로 고려해야 할 것은 바로 선호도, 인내력, 기술, 자원이다. '이상적인' 운동 처방을 받아도 실제 운동으로 옮기지 않으면 쓸모가 없다. 그러나 일반적으로 노화 단계에서는 인슐린 민감성을 높이고, 근육량을 늘리고, 골밀도를 향상시키고, 관절을 지키고, 힘줄을 강화시키고, 전신의 모든 계통이 골고루 효과를 볼 수 있어야 하며, '환자'가 나아지면 나아질수록 운동량을 정확하고 안전하게 올릴 수 있어야 한다.

다음 장에서는 이 질문을 자세히 살펴볼 텐데, 다 읽고 나면 노화 단계에 접어든 성인에게 어떤 운동 처방을 내려야 할 것인가를 넘어, 현대의 노화에 어떤 가능성이 열려 있는지에 대한 관념도 바뀌어 있을 것이다.

Notes

1. Berryman, "Exercise is Medicine," 195-201.
2. Sallis, "Exercise is Medicine and Physicians," 3-4.
3. Dornerman et al., "Effects of High-intensity Resistance Exercise," 246-251; Engelke et al., "Exercise Maintains Bone Density," 133-142; Kemmler et al., "Benefits of 2 Years of Intense Exercise," 1084-1091.
4. Hoffman, "Arthritis and Exercise," 895-810.
5. Kubo et al., "Effect of Low-load Resistance Training," 25-32; Bucchanna and Marsh, "Effects of Exercise on Properties of Tendons," 1101-1107.
6. Morrisey, Harman, and Johnson, "Resistance Training Modes," 648-660.
7. Brach et al., "Physical Function and Lifestyle Activity," 502-509.
8. Borghouts and Keizer, "Exercise and Insulin Sensitivity," 1-12.
9. Pedersen, "Muscles and their Myokines," 337-346; Pedersen, "Exercise-induced Myokines," 811-816.
10. Kavanagh, "Exercise in Cardiac Rehabilitation," 3-6; Myers, "Exercise and Cardiovascular Health," e2-e5; Shephard and Balady, "Exercise as Cardiovascular Therapy," 963-972; Morriss et al., "Vigorous Exercise in Leisure-time," 333-339; Bonanno and Lies, "Effects of Physical Training on Coronary Risk," 760-764.
11. Pollack et al., "Resistance Exercise in Individuals," 828-833.
12. Nied and Franklin, "Promoting and Prescribing Exercise," 419-426; Li and Siegrist, "Physical Activity and Risk of Cardiovascular Disease," 391-407; Sattelmair et al., "Dose-response Physical Activity," 789-795; Ahmed et al., "Effects of Physical Activity," 288-295.
13. Borghouts and Keizer, "Exercise and Insulin Sensitivity," 1-12; Albright et al., "Exercise and Type 2 Diabetes," 1345-1360; Stensvold et al., "Strength Training v Aerobic Training," 804-810; Strasser, Siebert, and Schobersberger, "Resistance Training in the Treatment of Metabolic Syndrome," 397-415.
14. Vega et al., "Effect of Resistance Exercise on Growth Factors," 982-986; Kraemer and Ratamess, "Hormonal Responses and Adaptations," 339-361.
15. Cotman, Berchtold, and Christie, "Exercise Builds Brain Health," 464-472.
16. Petrides et al., "Exercise-induced Activation of the HPA-axis," 377-383; Ciloglu et al., "Exercise Intensity and Thyroid Hormones," 830-834.
17. Loeser et al., "Aging and Oxidative stress," 2201-2209; Navarro-Yepes et al., "Oxidative Stress, Redox Signaling," 66-85; Wohlgemuth, Calvani, and Marzetti, "Autophagy and Mitochondrial Dysfunction," 62-70; Dai et al., "Mitochondrial Oxidative Stress in Aging," 6.
18. Beltran et al., "Explosive-type of Moderate Resistance Training," 759-772.
19. Radak et al., "Adaptation to Exercise-induced Oxidative Stress," 90-107; Fischer-Wellman and Bloomer, "Oxidative Stress and Exercise," 3805-3830; Radak et al., "Exercise Results in Systemic Adaptation," 3855-3869.
20. Ferris,Williams, and Shen, "Effect of Acute Exercise on serum BDNF," 728-734.
21. Qiang, "Beneficial Effects of Physical Exercise," 265-270.
22. Stener et al., "Exercise Increases Mitochondrial \Biogenesis," 1066-1071.
23. Aarsland et al., "Is Physical Activity a Preventive Factor" 386-395.
24. Cotman, Berchtold, Christie, "Exercise Builds Brain Health," 464-472; Lange-Aschenfeldt and Kojda, "Alzheimer's Disease, Cerebrovascular Dysfunction," 499-504; Ahlskog et al., "Physical Exercise as a Preventative," 876-884; Graff-Radford, "Can Aerobic Exercise Protect Against Dementia?" 2-6.
25. Hillman, Erickson, Kramer, Be Smart, Exercise Your Heart," 58-65; Cotman and Berchtold, "Exercise: A Behavioral Intervention," 295-301; Colcombe et al., "Aerobic Exercise Increases Brain Volume," 1166-1170.
26. Duncan et al., "Home-based Exercise Program," 2055-2060.
27. Ahlskog, "Does Vigorous Exercise have a Neuroprotective Effect," 288-294.
28. Voss et al. "Exercise, Brain and Cognition," 1505-1513.
29. ten Have, de Graaf, Monshouwer, "Physical Exercise and Mental Health Status," 342-348.
30. Hirano et al., "Influence of Regular Exercise," e158-e163; Potter et al., "Review of the Effects of Physical Activity," 1000-1011; Cooney et al., "Exercise for Depression"; Carek et al., "Exercise for Treatment of Depression," 15-28; Bridle et al., "Effect of Exercise on Depression Severity," 180-185; Danielson et al., "Exercise Treatment of Major Depression," 573-585; Kalitesi, "Exercise and Quality of Life," 54-56; Chrysohoou et al., "High Intensity, Interval Exercise Improves Quality of Life," 1303-1306.
31. Cornelissen et al., "Impact of Resistance Training on Blood Pressure," 950-958.
32. Oka et al., "Impact of a Home-based Walking and Resistance Training," 365-369.
33. Headley et al., "Resistance Training Improves Strength and Functional Measures," 355-364.
34. Cheema et al., "Progressive Resistance Training in Breast Cancer," 9-26.

35. Dunstan et al., "High-intensity Resistance Training Improves Glycemic Control," 1729-1736.
36. Singh, Clements, and Fiatarone, "Randomized Controlled Trial of Progressive Resistance Training," M27-M25.
37. Kelley, Kelley, and Tran, "Resistance Training and Bone Mineral Density," 65-77.
38. Lemmey et al., "High-intensity Resistance Training," 1726-1734.
39. Heyn, Abreu, and Ottenbacher, "Effects of Exercise on Elderly Persons," 1694-1704.

3

처방부터 프로그램까지: 안전성과 용량

운동이 가장 강력한 치료법이라면, 어떤 처방이 가장 효과적일까? 노화에 접어든 성인에게 알맞은 운동 처방은 무엇일까? 이 장에서는 40대를 넘은 사람들에게 운동요법을 합리적으로 처방하기 위한 필요조건을 살펴볼 것이다. 먼저 살펴볼 것은 안전성과 치료 범위라는 개념이다. 이 개념을 통해 우리는 운동exercise과 훈련training의 필연적인 차이를 확인하게 될 것이며, 나아가 가장 강력하고 합리적인 운동 처방은 장기적인 관점의 훈련 프로그램으로서 또렷한 형태를 갖춰야 한다는 결론까지 다다를 것이다. 이러한 접근 과정에서 우리는 도발적이고 변화무쌍한 노화의 실체를 마주하게 될 것이다.

운동 처방의 필요조건

앞서 우리는 정적인 생활양식이 병든 노화 표현형에 상당 부분 직접적인 영향을 미친다는 사실과 함께, 느릿하게 파국으로 치닫는 이 재앙에 운동이 어떻게 강력한 치료제가 될 수 있는지에 대해서도 살펴보았다. 물론 전부터 알고는 있었을 것이다. 대사증후군이니 근감소증이니 표현형이니 인슐린 민감성이니 하는 건 몰랐을 수도 있겠지만, 운동이 필요하다는 사실만큼은 알고 있었을 것이다. 친구도 가족도 의사도 미디어도 한결같이 그렇게 말하는데 모를 수가 없다. 생물학적 관점에서도 마찬가지다. 우리는 앉아서 살도록 만들어지지 않았다. 인간은 움직이게끔 만들어졌고, 생명은 움직임 그 자체이다. 운동은 우리 건강의 기반인 것이다.

하지만 운동이라는 낱말은 범위가 넓고 모호한데다가, 듣기에만 그럴싸하다. 가장 기초적인 수준에서 보면 운동은 신체활동physical activity이다. 산책도 운동이고, 요가도 운동이고, 창고 청소도 운동이다. 조깅, 웨이트 트레이닝, 펜싱, 배드민턴, 필라테스도 운동이다. 나열한 것 중에 소파에 누워 리모콘만 만지는 짓보다 못한 운동은 없다. 하지만 운동이라고 다 같을 수는 없다. 달리 말하자면, 운동요법에도 제가끔 다른 투여량과 투여경로, 효능과 부작용을 지닌 다양한 처방이 있다. 어떤 운동요법은 강력한 화학치료에 버금가는 강도와 특이성을 지니는 반면, 없는 것보다 나을지 몰라도 또렷한 효과는 없는 감기약 같은 운동요법도 있다.[1] 다른 치료법과 마찬가지로 운동요법 또한 처방과 투여를 잘못하면 독이 될 수밖에 없다.[2]

그렇다면 노화에 접어든 성인에게는 운동요법을 어떻게 처방해야 할까? 여기에서는 아래의 기준을 고려해야 한다.

운동 처방의 일반적 기준

1. **안전해야 한다.** 여기에 이의를 제기하는 사람은 없으리라 믿는다.
2. **치료 범위therapeutic window가 넓어야 한다.** 초반에는 적게, 나아질수록 많이 투입할 수 있어야 한다. 다시 말해 시행할 수 있는 운동강도의 범위가 넓어야 한다.
3. **포괄성이 있어야 한다.** 즉, 우리의 운동 처방은 가급적 통합성과 완결성을 갖추고 있어야 한다.
4. **병든 노화 표현형에 대해 유효성과 특이성을 갖추어야 한다.** 대사증후군에 맞서고, 내장지방을 줄이고, 근육과 뼈를 강화시키고, 근력과 순발력과 지구력과 가동성과 균형감각과 기능성을 회복하고 확보함으로써 약해지는 몸을 가다듬어 주어야 한다. 궁극적으로는 추가적인 약물의 필요성(다제투여)을 막아주어야 한다.
5. **최대한 효율적이어야 한다.** 하지만 단순해서는 안 된다. 실용성과 접근성과 시간대비 효율성이 높은 운동이 처방되어야 한다. 그럼으로써 빼먹지 않도록, 즐겁게 할 수 있도록, 장기적인 성공으로 이어질 수 있도록 해야 한다.

이러한 필요조건을 놓고 볼 때, '운동 좀 하시면 됩니다' 같은 처방은 노화하는 성인에게 충분치 않음을 알아차릴 수 있다. 물론 일주일에 세 번 산책 나가는 편이 아무 것도 안 하는 것보다는 훨씬 낫지만, 병든 노화 표현형에 맞서 우리를 변화시킬 만큼 강력한 권능을 가지고 있지는 않다. 그렇다고 노화하는 성인에게 이종격투기를 시키는 것은 '운동요법'을 치사량으로 처방하는 일일 것이다.

안전성

안전은 필요조건 가운데 첫째다. 부상이나 질병의 위험을 높이는 운동 처방은 핵심을 비껴나고 있다. 본인이 복싱을 좋아하는 50대라면, 뭐 나쁠 것 없다. 즐거운 마음으로 땀을 흘리며 어느 정도 운동 효과를 볼지도 모른다. 그러나 **보편 운동 처방General Exercise Prescription**에는 어느 나이대에서나 안전하게 권고할 만한 운동 프로그램이 들어가야 한다. 둔상(鈍傷)을 유발하거나, 예기치 않은 비틀림과 회전이 발생하거나, (절벽 다이빙처럼) 높은 위치 에너지를 사용하거나, (스쿠버다이빙처럼) 혈액 속의 기체 성분이 유출될 가능성이 있는 운동은 대개 여기 넣으면 안 된다. 그렇다고 이런 운동을 절대 하지 말라는 말은 아니다. 돌다리도 두드려 보고 건너자는 뜻이기도 하지만, 그보다 중요한 것은 이런 운동들이 다른 선택지에 비해 안전할 수 없으므로 운동요법이라는 관점에서 알맞지 않기 때문이다. 그밖에 다른 이유도 있지만 나중에 살펴보자.

자, 그러면 안전한 운동요법에는 어떤 요소가 들어가야 할까?

안전한 운동이 갖추어야 할 조건

동작 패턴: 운동을 이루고 있는 동작 패턴movement pattern은 운동의 안전성을 논할 때 가장 중요한 요소이다. 격렬하거나 부자연스러운 동작 패턴을 가진 운동은 노화하는 성인에 대한 운동 처방으로 알맞지 않다. 태극권이 운동 처방으로서 범세계적인 인기를 끌게 된 것은,[3] 늙은 관절에 과도한 부담을 주지 않으면서도 완전하고 자연스러운 가동범위에 걸쳐 시행할 수 있기 때문이었다. 여기에 드는 힘은 너무 세지 않으면서도 예측 가능한 범위 내에 있다. 높이 뛰고 발을 구르고 낙법을 하고 때리는 동작이 없다는 점에서 '저충격low-impact' 활동의 전형적인 모범이기도 하다. 물론 다른 필요조건을 충족시키지 못하고는 있지만, 안전한 운동 처방이라는 사실은 부정할 수 없다.[4] 기계체조, 태권도, 피겨스케이트는 이 관점으로 보면 상대적으로 권고하기 어렵다.

역동성과 환경: 이들 또한 활동의 안전성에 큰 영향을 미친다. 야외 활동에서는 사실상 무한에 가까운 장애

물과 위험요소에 노출된다. 하이킹, 서핑, 산악자전거는 굉장한 운동이지만, 태생적으로 일정 수준의 위험성을 내포하고 있다. 축구, 무술, 테니스를 포함한 역동적인 스포츠 활동에는 급진적이고 폭발적인 동작과 함께 예측하기 어려운 충격, 비틀림, 회전 같은 요소가 요구되는데, 이로 인해 다칠 가능성이 커진다. 이러한 요소가 첫째 조건인 동작 패턴과 어떤 관련을 맺고 있을까? 가령 축구에서 날아오는 공을 막거나 테니스에서 서브를 받아내는 동작에는 관절의 모멘트*와 힘의 방향에 매우 빠르고 극적인 변화가 수반된다. 이처럼 역동성이 큰 활동은 필연적으로 부상의 위험을 높일 수밖에 없다. 이런 운동이 훌륭하다는 사실을 부정하자는 게 아니다. 이 운동들이 당신의 삶에 의미와 행복을 가져다준다면, 하는 게 맞다. 그저 보편 운동 처방으로 쓰기 어렵다는 뜻이다.

스트렝스 훈련의 경우, 바벨을 쓰건 머신을 쓰건 간에 제대로 골라서 제대로 한다면 극도로 안전한 운동 방식이다.[5] 적절한 스트렝스 훈련에는 (주로 실내의) 통제된 환경이 요구된다. 불안정한 표면에서 중량을 다루는 일은 한때 유행이었지만, 과학적 연구를 통해 틀렸음이 밝혀지며 점차 사장되고 있다.[6] 올바른 스트렝스 훈련은 전통적으로 엄선된 중량을 사용해 이를 차차 늘려 나가야 하며, 흔들리지 않는 바닥 위에서 자연스러운 완전 가동범위에 걸쳐 실시해야 한다. 제대로 디자인된 스트렝스 훈련 프로그램에서는, 따라서 예상치 못한 힘과 충격과 관절 모멘트를 막을 수 있다. 올바른 스트렝스 훈련은, 그러므로 믿을 수 없을 정도로 안전할 뿐만 아니라 어떤 나이에 시작해도 잘 이겨낼 수 있다. 이 특성 하나만 놓고 보아도 운동 처방의 주요 후보로 스트렝스 훈련을 놓기 충분하다.

강도 조절 범위: 안전을 생각한다면 매우 낮은 수준부터 매우 높은 수준에 이르는 다양한 범위에서 활동이 이루어질 수 있어야 한다. 유도나 전력질주(스프린트)처럼 낮은 강도로 시행할 수 없는 활동은 노화하는 성인에게 안전하지 않으며, 따라서 보편 운동 처방에 넣을 수 없다. 앞서 이야기한 조건을 충족시키려면 운동의 강도를 조절할 수 있어야 하며, 따라서 이를 핵심 조건으로 삼아야 한다.

용량과 치료 범위

이상적인 운동요법은 넓은 치료 범위를 가지고 있어야 한다. 요컨대 안전범위와 효과범위가 넓어야 하고, 안전성이라는 기준 하나만 만족시켜서는 안 된다. 제2장에서 보았듯 운동요법은 낮은 강도에서 시작해 건강해질수록 그 강도가 올라가는 점진적 과부하의 원칙을 따라야 한다. 이 기준에 따르면 현재 운동 처방에 들어가는 운동을 포함한 다수의 운동이 실질적인 이유에서든 분류상의 이유에서든 배제될 수밖에 없다.

생각해 보라. 테니스의 용량을 정할 수 있을까? 태극권은 어떤가? 라켓볼은? 실제 상황을 생각해본다면, 대답은 '아니오'다. 즐겁게 할 수 있는 멋진 활동이라는 사실도 맞고, 누릴 수 있는 장점이 있다는 것도 맞고, 연습을 통해 숙달될 수 있다는 것도 맞지만, 지금 다루고 있는 내용과는 거리가 멀다.

다른 운동을 보자. 운동 처방으로 걷기를 넣으면, 용량을 어떻게 정할 수 있을까? 비교적 풀기 쉬운 문제다. 두 가지 접근법을 생각해볼 수 있다. 먼저 걷기의 **강도**를 높일 수 있다. 즉, 속도를 높이고 보폭을 늘리고 팔을 더 크게 흔드는 것이다. 발목에 모래주머니를 차거나 오르막길을 걸을 수도 있다. 강도를 높인다는 것은, 낮은 강도에서 각각의 과정을 더 힘들게 만든다는 말과 같다.

걷기의 **볼륨**을 늘릴 수도 있다. 즉, 더 긴 거리를 걷거나 더 자주 걷는 것이다. 같은 강도에서 1km 걷던 것을 2km로 늘리면 걷기의 볼륨이 늘어난다.

두 가지 모두 걷기 요법의 용량을 늘릴 수 있는

---

* 역주: '모멘트'는 물리학에서 특정 물리량을 거리와 곱한 값으로, 크기와 방향을 모두 가진다. 회전축이 있는 물체에서 모멘트는 힘과 그 모멘트 암(moment arm, 회전축과 작용점을 이은 거리의 수직 성분)을 곱한 회전력(torque)의 합으로 이해해도 무방하다.

접근법이다. 물론 강도와 볼륨을 한꺼번에 원하는 만큼 늘릴 수도 있다. 가령 250와트의 출력(강도)으로 4km 거리(볼륨)를 걷는다고 하면, 볼륨과 강도를 곱한 용량은 1000이다. 여기서 강도를 2배 올리고(500와트) 볼륨을 절반으로 줄여도(2km) 1000이라는 용량 자체는 그대로다. 하지만 두 워크아웃의 질은 달라진다. 후자는 전자보다 강도가 높고 볼륨이 적기에, 걷기보다는 달리기에 가깝다. 약물이 그렇듯, 운동요법 또한 어떻게 조제하고 투여하느냐에 따라 같은 용량을 써도 그 성질과 효과가 달라진다.[7] 생명 활동에 필수적인 칼륨도 정맥주사로 빠르게 쏘면 사람을 죽이지 않는가.

그러다 보니 노화하는 성인에게 운동 처방으로 걷기를 활용하는 일은 실질적으로 용량상의 한계에 부딪힌다. 저용량 운동 처방으로는 당연히 효과적이지만, 강도를 높이다 보면 걷기가 아니라 달리기가 될 테고, 볼륨 또한 지겨워지거나 아프기 전까지만 늘릴 수 있다. 달리기도 사정은 다르지 않다. 투여범위가 상대적으로 넓다는 점에서는 걷기보다 나은 운동요법이지만, 강도를 높이다 보면 평범한 달리기가 아닌 스프린트가 되어 버린다. 볼륨을 늘리는 것은 시간과 거리를 늘리는 일인데, 그에 따라 신발이 닳듯 근육과 관절이 마모될 수 있다. 달리기는 이밖에도 여러 문제를 안고 있지만, 그건 차차 알아보기로 하자.

어쨌거나 지금은 운동의 용량에 관해 검토하고 있는 만큼, 여기서 아주 중요한 개념을 짚고 넘어가자. 바로 훈련 변수training variables이다.

훈련, 운동, 연습

운동요법의 용량을 조절하고, 이 요법을 생산적으로 활용하는 능력을 키우고, 나아가 운동요법을 점진적 과부하의 원리에 따를 수 있게 하려면 우리가 통제해야 하는 요소들이 있으며, 이를 **훈련 변수**라고 한다. 앞서 살펴본 볼륨과 강도도 훈련 변수에 포함된다. 다른 변수로는[8] 빈도, 수행간격, 휴식 시간, 세트수, 반복수, 동작 속도, 회복 시간, 운동 순서, 주기화, 특이성 등이 있으며, 이외에도 여러 가지가 있을 수 있다. 건강에 관련된 여러 특성들(이하 건강 특성fitness attributes)을 향상시키려면 장기간의 프로그램에서 이러한 주요 훈련 변수들을 어떻게 통제해야 하는지에 대해 앤디 베이커 코치와 내가 제3부에서 제대로 보여주도록 하겠다. 그러나 지금 중요한 것은, 우리가 나누고 있는 이야기의 주제가 조금씩 바뀌고 있다는 것이다. 아까의 주제는 운동exercise이었지만, 지금의 주제는 훈련training이다. 비슷한 개념으로 연습practice이 있는데, 이 셋의 차이는 굉장히 크다. 이 책에서는 리피토의 정의를 따르기로 한다.[9]

운동은 셋 중 가장 포괄적인 용어로, 일어나서 움직이는 행위를 모두 포함한다. 테니스도 운동이고, 세차도 운동이고, 산책도 운동이고, 발에 땀나게 일하는 것도 운동이다. 앉아서 사는 것보다는 훨씬 낫고, 어떤 상황에서는 권장할 수도 있다.

반면 **훈련**은 운동의 특수한 형태 중 하나이다. 하나 이상의 보편 건강 특성General Fitness Attributes을 향상시킬 수 있도록 장기간의 프로그램에 걸쳐 훈련 변수를 통제하고 조절하는 운동이 바로 훈련이다. 크로스컨트리 스키 선수는 지구력을, 기계체조 선수는 유연성을, 미식축구 선수는 제지방량과 스트렝스를 키우려고 훈련을 한다.

미식축구 선수가 던지기 기술을 향상시키려는 운동을 할 때는 훈련이라는 말을 쓰지 않는다. 펜싱 선수의 패리(쳐내기)도, 권투선수의 펀치도, 발레리나의 피루엣도 훈련과는 무관하다. 한 스포츠에 특화된 기술은 경기장과 아이스링크와 매트 위에서 **연습**하는 것이다. 피겨스케이트 선수는 검 쓰는 법을 연습할 필요가 없고, 펜싱 선수는 평영을 연습할 필요가 없다.

그러나 이러한 선수들도 **보편 건강 특성**을 훈련할 필요는 있다. 건강과 신체적 수행능력이 어떠한 구성요소를 가지고 있는가에 대해서는 이미 수많은 사람들이 제시한 바 있다. 그러나 여기에서는 이 책의 목적을 감안하여, 힘을 만들어내는 능력인 **스트렝스**strength, (속도 성분을 포함하여) 스트렝스를 빠르게 이끌어내는 능력인 **순발력**power, 신체활동을 지속적으로 수행하게 만드는 능력인 **지구력**endurance, 무게중심 위에서 정적 · 동적으로 안정된 자세를 유지하는 능력인 **균형**balance, 유연성과 민첩성과 협응력을 포괄하는 개념인 **가동성**mobility, 체질량지수(BMI)나 제지방 대 체지방 비로 표현되는 **체성분**body composition을 보편 건강 특성의 세부 요소로 둔다.[10] 보편 건강 특성을 이루는 각각의 요소는 거의 모든 스포츠와 신체활동에 필요하다. 여자 농구선수와 남자 레슬링 선수와 해병 특수수색대원의 스트렝스와 컨디셔닝 훈련이 똑같은 것은 그 때문이다.

스포츠에 특화된 기술은 연습의 대상이고, 보편 건강 특성은 훈련의 대상이다.[11]

테니스, 태극권, 배구가 훌륭한 운동임에도 보편 운동 처방이 될 수 없는 이유를 이제 알 수 있을 것이다. 이들은 훈련의 대상이 아니라 연습의 대상이다. 기술이 좋아질 수도 있고, 하다 보면 건강 특성도 덩달아 개선될 것이다. 가령 태극권을 연습하면 스트렝스, 가동성, 균형이 어느 정도까지는 좋아질 수 있다. 하지만 보편 건강 특성 전체를 이상적이고 지속적으로 향상시킬 만큼 효과적이지는 않다. 어떤 스포츠 선수가 연습을 통해 자신의 종목을 통달했다면, 보편 건강 특성을 훈련하는 것이 수행능력을 끌어올리는 최선의 접근법이다. 반대로, 이러한 건강 특성을 훈련한 사람은 어떤 스포츠에서도 생산적이고 안전한 연습을 할 수 있게 된다.

다른 얘기를 잠깐 해 보자. 우리가 앞서 보편 운동 처방에 나열한 내용은 선수 훈련 프로그램에 요구되는 내용과 완전히 똑같다. 펜싱이든 미식축구든 피겨스케이트든 간에, 스트렝스와 순발력과 가동성과 지구력을 훈련시키는 스포츠 코치는 프로그램이 **안전**하기를 바란다. 트리플 악셀, 장대높이뛰기, 창던지기 같은 스포츠에서는 종목의 특성상 연습이나 경기에서 다칠 위험이 있다. 그러나 훈련하다가 다치는 것은 얘기가 다르다. 연습도 경기도 아닌 고작 준비과정에서 선수를 다치게 하는 코치는 잘려도 싸다.

좋은 코치라면 훈련 시즌 초반에는 보편 건강 특성을 향상시키는 것을 주안점으로 두다가, 경기가 다가오면 이러한 건강 특성을 유지시키는 쪽에 신경쓰며 선수가 기술과 경기에 집중할 수 있게 해야 한다. 다시 말하지만 우리의 관심사는 스트렝스 훈련이다. 인간의 동작 패턴 위에 매우 정확한 부하를 가하기 때문에, 스트렝스 훈련이야말로 이러한 필요조건을 아름답게 만족시킨다.

코치들은 **다양한 수준을 아우를 수 있을 만큼** 통합적인, 모든 건강 특성을 망라하면서도 가급적 단순하여 수행능력을 최적화할 수 있는 프로그램을 원한다. 우리가 병든 노화 표현형에 효과적으로 대처하는 데에 **특화된** 운동 처방을 찾는 것처럼, 코치들 또한 각 스포츠에 알맞은 건강 특성을 만들어내는 훈련 프로그램을 찾곤 한다. 선수라면 모름지기 스트렝스와 순발력과 가동성과 체력이 좋아야 한다. 그러나 크로스컨트리 스키 선수는 펜싱 선수보다 더 큰 지구력을 갖춰야 하고, 기계체조 선수는 테니스 선수보다 더 강한 순발력을, 피겨스케이트 선수는 미식축구 라인백 포지션보다 더 나은 가동성을 갖춰야 한다.

마지막으로, 코치는 자신의 선수가 건강 특성을 향상시키고 유지시키는 동안에도 기술과 연습과 경기에 집중할 수 있게 해야 하므로, 효율적이고도 **단순한** 프로그램을 원한다.

어디서 들어본 얘기 같지 않은가?

'어, 잠깐만요. 뭔가 좀 이상한데요.' 하고 말할 수도 있다. 이 책은 늙어가는 성인의 운동을 다루고 있다. 그런데 왜 선수 훈련법 얘기를 하고 앉아있을까?

뭐, 사실 나는 처음부터 그 이야기를 하고 있었다. 솔직히 말해 당신을 놀라게 하고 싶지 않아서 그 말을 꺼내지 않고 있었을 뿐이다. 그러나 이제 우리 생각을 크게 바꿔야 할 때가 오고야 만 것이다.

인생은 경기, 당신은 선수

지금까지의 내용을 되짚어보자. 처음에 우리는 불편한 마음으로 병든 노화 표현형의 참상을 지켜보았다. 뭔가 바뀌어야 한다. 세상에서 가장 강력한 치료제인 운동요법의 개념은 그 상황에서 구명밧줄 노릇을 했다. 병든 노화 표현형을 예방하거나 멈추거나 되돌릴 수 있는 운동 처방이 무엇인가에 대해 체계적으로 살펴보게 된 것이다. 그 과정에서 운동요법을 얼마만큼의 용량으로 쓸 것인지, 용량을 고려할 때 어떤 훈련 변수를 통제할 것인지도 살펴보았다. 세계의 수많은 코치와 트레이너들은 이러한 훈련 변수의 활용을 통해 스포츠, 전쟁, 치안 유지를 비롯한 다양한 활동에서 운동선수와 군인을 포함한 여러 직역의 보편 건강 특성을 개선해 왔다.

보편 건강 특성을 다시 살펴보자. 스트렝스, 순발력, 가동성, 균형, 지구력, 체성분은 승리를 원하는 선수라면 분야를 가리지 않고 찾아 헤매는 보편적 특성이다. 이러한 특성을 향상시킴으로써 신체적 수행능력의 기반을 닦을 수 있는 사람은 누구일까? 운동선수, 경찰, 군인, 소방관이 먼저 떠오를 것이다.

그렇다면 할머니에게는 필요 없을까? 아빠, 남편, 간병인, 엄마는? 간호사, 예비군, 성직자, 선생님, 편의점 알바에게는 어떨까?

스트렝스와 순발력과 유연성과 건강이 필요 없는 사람이 있을까? 체성분이 좋아지고, 뼈가 강해지고, 관절이 잘 움직이고, 균형감각과 안정성이 나아지는 것을 싫어하는 사람이 있을까? 이런 보편 건강 특성이 없어도 좋다고 대체 누가 말할 수 있을까?

여기서 한 걸음 더 가 보자. 그렇다면 당신보다 이 특성이 필요한 사람은 누구일까? 당신은 중년일 수도 있고, 그보다 늙었을 수도 있다. 훈련으로 키운 보편 건강 특성도 시간이 지나면 점차 시들어 간다. 스트렝스도, 순발력도, 근육량도, 골밀도도, 균형감각도 점차 사라지는 것이다. 경기에 출전해 메달을 따려고 아등바등할 필요는 없지만, 서핑을 하고 아이와 놀고 초심으로 일할 수는 있다. 운동선수만 건강할 이유는 없다. '건강'을 가리키는 영어 단어 'fitness'는 환경의 요구에 대한 생명체의 역량과 대비능력을 가리키는 용어이다. 선수가 아니더라도 '건강'과 관련된 보편 특성은 필요할 수밖에 없다. 그런데 당신이 선수라면?

'운동선수'를 가리키는 영어 단어 'athlete'은 희랍어 'ἀθλητής'에서 왔는데, 이 낱말은 '포상'이라는 뜻을 가진 단어에서 파생되었으며, 고대 올림픽 시절에는 사실상 '맞수'나 '투사'와 비슷한 뜻으로 쓰였다.[12] 고대 올림픽 경기는 뿌리깊은 문화적, 정치적, 종교적 특성을 지니고 있었으며, 상금도 엄청났다. 승자는 평생의 의식주를 얻었고 그 명성은 오랫동안 회자되었다. 경기 참가자는 10개월 이상 훈련했다는 선서를 제우스 신에게 해야 했고, 이들은 세련된 현대 경기장이 아니라 고대 전장에 가까운 위험천만한 장소에서 레슬링, 주먹다짐, 창던지기, 전차 경주, 호플리토드로모스(중무장 달리기) 같은 종목에 뛰어들었다. 패자는 상처를 입고 팔다리가 잘리고 명줄이 끊길 수도 있었지만, 승자도 딱히 다르지는 않았다. 고대 올림픽은 삶의 거울상이었기에, 삶처럼 잔혹했다.

우리 문화에서 '선수'는 경기에서 이기거나 진 다음 집으로 가는 사람을 뜻하지만, 당신은 고대 그리스인 쪽에 차라리 가깝다. 더 큰 포상이 있는 위험한 게임에 들어와 있기 때문이다. 보상이 이보다 좋은 경기는 여태껏 없었고, 당신이 원했건 아니건 간에 경기는 이미 시작되었다. 시간과 위축과 퇴행과 질병에 맞서 싸우는 '진짜' 데스 매치가.

늙어빠진 노인네에서 마스터즈 선수로

앞서 관점을 바꿔야 한다는 말을 했던 것은 이러한 이유에서이며, 같은 이유로 색다른 용어를 쓸 것이다. 지금부터는 당신을 배려가 필요한 노화 단계의 성인이 아니라, 나이 들어가는 선수, 즉 훈련이 필요한 마스터즈 선수로 간주할 것이다. 가리키는 대상은 똑같지만, 관념의 차이는 근원적이고 효과적이다. 운동요법은 약물과 치료와 수술과 의료용 장비를 누가 주는 대로 받는 것이 아니다. 이 요법은 당신의 힘으로 쟁취하는 것이며, 그것 자체가 치료의 일부이다.

운동요법은 안전하고 효과적이고 효율적이고 정

량화될 수 있어야 하며, 생리현상과 수행능력상의 특정한 목표를 달성할 수 있도록 엄격하게 처방되고 투여되어야 한다.

그것이 훈련이고, 훈련이 선수를 만든다.

나이가 몇이든, 어디가 불편하든, 스트렝스와 체력과 가동성이 어떻든, 평소에 어떻게 지내든 간에, 훈련은 할 수 있다. 다른 운동선수들처럼 지금 그 자리에서 출발해 점차 발전해 나갈 수 있다. 뚱뚱하고 약하고 아프고 뻣뻣해도, 훈련을 할 수 있다면 선수 맞다. 내버려두어도 사라지지 않을 불행과 장애가 적군인 만큼, 우리는 반드시 여기 맞서 싸워야 한다. 당신은 이제 스스로를 마스터즈 '선수'로 여겨야 한다. 가장 절박하고 잔혹한 스포츠인 '노화'에 출전했기 때문이다.

이 경기에서 이겨도 돈이나 명예나 인기나 트로피나 장수가 포상으로 주어지지는 않는다. 운동요법과 대체의학과 식이요법을 포함해, 인구집단의 건강수명을 눈에 띄게 늘려주는 치료법은 아직 없다. 운동요법이 수명을 끊어먹는 질병에서 당신을 보호해줄지는 몰라도, 타고난 건강수명을 늘려주지는 못한다. 운동요법을 비롯한 노인의학적 치료법의 진짜 권능은 생명을 늘려주는 데 있는 것이 아니라, 질병에 시달리는 기간을 줄여주는 데 있다. 병들고 고장나 죽어가는 시간을 줄이고 줄여 습자지 두께로 만들어준다는 말이다.[13] 최후의 순간까지 건강을 유지하는 일이야말로 이 스포츠의 목표이자, 당신이 선수로서 받아야 할 전리품이다. 이 게임에서 추가로 몇 년 더 사는 것은 힘들지만, 더 잘 사는 것은 가능하다.

노화는 극한 스포츠다. 싫든 좋든 게임은 이미 시작되었다. 벤치에 앉아 현실이 아니라고 부정할 수도 있다. 통증과 공포를 데려갈 알약만을 간절히 바랄 수도 있다. 갖은 노력으로 시간을 붙잡아보려고 할 수도 있다. 맞서 싸우던 상대에게 항복할 수도 있다.

아니면… 본격적으로 게임에 뛰어들 수도 있다. 하지만 경기장에 들어가고 싶다면, 고대 올림픽 경기 참가자가 제우스 신 앞에 선서했듯 당신도 훈련을 해야만 한다. 훈련을 시작하는 그 순간, 당신은 선수가 된다.

진짜 경기는 이제 시작이다.

Notes

1. Smith, Schroeder, and Fahey, "Over-the-counter Medications for Acute Cough."
2. Guasch and Mont, "Exercise and the Heart" Carter, Potter, and Brooks, "Overtraining Syndrome."
3. Jahnke et al., "Health Benefits of Qigong and Tai Chi," e1-e25.
4. Wayne et al., "Safety of Tai Chi?"
5. Pollock et al. "Resistance Exercise in Individuals," 828-833; Hamill, "Relative Safety of Weightlifting," 53-57; McCartney, "Responses to Resistance Training and Safety," 31-37.
6. Yongming, Cao, and Chen, "Similar Electromyographic Activities of Lower Limbs," 1349-1353; Saeterbakken and Fimland, "Muscle Force output and Electromyographic Activity," 130-136; Saeterbakken and Fimland, "Electromyographic activity and 6RM strength," 1101-1107.
7. Paracelsus, *Die Dosis macht das Gift*. "The dose makes the poison."
8. Farinatti, Neto, and da Silva, "Influence of Resistance Training Variables."
9. Rippetoe and Baker, *"Practical Programming for Strength Training."*
10. Kilgore and Rippetoe, "Redefining Fitness for Health and Fitness Professionals," 34-39.
11. Rippetoe and Baker, *"Practical Programming for Strength Training"* Soleyn, "Training and Performance for the Novice."
12. Pleket, "On the Sociology of Ancient Sport," 29; Tilk, "Educational Narratives as a Pedagogical Paradigm."
13. Fries, Bruce, and Chakravarty, "Compression of Morbidity."

4

저항 훈련이냐 지구력 훈련이냐: 훈련의 포괄성은 어디에서 오는가

합리적인 운동 처방, 합리적인 훈련 프로그램은 포괄적이어야 한다. 포괄적이라는 말은 다양한 영역에 종합적으로 관여한다는 뜻이다. 운동 처방의 셋째 기준은 이러한 포괄성이며, 제4장에서는 스트렝스를 향상시키는 저항 훈련이 생물학적으로나 기능적으로나 가장 완벽한 훈련 방식이라는 사실을 증명할 것이다. 보편 건강 특성과 생물학적 에너지 시스템의 스펙트럼을 놓고 볼 때, 스트렝스 훈련은 다른 어떤 신체 훈련법보다도 바람직한 적응을 이끌어낸다. 게다가 스트렝스 훈련으로 생성된 조직 수준의 기능적·생화학적 적응은 마스터즈 선수의 수행능력과 건강을 최적화함에 있어 가장 중요한 것으로 밝혀졌다. 이러한 스트렝스 훈련에 저볼륨 고강도 컨디셔닝 요소를 얹으면 보편 건강 특성을 모두 포함하는 프로그램을 만들 수 있다.

포괄적 훈련법

앞에서 우리는 운동 처방의 두 가지 기준을 살펴보았다. 먼저 운동 처방이 **안전성**을 갖추어야 한다는 또렷한 결론 하에, 동작 패턴, 역동성, 환경처럼 안전성을 결정하는 요소도 알아보았다.

운동 처방의 둘째 기준인 **용량** 또한 안전성을 결정하는 요소에 해당한다. 이 기준을 바탕으로 훈련 변수라는 개념을 들여올 수 있었고, 이를 통해 마스터즈 선수라는 개념까지 다다랐다. 노화라는 극한 스포츠에 참가한 선수에게는 스트렝스, 순발력, 지구력을 비롯한 보편 건강 특성을 장기간에 걸쳐 최적화할 수 있도록 합리적으로 훈련 변수를 통제하는 운동 처방이 있어야 한다.

운동은 분명 강력한 치료제지만, 그런 얘기는 한참 전에 끝냈다. 약을 처방할 때 조제법, 투여법, 용량, 치료목표 같은 내용이 분명히 들어있는 것처럼, 훈련 프로그램에는 운동의 종류, 강도, 볼륨, 빈도, 성취 목표 같은 내용이 분명히 들어있어야 한다. 이 책의 목적상, 운동 처방과 훈련 프로그램은 똑같은 말이다.

이제 우리 처방/프로그램에 살을 붙여 보자. 가장 먼저 할 일은 다음 기준을 확인하는 것이다.

3. **셋째 기준: 완결성. 처방/프로그램은 포괄성을 지니고 있어야 한다.**

우리가 원하는 프로그램은 포괄적이고 통합적이며 완결성이 있어야 한다. 이것이 제4장의 핵심이다. 마스터즈 선수들이 할 수 있는 훈련에는 어떤 형태가 있는지, 이러한 훈련이 보편 건강 특성에 어떠한 영향을 미치는지, 이러한 영향이 생물학적 에너지 시스템에 어떻게 작용하고 근육 조직 수준에서 어떻게 드러나는지를 알아본다는 뜻이다. 차차 살펴보겠지만, 근육 조직이라고 전부 같지는 않다. 근육 조직은 사용하는 에너지와 만들어내는 힘이 제가끔 다른 근육 세포들이 복잡하게 얽혀 있는 집합체에 가깝다. 노화에 따른 근손실은 지구력보다 스트렝스를 만들어내는 근섬유의 손실과 더 깊은 연관을 맺고 있다. 우리가 쓸 운동 처방에는 이 사실이 직접적으로 얽혀 있다. 이제부터 살펴볼 내용은 다소 어려울 수도 있지만, 내가 그랬던 것처럼 즐겁게 받아들일 수 있으면 좋겠다. 꼭꼭 씹어서 떠먹여 줄 테니.

훈련법과 건강 특성간의 관계

우리에게 필요한 프로그램은 보편 건강 특성인 스트렝스, 순발력, 지구력, 균형, 지구력, 체성분을 모두 '조질' 수 있는 것이어야 한다. 하나라도 빼먹어서는 안 된다.

저항 훈련

이름에서 알 수 있듯, 이러한 형태의 훈련은 근육의 수축에 어떤 형태로든 저항을 활용한다. 운동과학과 생체의학 분야의 수많은 연구자들이 그랬던 것처럼, 지금까지 나 또한 '저항 훈련resistance training'과 '스트렝스 훈련strength training'을 동의어로 써 왔다. 앞으로도 이 둘을 구분하지 않고 쓸 테지만, 저항 훈련은 지구력과 순발력과 가동성 같은 건강 특성을 계발하는 용도로도 쓸 수 있다.[1]

사실, 세상의 모든 운동은 저항을 활용한다. 근육의 활성이 없는 운동은 없고, 근육이 움직이고 힘을 쓰려면 무언가에 대항하는 일을 해야 한다. 그 무언가가 바로 저항이다. 하지만 그건 그거고, 여기서는 지금까지 나온 수많은 책에서 그랬던 것처럼 '저항 훈련'과 '스트렝스 훈련'을 같은 뜻으로 쓸 것이다.

저항 운동은 저항의 유형, 운동의 종류, 훈련의 목표, 프로그램을 비롯한 여러 변수에 따라 굉장히 다양한 결을 지닌다. 팔다리 스트레칭에 쓰는 작고 귀여운 '근력' 밴드도 스쿼트에 쓸 수 있는 도구 아니겠는가. 우리가 흔히 마주하는 도구는 실질적으로 거의 모든 근육과 관절을 개입시킬 수 있는 편리한 머신(운동기구)이다. 노틸러스Nautilus, 보우플렉스Bowflex, 솔로플렉스Soloflex, 셰이크웨이트Shake Weight, 싸이마스터ThighMaster 같은 회사에서 나온 이 너절한 기구들은 스트렝스를 키워주기는커녕 중고용품점이나 땡처리 매장에서 헐값에 팔리거나 폐기물 처리장으로 실려가곤 했다. 물론 프리 웨이트free weight에 쓰는 기구도 있다. 그러나 이러한 프리 웨이트는 굉장히 다양한 운동과 훈련 목표를 망라한다. 바벨barbell, 덤벨dumbbell, 케틀벨kettlebell 같은 프리 웨이트 도구는 스트렝스, 순발력, 근지구력, 근비대뿐만 아니라 '컨디셔닝'에도 쓰일 수 있지만, 때로는 시간을 낭비하는 데에 쓰일 수도 있고, 또 때로는 응급실과 정형외과와 물리치료실에 돈을 쓰게 하는 원흉이 될 수도 있다. 무엇을 하고 있는지 안다는 것은, 그래서 중요하다.

이 책의 초점이 스트렝스 훈련에 맞춰져 있는 만큼, 무슨 소리를 하는 건지 모를 수도 있겠지만, 나중에 차차 알아보기로 하고 일단은 다음 옵션으로 넘어가자.

지구력 훈련

상대적으로 낮은 강도의 움직임을 긴 시간에 걸쳐 만들어내는 능력은, 유산소 컨디셔닝과 함께 지구력 훈련endurance training의 목표로 꼽힌다. 이러한 훈련의 대표적인 유형으로 LSDlong slow distance, 즉 저속 장거리 운동이 있는데, 달리기, 하이킹, 크로스컨트리 스키, 자전거, 수영이 여기 들어간다. 이런 운동은 저항 훈련만큼의 스트렝스와 순발력을 만들어내지는 못하나, 심혈관계의 건강과 조직으로의 산소 전달을 최적화시킬 수도 있고, 저강도에서 중강도의 파워 출력을 더 오래 유지할 수 있게도 한다.

가동성과 균형 훈련

이러한 유형의 훈련에는 요가, 태극권, 스트레칭 같은 운동이 쓰인다. 효과는 알려진 대로다. 태극권은 노인의 낙상을 예방하는 것으로 알려져 있고,[2] 요가는 가동성과 균형감각에 큰 효과가 있다. 그러나 이러한 훈련 방식으로는 지구력[3]과 스트렝스[4]와 순발력의 점진적 향상을 기대하기 어렵다.

고강도 인터벌 훈련, HIIT

고강도 인터벌 훈련, 줄여서 HIIThigh-intensity interval training는 최근 들어 굉장히 주목받고 있는 컨디셔닝 훈련 형태로, LSD 기반의 지구력 훈련인 저강도 유산소 컨디셔닝과 구별된다. 이러한 훈련법에서는 짧은 시간의 매우 강도 높은 운동과 짧은 시간의 휴식 (또는 낮은 강도의 운동)이 번갈아 시행된다. 타바타Tabata, 파틀렉Fartlek, 기발라Gibala, 피터 코Peter Coe, 티몬스Timmons 같은 훈련법이 여기 들어가고, 넓게 보면 크로스핏CrossFit도 여기 들어간다.[5] 각각의 훈련법은 중심 운동이 무엇인가(전력질주, 리프팅, 자전거 등), 목표 강도가 무엇인가(개인적 지표, 심박수, 젖산 생성 등), 횟수와 운동시간과 휴식시간이 어떠한가에 따라 차이를 보인다. 정확한 기전은 아직 확실치 않으나, HIIT의 지방 연소 효과와 체성분 개선 효과는 장시간의 대사적인 '후기 연소afterburn' 때문으로 추정된다.[6] HIIT는 LSD와 맞먹는 유산소 지구력 향상 효과를 지니고 있지만, 들이는 시간은 더 짧다.[7]

간섭효과

이쯤 되면 어떤 운동을 처방전에 넣어야 할지가 선명해질 것이다. 각각의 훈련은 명료한 특성을 지닌다. 스트렝스 훈련은 스트렝스를, 지구력 훈련은 지구력을, 가동성 훈련은 가동성을 키운다. 여기 무슨 문제라도 있나? 보시다시피 각각의 운동이 각각의 보편 건강 특성과 닿아 있기에, 모든 건강 특성을 전부 향상시키는 프로그램을 짜고 싶다면 각각의 운동을 어떻게든 끼워 넣으면 될 것도 같다. 하지만 세상사가 그리 쉽게 돌아갈 리 없지 않은가.

사람들이 가장 중요하게 여기는 건강 특성인 스트렝스와 지구력의 관계를 보면 좀 명확해진다. 신체적 수행능력 관점에서 사람들이 먼저라고 생각하는 이 두 요소는, 운동선수들이라면 비율만 다를 뿐 누구나 갖추고 있다. 그러니 마스터즈 선수들이 이 두 특성을 훈련해야 한다는 것도 맞는 말일 수 있다.

문제는 스트렝스와 지구력을 **동시에 훈련하는 일**이 이론상으로나 실제상으로나 굉장히 어렵다는 점이다. 스트렝스 훈련과 LSD식 지구력 훈련은 **간섭 효과**interference effect를 보이기 때문이다.[8] 스트렝스 훈련과 지구력 훈련은 다른 에너지 시스템을 쓰고 있으며, 수행능력에 요구되는 근섬유의 유형도 다르다. 다양해지면 좋지 않으냐고 생각할 수도 있겠지만, 스트렝스 훈련과 LSD 훈련을 동시에 하면 이른바 **AMPK-Akt 스위치**(그림 4-1)라고 하는 대사 스위치에 불이 들어오는데, 이 과정에서 유산소 지구력 적응은 장기간의 스트렝스 적응을 잡아먹는다.[9] 이 현상은 세포 수준에서 본 근육의 노화와 연관되어 있다. 달리 말하면 스트렝스 훈련과 LSD 훈련을 통해 얻을 수 있는 근육의 표현형은 서로 다르다. 운동 표현형이 달라지는 것은 말할 필요도 없다. 마라톤이나 사이클이나 크로스컨트리 같은 '유산소' 종목의 선수들은 상상을 초월하는 지구력을 보여주지만 스트렝스와 순발력은 바닥을 치는 경향이 있다. 단거리달리기와 투포환과 역도와 레슬링과 펜싱 같은 '무산소' 종목의 선수들은 짧은 시간동안 높은 파워를 출력하는 훈련을 받는다. 그런데 무산소 종목

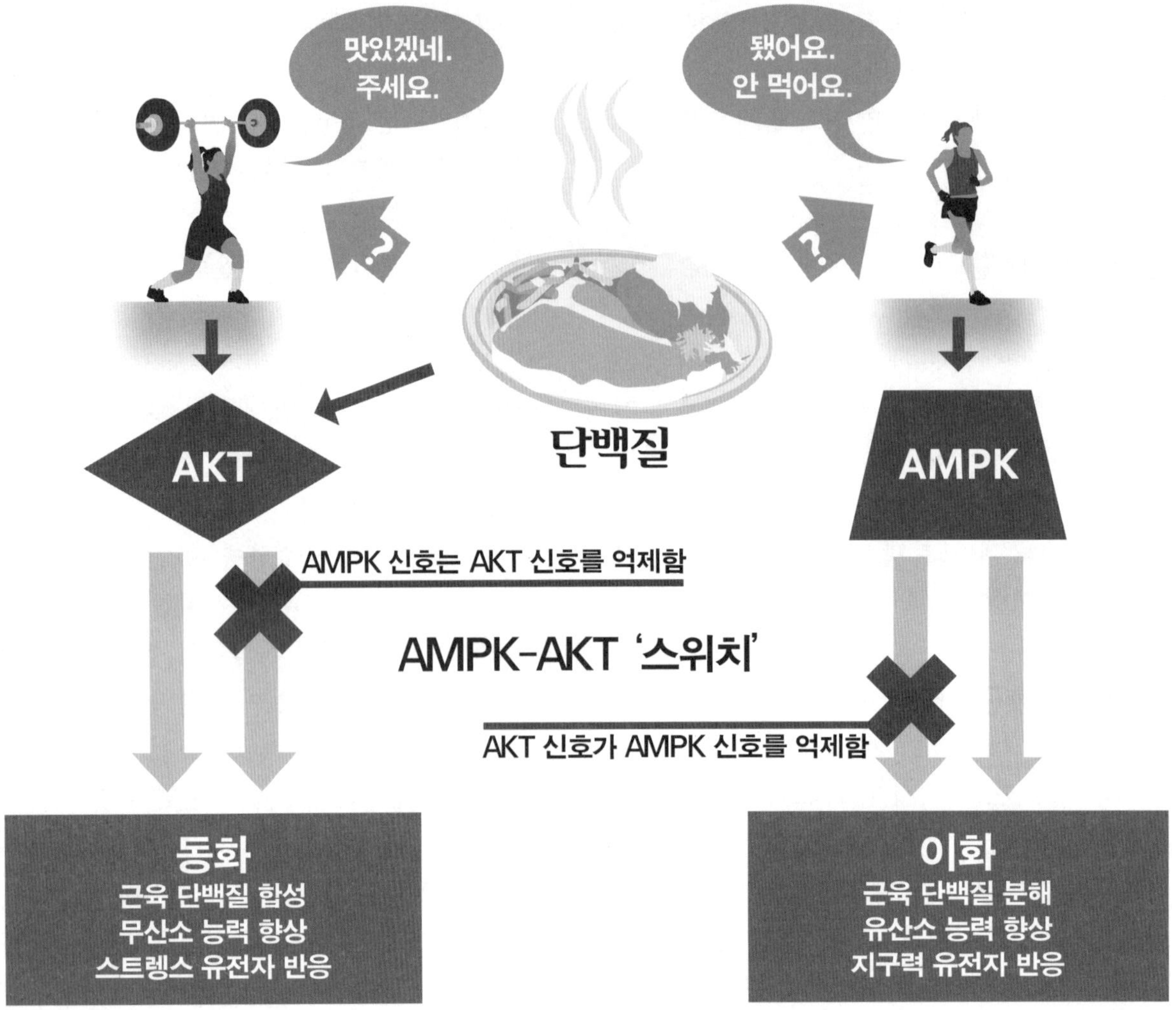

그림 4-1. AMPK-Akt 스위치. 스트렝스 훈련과 이에 수반되는 단백질 섭취는 Akt-mTOR 경로를 활성화시켜 근육량과 스트렝스를 늘리는 동화 반응 신호를 보낸다. 유산소 지구력 훈련은 AMPK 경로를 활성화시켜 근육 단백질 합성과 미토콘드리아 증가를 줄이고 유산소 능력을 향상시키는 신호를 보낸다. 이러한 훈련 방식과 자주 엮이는 칼로리와 단백질 제한도 AMPK 신호를 촉진한다. 한 경로가 다른 경로를 제한하다 보니 '스위치'로 부르곤 한다. 이 그림은 복잡한 신호전달체계를 아주 단순화시켜둔 것이며, 각 과정의 기전과 실질적 중요성은 아직 활발한 연구와 토론의 영역으로 남아 있다.

선수들의 지구력은 보통 사람보다 뛰어난 경우가 많은 반면, LSD식 유산소 종목 선수들의 스트렝스와 파워는 보통 사람보다 나아지지 않는 경우가 많다. 차차 알아보겠지만, 이는 매우 분명하고 중요한 현상이다.

AMPK-Akt 스위치는 생물학적 간섭효과에 이론적 기반을 두고 있지만, 우리가 마주하게 되는 것은 동시 훈련법이 가져오는 실제적 간섭효과이다. 간단히 말해, 스트렝스 훈련과 지구력 훈련은 서로를 갉아먹는다. 스트렝스를 키우려면 능동적 훈련과 그 사이의 휴식 시간에 상당히 많은 공을 들여야 한다. 스트렝스와 근육을 키우려면 새로운 조직이 만들어져야 하므로 오랜 기간의 훈련이 필요하다. 스트렝스 훈련은, 말하자면 건물을 새로 짓는 일과 같다. 지구력 훈련도 조직을 재구성한다는 점은 비슷하지만, 유산소 대사와 관련된 효소의 발현을 늘리고, 미토콘드리아의 수를 늘리고, 근육으로의 혈류를 증가시킨다는 점에서 리모델링에 가깝다. 따라서 지구력은 스트렝스보다 빠르게 향상되지만, 스트렝스보다 빠르게 줄어들기 때문에 유지하려면 훈련에 상당한 시간을 들여야 한다.

이론과 실제 양쪽에서 생기는 간섭 현상 때문에 스트렝스와 지구력 훈련을 동시에 하지 말 것을 강요당하는 상황에서, 우리의 운동 처방은 둘 중 어느 특성에 더 무게를 둘지 확실히 해야 하는 것처럼 보인다. 마스터즈 선수는 스트렝스와 지구력을 훈련할 수 있지만, 둘을 한 번에 훈련하는 일은 얼핏 보면 불가능한 것 같다. 그렇다면 무엇의 손을 잡아야 할까?

답을 정해놓고 말하는 것 같다고 느낀 독자들에게는 미안하지만, 마스터즈 선수는 지구력 훈련보다 스트렝스 훈련을 하는 것이 합리적이고 근거중심적이다. 하지만 우리 분석에 따르면 스트렝스와 지구력 둘 중 하나만 선택해야 한다는 딜레마에 빠질 필요는 없다. 둘 다 할 수 있고, 해야만 한다.

이것이 어떻게 가능한지 알려면 생명체가 에너지를 어떻게 활용하고 전환하는지를 다루는 **생체에너지론**bioenergetics을 기초적인 수준으로라도 이해해야 한다.

누구나 이해할 수 있는 생체에너지론

생명체가 어떻게 에너지를 섭취하고 활용하는지 이해하는 일은 어떤 운동에서나 필수적이다. 인생을 건 중요한 결정을 깔끔하게 내리려면 정보가 필요하듯, 이 분야의 필수적 지식 없이는 건강의 갈림길에서 현명한 선택을 할 수 없다. 이제 몇 페이지에 걸쳐 생체에너지론에 대한 이야기를 할 텐데, 지금은 생체에너지론이라는 단어만 봐도 현기증이 나겠지만 다 읽고 나면 우리 몸이 어떻게 굴러가는지 깊고 명확히 알 수 있을 것이다.

내가 의대생 시절에 배운 내용부터 한번 시작해 보자. 큰 그림부터 보자는 뜻이다. 숲을 다 보고 나면 숲에 난 오솔길도 보고 중요한 나무도 보여줄 것이다. 하지만 그 전에, 우리가 이 숲에서 무엇을 찾아야 하는지 알아야 한다. 생체에너지론에서 가장 중요한 녀석, 알파이자 오메가, 그것은 바로 ATP이다.

ATP: 생명 현상의 기본 에너지 단위

'아데노신삼인산', 즉 ATPadenosine triphosphate는 생명체에서 에너지 교환을 매개하는 분자이다. ATP 없이는 생명체도 없다. 설탕과 지방이 세포의 에너지원이라고는 하지만, 이것도 결국은 ATP의 형태가 되어야 써먹을 수 있다. 세포가 일을 하고 뭔가를 만들어낼 때는 설탕과 지방 분자를 그대로 쓰지 못한다. 약국에서 진통제를 살 때 금화를 내지 않는 것과 같은 이치다. 음식에 있는 에너지를 쓰려면 ATP 형태로 전환해야 한다.[10] 그러니까, ATP는 '세포의 에너지 화폐단위'로 이해하면 된다.

이름에서 알 수 있듯, ATP는 인산 세 개가 붙은 아데노신 분자이다. 아데노신이 무엇인지, 인산이 무엇인지 자세히 알 필요는 없다. 중요한 것은 ATP가 상대적으로 크기가 작은 분자이며, 아데노신에 인산 세 개가 사슬 형태로 걸려 있다는 점이다. 그림 4-2의 모식도를 보면 이해하기 쉬울 것이다.

이 그림에서 공 모양으로 그려 놓은 인산 사슬을 자세히 보자. 첫째 인산기와 둘째 인산기는 낮은 에너지 결합을 통해 아데노신에 붙어 있다. 좀 더 바깥쪽에 붙어 있는 셋째 인산기는 느슨한 스프링으로 둘째 인산기와 연결되어 있으며, 꽤나 흔들거리고 있다. 내가 ATP를 이렇게 조악하게 설명하고 있다는 것을 학부 시절 화학 교수님이 보시면 아마 뒷목을 잡고 쓰러질지도 모르지만, 별로 안 좋아하던 분이었으니까 상관없다. 어쨌거나 사슬 끝에 달린 말단 인산기terminal phosphate가 넘치는 에너지로 떨리고 있다는 것을 명료하게 보여준다는 점에서, 이 '흔들리는 공' 모델은 손색이 없다. 세포가 일을 할 때 쓰이는 에너지는, 바로 이러한 화학적 에너지이다.

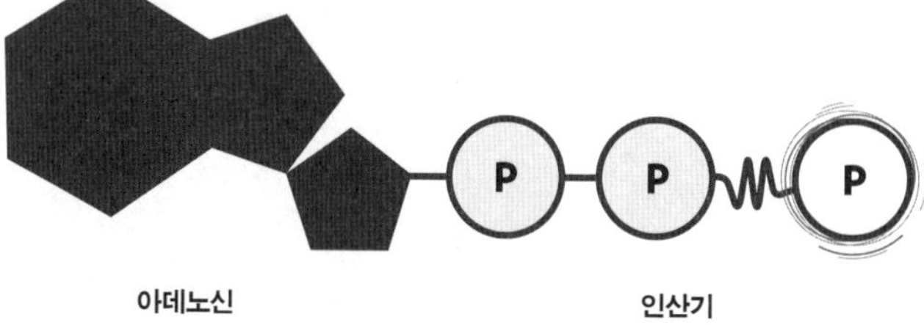

그림 4-2. ATP(아데노신삼인산). 분자의 나머지 부분과 셋째 인산기를 연결하는 고에너지 결합은 생명체가 살아가는 데 필요한 에너지를 담고 있다.

무슨 일을 하냐고? 생화학 반응이다. 따지고 보면 세포가 하는 일은 모두 생화학적인 일이다. 세포는 화학물질을 다른 화학물질로 바꿔 놓는다. 국을 만들려면 재료를 넣고 불에다 끓여야 하듯, 세포의 생화학 작용에도 에너지가 필요하다. 그 에너지가 바로 ATP이다. 움직임이 일어날 때도 마찬가지다. 근육세포가 움직임을 만들어내는 생화학반응을 일으키려면 ATP를 써야 한다.[11]

효소 반응, 뉴런(신경세포)의 전기 활동, 근섬유의 수축을 비롯한 생명체의 에너지 의존적 반응은, ATP 끄트머리에서 흔들리는 셋째 인산기가 떨어지면서 방출되는 결합 에너지가 전환되면서 일어난다. 그림 4-3에 이 과정이 나와 있으니 음미해 보자.

ATP가 말단 인산기를 잃을 때, 불안한 결합에 저장되어 있던 에너지는 특정하게 제어된 방식으로 방출되어 다른 분자나 과정에 전이된다(이 과정을 ATP 가수분해, 또는 탈인산화라고 한다). 가령 세포는 아미노산을 이어 단백질을 만들 수 있는데, 이 과정에는 에너지가 들기 때문에 ATP가 쓰인다. 근육이 수축할 때는 미세섬유끼리 서로 끌어당겨야 움직임이 발생하는데, 이 과정에도 ATP가 쓰인다.[12]

에너지가 필요한 과정에는 예외 없이 ATP가 쓰인다. 이렇게 쓰인 ATP는 이제 훨씬 에너지가 낮은 분자인 아데노신이인산, 즉 ADPadenosine diphosphate가 된다. 생화학 반응과 생명 활동에 필요한 에너지가 꾸준히 공급되려면 ADP는 재인산화rephosphorylation라는 충전 과정을 거쳐야 한다.

ADP를 재충전하여 ATP 농도를 높게 유지하는 것이야말로 생체에너지론의 핵심이다. 우리가 먹는 음식의 에너지가 움직임과 같은 생명 현상에 활용되려면 반드시 ATP의 형태로 전환되어야 한다. ATP가 어떻게 만들어지는지 확인한다면 대사 작용이 좀 더 이해하기 쉬워질 것이다. 큰 그림을 그릴 수 있게 된다는 뜻이다.

도넛부터 시작해 보자.

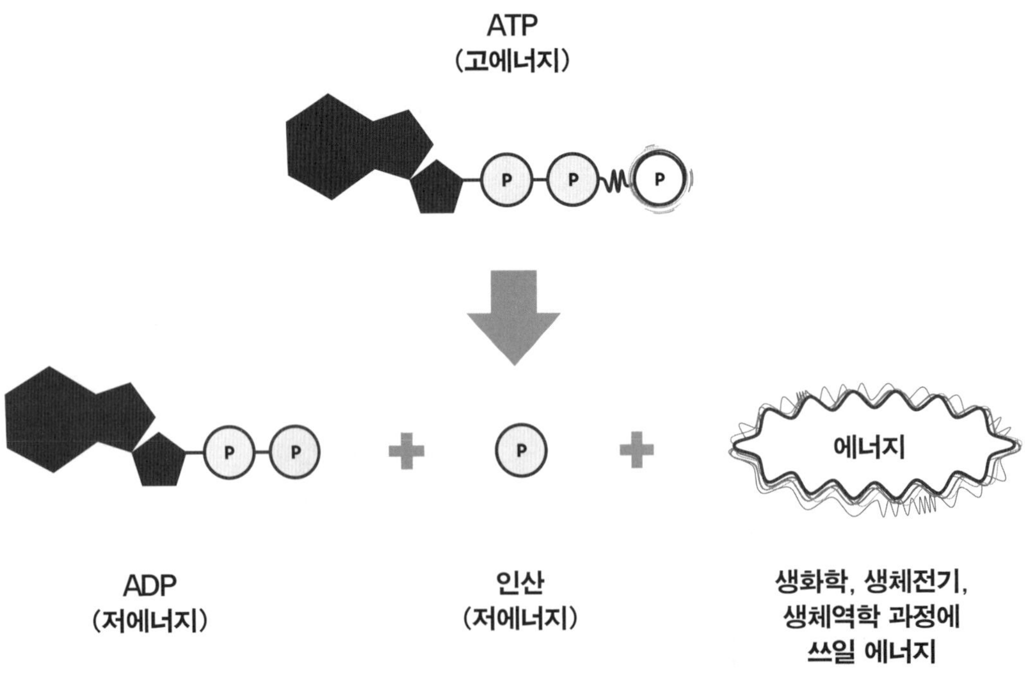

그림 4-3. ATP를 통한 에너지 전이. 셋째 인산기의 방출과 함께 전이된 에너지는 신경세포를 충전하거나 생화학반응을 매개하거나 근육을 수축하는 등의 생물학적 일에 쓰인다.

포도당과 지방 대사: 도넛은 어떻게 ATP가 되는가

사람들이 어떻게 생각하는지는 몰라도, 도넛은 정말로 막돼먹은 녀석이다. 설탕 범벅인 밀가루를 기름에 푹 튀겨서 다시 설탕을 끼얹는다. 탄수화물과 지방이 입체적으로 얽혀 영양학적으로는 독극물이나 쓰레기나 다를 바 없는 이 녀석은, 먹고 나서 바로 운동을 하러 가지 않으면 고혈당 쇼크로 책상에서 쓰러지거나 뱃살을 타이어 사이즈로 만들 정도로 에너지 밀도가 굉장히 높다.

그러나 에너지도 많고 맛도 아주 좋다. 도넛을 예로 든 건 그 때문이다.

도넛을 먹을 때 침샘과 위장과 췌장에서 나오는 효소는 이 끔찍한 녀석을 탄수화물과 지방 분자로 쪼갠다. 도넛을 이루고 있는 분자는 여러 효소와 인슐린의 작용을 통해 **포도당**glucose과 **중성지방**triglyceride의 형태가 되어 혈류를 타고 몸을 떠돌다 결국은 굶주린 세포로 흘러 들어간다. 그 뒤에 포도당(단당류)과 중성지방(지방) 모두 ATP의 형태로 전환된다. 이 분자들의 화학적 결합에 갇혀 있던 에너지는 ADP에 고에너지 말단 인산기를 붙이는 재충전 과정을 거쳐 ATP를 만들어내는 데에 쓰인다.

포도당의 에너지를 ATP로 바꾸는 과정은 크게 세 단계로 나눌 수 있다.

1. **해당(解糖)과정**glycolysis: 포도당이 두 조각으로 빠르게 쪼개지며 ATP와 고에너지 전자를 조금 만들어내는 과정.
2. **크렙스 회로**Krebs cycle: 포도당 조각이 화학적으로 산화(연소)되어 고에너지 전자와 ATP를 좀 더 만들어내는 과정.
3. **산화적 인산화**oxidative phosphorylation: 훨씬 더 많은 ATP를 만들어낼 수 있도록 1단계와 2단계에서 나온 전자를 산소와 결합해 '전류'를 만드는 과정. 최종 단계에 해당한다.

이게 전부다. 탄수화물 대사와 생체에너지론이라는 '숲'의 '큰 그림'은 이 정도면 충분하다. 포도당은 해당과정을 통해 몇 개의 조각과 고에너지 전자로 쪼개지며, 이때 나온 조각들은 크렙스 회로에서 연소되며 훨씬 많은 고에너지 전자를 만들어낸다. 이렇게 만들어진 전자가 ADP를 ATP로 재충전하는 '연료' 역할을 하는 것이다. 이제부터는 이 세 단계의 과정에서 어떤 일이 일어나는지에 대해, 우리가 꼭 알아야 하는 내용만 아주 기초적인 수준에서 조금 더 살펴볼 텐데, 부디 잘 따라오기를 바란다. 그림 4-4만 알면 이 숲에서

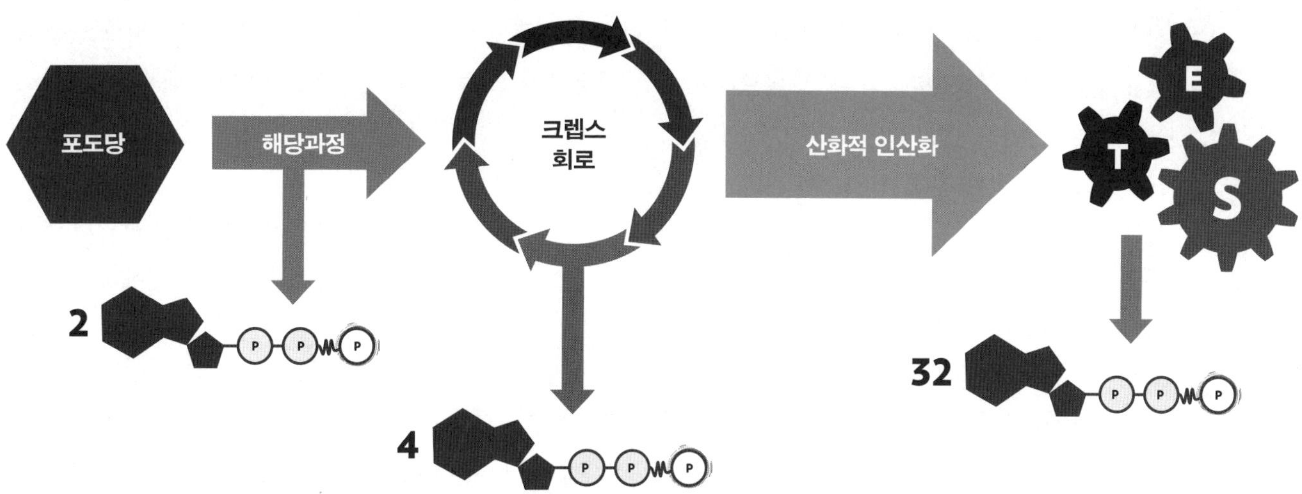

그림 4-4. 포도당 에너지 대사의 개관. 포도당의 에너지는 크게 해당과정, 크렙스 회로, 산화적 인산화의 세 단계에 걸쳐 포획된다. 대략 포도당 한 분자당 각 단계에서 최대 2개, 4개, 32개의 ATP가 나온다.

길을 잃지 않을 것이다.

해당과정: 말 그대로 포도**당**을 분**해**하는 과정이다. 해당과정이 끝나면 한 개의 포도당은 피루브산pyruvate이라고 하는 조각 두 개로 쪼개진다. 쪼개지는 과정에서 나온 에너지는 일부가 ATP 분자 두 개를 만들어내는 데에 쓰이고, 나머지는 고에너지 전자 형태가 되어 전자운반체로 흘러간다(그림 4-5). 이 전자들은 이후의 단계에서 더 많은 ATP를 만들어내는 데에 쓰일 것이다.

크렙스 회로: 포도당이 쪼개지며 생성된 피루브산 조각은 세포 안의 **미토콘드리아**mitochondria라는 특수 부위로 유입된다. 소시지처럼 생긴 미토콘드리아는 세포 안의 작은 발전기이자 전지이며, 음식에서 온 에너지의 대부분이 ATP로 전환되는 장소이기도 하다. 포도당에서 나온 피루브산 조각들은 몇 차례의 가공 과정을 더 거친 다음 크렙스 회로라고 하는 생화학적 회전목마에 올라탄다. 크렙스 회로에 탑승한 피루브산은 산화되면서 (그러니까 화학적으로 활활 타면서) ATP 두 개와 고에너지 전자 몇 개를 더 만들어낸다(그림 4-6).

산화적 인산화: 발전소 역할을 하는 미토콘드리아는 두 개의 막으로 분리된 구획을 가지고 있다. 해당과정과 크렙스 회로를 거치며 나온 고에너지 전자들은 산소와 함께 전류를 만들어내는 데 쓰이며 막을 경계로 한 전위electrical potential를 형성한다. 즉, 미토콘드리아는 작은 건전지처럼 진짜로 전압을 만든다.[13] ADP를 ATP로 충전하는 것도 전지와 비슷하다(그림 4-7).

유산소 vs 무산소: 지금까지 설명한 세 단계를 가만히 들여다 보면 1단계가 나머지 단계와 굉장히 다르다는 사실을 알 수 있다. 해당과정은 이후의 두 단계와 달리 미토콘드리아에서 일어나지 않고 세포의 세포질cytoplasm 용액 안에서 일어난다. 세포 안의 발전소인 미토콘드리아는 산소를 죄다 소비하며 실질적인 '연소'를 일으키는 장소이다.

해당과정은 산소를 직접 소비하지 않는다. 전통적으로 **무산소** 과정으로 간주되어 온 해당과정은 그리 효율적이지도 않거니와, 포도당 대사를 통해 최종적으로 생성되는 ATP 중 굉장히 적은 양만을 만들어낸다. 포도당 분자 하나는 해당과정을 통해 ATP 분자 두 개를 만들어낼 뿐이다. 나머지 에너지는 여전히 피루브산 조각과 고에너지 전자에 갇혀 있는 것이다.

미토콘드리아 내부에서 진행되는 크렙스 회로와 산화적 인산화는, 해당과정과 달리 산소가 있어야 작동된다.[14] 따라서, 미토콘드리아 내부에서의 에너지 대사는 **유산소** 과정으로 간주된다. 해당과정보다 훨씬 복잡한 이 두 과정을 통해 포도당 대사에서 나오는 ATP 대부분이 만들어진다. (이론적으로) 포도당 분자 하나의 해당과정을 통해 만들어진 피루브산은 미토콘드리아 용광로를 거치며 최종적으로 36개 정도의 ATP를 만들어낸다. 해당과정에서 얻어지는 2개의 ATP를 더하면, 포도당 분자 하나가 이론적으로 만들어낼 수 있는 ATP는 최대 38개이다. 거의 전부가 미토콘드리아에서 생산되는 것이다.[15]

그런데 충격적인 비밀이 있다. 현실에서는 이 세 단계 중 어느 것도 무산소가 아니다. 물론 세균은 산소 없이도 당을 분해할 수 있고, 근육을 비롯한 우리 몸의 몇몇 세포도 그렇게 할 수는 있다. 하지만 우리는 세균이 아니다. 사람의 해당과정은 산소 대사와 매우 밀접한 연관을 가질 수밖에 없다. 전자와 피루브산을 굴리는 미토콘드리아의 대사가 멈추면 해당과정도 멈춘다. 해당과정을 '무산소'로, 미토콘드리아 대사를 '유산소'로 부르는 것은 틀린 일이고, 우리가 갈 길을 혼란스럽게 할 뿐이다.

그래서 이 과정들 사이에 더 분명한 차이가 있다는 사실을 알아야 한다. 해당과정은 매우 빠르게 일어날 수 있다. 이러한 이유와 함께, 인체에서의 해당과정이 유산소 과정과 거의 항상 맞물려 일어나기 때문에, 무산소 해당과정보다는 빠른 해당과정이라고 부르는 게 옳다. 빠른 해당과정은 ATP를 적지만 빠르게 만들어낸다. 반면 미토콘드리아 내에서 일어나는 과정은 해당과정에 비해 엄청나게 느리다.[16] 미토콘드리아

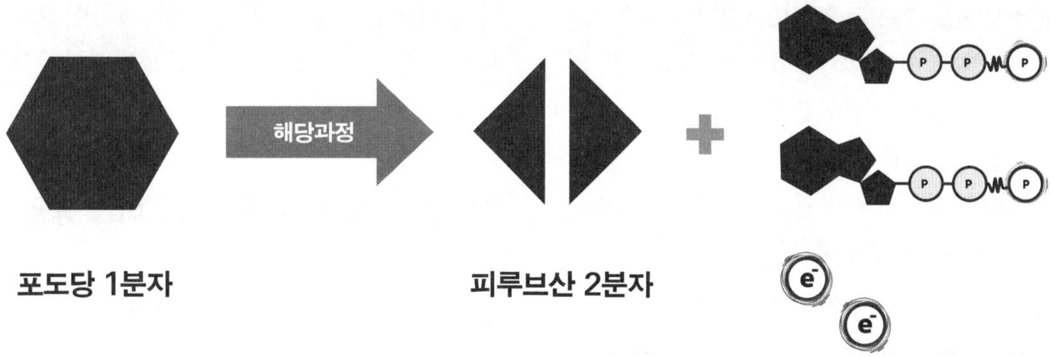

그림 4-5. 해당과정. 빠르게 일어나는 다단계 공정을 통해 포도당은 2분자의 피루브산으로 바뀌며 2개의 ATP와 2개의 전자운반체를 내놓는다.

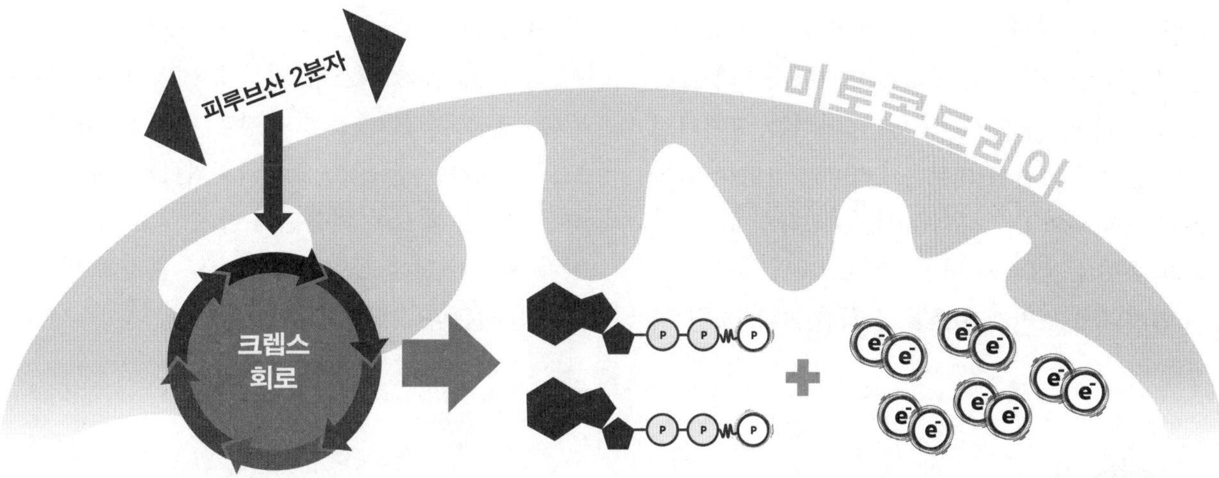

그림 4-6. 크렙스 회로. 해당과정에서 나온 2개의 피루브산은 미토콘드리아 안으로 전달된다. 이곳 크렙스 회로에서 피루브산은 산화되어 2분자의 ATP와 10개의 고에너지 전자운반체와 (그림에는 없지만) 이산화탄소가 된다.

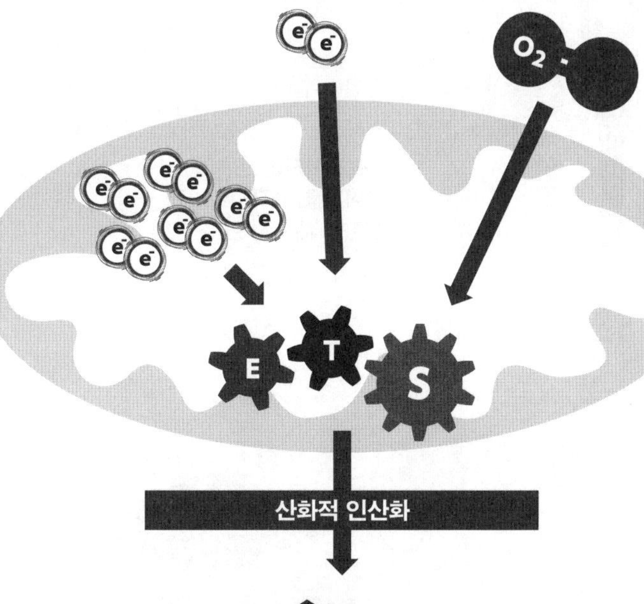

그림 4-7. 산화적 인산화. 해당과정과 크렙스 회로에서 나온 고에너지 전자운반체는 미토콘드리아 안의 전자전달계(ETS)에서 산소와 섞여 전류를 만든다. 이렇게 만들어진 전류는 고에너지 인산 결합의 생성에 동력을 공급하여 ADP를 ATP로 전환시킨다.

에서 산소가 소모되는 과정을 거치면 해당과정에서보다 많은 ATP를 오랫동안 얻을 수 있지만, 에너지를 해당과정만큼 빠르게 전달하지는 못한다. 굉장히 중요한 내용이니 기억해두기 바란다.

탄수화물 이야기는 충분히 한 것 같다. 그럼 도넛에 있던 지방은? 지방 분자에 있는 화학에너지는 미토콘드리아에서 포도당 대사와 굉장히 유사한 방식으로 추출된다. 시작은 **베타 산화**beta oxidation라고 하는 또 다른 과정에서부터다.[17] 이 과정을 통해 지방산은 작은 조각으로 쪼개지고, 그때 나온 에너지가 전자운반체로 넘어간다. 포도당에서 나온 피루브산과 마찬가지로, 지방산 조각들 또한[18] 크렙스 회로로 넘어가[19] 더 많은 ATP와 전자운반체를 만들 수 있다. 이러한 고에너지 전자들은 앞에서와 같이 미토콘드리아의 산화적 인산화 경로로 유입되어 더 많은 ATP를 생성하게 한다. 탄수화물의 유산소 대사와 마찬가지로, 지방의 유산소 대사는 엄청나게 느리지만 효율이 훨씬 높다. 가령 도넛에 들어있는 끔찍한 지방 중 하나인 팔미트산은, 한 분자로 ATP를 100개 넘게 만들어낸다. 지방에 포함된 에너지가 이렇게 많다.

인원질 시스템: 바로 쓰고 바로 충전하다

우리가 그리고 있는 생체에너지론의 큰 그림에서 빼놓을 수 없는 과정이 하나 더 있다. 에너지 수요가 해당과정의 공급속도보다 훨씬 빠르게 치솟는 상황이 오면, 세포는 자기가 원래 가지고 있던 ATP를 사용한다. 이 ATP는 금세 고갈되지만, **크레아틴 인산(이하 PC**creatine phosphate**)** 시스템 덕분에 에너지 수준은 유지된다. 크레아틴은 근육과 신장과 신경조직에 높은 농도로 존재하는 물질로, 고에너지 인산을 붙잡고 있을 경우 ATP를 빠르게 재충전해 줄 수 있다. 근육의 수축처럼 ATP가 일에 쓰이고 나면, PC 분자에 의해 거의 즉시 충전된다(그림 4-8).

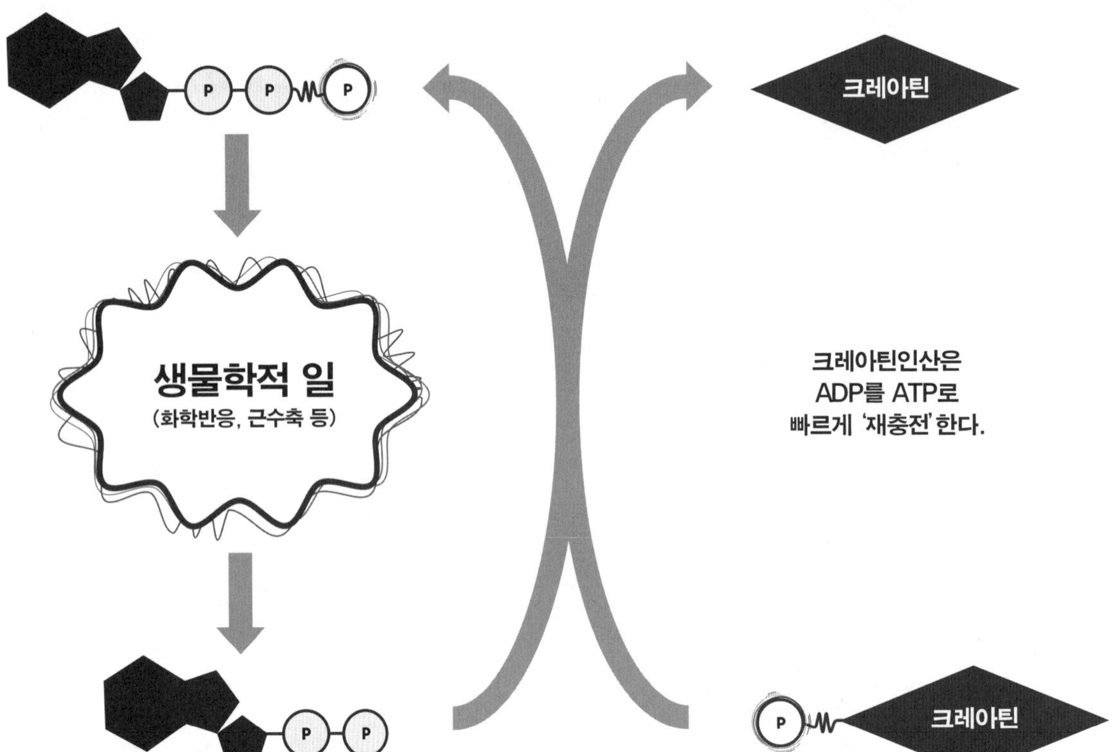

그림 4-8. 인원질 에너지 시스템. 근육에 원래 있던 ATP는 아주 짧은 시간 동안 즉각적으로 쓰일 수 있다. 고에너지 인산기를 저장한 크레아틴은 단기간의 고에너지 수요에 대응해 ATP를 빠르게 재충전한다.

해당과정보다 단순한 이 과정은 단 하나의 단계로 이루어져 있고, 충전을 하려고 미토콘드리아에 ADP를 보낼 필요도 없으며, 무엇보다도 산소를 쓰지 않는다. '무산소'인 것이다. 그러나 크레아틴과 ATP에 저장된 에너지는 대부분 미토콘드리아의 (유산소) 대사에서 오기 때문에, 이 용어도 사실은 틀린 셈이다. 해당과정과 마찬가지로 이 시스템의 핵심은 '무산소'가 아니라 빠르다는 것이다. 이러한 ATP와 PC의 빠른 이용을 묶어서 **인원질 에너지 시스템**phosphagen energy system이라고 한다.[20]

이제 생체에너지론의 큰 그림이 대강 완성되었다. 꽤나 개괄적으로 간명하게 짚고 넘어오긴 했지만, 이어지는 내용을 읽기에는 무리가 없을 것이다. 여기까지의 모식도를 그림 4-9로 넣어 두었다. 뭐가 이렇게 복잡하냐고 툴툴대지 말자. 원격제어나 연말정산이나 부부관계보다 훨씬 간단하니까. 진짜다. 심호흡 한 번 하고 잠시 훑다 보면 퍼즐이 맞춰질 것이다. 그림 4-9는 우리가 배운 것들이 어떻게 연결되는지 보여줄 뿐, 새로운 내용은 없다.

복합 에너지 시스템

지금까지 살펴본 바에 따르면, 생명체에 ATP를 제공하는 세포의 에너지 시스템에는 크게 세 가지가 있다.

(크렙스 회로와 산화적 인산화로 구성된) 미토콘드리아 시스템은 산소를 활용해 미토콘드리아 화덕에서

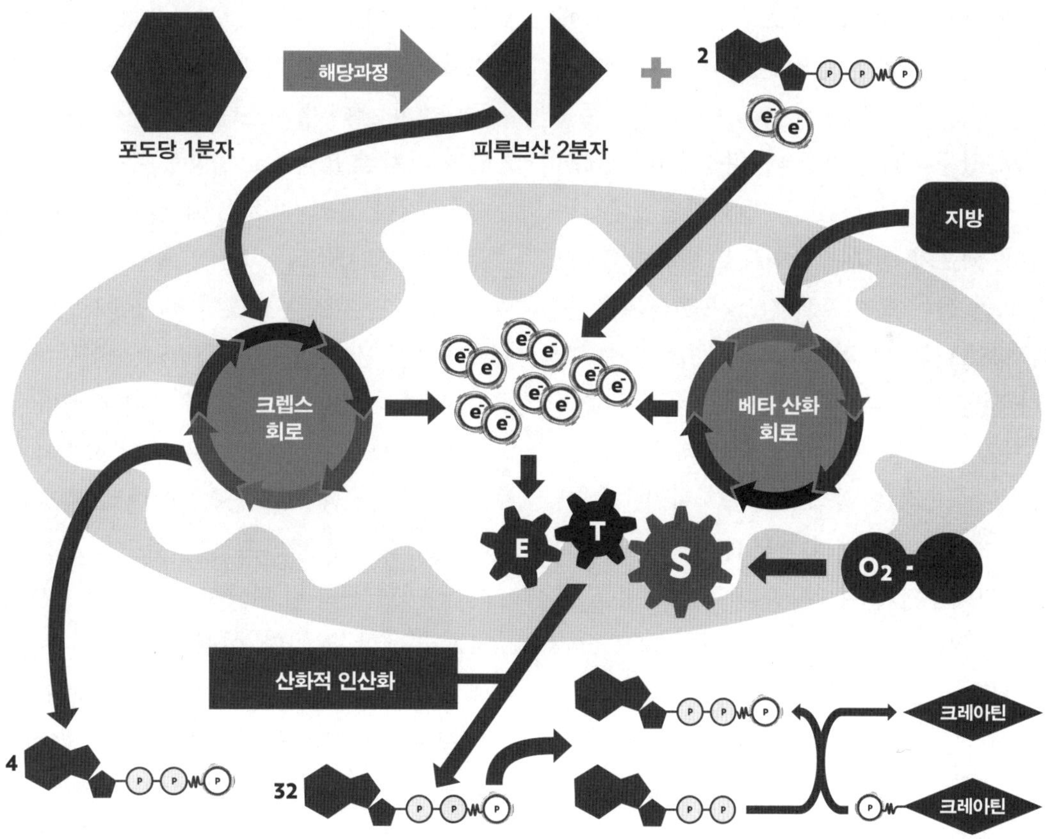

그림 4-9. 에너지 대사의 개관. 해당과정(1단계)에서 포도당은 ATP와 고에너지 전자와 피루브산이 된다. 피루브산과 전자와 지방은 모두 미토콘드리아로 들어간다. 피루브산은 크렙스 회로(2단계)에서 '연소'되어 약간의 ATP와 좀 더 많은 전자를 내놓는다. 지방은 베타 산화(또 다른 2단계)에서 '연소'되어 역시 크렙스 회로에 들어갈 땔감을 내놓는다. 해당과정과 크렙스 회로와 베타 산화에서 나온 전자는 전자전달계(ETS)로 들어가 산소와 함께 산화적 인산화 과정에 들어가(3단계) 포도당 1분자로 총 32개의 ATP를 내놓는다. 대부분의 ATP는 세포질로 가서 쓰인다. 사용된 ATP는 크레아틴 회로를 거치며 빠르게 재충전된다.

참고: 미토콘드리아 안에서 일어나는 일은 모두 유산소 과정이다. 미토콘드리아 밖에서 일어나는 일은 모두 무산소 과정이다. 그러나 각 과정에서 나오는 ATP는 모두 공통의 에너지 풀에 들어가고, 각 과정은 모두 함께 작동한다. 이제 어지간한 의사보다 이 과정을 잘 안다고 보면 된다. 잘 따라와 주었다.

탄수화물과 지방 조각을 천천히 연소시키며 그 안에서 알짜배기 ATP를 뽑아낸다.

다른 두 가지 에너지 시스템은 미토콘드리아 밖에서 작동한다. 빠른 해당은 산소를 직접적으로 이용하지 않으며, 적은 양의 ATP를 빠른 속도로 만들어낸다. 이보다 빠른 것이 인원질 시스템이다. 인원질 시스템은 앞서 보았듯 세포 내에 이미 존재하는 ATP와 PC 회로로 이루어져 있다. 크레아틴 회로는 ATP를 만들어내지 않지만, 에너지가 높은 강도로 소모될 때 ADP를 빠르게 충전시키는 고에너지 인산기를 가지고 있다.

이러한 고효율의 복합 에너지 시스템은 다양한 스펙트럼의 파워를 출력하고 대체연료를 활용하는 전략을 세포에 제공한다. 하지만 에너지원이 태양광이든 석탄이든 원자력이든 간에 소비자에게는 전기라는 똑같은 형태로 제공되는 것처럼, 세포의 이러한 복합 에너지 시스템 또한 ATP라는 동일한 형태로 에너지를 전달한다.

자, 어디서 왔든 ATP는 ATP다. 유산소 대사에서 온 ATP든 해당과정에서 온 ATP든 생화학반응에서는 똑같이 쓰인다. 세포가 원하는 방식으로 사용할 수 있는 에너지 화폐인 셈이다. 여기서 강조하고 싶은 것은, 이러한 에너지 시스템이 한꺼번에 가동되고 있다는 점이다. 세포나 생명체의 필요에 따라 가동 비율이 조금씩 달라질 수 있어도, 공통의 ATP 풀을 채우고 세포 내 ATP 농도를 비교적 안정적으로 유지시키는 것이다. 즉, 이러한 에너지 시스템의 기능적 차이는 어떠한 에너지를 만들어내는가가 아니라 어떻게 에너지를 만들어내는가이다.

여기서 반드시 짚고 넘어가야 하는 것이 두 가지 있다. 에너지 시스템의 출력과 용량이다.

출력(파워)power은 에너지가 전달되는 속도를 뜻하고, **용량**capacity은 속도와 관계없이 시스템에서 나오는 에너지의 총량을 뜻한다. 여기 C라는 배터리와 P라는 배터리가 있다고 치자. C 배터리는 용량이 높다. 여기 연결한 모터는 하루종일 적당한 속도로 돌아갈 것이다.

P 배터리는 C에 비하면 용량이 10%에 불과하다. 여기에 같은 모터를 연결할 경우, 오래는 못 돌려도 훨씬 빠르게 돌릴 수 있다.[21] 그렇다면 C보다 용량은 작아도 출력은 크다고 할 수 있다.

인체의 에너지 시스템은 이와 마찬가지로 각각의 용량과 출력이 반비례관계를 이루는 스펙트럼으로 채워져 있다. 우리의 삶은 대부분 유산소 영역 스펙트럼에서 유지된다. 당장 지금만 해도 산소를 들이마시고 있지 않은가. 책을 읽고, 걷고, 일하고, 뛰고, 잠자는 동안에는 저출력 고용량의 에너지 시스템이 가동된다. 여기에는 높은 출력이 필요하지 않으므로 미토콘드리아 내에서 적당한 속도로 흘러나오는 ATP의 흐름만으로도 유지될 수 있다. 빨리 걷거나 땀나게 일하는 경우에는 이 시스템의 출력을 '낮음' 단계에서 '다소 높음'으로 조절할 수 있다. 더 빨리 숨쉬며 더 많은 산소를 쓰고, 미토콘드리아에서 더 많은 당분과 지방을 연소시키며 수요에 맞게 ATP를 공급하는 것이다. 미토콘드리아 에너지 시스템은 저출력에서 중간출력의 범위에 걸쳐 효율적으로 활용될 수 있으며, 그 용량도 크다. 이것이 우리의 주요 에너지 공급원이기에, 우리는 유산소 생명체이다.

하지만 미토콘드리아 대사에서 공급되는 양만으로는 감당할 수 없는 고출력 활동이 많다. 200m 달리기, 레슬링, 푸시업 같은 운동이 그렇다. 이러한 활동에서 요구되는 출력은 근육 내의 ATP와 PC(인원질 시스템)를 빠르게 소모하는데, 미토콘드리아에서 새롭게 생산되는 ATP만으로는 소모속도를 따라갈 수 없다. 하지만 근육은 해당과정을 통해 포도당을 매우 빠르게 분해할 수 있다. 이때 포도당 분자 하나로 만들어낼 수 있는 ATP는 38개가 아니라 2개이지만, 즉석에서 필요한 만큼 만들어낼 수 있다. 이러한 고출력 시스템을 통해 우리는 해당과정의 용량이 고갈될 때까지 1~2분 정도는 최대 강도로 힘을 낼 수 있는 것이다. 효율도 낮고 용량도 낮지만, 미친 듯이 빠르기에 출력이 높다고 할 수 있다.

높은 출력이 요구되는 상황에서 우리 근육은 인원질 시스템을 가동시켜 PC로 ATP를 충전한다. 운동생리학자들은 단거리달리기, 높이뛰기, 투포환, 역도처럼 굉장히 극단적인 출력 상황에 초점을 두어 이 시스템을 설명하곤 한다. 이러한 활동에서는 아주 짧은 시간 동안 어마어마한 힘이 나와야 한다. 가령 올림픽 역도 선수가 인상snatch을 성공하려면, 1초도 안 되는 시간에 무거운 바벨을 멀리 움직여야 하므로 파워 출력이 매우 커야 한다. 따라서 인상 동작은 거의 전적으로 인원질 에너지 시스템으로만 돌아간다.

하지만 인원질 시스템은 평범한 일상 활동에서도 쓰인다. 가령 차에서 나오려면 앉은 자세에서 선 자세로 체중의 상당 부분을 빠르게 움직여야 하므로 인원질 시스템이 총대를 멘다. 위험한 상황에서 폴짝 뛰어 비키는 것도, 아이에게 공을 던져주는 일도, 쓰레기에 코를 처박은 개를 끌고 나오는 것도 모두 빠른 파워 출력을 요구하므로 인원질 시스템이 개입된다.

인체의 조직은 대부분 무산소 용량과 유산소 용량을 모두 가지고 있지만, 일부 예외도 있다. 적혈구에는 미토콘드리아가 없어서 철저히 무산소 대사만 이용한다. 유산소에만 의존하는 것으로 악명이 높은 뇌 조직은 단 몇 분이라도 산소가 없으면 영구적인 손상을 입는다. 근육조직은 여러 에너지 시스템을 골고루 활용하지만, 출력의 양상에 따라 어떠한 에너지 시스템이 먼저 동원되는지가 결정된다(그림 4-10). 이러한 에너지 활용의 다양성은 근육 덩어리 수준에서만 일어나는 것이 아니라, 특히 근세포 같은 조직 수준에서도 일어난다. 이제 곧 알아볼 테지만, 이 문제는 노화와 맞서 싸우는 검투사들에게 매우 중요하다.

생체에너지론, 근섬유 유형, 노화

골격근은 매우 복잡하고 아름다운 구조물이다. 물론 여기서 근육 조직의 구조를 전문가 수준으로 가르칠 생각은 없다. 근육 조직은 '다발로 묶은 다발'로 이해하면 편할 것이다. 움직임을 만들어내는 실질적인 수축요소는 **근육미세섬유**myofilament로, 이 녀석은 ATP를 소모하며 서로 미끄러지는 **액틴**actin와 **미오신**myosin 단백질 가닥으로 이루어져 있다. 근육미세섬유가 다발로 묶여 **근원섬유**myofibril를 이루고, 이들이 다시 다발로 묶여 근육세포를 이룬다. 근육세포는 특이하게 길고 가느다란 모양을 하고 있으므로 **근섬유**muscle fiber라고도 하며, 하나의 근섬유는 하나의 근육세포이다. 근섬유가 다발로 묶여 **근속(筋束)**muscle fascicle을 이루며, 근

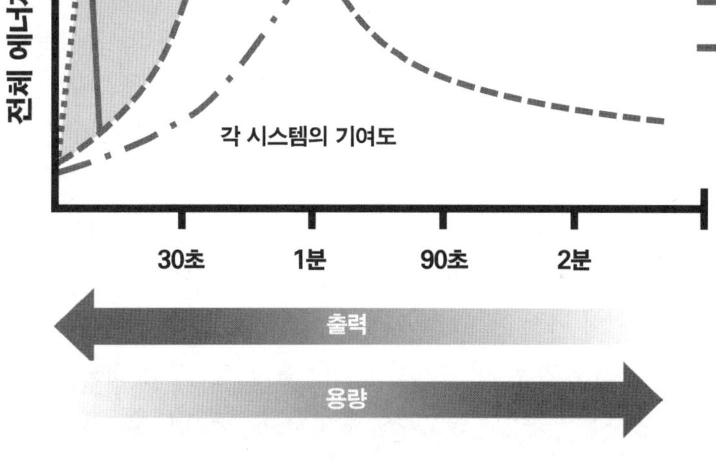

그림 4-10. 운동 중 에너지 시스템의 기여도. 신체 활동은 먼저 저장된 ATP를 먼저 쓰고, 다음으로 크레아틴인산을 쓰고, 다음으로 무산소 해당과정을 쓴다. 저 · 중강도의 활동에서는 유산소 범위까지 운동 시간이 이어질 수 있다. 이 모든 에너지 시스템은 언제나 일정 수준으로 작동하고, 모두 똑같은 ATP 에너지 풀을 채운다.

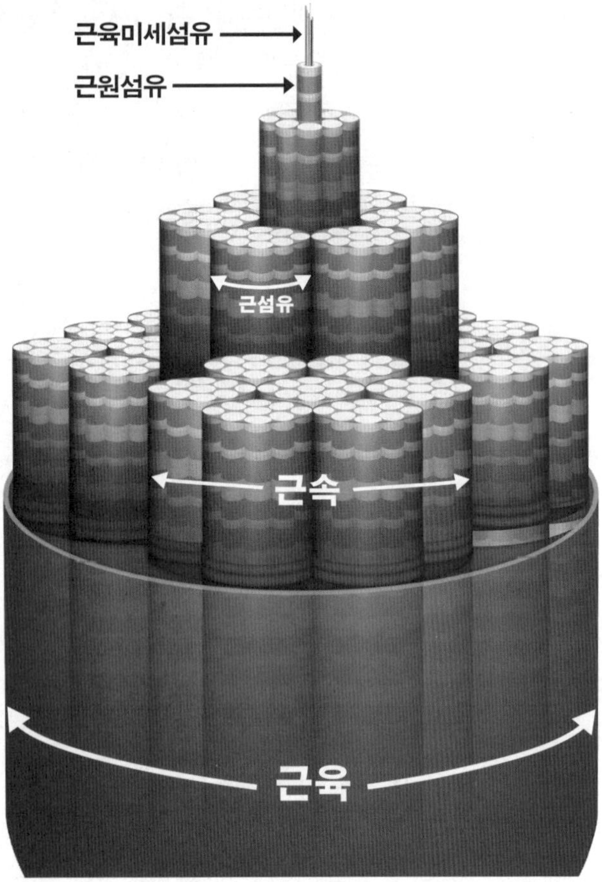

그림 4-11. 골격근의 아름다운 구조. 근육은 '다발로 묶은 다발'의 연쇄로 표현할 수 있는 복잡한 조직이다. 온전한 근육 하나는 근속 다발이고, 근속은 근세포 자체인 근섬유 다발이다. 근세포는 고도로 정렬된 근원섬유 다발이고, 근원섬유는 액틴과 미오신 단백질로 이루어진 근육미세섬유 다발이다. 밑에서도 살펴볼 테지만 근세포에는 세 가지 유형이 있고, 하나의 근육에 세 가지 근섬유가 모두 발견된다.

속을 다발로 묶어 결합조직 막으로 싸 놓은 것이 근육이다(그림 4-11).

즉, 근육은 근속 다발이고, 근속은 근섬유 다발이고, 근섬유는 근원섬유 다발이고, 근원섬유는 근육미세섬유 다발인 것이다. 이제 근섬유, 그러니까 근육세포부터 살펴보자.

근섬유의 유형과 에너지 시스템

마스터즈 선수뿐만 아니라 어떤 종목의 선수에게나 중요한 문제가 이제 우리 앞에 놓여있다. 근육세포라고 다 똑같지는 않다. '유산소' 종목 선수가 있고 '무산소' 종목 선수가 있는 것처럼, 근육도 어느 정도는 특성화되어 있다. 골격근은 화학적, 물리적 성질이 다른 여러 종류의 근섬유가 뭉쳐 있는 조직이다. '연축'twitch이라는 말을 들어본 사람도 아마 있을 것이다. '느린 연축' 섬유는 출력이 낮지만 미토콘드리아와 산화(유산소) 효소를 풍부하게 가지고 있는 근육세포이다. 따라서 온종일 써도 남을 만큼 거대한 용량을 가지고 있는 이 섬유는, 실제로 '지구력'을 맡는다. 하지만 작고 얇고 약하며, '느린 연축'이라는 이름에서 알 수 있듯 힘을 빠르게 내지 못한다. 출력이 약한 것이다. 생물학에서는 이러한 섬유를 **I형 근섬유**라고 한다.

II형 근섬유라고도 하는 '빠른 연축' 섬유는 '유산소 빠른 연축' 유형과 '무산소 빠른 연축' 섬유로 나뉜다. 이 둘은 차이점보다 공통점이 많다. 둘 다 I형 근섬유보다 지구력 용량이 낮으며, 빠른 해당과정을 일으킬 수 있고, PC가 풍부하며, I형 근섬유보다 크고 강하고 출력이 높다. 생물학에서는 '유산소 빠른 연축' 섬유를 **IIa형 근섬유**, '무산소 빠른 연축' 섬유를 **IIx형 근섬유**라고 한다. 표 4-1에 근섬유 유형의 특성을 정리해 두었다.

근섬유의 비율과 분포는 수행능력에 또렷한 영향을 미친다. '단거리 선수는 타고나지만 마라톤 선수는 만들어진다'는 말이 있는데, 단거리 선수는 파워 출력의 스펙트럼에서 최상위권에 있어야 하며, 실제로 엘리트 단거리 선수의 근육을 조금 떼어 현미경으로 관찰하면 II형 근섬유가 더 많다는 사실을 알 수 있다.[22] 이와 같은 근섬유의 분포에는 유전의 영향이 강하게 작용하므로, 우리가 무슨 짓을 해도 이를 바꾸기는 어렵다. II형 근섬유가 적은 다리를 갖고 태어난 사람이 엘리트 단거리 선수가 될 수 없다는 말이다. 진짜다.

물론 엘리트가 될 수 없다는 말이 더 나아질 수 없다는 뜻은 아니다. 훈련을 통해 II형 근섬유의 크기와 동원recruitment을 늘릴 수 있고, IIa형 근섬유와 IIx형 근섬유가 훈련을 통해 서로 전환될 수도 있다. 하지만 I형 근섬유는 II형 근섬유로 바뀌지 않고, 빠른 연축 섬유와 느린 연축 섬유의 비율을 유의미하게 바꿀 수 없다는 것이 운동생리학계의 주된 견해이다.[23]

근섬유의 유형

	I형	IIa형	IIx형
별칭	유산소 느린 연축	유산소 빠른 연축	무산소 빠른 연축
섬유 크기	소	중	대
미토콘드리아 밀도	매우 높음	높음	낮음
혈관 밀도	높음	중간	낮음
지구력	높음	중간	낮음
스트렝스/순발력	낮음	높음	매우 높음
크레아틴인산	낮음	높음	매우 높음
해당용량	낮음	높음	매우 높음
유산소 용량	높음	중간	매우 낮음
무산소 용량	매우 낮음	높음	높음
노화에 따른 위축	중간	심함	심함
사용처	**길고 느리고 지루한 활동:** 장거리 달리기, 크로스컨트리, 요가 마라톤, 손주들 데리고 놀이공원 가기 등	**짧고 강도 높은 활동:** 테니스, 축구, 레슬링, 계단 오르기, 줄행랑치기, 손주 쫓아가기 등	**격하고 폭발적인 활동:** 투포환, 높이뛰기, 좋아서 폴짝거리기, 역도, 귀가 먹을 정도로 재채기 하기, 손주 던졌다 받기 등

표 4-1. 근섬유의 유형. 생체에너지의 파워 출력 스펙트럼은 I형 섬유(저출력 유산소), IIa형 섬유(고출력 유/무산소), IIx형 섬유(초고출력 무산소)의 조직 수준에 반영되어 있다.

하지만 근섬유 개수의 비율은 높일 수 없을지 몰라도, 근섬유 단면적의 비율은 높일 수 있다는 사실을 잊으면 안 된다. 훈련을 통해 섬유 자체의 크기를 키울 수 있기 때문이다. 즉, 특정 근섬유 유형에 맞춘 훈련을 하면 그 유형의 근섬유가 주로 분포하는 근육의 단면적과 근육량을 높일 수 있다는 말이다. 가령 우리가 저출력 I형 근섬유에 초점을 두고 LSD 지구력 훈련을 하면, 섬유의 크기도 어느 정도는 커지고, 미토콘드리아도 많아지고, 더 많은 모세혈관을 주변으로 끌어들일 테지만, 동시에 고출력 II형 근섬유는 점차 작아질 것이다. 지구력 종목 선수의 근육 표현형이 이와 같다.[24] 마찬가지로 단거리, 역도, 레슬링 같은 종목 선수들은 IIa나 IIx형 섬유의 크기가 커져 있을 것이고, 지구력 선수의 근육 표현형보다 더 크고 강한 고출력 근육의 표현형을 지니게 될 것이다.

노화와 II형 근섬유 위축

운동 처방과 훈련 프로그램에 있어 지금까지 살펴본 내용은 매우 중요하다. 근육량의 점진적 감소는 노화의 특징 중 하나이지만, 모든 근섬유가 똑같이 줄어들지는 않는다.[25] 크고 강하고 출력이 높은 무산소 대사 중심의 II형 근섬유가 위축되는 것이 노화에 따른 근손실의 대부분을 차지한다. 이런 의미에 국한해 보면, 노화나 지구력 훈련이나 근육 조직에 미치는 영향은 같다. II형 근육의 부피뿐만 아니라 개수까지도 줄일 수 있기 때문이다.

꽤나 까다로운 문제다. I형 근섬유는 늙어빠진 사람의 위축된 근육으로도 훈련할 수 있고, 유산소 용량과 지구력을 향상시킬 수 있는 잠재력은 나이가 들어도 비교적 잘 보전되는 편이다. 하지만 II형 근섬유의 손실은 스트렝스와 파워의 잠재적 손실로 이어지고,

나아가 이 특성을 유의미하게 훈련시킬 수 있는 능력도 사라지게 한다. 어르신들에게[26] (나아가 모든 스포츠 선수들에게) 가장 중요한 보편 건강 특성이 II형 근섬유와 연관되어 있다는 점에서, 이 사실은 특히나 뼈아프다.

하지만 다 없어지지는 않는다. 엄밀히 말해, 나이 든 사람의 근육에서도 II형 근섬유는 사라지지 않는다. 2012년 발표된 연구에 따르면,[27] 노화에 따른 근육량 감소는 대부분 II형 근섬유의 크기 감소에 기인한다. 숫자가 아니다. 이 연구에서는 건강한 청년 25명과 건강한 노인 25명을 놓고 근섬유 유형을 알아보고자 근육 조직검사를 시행했다. 이 과정에서 연구진은 노인 피험자의 근육이 청년 피험자의 근육보다 작으며, 이러한 차이는 거의 전적으로 노인 피험자군의 작은 II형 근섬유 사이즈로 인해 생겨났다고 판단했다. 이후 노인 피험자들은 6개월간 스트렝스 훈련 프로그램에 투입되었다. 당연하게도 이들의 근육은 커졌는데, 연구진은 이러한 변화가 II형 근섬유의 크기 증가분과 거의 맞아떨어진다는 사실을 알아냈다. 다른 연구에서도 비슷한 결과가 나온 바 있다.[28,29]

요약하자면, 근육의 노화는 고출력 II형 근섬유의 차별적 위축atrophy이라는 특성을 지니고 있으며, 노화 과정에서의 근육량과 스트렝스 손실은 이러한 근섬유의 위축을 원인으로 한다. 다행히도 이렇게 쪼그라든 근섬유의 개수는 근육이 노화되어도 유지되며, 훈련 자극에 반응한다. 고강도 고출력의 '무산소' 훈련, 특히 스트렝스 훈련을 하면 마스터즈 선수들도 이 근섬유를 잃지 않을 수 있으며, 설령 근섬유가 위축되었다 해도 훈련을 통해 크고 강하게 되살려놓을 수 있다. 고강도 훈련, 특히 스트렝스 훈련이 노인의 근육량과 스트렝스 유지에 매우 강항 영향을 미친다는 뜻이다. 유산소 지구력 훈련으로는 꿈조차 못 꿀 일이다.

스트렝스 이외의 건강 특성

여기서 잠깐. 우리는 '훈련 프로그램은 건강 특성을 반영할 수 있도록 **포괄적**이어야 한다'는 운동 처방의 세 번째 조건을 알아보며 이 챕터를 시작했다. 이론과 실제 양면에서 스트렝스와 지구력 중 무엇에 초점을 두어야 하는지에 대해서도 알아보았다. 이러한 논의가 근육 조직의 구성과 생물학적 에너지 시스템 수준까지 파고든다는 것도 앞에서 살펴보았다.

이제 우리는 노화의 불행한 생물학적 현실 덕분에 유산소 지구력 훈련보다 스트렝스 훈련이 선행되어야 한다는 사실을 알게 되었다. 나이가 들수록 비대칭적으로 사라지는 소중한 고출력 II형 근섬유는, 고강도 에너지 시스템을 활용하는 스트렝스 훈련을 통해 구원받고 유지되고 성장할 수 있으며, 결과적으로는 근육의 부피와 기능을 유지하는 능력을 극대화한다.

듣자 하니 좋은 소리다. 그러나 스트렝스 훈련이 정말로 가장 포괄적인 운동 처방일까? 스트렝스와 지구력 말고도 순발력, 가동성, 균형, 체성분을 비롯한 다른 건강 특성도 고려해야 하지 않는가.

마스터즈 선수들에게는 이 모두가 필요하다. 위 질문에 대한 답은, '예'이다. 이 모든 건강 특성은 지구력 훈련보다 스트렝스 훈련을 통해 더 견고하고 바르게 다듬어질 수 있다.

스트렝스라는 특성은 어쨌거나 저항에 대해 힘을 만들어내는 능력이다. 무거운 것을 밀고 들고 당기는 능력이라는 말이다. 스트렝스에서 파생된 첫째 개념인 **순발력**은, 낚아채고 들어 올리고 뛰고 던지고 때리고 달려드는 등의 동작에서 스트렝스를 빠르게 만들어내는 능력이다. 스트렝스만 있고 파워가 없어서 화장실에 똥 싸러 갔다가 반나절 내내 변기에서 일어나야 한다면 진짜 큰 문제 아니겠나. 스트렝스와 순발력은 가장 근원적인 건강 특성이며, 저항 운동 프로그램 없이는 제대로 훈련될 수도 개선될 수도 없다.

스트렝스 훈련을 통해 얻을 수 있는 성과는 우리의 기대를 넘어선다. 올바른 프로그램을 제대로 이행한 저항 훈련은 우리의 동작 패턴을 전체 가동범위에 걸쳐 강화시키기 때문에, 온전하고 자연스러운 가동범위에 걸쳐 민첩하고 조화롭게 동작을 수행하는 능력인 **가동성**을 개선시킨다. 스트렝스 훈련이 가동성을 떨어뜨리고 몸을 뻣뻣하게 만든다는 관념은 근거 없는 믿음과 부적절한 운동 처방 때문에 탄생한 정체불명의 유물일 뿐이다.[30] 올바른 스트렝스 훈련은 가동성을 키우는 수준이 아니라, 가동성을 요구하고 가동성을 훈련시키기까지 한다. 달리기도, 사이클도, 수영도 이렇게까지는 할 수 없다. 이에 관한 내용은 제6장에서 살펴보기로 하자.

더 있다. 올바른 프로그램을 제대로 이행한 저항 훈련은, 보편 건강 특성 중 하나로 파워뿐만 아니라 안정감과 안전성과 자신감까지 동작 패턴에 녹여낼 수 있는 능력인 **균형능력**을 훈련시킨다.[31] 전체 가동범위를 쓰는 올바른 스트렝스 훈련은, 중력장과 수평면에서 우리 몸과 사지와 무게중심의 상대적 위치를 파악하게 하는 감각, 이른바 '운동감각kinesthetic perception'을 요구하고 훈련시킨다.[32] 이때 균형점 위에서 무게중심을 유지하려면 근신경계와 골격계의 구성요소가 개입되어야 하므로, 이 요소들도 요구되고 훈련된다. 이 또한 6장에서 살펴보겠다.

아직 안 끝났다. 스트렝스 훈련은 **체성분**을 최적화시킨다.[33] 올바른 프로그램을 제대로 이행한 저항 훈련은 내장지방을 줄이는 동시에 강한 근육, 단단한 뼈, 탄력 넘치는 힘줄과 인대를 만들어 준다. 이러한 변화는 누구에게나 필요하지만, 당연히 노인들에게 더 필요하다.[34]

여기서 가장 중요한 전제는 '올바른 프로그램을 제대로 이행했다'는 점이다. 프로그램도 엉망이고 운동도 엉망인 경우, 또는 미용적 측면에 무게를 두고 단기간만 하는 경우에는 이러한 혜택을 누릴 수 없다. 그런 건 애초에 훈련이라고 부를 수조차 없다. 훈련과 운동의 차이가 무엇이라고 했던가. 훈련 변수를 통제하고 운동 처방의 용량을 정하는 일이라고 하지 않았던가. 올바른 프로그램을 제대로 이행하는 스트렝스 훈련에 내재된 훈련 변수 통제능력은, 다른 어떤 훈련도 범접할 수 없다. 올바른 프로그램의 올바른 이행이 결국은 기본적이고 이해하기 쉬운 몇 가지 원칙으로부터 출발한다는 사실은 제2부와 제3부에서 볼 수 있을 것이다. 아니라고 얘기하는 사람이 많다고? 그놈들이 관심 있는 건 당신 지갑일 뿐이다.

저항은 오래, 지구력은 짧게

마스터즈 선수에게는 LSD 지구력 훈련과 스트렝스 저항 훈련 중 후자의 중요성이 크다. 에너지 스펙트럼에서 고강도에 해당하는 출력을 낼 수 있는 이 과정을 통해 스트렝스와 순발력을 키우고, II형 근섬유를 보전하고, 나아가 다른 건강 특성도 동시에 훈련할 수 있기 때문이다.

그러나 지구력을 다른 특성보다 등한시해서는 안 된다. (순발력이 높고 지구력이 낮은) 올림픽 역도와 (순발력이 낮고 지구력이 높은) 크로스컨트리 스키 같은 극단적인 경우를 포함해, 운동선수에게는 정도의 차이만 있을 뿐 이 모든 특성이 전부 필요하다. 노화와의 전쟁은 그렇게 극단적으로 치우친 스포츠가 당연히 아니다. 스트렝스를 운동 처방의 중심에 놓아야 하는 것은 맞지만, 지구력을 버릴 수는 없는 것이다. 지구력과 스트렝스를 동시에 키울 수 있는 방법은 정녕 없을까?

없을 리가. 스트렝스와 고출력 에너지 활용에 초점을 맞춘 훈련 프로그램만 있으면, 필연적으로 두 가지 특성이 동시에 향상될 수밖에 없다.

운동생리학의 통념에 따르면 스트렝스 훈련은 최대산소섭취나 유산소 효소 활성처럼 유산소 유지력과 관련된 생물표지자biomarker에 영향을 미치지 않는다. 그러나 노인 피험자를 대상으로 한 최근의 연구 덕분에 이러한 통념은 무너지고 있다.[35] 이러한 통념을 만들어낸 과거의 연구들은 '저용량' 저항 훈련을 엉망인 프로그램에 넣어 뒤죽박죽으로 적용한 소규모 단기 연구로, 결함이 매우 많았다. 유산소 유지력을 나타내는 생물표지자가 증가하지 않은 것으로 확인된 연구에서도 러닝머신 달리기 시간과 전반적인 운동 내성 같은 유산소 지구력 수행능력의 실질 계측치가 스트렝스 훈련을 통해 향상되는 것으로 드러났다.[36]

왜 그런지 순서대로 살펴보자. 나의 친구이자 스승인 유명 스트렝스 코치 마크 리피토는 장거리 사이클 선수의 예를 종종 들곤 했다. 사이클은 지구력 종목이고, 이 선수는 스트렝스 훈련이 쓸모없는 정도가 아니라 경기력에 실제로 독이 된다는 믿음을 거의 종교 수준으로 가지고 있었다. 리피토가 이 친구를 납치해다가 문명사회에서 멀리 떨어진 텍사스 위치토폴스의 자기 체육관에 떨궈놓는다고 치자. 동력계와 전기충격기를 동원해서 이 친구의 다리 근력(스트렝스)을 측정하고 이를 x로 놓자. 자전거를 타며 페달을 밟을 때 드는 힘은 최대 다리 근력의 일부일 텐데, 대강 $1/4x$ 정도라고 치자. 이제 이 친구를 가둬놓고 온갖 회유와 협박과 협잡질을 통해 6주 내지 8주 동안 스트렝스 훈련을 강제로 시킨다. 충분한 단백질과 수분을 억지로 먹이고, 잠도 억지로 일찍 재우고, 엄마한테는 주말에만 전화할 수 있게 한다. 납치 기간이 끝나갈 즈음, 우리는 이 친구의 최대산소섭취량과 유산소 대사 효소와 유산소 능력에 연관된 여러 생물표지자에 변화가 거의 없다는 사실을 확인하지만, 동시에 그의 지구력 수행능력이 향상되었다는 사실도 확인한다. 아니, 대체 어떻게?

훈련이 끝난 다음 측정한 근력은 두 배인 $2x$가 되어 있었다. 이 말은 곧 페달을 밟을 때 드는 힘이 최대 근력의 1/8이 되었다는 뜻이며, 최대근력을 기준으로 하면 절반이 되었다는 뜻이다. 즉, 예전과 비교하면 최대 다리 근력에서 페달을 밟을 때 드는 힘의 비율이 줄어들었기 때문에 페달을 밟기가 더 쉬워졌다는 뜻이다. 몇 가지 검사를 더 해 보면 스트렝스 훈련이 동작의 능률과 효율을 높였다는 사실도 확인할 수 있게 될 것이다.[37] 요컨대, 스트렝스를 향상시킴으로써 지구력 수행능력을 높여 더 나은 지구력 종목 선수가 되는 것이다. 자료를 모아 정리한 다음, 이 친구는 다시 야생에 풀어주기로 했다. 훈련이나 짝짓기 습관을 추적관찰할 수 있도록 귀에 도청장치를 달아놓기는 했지만.

여러 가지 요인이 이러한 현상에 관여한다. 스트렝스 훈련이나 HIIT 같은 고강도 운동은, 저강도 LSD 운동보다 더 높은 수준의 근섬유 동원을 요구한다. 운동강도는 PCG-1α라는 단백질을 조절하는데, 이 단백질은 미토콘드리아의 발달을 촉진한다.[38] 그러나 가장 중요한 사실은, 에너지 스펙트럼의 '무산소' 영역 극단에 놓인 고출력 훈련이 미토콘드리아(유산소) 대사의 보조를 요구한다는 점이다.

고중량 데드리프트나 윈드 스프린트wind sprint* 같은 고강도 운동을 하는 사람을 상상해보자. 이러한 운동은 미토콘드리아 대사가 받쳐주는 것보다 더 높은 출력을 요구하며, 따라서 빠른 해당과정을 조금 얹은 인원질 시스템 위주로 돌아갈 것이다. 이러한 에너지 시스템은 앞에서도 설명했듯 용량이 작다. 따라서 이 사람이 한 세트를 끝낼 때가 되면 거의 탈진에 가까운 상태가 될 것이다. 그러다 몇 분 지나면 다시 데드리프트를 한 세트 더 하거나 윈드 스프린트를 한 세트 더 뛸 수 있다. 어째서일까? 미토콘드리아(유산소) 시스템이 고출력(무산소) 에너지 시스템을 회복시켰기 때문이다. 세트와 세트 사이의 휴식 시간 동안 산소소모량이 증가하면서 발생한 에너지가 근육의 에너지를 보충하는 데에 쓰인 것이다. 하지만 이러한 에너지 지원은 일방통행이다. 저강도와 중간 강도의 훈련은 무산소 용량을 유의미하게 향상시키지 않는다[39](그림 4-12).

이제 정리를 해 보자. 저강도 지구력 운동은 저강도 지구력 수행능력을 향상시키지만 스트렝스와 파워는 향상시키지 못한다.[40] 이러한 훈련 방식은 스트렝스 향상을 저해할 뿐만 아니라, 점진적으로 향상시키는 특성이라고는 지구력과 체성분 밖에 없으면서 소중한 시간을 잡아먹는다. 게다가 LSD 훈련을 통한 체성분의 '개선'은 지방을 없애는 (좋은) 특징을 지니고 있지만, 동시에 II형 근섬유의 위축이라는 (아주 나쁜) 특징을 지니고 있기에 마스터즈 선수에게 확실히 금기이다.

스트렝스 훈련은 스트렝스와 저강도 지구력 수행능력을 향상시키며, 순발력, 가동성, 균형능력, 체성분 같은 특성도 함께 단련시킨다. 제26장에 있는 고강도 컨디셔닝 보조 프로그램을 추가한다면, 스트렝스와 LSD 훈련을 동시에 했을 때 발생하는 실제적 · 이론적

* 역주: 전력의 70~80%로 3~5회에 걸쳐 짧게 달리는 달리기 훈련법.

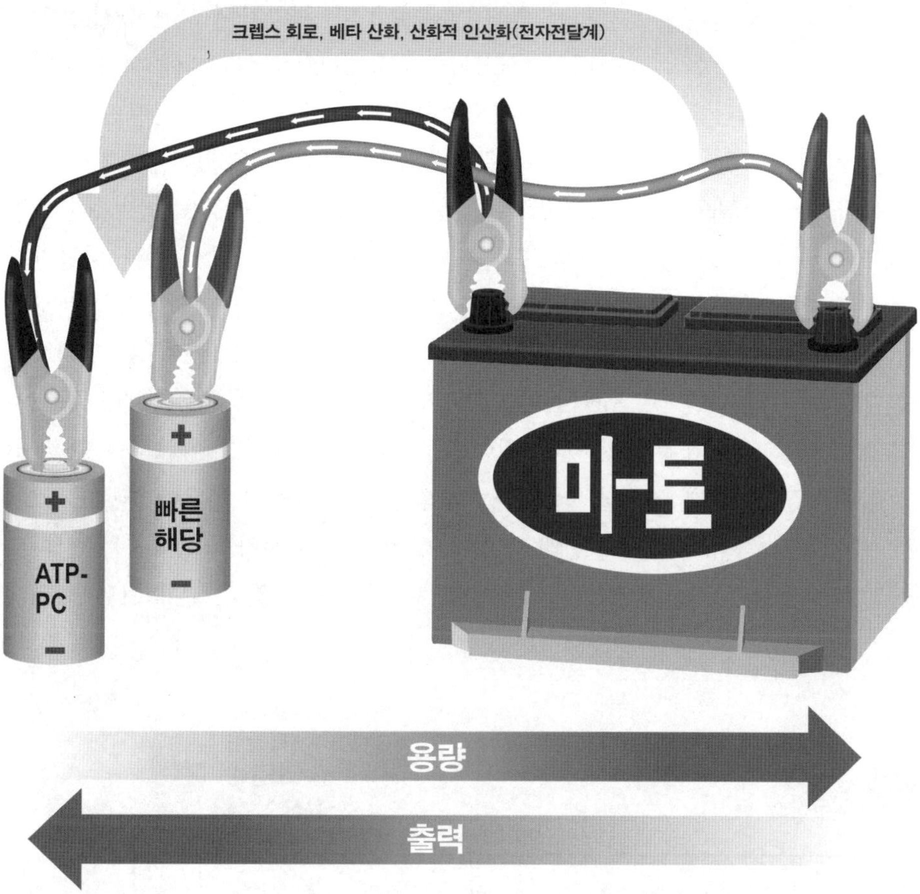

그림 4-12. 미토콘드리아 에너지 시스템은 세포질 에너지 시스템을 보완한다. 고출력 저용량의 세포질 '무산소' 에너지 시스템은 인원질 시스템과 빠른 해당과정으로 이루어져 있다. 저출력 고용량의 미토콘드리아 '유산소' 시스템은 크렙스 회로와 산화적 인산화 과정으로 이루어져 있다. 고강도 운동을 하다 쉴 때는 미토콘드리아 시스템이 세포질 시스템을 '충전'한다.

간섭효과를 모두 피하면서도 LSD보다 짧은 시간에 고출력 수행능력과 저출력 지구력을 계발할 수 있을 것이다.[41]

노화, 극한 스포츠, 스트렝스

선수라면 스트렝스 훈련을 해야 한다. 지구력 종목의 선수도 예외는 없다.[42] 스트렝스는 모든 건강 특성의 기본이며, 바둑 정도를 제외하면 어떤 스포츠에서나 제 몫을 한다. 그 중에도 스트렝스가 가장 필요한 종목이 있다면, 바로 노화라는 이름의 잔혹한 극한 스포츠일 것이다. 삶이라는 게임에서 시간이 속절없이 흘러가는 동안 수없이 많은 활동을 해야 하기 때문이다.

노인학에서는 이를 기능성functioning이라고 한다. 기쁨과 삶의 의미를 부여하는 활동을 포함한 일상생활을 영위하는 능력이 기능성이다. 삶이라는 경기장에서 마스터즈 선수들이 보여줄 수 있는 수행능력이기도 하다. 뭐라고 부르든 간에, 침대에서 일어나고, 위험에 빠진 아이를 낚아채고, 상자를 들어 머리 위 찬장에 넣고, 마트에서 무거운 봉지를 들고, 기뻐서 방방 뛰고, 개한테 원반을 던지고, 화장실을 수선하고, 낚시터 쪽배의 노를 젓고, 애인과 사랑을 나누는 능력을 얘기하는 것이다.

삶이라는 경기장에서 펼쳐지는 이 활동을 보면 뭔가 느껴지지 않는가. 여기에는 달리기도, 자전거도, 수영도, 스키도 없다. 유산소 지구력 활동의 'ㅇ'자도 들어가 있지 않다. 오히려 스트렝스, 순발력, 가동성, 균형감각이 더 많이 들어가 있는 활동이다. 까놓고 말해, 만일 당장 내일 10km를 뛰어야 살 수 있는 상황에 부닥쳐있다면, 당신은 삶이라는 게임에서 거의 졌다고 봐야 한다. 예외적이고 불행한 일이 일어났기 때문이다. 물론 위급한 상황에 대비한 훈련을 할 수도 있기는 하다. 펜싱 선수가 뜬금없이 찾아올 마라톤에 대비한 훈련을 할 수도 있는 것처럼. 그러나 이게 훈련시간을 생산적으로 쓰는 것처럼 보이지는 않는다. 펜싱 선수에게 필요한 것은 유산소 지구력이 아니라 당장 내일 연습에 써먹을 순발력과 균형능력이고, 당신에게 필요한 것은 트렁크를 장식장에서 꺼내고 손녀를 안아올리는 능력이다(그림 4-13).

당연한 말이겠지만 마스터즈 선수도 지구력은 필요하고, 스트렝스 훈련에 컨디셔닝 프로그램을 얹으면 건강상의 이점이 증가한다는 연구 결과도 많다. 하지만 노화라는 극한 스포츠에서는 한 시간 동안 헉헉거리며 달리는 능력보다 스트렝스, 순발력, 가동성, 균형능력이 훨씬 더 중요하다. 게다가 우리가 앞서 보았던 에너지 시스템, 근섬유 유형, 간섭효과에 더해, 노인들이 오로지 LSD 수준의 유산소 지구력 훈련만 하면 시간이 갈수록 더 약해진다는 근거도 있다.[43]

이토록 많은 건강 특성을 전부 감당하는 것은 오직 스트렝스 훈련뿐이다. 오직 스트렝스 훈련 처방만이 노화라는 극한 스포츠에서 빼어난 수행능력을 선보일 수 있게 한다. 테니스, 하이킹, 수영, 스키, 볼룸 댄싱을 즐기고 있다면, 해도 괜찮다. 비꼬는 게 아니다. 오히려 좋은 일이다. 제발 해라. 하지만 이런 스포츠를 더 잘, 더 오래, 더 안전하게 하려면 연습에 훈련을 얹어야 한다. 건강 특성을 전부 훈련하지 않고서는 절대 포괄적 운동 처방의 빛을 볼 수 없다. 길게 보면 스트렝

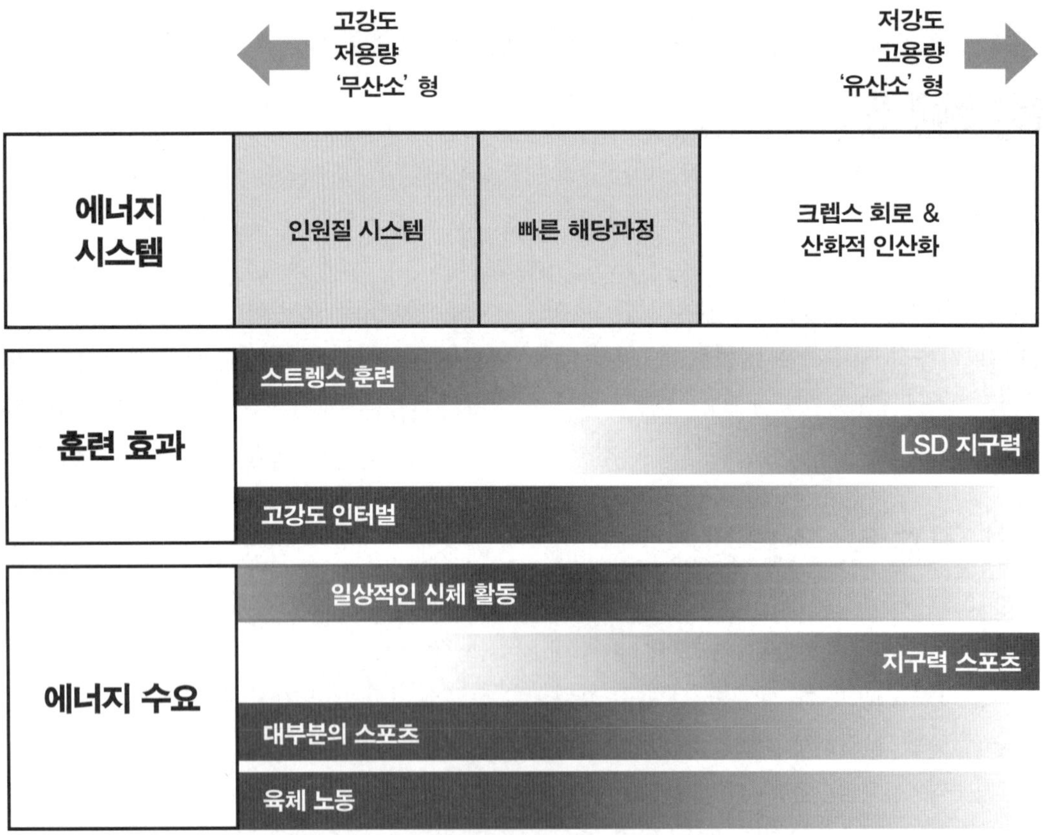

그림 4-13. 여러 가지 훈련 방식이 에너지 시스템에 미치는 영향. 어떤 운동이든 세 가지 에너지원에서 나오는 ATP를 활용하지만(그림 4-10 참조), 이 그림에서는 각각의 운동 유형이 어떠한 에너지 시스템을 훈련하고 적응시키는지, 각각의 시스템에 어떠한 신체 활동이 필요한지까지 나아가 보았다. 스트렝스 훈련은 고강도 무산소 범위에서 진행되며, 인원질 시스템과 해당과정의 강력한 적응을 촉발하고, (방식에 따라) 유산소 에너지 시스템에도 약간의 훈련 효과를 보인다. HIIT에서는 짧고 강도 높은 운동이 무산소 시스템 안에서 일어나지만, 전체 에너지 스펙트럼 전체의 적응을 유도한다. (달리기나 장거리 자전거 같은) LSD 지구력 훈련은 거의 유산소 에너지 시스템만 훈련하고, 무산소 시스템에는 별다른 향상을 가져오지 않는다. LSD 유산소 훈련으로 만들어진 이러한 유산소 지구력은 일상과 직업과 스포츠 활동에 거의 필요치 않다.

스 훈련은 다른 어떤 운동 방식보다도 포괄적인 처방으로 다가올 것이다(표 4-2).

승리하는 사람은 스트렝스 훈련을 한다. 마스터즈 선수라면 더더욱 그래야 한다. 다음 장에서 자세히 알아보도록 하자.

	에너지 시스템			건강 특성		
	유산소 지구력의 '생체표지자'	유산소 지구력의 '수행능력'	무산소 능력	스트렝스와 순발력	가동성과 균형능력	체성분
저강도 LSD	○	○	×	×	○/×	지방↓ 근육↑ 없음
고강도 컨디셔닝	○	○	○	○/×	○/×	지방↓ 근육↑(○/×)
스트렝스 훈련	×*	○	○	○	○**	지방↓ 근육↑

표 4-2. 여러 가지 훈련 방식이 에너지 시스템과 건강 특성에 미치는 영향.
* 스트렝스 훈련이 유산소 수행능력의 생체표지자를 향상시킨다는 최신 연구결과가 있긴 하지만, 여기에서만큼은 그렇지 않다는 통념을 반영해 보았다.
** 스트렝스 훈련에서 가동성과 균형능력이 향상되려면 이를 필요로 하는 운동을 해야 한다. 운동 선택이 이렇게나 중요하다. 자세한 내용은 6장에서 살펴볼 것이다.

Notes

1. Kraemer, Ratamess, and French DN, "Resistance Training for Health and Performance," 165-171.
2. Fuzhong et al., "Tai Chi and Fall Reductions," 187-194.
3. Lai et al., "Two-year Trends in Cardiorespiratory Function," 1222-1227.
4. Song et al., "Effects of Tai Chi Exercise," 2039-2044.
5. Smith et al., "Crossfit-based High-intensity Power Training," 3159-3172.
6. Koziris, "Sprint Interval Exercise for Fat Loss," 41-42; Shing et al., "Circulating Adiponectin Concentrations," 2213-2218.
7. Gibala et al., "Short-term Sprint Interval v Traditional Endurance Training," 901-911; Burgomaster et al., "Similar Metabolic Adaptations," 151-160.
8. Hickson, "Interference of Strength Development," 255-264; Wilson et al., "Concurrent Training: Meta-analysis," 2293-2307.
9. Hawley, "Molecular Responses to Strength and Endurance Training," 355-361; Vissing et al., "Differentiated mTOR but not AMPK Signaling," 355-366; Atherton et al., "Selective Activation of AMPK-PGC-1a," 786-788.
10. Knowles, "Enzyme-catalyzed Phosphoryl Transfer," 877-919; Wells, Selvadurai, and Tein, "Bioenergetic Provision of Energy," 83-90.
11. Huxley and Niedergerke, "Structural Changes in Muscle Contraction," 971-973; Huxley and Hanson, "Changes in the Cross-striations of Muscle," 973-976.
12. Tyska and Warshaw, "The myosin Power Stroke," 1-15.
13. 전자전달계에서 전자는 한 단백질에서 다른 단백질로 전달되며, '최종 전자수용체'에서 끝날 때까지 고에너지에서 저에너지로의 흐름을 만들어낸다. 이에 상응하는 자유에너지의 변화는 양성자가 전기화학적 농도기울기에 역행하여 미토콘드리아의 막 사이 공간으로 진입할 수 있게 한다. 즉, 전자전달계에서 만들어진 전위는 수소이온의 농도기울기이며, 문자 그대로 양성자 전압이다. 이 전압으로 생성된 양성자 전류는 ATP 합성 과정의 동력이 된다.
14. 산소 없이 산화적 인산화 단계는 개시되지 않는다. 화학적으로 '전극'(엄밀히 따지면 최종 전자수용체) 역할을 하는 산소가 없으면 전류도, 전압도, ATP 생산도 없는 것이다. 크렙스 회로는 직접적으로 산소를 쓰지는 않으나, 전자수송체를 통해 산화적 인산화와 연계되어 있으므로 간접적이지만 절대적으로 산소가 있어야 한다.
15. Kraemer, Ratamess, and French, "Resistance Training for Health and Performance," 165-171; Wikipedia, "Efficiency of ATP Production"; 이론적으로는 포도당 1분자로 ATP 분자를 최대 32개까지 만들 수 있지만, 실제 산출량은 그보다 작다(Brooks, Fahey, and Baldwin, Exercise Physiology).
16. Kraemer WJ, Ratamess NA, French DN. "Resistance Training for Health and Performance," 165-171.
17. Brooks, Fahey, and Baldwin, *Exercise Physiology*; Schulz, "Beta oxidation of Fatty Acids," 109-120.
18. 베타 산화와 해당과정에서 나온 파편은 모두 아세틸 CoA의 형태로 크렙스 회로에 투입된다.
19. Brooks, Fahey, and Baldwin, *Exercise Physiology*; Hochachka, Neely, and Driedzic, "Integration of Lipid Utilization," 2009-2014.
20. Brooks, Fahey, and Baldwin, *Exercise Physiology*; Ellington, "Evolution and Physiological Roles," 289-325; 이 에너지 시스템은 ATP-PC 시스템 또는 순간 에너지 시스템이라고도 알려져 있다. 이 책에서는 인원질 시스템이라는 용어를 채택하였다.
21. Kraemer, Ratamess, and French, "Resistance Training for Health and Performance," 165-171.
22. Brooks, Fahey, and Baldwin, *Exercise Physiology*; Gollnick et al., "Enzyme Activity and Fiber Composition," 312-319.

23. Kraemer, Ratamess, and French, "Resistance Training for Tealth and Performance," 165-171; Wilson et al., "Endurance, Strength and Power Training," 1724-1729; Paddon-Jones et al., "Adaptation to Chronic Eccentric Exercise," 466-71; Staron et al., "Misclassification of Hybrid Fast Fibers," 2616-2622.
24. Kraemer, Ratamess, and French, "Resistance Training for Tealth and Performance," 165-171; Brooks, Fahey, and Baldwin, *Exercise Physiology*; Gollnick et al., "Enzyme Activity and Fiber Composition," 312-319.
25. Nilwik et al. "Decline in Skeletal Muscle Mass," 492-8; Deschenes, "Effects of Aging on Muscle Fiber Type," 809-824; Brunner et al., "Effects of Aging on Type II Muscle Fibers," 336-348; Doherty, "Aging and Sarcopenia," 1717-1727.
26. Reid and Fielding, "Skeletal Muscle Power," 4-12.
27. Nilwik et al. "Decline in Skeletal Muscle Mass," 492-8.
28. Verdijk et al., "Satellite Cells in Skeletal Muscle."
29. Frontera et al., "Strength Conditioning in Older Men," 1038-1044.
30. Thrash and Kelly, "Flexibility and Strength Training," 74-75; Beedlel, Jesee, and Stone, "Flexibility Characteristics Among Athletes," 150-154; Todd, "Myth of the Muscle-bound Lifter," 37-41.
31. Orr et al., "Power Training Improves Balance," 78-85; Holviala et al., "Effects of Strength Training on Muscle," 336-344; Judge et al., "Balance Improvements in Older Women," 254-262; 현시점에서는 반대되는 결론을 내린 연구가 많은데, 일부 예외를 제외하면 대부분 비구조적 운동과 저용량 저항 훈련을 활용한 연구이다.
32. 좀 더 정확히 말하면 고유수용기와 전정기관의 입력이 통합된 것이다.
33. Sequin and Nelson, "Benefits of Strength Training," 141-149; Treuth et al., "Effects of Strength Training on Body Composition," 614-620; Schwartz and Evans, "Effects of Exercise on Body Composition," 147-150.
34. Kraemer, Ratamess, and French, "Resistance Training for Health and Performance," 165-171
35. Alvehus et al., "Metabolic Adaptations in Skeletal Muscle," 1463-1471; Vincent et al., "Improved Cardiorespiratory Endurance," 673-678; Frontera et al., "Strength Training and VO_2max," 329-333; Hagerman et al., "Effects of High-intensity Resistance Training," B336-B346.
36. Ades et al., "Weight Training Improves Walking Endurance," 568-572; Anderson and Kearny, "Effects of Three Resistance Training Programs," 1-7; Hoff, Gran, and Helgerud, "Maximal Strength Training," 288-295; Paavoleinen et al., "Explosive-strength training improves 5-km," 1527-1533.
37. Kraemer, Ratamess, and French, "Resistance Training for Health and Performance," 165-171; Paavoleinen et al., "Explosive-strength Training Improves 5-km," 1527-1533.; Storen et al., "Strength Training Improves Running," 1089-1094; Sunde et al., "Strength Training Improves Cycling," 2157-2165.
38. Granata et al., "Training Intensity Modulates PGC-1a and p53"; Psilander, "Effect of Different Exercise Regimens."
39. Tabata et al., "Effects of Moderate-intensity Endurance," 1327-1330.
40. Wikipedia, "High-intensity Interval Training."
41. Gibala et al., "Short-term Sprint Interval," 901-911; Wikipedia, "High-intensity Interval Training."; Burgomaster et al., "Metabolic Adaptations During Exercise," 151-160; Medbo and Burgers, "Effect of Training on anaerobic Capacity," 501-507; Rodas et al., "Short Training Programme," 480-486; Laursen and Jenkins, "Scientific Basis for High-intensity," 53-73.
42. Aagaard and Andersen, "Effects of Strength Training on Endurance," 39-47.
43. Marcell, Hawkins, and Wiswell, "Leg Strength Declines with Age," 504-513.

5

특이성과 유효성: 근육으로 연금을 만들다

올바른 처방에는 바람직한 치료 결과를 낼 수 있도록 특정한 생물학적 대상에 대한 치료법이 명시되어 있어야 한다. 합리적인 훈련 프로그램은 연습과 경기에서의 수행능력을 최적화시키는 건강 특성의 개선을 목표로 해야 한다. 이 장에서는 스트렝스 훈련 프로그램이 병든 노화 표현형의 각 요소와 어떻게 효과적으로 맞서는지, 마스터즈 선수의 보편 건강 특성을 어떻게 최적화하는지, 나아가 근육과 뼈와 스트렝스와 순발력과 기능성을 어떻게 향상시키는지 알아볼 것이다.

토실한 필의 부활: 스트렝스 훈련과 병든 노화 표현형

앞에서도 이야기했듯, 노화하는 성인에게 필요한 올바른 운동 처방은 마스터즈 선수에게 필요한 훈련 프로그램 형태여야 한다. 훈련 변수를 통제할 수 있는 프로그램의 형태여야만 비로소 투여 가능한 용량의 범위가 큰 약을 정밀하게 투여할 수 있기 때문이다. 이러한 훈련 프로그램에 어떠한 보편 건강 특성이 들어가는지에 관해서도 살펴보았다. 앞장에서 우리는 건강 특성과 생물학적 에너지 시스템의 관점에서 다양한 운동 방식을 훑어보았다.

이러한 검토 끝에 우리는 스트렝스 훈련이 훈련 처방의 주인공이 되어야 한다는 결론을 얻었다. 올바르게 처방한 스트렝스 훈련은 **안전하다.** 그러려면 인간의 정상적인 동작 패턴을 활용하면서도, 적절한 **투여량**을 얻을 수 있도록 훈련 변수를 통제할 수 있어야 한다. 올바르게 설계된 스트렝스와 컨디셔닝 프로그램은 **포괄적**이어야 한다. 그러려면 보편 건강 특성을 모두 개선시키는 한편, 세 가지 에너지 시스템에 생산적인 훈련 자극을 줄 수 있어야 한다.

이렇게까지 했는데도 아직 고려해야 할 것이 많다. 여기에서 넷째 기준이 나온다.

4. **운동 처방/훈련 프로그램은 대사증후군, 심혈관 질환, 근감소증, 골감소증, 스트렝스 · 기능성 · 가동성 손실과 같은 병든 노화 표현형에 대한 특이성과 유효성을 가지고 있어야 한다.**

어쨌거나 우리는 노화라는 잔혹한 경기 때문에 훈련을 한다. 이러한 훈련을 통해 보편 건강 특성과 세 가지 에너지 시스템을 개선할 수 있다면 좋은 일일 테다. 하지만 우리가 놓인 경기에 훈련이 정말 도움이 될까?

이 질문에 명료한 답을 얻을 수 있는 스포츠는 많지 않다. 특정한 훈련 프로그램이 가동성과 순발력과 스트렝스뿐만 아니라 다소 모호한 생물리학적 요소와 관련된 실험실 데이터에 영향을 준다고 결론짓는 일은 스포츠과학과 운동생리학에서 흔한 일이다. 하지만 훈련을 통해 실제 경기에서 수행능력이 향상되는 것을 증명하기까지는 엄청나게 오랜 시간이 걸렸다. 실전적으로 스포츠에 특화된 공통의 쓸모있는 척도가 없는 상황에서, 단 하나의 운동 변수를 조작함으로써 복잡한 구조를 가지고 있는 경기력의 결과를 측정하는 일은 힘들 수밖에 없었을 테다. 올림픽 역도 동작을 변형한 파워클린 같은 폭발적 동작을 연습하면 더 나은 라인백 선수가 된다거나, 프레스를 연습하면 더 뛰어난 투수가 된다거나 하는 식으로 믿는 사람들은 많다.[1] 하지만 이를 증명하기는 쉽지 않다. 수많은 코치가 '학술적 상호검토 연구'보다 경험에 의존하는 이유가 여기에 있다.

하지만 우리는 운이 좋은 편이다. 훈련이 노화라는 극한 스포츠에 어떠한 영향을 미치는지 알아내기가 비교적 쉽기 때문이다. 이 중차대한 경기에 관해서라면 '스포츠에 특화된' 쓸모있는 평가 척도를 이미 가지고 있는 데다가, 맞서는 상대에 관해 매우 깊고 넓게 이해하고 있다. 어떤 척도를 쓰는지, 우리의 주적이 누구인지에 관해서는 앞에서 노화 표현형을 다루며 짚어보았다. 병든 노화 표현형과 그 졸개들을 겨냥한 훈련 프로그램을 갖추는 것이야말로 노화라는 경기에서 이길 수 있는 전략인 셈이다. 이러한 처방의 주춧돌로 스트렝스 훈련을 꼽았던 만큼, 이 장에서는 스트렝스 훈련이 병든 노화 표현형과 맞설 수 있는지 확인해 보도록 하겠다.

비참하고 때이른 최후를 맞이한 필의 예시를 다시 한번 간단히 살펴보며 적응에 실패한 노화의 구성요소를 알아보자. 움직이지도 않고 식사도 형편없고 습관도 엉망인 필의 에너지 균형은 (활동은 적지만 섭취가 많은 관계로) 교란되었고, 이는 건강하지 않은 지방의 축적으로 이어졌다. 그의 상태는 곧 인슐린 저항성으로 이어졌고, 끝내 대사증후군으로 꽃피며 완전한 당뇨로 거듭났다. 대사증후군은 만성 염증과 이상지질혈증뿐만 아니라 고혈압, 동맥경화, 순환장애로 이어지는 혈관의 변화를 초래했다. 필의 근육은 점차 작고 약하게 변해갔고(근감소증과 근력감소증dynapenia), 뼈는 조금씩 바스라져갔으며, 헐거워지고 약해진 힘줄은 손상될 가능성이 커졌다. 노쇠와 만성통증과 우울증과 다제투여와 기능성 상실에 다다른 필의 병든 노화 표현형은 끝내 관상동맥질환과 광범위 심근경색으로 그를 죽였지만, 울혈성 심부전, 부정맥, 정맥혈전색전증, 뇌졸중, 난치성 피부감염, 예기치 못한 약물 상호작용, 자살, 고관절 골절로 죽었어도 사실 이상하지는 않았다. 어쩌면 필은 빨리 죽지도 못하고 요양원에 들어가 치매에 걸려 기저귀를 찬 채 폐렴이나 패혈증에 걸려 죽기 전까지 수십 년 동안 끝나지 않는 지옥 같은 시간을 보내야 할 수도 있었다. (위대한 의사인 윌리엄 오슬러William Osler는 폐렴을 '노인들의 벗'이라고 했다. 어르신들이 동의할지는 모르겠지만.)

이러한 병든 노화 표현형이야말로 삶이라는 경기장에서 우리 마스터즈 선수들이 맞서 싸워야 할 주적이다. 스트렝스 훈련을 하면 이 괴물과 싸울 수 있게 될까? 물론이다. 막연한 추측으로 하는 소리가 아니다. 지난 이삼십 년 동안, 특히 21세기가 시작된 이래 이 주제에 관한 연구결과가 폭발적으로 쌓아올린 최선의 근거를 기반으로 하는 소리다. 이러한 근거 몇 가지를 이 장에서 검토해 볼 계획이다.

그 전에 먼저, 과학 연구의 불편한 진실에 대해 잠시 짚고 넘어가자. 사람이 하는 일이 다 그렇듯, 연구 또한 90% 정도는 쓰레기나 다름없다. 언제나 그랬다. 연구라는 녀석은 언제나 출판 바이어스*, 학계의 압력, 과학 산업의 부패처럼 과학적이지 않은 요소에 크게 영향을 받아 왔다.[2] 운동요법, 항암치료, 진단영상의학은 말할 것도 없고, 심지어는 기초분야인 세포생물학과 관련된 의생명과학 연구에서도 이 서글픈 진

* 역주: 과학적 연구에서 발생할 수 있는 편향(바이어스) 중 하나로, 통계적으로 유의한 결과를 도출한 연구가 그렇지 않은 연구보다 더 쉽게 출간되는 경향으로 인해 생기는 현상. 이로 인해 연구결과가 실제 현상을 제대로 반영하지 않을 수 있다.

실을 마주하곤 한다.[3,4]

그래서 솔직히 터놓고 얘기하고 싶다. 보편적으로 받아들여져 널리 이용되는 의학적 치료법이 원하는 결과를 실제로 내지 못한다는 연구는 많다. 마찬가지로 스트렝스 훈련이 여러 질환과 그 지표에 미치는 영향에 대해 상반된 결과를 내놓는 연구도 많다.[5] 근거가 지나칠 정도로 많아서 이런 일이 벌어진 것인데, 이러한 근거 중에는 생리학적 추론이나 경험에 크게 의존하거나, 나 자신조차 아니라고 말할 수 없는 인간적 편향이 불가피하게 개입된 연구도 있다. 나에게도 당연히 편향이 있을 것 아닌가. 나의 연구 또한 과학과 의학 분야의 다른 분석적 연구와 마찬가지로 언제든 반박당할 수 있다. 그러니 이 책과 다른 관점과 근거를 가지고 자신만의 결론을 내려도 좋다. 부디 그래 줬으면 한다.

절대적 진리를 찾는 사람에게는 미안한 말이지만, 이 책은 그런 내용을 담고 있지 않다. 여기에 제시한 결론은 병든 노화 표현형에 저항 훈련이 미치는 영향에 대해 현시점에서 최선으로 받아들여지는 내용을 담고 있을 뿐이다. 하지만 빠르게 발전하는 의학에 변치 않는 진리는 없다. 의생명분야에서 비교적 최근까지 스트렝스 훈련을 무시하고 유산소 운동을 권유하는 운동요법이 대세였던 것을 보면 이해가 될 것이다.

갈 길이 참으로 멀고 험하지만, 제2장에서 보았던 병든 노화 표현형의 구조와 악화 과정을 마음에 새기며 근거들을 살펴보도록 하자(그림 5-1).

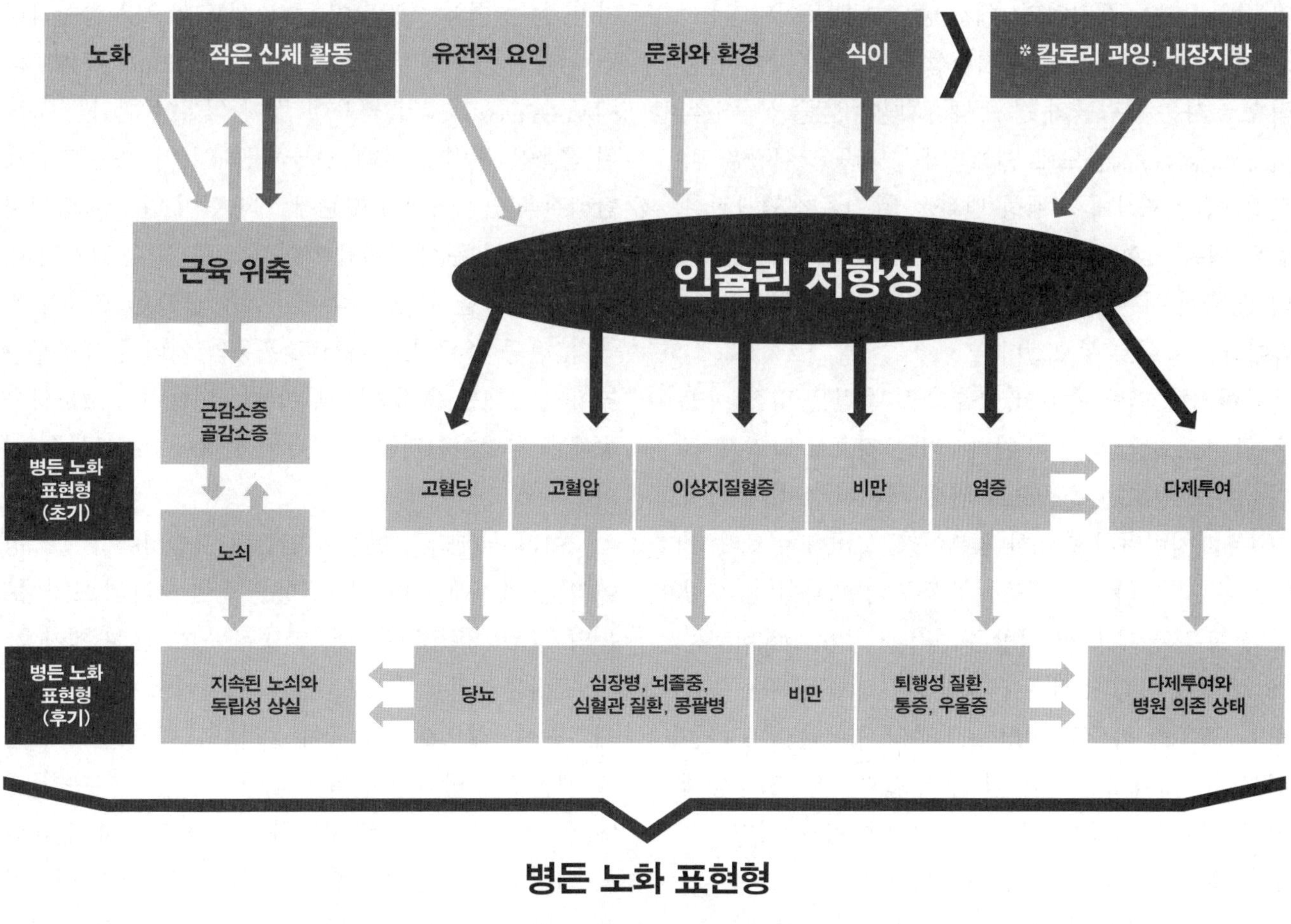

그림 5-1. (다시 보는) 병든 노화 표현형. 과도한 칼로리 섭취와 낮은 신체활동 때문에 비정상적으로 높아진 에너지 균형이 노화와 유전과 환경 요인을 만나면 비만, 내장지방, 근위축, 인슐린 저항성으로 발전한다. 대사증후군이 진행됨에 따라 생리적 불균형, 염증, 특히 혈관을 비롯한 조직 손상이 지속적으로 유발된다. 이 과정들이 모여 당뇨, 동맥경화, 심혈관질환, 뇌졸중, 근감소증, 약화, 노쇠, 만성 통증, 조직 위축을 망라하는 병든 노화 표현형으로 꽃피는 것이다. 대사증후군이 진행될수록 이를 이루는 각각의 요소가 점차 단단한 결속을 이루게 되므로 병든 노화 표현형은 점차 치료하기 어려운 수준으로 굳어져 간다.

스트렝스 훈련, 병적 지방, 염증

대사증후군의 주원인은 양의 값을 가진 에너지 균형, 즉 소비량보다 섭취량이 비정상적으로 많은 상황이다. 뭐가 됐든 운동을 조금이라도 하면서 동시에 주전부리를 줄이면 에너지 균형은 음의 값을 향해 나아가고, 체지방도 따라서 줄어든다. 대중이나 학자들은 유산소 운동이 지방 감량과 연관이 있다고 믿지만, 최근에는 저항 훈련이 근육량을 키우고 에너지 소비를 키움으로써 지방 감량을 촉진하고 지방 축적을 억제한다는 이론이 주목받고 있다. 게다가 피하지방보다 대사증후군의 악화에 더 많은 영향을 미치는 내장지방visceral fat 또한 스트렝스 훈련을 통해 줄일 수 있다.[6]

전신 염증이 진행되는 과정에 내장지방이 미치는 엄청난 영향을 생각하면[7] 매우 중요한 내용이다. 과도한 에너지 흐름과 인슐린 저항성을 지닌 채 앉아서 정적으로 사는 사람들의 경우, 내장지방은 염증 전구조직pro-inflammatory tissue으로 변해간다.[8] 염증은 혈관을 비롯한 여러 조직에 퇴행성 변화를 일으켜 심혈관질환 같은 병든 노화 표현형의 세부 요소가 악화되게끔 한다. 상황이 이런 관계로, 지금부터는 이를 **병적 지방**sick fat이라는 용어로 부르겠다.

이러한 맥락 속에서, 스트렝스 훈련은 병적 지방을 줄이고 전신 염증을 완화시키는 것으로 알려져 있다.[9] 어느 정도는 운동으로 인해 에너지 소비가 커지고 총 체지방량이 감소한 덕분이다. 그러나 이보다 더 중요한 것은 바로 지방조직의 재구성 효과이다. 고강도 운동을 통해 병적 지방은 건강한 지방으로 바뀌는데, 이렇게 바뀐 조직은 건강을 증진하고 식욕을 촉진하고 근육을 비롯한 여러 조직과의 협응을 유도하는 신호 전달체계를 갖추게 된다. 그 결과 혈압, 관상동맥 상태, 인슐린 민감성, 만성 통증뿐만 아니라, 장기적으로는 정신건강까지 영향을 받는다.

요컨대, 스트렝스 훈련은 병적 지방의 축적을 막는 권능을 통해 대사증후군과 병든 노화 표현형의 악화에 맞서 싸우는 주인공 역할을 해내는 것이다.[10]

스트렝스 훈련, 대사증후군, 당뇨

규칙적이고 격렬한 운동은 종목을 불문하고 대사증후군의 악화를 막아낼 수 있지만, 그중 백미는 스트렝스 훈련이다.[11] 격렬한 운동 과정에서 근육이 움직이려면 에너지가 필요한데, 굶주린 세포가 혈류에 녹아 있는 칼로리를 빨아들이려면 보통은 인슐린의 작용이 있어야 한다.[12] 노는 근육을 훈련 프로그램에 몰아넣으면 인슐린 민감성이 좋아질 테니, 결과적으로 전신의 인슐린 민감성도 따라서 좋아질 것이다. 하지만 스트렝스 훈련은 근육의 활동량만 늘리는 것이 아니라 근육 조직의 양까지 늘리기 때문에, 대사에 미치는 영향이 증폭되는 한편 휴식 중의 에너지 소비 또한 커진다.

여기서 재미난 생리학적 사실 하나만 짚고 넘어가자. 운동 중에 포도당이 근육 세포 안으로 들어가려면 인슐린 신호는 없어도 되지만, 그 대신 포도당수송체glucose transporter가 근육에 많이 있어야 한다.[13] 훈련된 근육은 훈련 스트레스에 적응하여 더 많은 수송체 단백질을 만들어내기 때문에, 인슐린이 없는 상황에서도 음식에서 온 에너지를 빨아들일 수 있다. 인슐린 내성이나 당뇨를 앓는 사람에게 매우 중요한 효과인 것이다. 운동이 끝나고 나서도 운동의 에너지 요구량은 높아진 상태를 유지하는데, 이때는 인슐린이 포도당수송체를 활성화시켜야 포도당이 근육에 유입될 수 있다(그림 5-2).

이러한 생리적 현상이 인슐린 저항성이나 당뇨병이 있는 환자에게 미치는 영향을 한번 생각해 보자. 보통의 경우 이런 사람들은 인슐린 신호전달체계가 제대로 작동하지 않아 포도당을 혈류에서 효율적으로 제거할 수 없으므로 혈당이 올라간다. 하지만 운동을 할 때는 포도당의 유입이 방해받지 않는다.[14] 우리 몸에서 굉장히 큰 부피를 차지하는 근육 조직이, 인슐린에 의존하지 않는 방식으로 빠르게 포도당을 먹어치울 수 있다는 말이다. 이렇게 운동을 함으로써 조직이 다음번 운동에 대비해 포도당수송체를 만들어놓는 적응을 촉진한다는 사실도 절대 잊어서는 안 된다.[15] 이러한 포도당수송체의 증가는 운동이 인슐린 민감성을

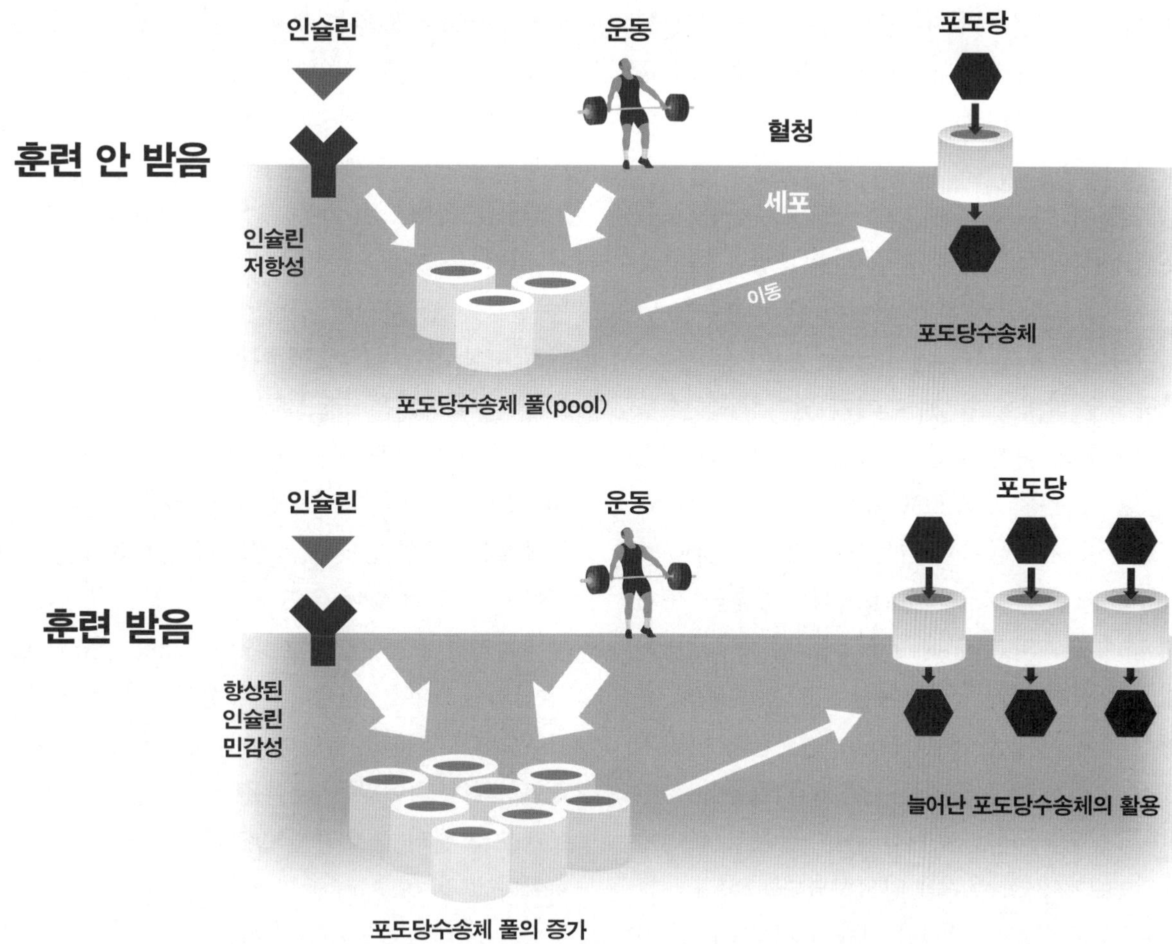

그림 5-2. 훈련은 골격근에서 인슐린 의존 경로와 인슐린 비의존 경로를 모두 개선시킨다. 인슐린은 우리가 쉴 때 근육의 세포막으로 포도당수송체를 불러올 때 필요하지만, 인슐린 저항성이 있으면 이 과정이 저해된다. 운동을 할 때는 포도당수송체의 동원이 인슐린과 관계없이 일어난다. 훈련이 되어 있는 상태에서는 당수송체의 발현이 늘어나 있기 때문에, 인슐린 의존적 경로와 비의존적 경로가 모두 개선된다.

높이는 이유 중 하나인데,[16] 이는 당뇨약의 베스트셀러인 메트포르민의 추정적 기전과 매우 비슷하다.[17] 훈련이 진행될수록 근육 조직은 더 높은 인슐린 민감성을 갖게 될 뿐만 아니라, 운동이 끝나고 인슐린이 개입되는 시간이 찾아온 후에도 더 많은 포도당을 처리할 수 있게 한다.[18] 즉, 운동은 인슐린 의존적 포도당 대사와 인슐린 비의존적 포도당 대사를 모두 개선시키며,[19] 인슐린 저항성 표현형에 엄청난 영향을 미친다.

스트렝스 훈련이 인슐린 저항성과 대사증후군에 맞선다는 연구자료는 해를 거듭할수록 어마어마하게 쌓여 왔다. 이러한 연구에 따르면 저항 훈련은 골격근의 인슐린 민감성을 높이고 근육의 포도당 흡수를 늘려 당 내성을 높이고, 대사증후군이나 2형 당뇨 환자의 높은 혈중 인슐린 수치를 낮춘다.[20]

HbA1c라고 하는 당화혈색소glycated hemoglobin의 감소도 저항 훈련을 통해 얻을 수 있다.[21] 고등학교 생물학 시간에 배웠다면 알 수도 있을 텐데, 헤모글로빈hemoglobin은 우리 몸의 조직에 산소를 전달해 주는 분자로, 적혈구의 색깔은 이 녀석 때문에 빨갛게 보인다. 달달한 핏속에서 오래 절여진 탓에 포도당 분자가 화학적으로 결합한 헤모글로빈이 HbA1c라고 생각하면 된다. 이 비정상적인 헤모글로빈도 산소를 운반하기는 하지만, 혈액 내에 축적되면 대사증후군과 2형 당뇨와 심혈관질환의 시작을 알리는 지표로 쓰인다. 개인적으로는 HbA1c 자체에 병적 효과가 있다고 믿지만 확실하지는 않다. 점진적 저항 운동, 그러니까 훈련에 관해 무작위연구 9건과 피험자 372명을 놓고 진행한 체계적 문헌고찰systematic analysis 연구에서는 스트렝스 훈련이 2형 당뇨 환자의 HbA1c을 감소시킨다는 결과를 도출하기도 했다.[22]

일반인뿐만 아니라 의료계에서도 오랫동안 주목받지 못했지만, 저항 훈련이 인슐린 민감성과 대사증후군에 미치는 긍정적 효과와 관련된 자료는 수십 년 전부터 있었다.[23] 여러 연구에 따르면 높은 근력은 낮은 대사증후군 발병률과 상관관계가 있다.[24] 즉, 스트렝스가 강할수록 내장 비만, 인슐린 저항성, 고혈압, 이상지질혈증, 전신 염증으로 얼룩진 병든 노화 표현형에 시달릴 가능성이 줄어든다. 2010년 『Sports Medicine』 저널에는 저항 훈련이 대사증후군 환자에게 미치는 효과와 관련된 누적 자료를 분석한 연구가 게재된 적이 있다.[25] 연구자들은 저항 훈련과 관련된 13건의 무작위 임상시험을 분석한 결과 비만과 HbA1c 수치와 혈압에 긍정적인 효과가 있음을 확인하였으며, 대사증후군을 포함한 유관 질환의 관리를 위한 치료법으로 저항 훈련을 권고하였다.

대사증후군 악화의 주범인 인슐린 저항성을 가지고 있으면서도 정기적으로 검진을 받지 않는 사람은 끝내 2형 당뇨의 문을 열 수밖에 없다. 유산소 LSD 운동이 2형 당뇨의 발병 위험을 감소시킨다는 사실은 이미 수많은 연구를 통해 확인됐지만, 연구 건수가 그만큼 많지 않았던 저항 훈련이 같은 효과를 내는가에 관한 근거는 드물었다. 스트렝스 훈련이 이미 2형 당뇨에 걸린 환자에 미치는 효과에 관한 연구가 많았던 것에 비해 예방효과가 있는가에 관한 연구는 적었기 때문이다. 그러나 2012년에 발표된 연구에 따르면 스트렝스 훈련은 당뇨의 발병 위험을 크게 낮추며, 특히 컨디셔닝 프로그램과 결합될 경우 그 효과가 훨씬 좋다.[26] 신체 활동과 관련된 우리의 지식, 운동 강도와 당뇨 발병의 상관관계, 스트렝스 훈련이 근육의 포도당 대사에 미치는 영향을 종합적으로 고려해 보면, 이 결과는 그리 놀라울 일도 없다. 사실 이러한 결과는 운동을 가르치고 병원에서 환자를 만나는 입장에서 보면 아귀가 맞는다. 활동적으로 움직이고 현명하게 먹는 분들이 당뇨에 걸리는 것을 나는 본 적이 없다.

물론 소 잃고 외양간 고친다는 말이 괜히 나왔겠나. 이미 2형 당뇨에 걸려 있다면 어쩌란 말인가? 스트렝스 훈련을 포함해 생활 습관을 바꿨더니 혈당이 정상으로 돌아오고 약을 끊을 수 있었다는 썰은 곳곳에 널려있지만, 운동이나 식습관이 당뇨를 치료한다는 결과를 낸 무작위 전향연구는 없다. 그러나 운동, 특히 저항 운동이 당뇨에 여러 가지 좋은 영향을 미친다는 근거는 엄청나게 많다.[27] 스트렝스 훈련이 전신의 인슐린 민감성을 높이고 포도당 산화를 촉진하고 HbA1c 수치를 낮추고 혈청 포도당을 안정화함으로써 궁극적으로 2형 당뇨를 조절할 수 있다는 믿음은 지난 십여 년에 걸쳐 쌓여 온 것이다.

요약하자면, 스트렝스 훈련은 2형 당뇨의 발병부터 관리에 이르는 인슐린 저항성의 모든 켜와 결에 맞서 싸운다. 인슐린 저항성이 대사증후군과 병든 노화 표현형의 주범이라는 사실을 감안하면, 왜 이토록 스트렝스 훈련의 중요성을 강조하는지 납득할 수 있을 것이다.

심혈관계 건강

인슐린 저항성과 대사증후군은 심혈관계 질환을 유발하고, 스트렝스 훈련은 인슐린 저항성과 대사증후군을 억제한다. 그렇다면 스트렝스 훈련은 심혈관계에 좋은 효과가 있지 않을까?

스트렝스 훈련과 심혈관 건강

근육과 뼈를 강하게 만들어 주지만 심장을 강하게 하거나 심혈관계의 건강을 개선하지 못한다는 생각은 저항 훈련에 관한 오랜 통념이었다. 이는 이론만으로 현상을 단정짓는 대표적인 사례였는데, 여기에는 에너지 시스템들이 서로 어떤 작용을 주고받는가에 관한 오해가 깔려 있었다. 그러니까 이런 식이다. 유산소 컨디셔닝, 특히 LSD는 심혈관 건강에 확실히 유익한 효과가 있다. 하지만 스트렝스 훈련은 유산소가 아니라 무산소 에너지 시스템을 활용하기 때문에, 저강도로 오래 하는 것이 아니라 고강도로 짧게 할 수밖에 없다. 따라서 LSD 같은 지구력 훈련 방식에서 얻을 수 있는 효과를 스트렝스 훈련에서는 얻을 수 없다는 것이 기존의 논리였다.

이러한 관념은 학계에서 오래된 가설을 재검토하고 저항 훈련과 심혈관계 건강의 상관관계를 자세히 살펴보는 과정에서 무너져 내리고 있다. 가령 과거에는 심근의 구조적 적응이 저항 훈련과 지구력 훈련에서 근본적으로 다르게 일어난다고 보았다. 이 관점이 맞다면 역도선수의 심장은 심실벽이 두꺼워지면서 심실 크기가 작아지는 동심성 비대concentric hypertrophy를 보여야 하고, 마라톤 선수의 심장은 심실벽과 심실 크기가 같이 커지는 편심성 비대eccentric hypertrophy를 보여야 한다. 하지만 이 주제와 관련된 연구를 대상으로 체계적 문헌고찰을 시행한 2013년의 연구에서는, 지구력 훈련과 스트렝스 훈련에서 심근의 구조적 적응이 모두 비슷하게 일어난다는 사실이 밝혀졌다.[28] 스트렝스 종목 선수군과 지구력 종목 선수군 모두 정적으로 사는 사람들보다 심실벽의 두께와 심실의 크기가 커져 있었다. 일부 기능적 지표에는 차이가 있었으나 해부학적으로는 차이가 없었다. 여러 요소 가운데 심장이 얼마나 강하게 뛰는지에 관한 지표인 박출률ejection fraction에서 가장 흥미로운 결과를 볼 수 있었다. 저항 훈련 그룹과 지구력 훈련 그룹 사이에 차이가 없었던 것이다.

운동생리학에서 심혈관계의 건강은 최대 산소 섭취량, 즉 VO_2max와 밀접한 연관이 있다. 이 수치는 최대 유산소 능력maximal aerobic capacity이라고도 하며, 운동 중 조직에 공급하는 산소 공급량의 최대치를 뜻한다. VO_2max는 심혈관 기능에 크게 좌우되며, 지구력 훈련을 하는 선수들일수록 그 수치가 크다. 그러나 유산소와 무산소가 섞여 있는 스포츠나 단거리달리기, 역도 같은 무산소 분야의 선수들 역시 앉아서 사는 사람들보다 높은 VO_2max를 갖는다.[29] 이들의 VO_2max가 마라톤이나 크로스컨트리 스키 선수들에게서 관

VO_2max(ml/kg/min)

누워서 사는 집돌이	30
훈련은 안 받았지만 활동적인 분	40
레슬링 선수	55
역도선수	55
사이클 선수	75
달리기 선수	70~80
크로스 컨트리 선수	82+
HIIT 훈련을 받은 분	55~70

표 5-1. 여러 훈련 상태에 따른 최대산소섭취량(VO_2max). VO_2max는 유산소 능력의 척도이며, 일반적으로 심폐기능의 간접적 척도로도 받아들여지고 있다. 엘리트 수준의 유산소 지구력 선수는 매우 높은 VO_2max 값을 가지고 있다. 그러나 고강도 컨디셔닝만 하고 LSD 유산소 운동은 거의 안 하는 역도나 레슬링 같은 무산소 종목의 선수나 HIIT 훈련을 받은 분들 또한 집돌이나 훈련받지 않은 분보다 훨씬 높은 VO_2max 값을 지닌다.

찰되는 값보다 크지는 않다 해도, 활동량이 적은 사람들보다 심폐 기능 수준이 유의하게 높다는 말이다(표 5-1).[30] 하지만 스트렝스 훈련 프로그램만으로는 VO_2max를 거의 올리지 못한다는 연구 결과도 많다. 우리의 운동 프로그램에 컨디셔닝 요소를 포함시키는 일이 얼마나 중요한지 알 수 있는 것이다. 제4장에서도 간단히 설명했지만, 우리의 운동 처방에 이러한 요소를 넣는 것이 얼마나 간명하고도 시간이 적게 드는 방식인지는 제3부에서 따로 살펴보도록 하자.

스트렝스 훈련과 심혈관질환

심혈관 질환은 고혈압, 말초혈관질환(특히 관상동맥질환과 뇌혈관질환), 심장마비, 심부전, 뇌졸중을 포괄하는 용어이다. 지금까지 밝혀진 바에 따르면, 저항 훈련은 체지방과 VO_2max에 미치는 영향이 적을지 몰라도, 심혈관질환의 위험 요인에는 긍정적인 영향을 미친다.[31] 고혈압과 관상동맥질환과 심부전이 스트렝스 훈련과 어떤 관계를 갖는가에 관한 연구는 굉장히 많으며, 모두 긍정적인 효과를 내는 것으로 확인됐다.

고혈압: 이미 진행된 고혈압을 치료할 능력이 있는 운동은 내가 알기로 없다. 허나 유산소 훈련과 스트렝스 훈련 모두 고혈압에 긍정적인 영향을 미치는 것으로 보인다. 스트렝스 훈련이 혈압에 어떠한 영향을 미치는가에 관한 초기 연구는 결과가 뒤죽박죽인데,[32] 저마다 연구 설계를 다르게 했던 것이 이러한 결과의 가장 큰 원인이었다. 질적 수준이 상당히 높아진 이 분야의 최신 연구 결과에 따르면, 저항 훈련은 혈압에 긍정적인 영향을 미친다.[33] 남자 고혈압 환자를 대상으로 한 연구에서는 스트렝스와 총 사망위험 간에 반비례 관계가 있다는 결과를 내놓았다.[34] 기존의 통념과 달리, 스트렝스 훈련이 고혈압을 유발한다는 또렷한 근거는 없다. 오히려 그 반대인 것이다.[35]

이상지질혈증: 연구마다 상반된 결과를 내놓고는 있지만, 저항 훈련은 혈청 지질 농도를 비롯한 심혈관질환의 수많은 위험요인을 개선한다.[36] 최근의 한 연구에서는,[37] 기존 연구가 한정적이기 때문에 위험 감소 정도를 정확히 파악할 수는 없지만, 그럼에도 저항 훈련이 심혈관질환의 위험 요인에 여러 가지 긍정적 효과를 낸다는 결론을 내렸다. 콜레스테롤 수치가 200 mg/dL 미만인 사람들을 모집단 삼아 연구를 시작해 놓고 저항 훈련이 혈청 지질과 콜레스테롤에 영향을 미친다는 근거가 모호하다는 결론을 내리는 것이 기존 연구의 방식이었다. 콜레스테롤을 합리적인 선에서 잘 조절하고 있는 사람들이 운동을 해 봐야 더 나아지기는 어려운데, 대부분의 연구에서는 그 와중에 조악한 프로그램의 저용량 저항 운동을 변수로 두기까지 했던 것이다. 참고로 위에서 언급한 연구에서는 스트렝스 훈련이 심혈관 질환의 위험을 낮추는 주요 기전으로 인슐린 민감성 향상, 전신 염증 감소, 내장 지방 감량, 혈압 조절을 들었다.

심부전: 심부전 환자에 대한 스트렝스 훈련의 적용은 이제야 새로이 관심을 받게 된 연구 영역이다. **심부전**heart failure은 반복적인 (허혈성) 심장마비나 장기간의 고혈압 방치 등으로 인해 심장에 손상이 누적되어 발생하는 만성적 상태를 가리킨다. 이때 심근(심장 근육)은 시간이 지날수록 말단의 혈액 요구량을 충족시키기 어려워진다. 처참히 낮은 5년 생존율을 보이는 이 비극적인 질병은, 이제 선진국에서 창궐하는 괴물이 되어 보건의료분야의 자원을 나락으로 떨어뜨리고 있다. 이러한 심부전 환자들이 스트렝스 훈련을 하는 것이 안전하다는 사실은 이제 분명해지고 있으며, 운동 내성과 기능성과 삶의 질을 개선시킨다는 사실 또한 분명해졌다.[38] 한 연구에서는[39] 가벼운 활동이나 휴식을 중간중간 배치한 고강도 스트렝스 훈련이 지구력 기반의 유산소 운동보다 심부전 환자들에게 더 적합하다는 결론을 내리기도 했다.

관상동맥질환: 관상동맥질환coronary artery disease은 심근을 먹여살리는 동맥에 지방질 경화반plaque이 축적되는 것이 특징이며, 비슷한 경화반이 뇌동맥에 쌓이는 것을 **뇌혈관질환**cerebrovascular disease이라고 한다. 이러한 경화반의 파열은 혈관을 막는 혈전 형성을 초래해 심장마비나 뇌졸중을 유발한다. 운동을 포함하여, 이미 생겨난 혈관의 경화반을 확실히 없애 뇌졸중과 심장마비의 위험을 줄이는 비침습적 치료법은 내가 알기로는 없다. 하지만 스트렝스 훈련은 관상동맥질환을 비롯한 심혈관질환 환자에게 일반적으로 안전하다고 알려져 있으며,[40] 따라서 이러한 환자들의 운동 처방뿐만 아니라 심장마비와 뇌졸중 재활 과정에도 중요한 요소로 자리매김하고 있다.

지금까지 나온 연구결과를 종합해 보면, 심폐기능의 최적화라는 측면에서는 지구력 훈련이 아마도 스트렝스 훈련보다 나은 것 같다. 이조차도 최근에는 논란의 소용돌이에 휘말리고 있긴 하지만, 일단 지금은 맞다고 치자. 우리의 관심사가 심혈관 건강에 국한된다면 지구력 훈련을 하는 게 옳을지도 모르지만, 그게 아니잖은가. 게다가 컨디셔닝 요소를 얹은 스트렝스 프로그램이 다른 어떤 훈련 방식보다 뛰어난 심혈관 건강 개선 효과를 보인다는 연구도 있다. 제3부에서 살펴보겠지만 컨디셔닝으로 LSD 훈련을 하라는 소리는 절대 아니다.

병든 노화 표현형이 앗아가는 것들: 근육과 뼈가 전부일까?

나는 1995년부터 2013년까지 뇌허혈 분야의 연구에 참여한 적이 있었다. 뇌졸중이나 심장마비와 같은 혈류 공급 중단 상황에서 뇌에 어떤 일이 생기는지를 연구했다는 뜻이다.[41] 당시 내 연구 주제는 뇌세포의 죽음과 생존을 유도하는 분자 기전이었다. 연구를 진척시키는 과정에서 내가 배울 수밖에 없던 내용 중 하나는, 세포가 어떻게 죽음을 결심하는가에 관한 것이었다.

잘못 본 게 아니다. 세포도 자살을 결정할 수 있다. **세포자멸사**apoptosis 또는 **프로그램된 세포사멸**이라 불리는 이 과정은 정교한 분자생물학적 자폭 프로그램의 결정체이다.[42] 세포자멸사는 우리 같은 고등 다세포생물에게 매우 중요하다. 세포자멸사가 없다면 배아의 발달은 재앙이나 마찬가지일 테고, 바이러스에 감염된 세포가 몸 전체를 위해 희생하도록 프로그램 되어 있지 않다면 감염은 들불처럼 번질 테지만, 그보다 중요한 것은 세포자멸사가 세포의 악성 변이와 암의 진행을 막는 일차적 방어기전이라는 점이다.[43]

세포자멸사의 세부적인 내용을 하나하나 뜯어보자면 끔찍할 정도로 복잡하지만, 전체적인 윤곽은 그리 어렵지 않게 그릴 수 있다. 세포자멸사의 신호는 크게 내인성 세포자멸사intrinsic apoptosis와 외인성 세포자멸사extrinsic apoptosis의 두 가지 경로로 나뉜다. 외인성 세포자멸사에서는 다른 세포나 조직이 죽으라는 신호를 보내면 이를 받은 목표 세포가 죽는다. 내인성 세포자멸사에서는 특정 스트레스 요인에 반응한 세포 안의 미토콘드리아가 세포질 안에 특수한 단백질을 흩뿌린다. 질질 새는 원자로나 마찬가지인데, 무시무시하지 않은가. 이렇게 빠져나온 단백질은 세포를 바로 죽이지 않는 대신, 세포의 자살을 유도하는 복잡한 과정을 촉진한다. 두 가지 경로의 세포자멸사 모두 종결 단계에서는 세포소기관과 DNA를 잘라내는 효소가 개입된다. 세포를 질서정연하게 쪼개고 깔끔하게 정리하는 것이 이러한 효소의 역할이다.

세포자멸사 과정이 어느 정도 진행되면 세포는 더 이상 회복할 수 없는 상태가 된다. 말 그대로 죽는다. 핵과 미토콘드리아를 비롯한 세포소기관이 쪼그라들기 시작하면 세포는 사실상 죽은 것과 다름없다. 사람으로 따지면 뇌나 다름없는 DNA가 잘려나가는 순간 모든 것이 끝난다. 하지만 세포자멸사는 수동적인 과정이 아니라 신호에 따라 촉발되어 활성화되고 실행되는 분자 단위의 프로그램이므로, 조절이 가능하다. 그런 관점에서 보면 세포자멸사에서도 억제와 반전이 일어날 수 있는데, 이를 유도하는 가장 효과적인 방법이 바로 성장인자 신호전달체계이다.[44]

성장인자growth factor에는 여러 가지가 있는데, 인간 성장호르몬(HGH), 인슐린, 인슐린 유사 성장인자(IGF), 내피세포 유래 성장인자(EDGF), 신경세포 성장인자(NGF)가 대표적이다. 이름에서 알 수 있듯, 이들은 세포에 성장과 증식의 신호를 내린다. 하지만 성장인자가 성장만 촉진하지는 않는다. 세포의 생존도 촉진하는 것이다.

가령 실험실에서 세포를 배양한 다음, 산소, 방사선, 독극물, 바이러스 감염, 독성 농도의 칼슘이나 자유 라디칼처럼 이 세포들을 죽일 수 있는 독성 자극을 준다고 치자. 그러면 세포는 자폭 프로그램을 즉시 가동하고 쪼그라들어 죽는다. 하지만 인슐린이나 IGF-1과 같은 성장인자를 배양액에 넣으면 세포의 자살을 늦추거나 억제할 수 있다. 뇌졸중을 비롯한 파괴적인 질병에 대한 성장인자의 잠재적인 치유능력이 집중적으로 연구되는 것은 바로 이러한 관찰 결과 덕분이다.[45]

이게 다가 아니다. 혈청 배지로 키운 세포에서 혈청을 빼면, 다른 자극을 가하지 않아도 세포는 죽는다. 왜일까? 혈청에 있는 성장인자 때문이다. 즉, 성장인자의 신호 전달을 제거하는 것만으로도 세포자멸사가 촉발되는 것이다.[46]

(이렇게 말하면 논란이 될 테지만) 세포의 기본 설정

은 사는 것이 아니라 죽는 것이라는 관점이 이러한 현상을 바라보는 시각 중 하나이다. 성장인자 자극을 제거하면 세포는 자멸한다. 준비된 죽음의 절차가 그저 활성화되기만을 기다리고 있는 것이다. 이러한 관점은 물론 목적론적으로나 진화론적으로나 발달론적으로나 철학적으로나 어마어마한 의미를 내포하고 있지만, 이 책의 범주를 넘어서는 내용이니 넘어가도록 하자.

분자적 관점에서 본 세포자멸사와 노화

세포자멸사는 노화라는 생명 현상의 열쇠를 쥐고 있는 것으로 보인다. 우리 삶의 후반을 매의 눈으로 노리고 있는 신경계 퇴행과 근위축과 근감소증과 골감소증 같은 질병에서, 세포자멸사와 자가포식autophagy을 비롯한 세포의 자멸 프로그램이 얼마나 중요한 기전으로 작용하는가에 관한 근거는 지금 이 순간에도 넘쳐나고 있다. 성장인자와 같은 세포자멸사 억제 전략을 쓰면 우리 몸의 조직 손실이 늦춰지는가에 관한 관심이 늘어나는 것도 당연하다.[47]

근위축(근육 부피 손실)과 근감소증(근육 세포 손실)을 예로 들어보자. 노인에서 흔히 나타나는 근손실은 노쇠, 질병, 독립성 상실, 부상, 사망률을 예측하는 지표이다.[48] 물리적 실체로 이루어진 세상에서 우리의 움직임과 기능을 도맡는 것이 근육이라는 점을 감안하면 당연한 얘기다. 이게 끝이 아니다. 건강한 근육은 인슐린 신호에 빠릿하게 반응하여 탄수화물과 지방을 태워 없애는 생물학적 소각로 노릇을 톡톡히 할 뿐만 아니라, 무게로 따지면 우리 몸에서 가장 큰 '내분비기관'이기도 하다.

노화 과정에서의 근손실과 근위축은, 그러므로 그저 약해지고 마르는 정도의 문제가 아니다. 근육 조직의 손실은 최악의 재앙이다. 근위축과 근감소증 때문에 생기는 보건의료 지출도 천문학적이지만, 추락하는 삶의 질과 끝없는 고통은 계산조차 할 수 없는 것이다.[49]

세포자멸사와 자가포식을 비롯한 근세포의 세포자살 기전은 늙어가는 사람들과 정적으로 사는 이들에게서 보이는 근위축과 근감소증의 주된 원인이다.[50] 늙어가는 쥐의 위축된 골격근을 가지고 한 실험에서는 단백분해효소와 같은 세포자멸사 단백질이 어마어마하게 발견되었으며, 조각난 DNA처럼 세포자멸사 과정에서 볼 수 있는 변화 또한 근섬유에서 확인되었다. 제한적이기는 하지만, 사람을 대상으로 한 연구에서도 근육 조직의 손실에 세포자멸사가 관여하는 것으로 나타났다.[51] 가령 노인 실험군의 근육에서는 세포자멸 과정에 빠진 세포핵이 대조군에서보다 많았다.[52] 규칙적인 스트렝스 훈련을 하지 않는 성인의 경우, 마흔 살이 지나면 근육량이 매년 최대 0.5kg까지 빠질 수 있다.[53] 대부분은 II형 근심유의 손실이다. 여든 살이 되면 훈련을 하지 않은 노인의 II형 근섬유는 최대 50%까지 사라진다.[54] II형 근섬유가 크고 강하고 출력이 좋다는 점을 감안하면 특히나 뼈저린 재앙이 아닐 수 없다.

노화에 따른 근육 조직의 손실은 성장인자와 함께 동화작용을 일으키는 성호르몬의 감소로 이어진다. IGF-1을 예로 들자면, 이 호르몬의 혈중 농도는 나이가 들수록 낮아지는데, 이러한 농도 저하는 근육의 힘과 부피 감소와 연관되어 있다. 역으로, IGF-1 같은 성장인자는 골격근의 **비후**hypertrophy를 유도한다.[55]

이러한 관찰은 노인의 성장인자 투여에 관한 연구를 폭발적으로 늘리는 계기가 되었다.[56] 연구 결과 제지방량 증가, 체지방량 감소, 혈중 지질성분 개선, 스트렝스 증가 같은 효과가 관찰되었지만, 인슐린 저항성, 당뇨, (남자의) 여성형 유방, 관절통, 부종 같은 부작용도 관찰되었다.[57] 사실 이게 핵심이다. 노화를 늦추려고 호르몬제에 손을 댈 수도 있겠지만, 가능하다면 우리 몸 안에서 나오는 호르몬을 우리 스스로 만드는 것이 훨씬 좋은 방법이다. 그래야 생리적으로 조절되는 건강한 반응을 만들어낼 수 있다.

스트렝스 훈련과 올바른 식습관을 병행하는 것은 성장과 회복과 생존을 향하는 생리적 환경인 **동화 상태**anabolic state에 있다는 신호를 몸에 전달하는 것과 같다. 동화 환경을 통해 분비된 성장인자가 노화의 핵심 요소인 세포자멸사와 근위축을 억제하는 것이다.

세포자멸사, 위축, 노화: 임상적 근거를 찾아서

저항 훈련과 근위축: 사람을 대상으로 한 임상 연구에서는 스트렝스 훈련이 노화로 인한 골격근의 위축과 기능저하를 예방하거나 반전시킨다는 근거가 산처럼 쌓여있다.[58] 노화로 인한 고출력 II형 근섬유의 비대칭적 소실은 대개 진짜 근손실이 아니라 근육의 위축으로 인해 나타나는 현상인데, 너무 늦지만 않았다면 상당한 수준으로 회복할 수 있다.[59] 스트렝스 훈련은 근육의 부피와 함께 기능도 회복시키기 때문에, 가동성과 순발력과 스트렝스뿐만 아니라 내분비 기능도 함께 향상시킨다. 근육이 우리의 행동에 직접적인 영향을 받는 내분비기관이라는 사실을 잊으면 안 된다.

골감소증과 골다공증: 스트렝스 훈련은 근육에만 영향을 미치는 것이 아니라, 뼈 조직에도 강력한 신호를 보낸다. 점진적 운동 프로그램에서 증가하는 저항에 적응하는 근육과 마찬가지로, 골격 구성요소에 실리는 스트레스가 증가하면 뼈도 재구성되어야 한다. 충분한 강도의 저항 운동은 근육이 붙어 있는 지점을 비롯해 기계적인 스트레스가 실리는 부위의 골밀도 증가를 자극한다. 가령 바벨 컬을 하면서 점진적으로 중량을 늘려 나가면, 이두근이 부착된 부위의 골밀도가 향상된다. 엄청난 선물 같겠지만, 진짜 선물은 구조적 운동structural exercise 안에 있다.

구조적 운동: 척추에 축 방향으로 상당한 (압축성) 스트레스를 주는 운동으로, 이때 스트레스는 척추를 타고 골반과 고관절에도 실린다. 적절한 부하가 정기적으로 축골격(몸통뼈대)axial skeleton와 고관절에 주어지지 않으면 골밀도가 줄어들고(골감소증) 뼈의 구조가 어그러져(골다공증) 결국은 병적 골절로 치닫는다. 척추뼈가 부러지고, 등이 뒤틀어지고, 만성적인 통증에 시달리고, (사망선고나 다를 바 없는) 고관절 골절을 겪고, 어깨가 보기 흉하게 꼬부라지는 것이 모두 그 때문이다. 스쿼트와 데드리프트와 프레스 같은 운동은 축골격과 골반과 고관절에 상당한 부하를 가하여 골밀도를 높인다. 마스터즈 선수들이 진정 원하던 효과 아니겠는가.

노쇠와의 전쟁: 스트렝스, 가동성, 균형, 기능

저항 운동이 건강에 좋다는 얘기는 할 만큼 했으니, 이제는 수행능력으로 넘어가 보자. 지금까지의 내용을 잘 따라왔다면 수행능력이 건강의 필수요소라는 점은 당연히 알아야 한다.

스트렝스 훈련이 스트렝스를 향상시키고, 나아가 '순발력'이라 불리는 파생요소도 향상시킨다는 것은 확실해 보인다. 물론 세상사가 다 그렇듯 창조적으로 헛짓거리를 하는 사람도 있게 마련이다. 심지어 기적에 가까운 우리 몸의 적응 능력을 어떻게 써먹어야 스트렝스 향상을 유도할 수 있는지 아예 하나도 모르는 채로 퍼스널 트레이너가 되는 고집불통도 있다. 어떻게 해야 제대로 할 수 있는지는 제3부에서 자세히 보고, 일단 지금은 '제대로 적용하고 제대로 수행하고 제대로 계획한 저항 훈련을 통해 엄청나게 늙은 분의 스트렝스와 순발력도 눈에 띄게 꾸준히 향상시킬 수 있다는 사실이 지난 반세기에 걸쳐 수백 건의 연구를 통해 증명되었다'[60] 정도로만 알고 넘어가자. 앞에서도 한참 설명했듯, 스트렝스 훈련은 병든 노화 표현형에 굉장히 큰 영향을 미친다.

무거운 상자를 들어 찬장에 얹으려면 스트렝스 이외의 능력도 필요하다. 필요한 가동범위에 걸쳐 움직이는 능력, 그 과정에서 몸통과 척추의 안정성을 유지하는 능력, 무거운 물건을 바닥에서 머리 위로 들고 움직이는 동안 균형을 잡는 능력이 여기 포함된다. 요컨대 가동성과 균형능력은 스트렝스나 순발력처럼 신체 기능의 필수요소이다. 나이가 들면 퇴화한다는 점도 물론 비슷하다. 스트렝스 훈련의 권능이 이러한 요소에 긍정적인 효과를 주려면 방식이 제대로 되어 있어야 한다. 보편 건강 특성이라는 관점에서만 보면 분명 훈련이 가능하다고 생각할 수 있겠지만, 그렇게 하려면 훈련 스트레스는 적응을 유도하게끔 제대로 적용되어야 한다.

(시티드 덤벨 컬 머신처럼) 겉으로는 그럴싸해 보이지만 동작 패턴이 부자연스럽고 인위적인 운동기구에 앉아 스트렝스 훈련을 하면 앞서 나열한 특성을 개선할 수 없다. 반면 프리 웨이트를 가지고 전체 가동범위에 걸쳐 (선 자세로 하는) 구조적 운동은 다르다. 가동범위에 걸쳐 움직이는 능력, 척추와 관절의 안정성을 유지하는 능력, 바벨과 사람으로 이루어진 계(系)system의 무게중심을 발 한가운데의 균형점 위에 유지하는 능력이 모두 자극받는 것이다. 이러한 훈련 스트레스는 근육과 뼈와 힘줄과 인대와 근신경계와 지각과 인지의 총체적 적응을 유도함으로써 노화하는 성인의 유연성과 가동성과 균형능력뿐만 아니라[61] 기능까지 보전하고 개선하는 역할을 한다.[62] 요컨대 스트렝스 훈련은 삶이라는 경기에 출전한 마스터즈 선수의 수행능력을 향상시키는 매우 강력한 수단인 셈이다.

노쇠

병든 노화 표현형의 끄트머리에서 우리를 기다리고 있는 현상은 삶이라는 경기장 한복판에서 한바탕 던지고 구르고 버틸 능력을 잃는 것, 바로 노쇠frailty이다. 근육이 줄고, 뼈가 바스러지고, 대사가 꼬이고, 가동성이 떨어지고, 균형능력이 없어지고, 심혈관계가 망가지면 쉽게 다치거나 병들 뿐 아니라 여기서 헤어나기도 어려워진다. 일단 노쇠가 찾아온 다음에는 길을 가다 넘어지거나 독감에 걸리거나 '사소한' 폐렴에 걸리는 것조차 사형선고가 될 수 있다. 토실한 필 같은 경우가 그렇다. 이 친구가 겪은 심장마비는 분명 나쁜 것이었지만, 생리적 여력이 있었다면 싸워 이겨낼 수 있었을 것이다. 하지만 그에게 그런 여력 따위는 없었다.

훈련을 통해 강해진 근육과 인대는 삐거나 끊어질 가능성이 상대적으로 낮다. 잘 설계된 구조적 운동을 통해 단단하고 치밀해진 뼈는 덜 부러지고 덜 주저앉는다. 육신이 훈련을 통해 더 나아질 수 있다는 사실을 바벨 밑에서 깨달으며 강해진 정신력은 우울과 절망의 늪에서 우리를 구원한다. 리피토의 입버릇처럼, 강한 사람은 죽이기 어렵다.

현명한 선수는 훈련을 통해 부상에 대한 저항력을 키운다. 마스터즈 선수라고 다르겠는가. 스트렝스 훈련은 노쇠와 맞서는 가장 강력한 무기인 것이다.

사람도 세포처럼 자멸하는가: 심리 · 사회 · 영적 차원에서

세포자멸사가 노화에 따른 위축에서 어떠한 역할을 하는지 앞에서 살펴보았다. 분자생물학적 자폭 프로그램은 현미경적 · 생화학적 수준의 버튼이 눌려 실행되지만, 성장인자 자극이 있다면 조절도 중단도 얼마든지 가능하다. 이러한 노화와 위축의 청사진에 스트렝스 훈련을 어떻게 끼워맞추는가에 관해서도 앞서 살펴보았다.

분자 수준에서는 그렇다. 하지만 개인적으로는 더 또렷하게 보려면 시야가 넓어져야 한다고 믿는다. 그런 관점에서 나는, 자멸사가 세포나 분자 수준에서만 일어난다고 보지 않는다. 인간 수준에서도 비슷한 자폭 과정이 일어난다. 세포의 자멸사와 마찬가지로 이 과정 또한 노화 때문에 촉진되고 성장과 생존의 자극이 사라져서 악화된다.

이 현상을 인간자멸사human apoptosis라고 하겠다.

노화는 스트렝스, 유연성, 생리적 적응력의 상실을 특징으로 한다. 그로 인해 성장과 회복이 더뎌지고, 호르몬 반응이 둔화되고, 근육과 신경과 힘줄과 인대와 뼈가 약해진다. 이러한 물리적 위축과 맞물려 비참한 심리사회적 위축이 시작된다. 나이가 드니 몸이 약해진다고 생각하면서 기대치도 낮추고 노력도 줄이는 사람이 너무나도 많다. 그러다보니 점차 진짜로 약해진다. 제 손으로 DNA를 잘라내는 세포와 똑같지 않은가. 퇴행과 죽음에 굴복한 정신에 남는 것은 고통뿐이다.

나는 인간자멸사에도 세포자멸사처럼 내인성 경

로와 외인성 경로가 있다고 본다. 수명이 길어져도 여전히 건강하고 활동적으로 살 수 있다는 인식이 조금씩 늘어남에 따라 지난 수십 년 동안 외인성 '사망 신호'가 줄어들었다는 사실은 다행스럽다. 하지만 문화적 고정관념과 TV와 가족과 의사와 온갖 '전문가' 나부랭이는 여전히 노인들에게 쉬엄쉬엄 사시라고, 고기는 조금만 드시라고, 나잇값 좀 하시라고 떠들어 댄다.

하지만 더 나쁜 건 '난 뚱뚱해. 약해빠졌어. 쓸모도 없지. 관절도 아파. 그치만 늙어서 할 수 있는 게 없어. 과자나 먹을까?' 같은 내인성 신호이다.

병든 노화 표현형은 약해진 몸, 비만, 활동 부족, 발기부전, 줄어든 희망과 늘어난 절망, 값비싼 의약품, 학습된 무기력, 질병, 고통으로 얼룩진 생지옥이고, 나는 인간자멸사의 내인성 신호가 여기에 매우 큰 비중을 차지한다고 본다. 고작 예순, 아니 어쩌면 쉰에 다 끝나버리는 것이다. 보행기 없이는 한 발짝도 내딛지 못하고, 때로는 자리에서 일어나지도 못한 채, 썩어 문드러져 가는 자신의 모습을 보지 않고 술과 담배와 TV와 주전부리로 스스로를 위안하며 피부 감염과 고관절 골절과 혈전으로 죽기만을 기다리는 삶.

나는 이러한 광경을 매일같이 본다. 늙었으니 당연하다는 의사도 물론 있지만, 내가 보기에 그런 소리는 눈과 마음과 정신을 더럽히는 충격에서 벗어나려는 형편없는 농담에 불과하다. 이 몸서리쳐지는 노화의 자화상에 필요한 것은 연민과 교정이다.

스트렝스 훈련은 거시적인 관점에서의 성장인자로, 인간자멸사의 외인성 경로를 차단함으로써 이 참상을 모조리 극복하게 한다. 체육관에서 스트렝스 훈련을 하는 80대 노인들은 우리가 어떻게 늙을 수 있는지, 어떻게 늙어야 하는지 알려주는 살아있는 예시이다. 이런 모습을 보고 있노라면 어르신이 약하다는 고정관념은 산산이 부서진다. 하지만 더 중요한 것은 훈련이 인간자멸사의 내인성 경로를 차단한다는 사실이다. 즉, 속으로 "나는 강해지고 있어. 살아있다고. 끝장나려면 멀었다"고 되뇌며 자신의 뇌에 생존 신호를 보내는 것이다.

내가 세포 수준의 현상을 인간 개체 수준으로 끌어와서 희망적으로 얘기한다고 생각할 수도 있다. 하지만 이것은 간절한 바람이 아니라, 거듭된 연구를 통해 입증된 의학적 사실이다. 내가 내인성 인간자멸사라고 일컬은 현상의 맥락에서만 봐도, 스트렝스 훈련을 통해 우울감을 이겨내고, 삶의 질과 외모를 개선하고, 독립적인 삶을 유지하고, 인지능력 저하를 늦추거나 반전시킬 수 있다는 연구결과가 무수히 많다.[63]

병든 노화 표현형을 이겨내다: 맞춤형 무기, 스트렝스 훈련

지금까지 다룬 내용을 표 5-2에 정리해 두었다. 노화하는 성인을 대상으로 한 보편 운동 처방이라는 관점(표의 제1군), 마스터즈 선수의 수행능력 향상에 필요한 훈련 프로그램이라는 관점(제2군), 병든 노화 표현형의 각 요소에 대한 특이성이라는 관점(제3군)에서 무엇이 가장 잘 맞아떨어지는지 평가해 보면, 스트렝스 훈련이 노화 과정에서의 건강과 수행능력에 필수불가결하다는 사실을 깨달을 수 있을 것이다. 스트렝스 훈련과 비등한 단일 접근법 따위는 없다. 가령 유산소 LSD 운동은 제한된 가동범위에 걸친 반복동작으로 이루어져 있어 스트렝스와 순발력을 개선시키지 못할 뿐만 아니라 에너지 시스템을 전체적으로 활용하지도 못하므로, 건강 특성을 고르게 발달시킬 수 없다. 제3부에서 자세히 알아볼 HIIT의 경우, 어떤 동작 패턴을 쓰는가에 따라 좀 더 나을 수 있지만 그럼에도 모자라다는 사실은 달라지지 않는다.

우리 운동 처방의 핵심에 스트렝스 훈련을 두는 것은, 그만큼 포괄적인 훈련 방식이 없기 때문이다. 하지만 스트렝스 훈련만으로는 부족하다. 특히나 심혈관계의 건강에 대한 통념과 비판적 견해를 받아들인다면 더더욱. (표 5-2에 관련 평가내용을 정리해 두었다. 결과가 뒤섞인 연구에서는 스트렝스보다 LSD 유산소 운동에 의도적으로 가중치를 두었다.)

하지만 스트렝스 훈련에 컨디셔닝 요소를 얹음으로써 마스터즈 선수를 위한 포괄적이고도 강력한 훈

제1군: 운동 처방의 특성	스트렝스	LSD 유산소	HIIT	스트렝스 + LSD	스트렝스 + HIIT
안전성	✓✓✓	✓✓✓	✓✓✓	✓✓✓	✓✓✓
용량	✓✓✓	✓	✓✓	✓✓✓	✓✓✓
포괄성	✓✓	×	×	✓✓✓	✓✓✓
특수성(스트렝스·순발력)	✓✓✓	×	×	✓✓	✓✓✓
단순성·시간효율성	✓✓✓	×	✓✓✓	×	✓✓✓

제2군: 수행능력 특성	스트렝스	LSD 유산소	HIIT	스트렝스 + LSD	스트렝스 + HIIT
지구력	✓	✓✓✓	✓✓	✓✓✓	✓✓✓
가동성과 균형	✓✓✓	×	✓	✓✓✓	✓✓✓
스트렝스	✓✓✓	×	×	✓✓✓	✓✓✓
순발력	✓✓✓	×	✓	✓✓✓	✓✓✓
체성분	✓✓	✓✓	✓✓	✓✓✓	✓✓✓

제3군: 병든 노화 표현형	스트렝스	LSD 유산소	HIIT	스트렝스 + LSD	스트렝스 + HIIT
낮은 신체활동과 높은 에너지 균형	✓✓✓	✓✓✓	✓✓✓	✓✓✓	✓✓✓
비만과 내장지방	✓✓	✓✓✓	✓✓✓	✓✓✓	✓✓✓
인슐린 저항성	✓✓	✓✓✓	✓✓✓	✓✓✓	✓✓✓
심혈관질환	✓	✓✓✓	✓✓✓	✓✓✓	✓✓✓
근감소증	✓✓✓	×	✓	✓✓	✓✓✓
골감소증	✓✓✓	✓	×	✓✓	✓✓✓
약화와 노쇠	✓✓✓	×	✓	✓✓✓	✓✓✓

총평: 운동 처방으로서의 적합성	스트렝스	LSD 유산소	HIIT	스트렝스 + LSD	스트렝스 + HIIT
마스터즈 선수에게 완전하고 효율적이고 효과적인 운동 처방인가?	예	아니오	아니오	아니오	예

표 5-2. 여러 운동 방식의 마스터즈 선수를 위한 운동 처방과 훈련 프로그램으로서의 적합성을 요약해 두었다. 앞에서도 이야기했듯 나름의 문헌 검토와 나름의 선행 연구 파악과 개인적 경험과 선수, 코치, 빠르게 늙어가는 사람으로서의 편견을 담아 점수를 매겼다. 독자분들도 여기에 나열된 항목에 대해 자료를 조사해 보고 자신만의 결론을 내 보기 바란다.

련 처방을 만들 수 있다. 여기서 LSD와 HIIT 중 어떤 컨디셔닝 요소를 얻을 것인가가 문제가 될 수 있다. 취향에 따라 선택이 갈릴 수 있다. 크로스컨트리 스키나 자전거나 달리기 같은 형태의 LSD 훈련을 즐기는 사람이라면 선택이 어렵지 않을 테다. 일반적으로 스포츠 활동이나 격한 육체노동을 통해 컨디셔닝 자극을 얻을 수 있기 때문이다(제26장 참조). 훈련을 빼면 활동량이 적은 사람, 신체적 내구성을 극대화하려는 사람에게는 스트렝스 훈련과 HIIT의 조합이 가장 포괄적이고 효율적이다.

이 꼭지를 마무리하기에 앞서 하나만 더 짚고 넘어가자. (읽어준 당신에게 고마울 정도로) 길고 어려운 이 장의 서두에서 나는, 의생명계열의 연구에 방법론적 문제가 많다고 이야기했다. 특히 운동을 건강이나 질병과 엮을 때는 운동요법의 **투여량**이 매번 문제가 되었다. 수많은 연구에서는 '저용량' 저항 훈련과 (부하 스트레스를 최적으로 제공하여 장기간의 적응을 유도하는 구조적 운동이라고 볼 수 없는) 부적절한 운동을 썼을 뿐만 아니라, 10주 이상 관찰한 연구를 찾아보기 힘들 정도로 훈련 기간마저 짧게 잡았다. 훈련 초기 단계에서는 근신경계의 적응과 근섬유 동원이 스트렝스의 향상을 이끌어내며, 근육량은 그보다 한참의 시간이 지나서 여기에 관여하므로, 결국 환자의 근육량이 제대로 늘어나기도 전에 연구가 끝난 셈이다.[64]

즉, 대부분의 연구는 운동요법으로서의 스트렝스 훈련이 어떠한 용량과 투여법과 프로그램과 기간으로 들어가야 하는지 제대로 알아보지도 않은 채 누명을 뒤집어씌운 것이다.

이따위로 설계되었는데도 저항 훈련이 병든 노화 표현형에 근본적으로 유익한 효과를 가져온다는 결과를 낸 연구가 엄청나게 많다. 제대로 처방하고 제대로 투여한다면 그 효과가 어마어마하지 않겠나.

근육으로 만든 연금보험

6, 70대에 접어들면 풀코스 마라톤이나 하프코스 마라톤을 뛸 능력이 필요하지는 않을 수 있다. 그러나 근육과 뼈와 스트렝스와 순발력과 가동성과 균형능력과 지구력은 그 순간에도 어느 정도 필요하다. 그 나이에 그게 남아있을까? 인생이 황혼을 맞이했을 때도 우리는 여전히 강하고 잘 낫고 유연하고 건강하고 기능적이고 쓸모 있을까?

내 생각에 이 책을 여기까지 읽은 분은 아마도 성숙하고 지적일 테고, 교육 수준도 괜찮을 테고, 사회경제적 수준도 중간 이상일 테고, '덕후' 소리를 듣고 사는 일도 가끔 있었을 것 같다. 당신이 속한 인구집단의 특성상, 당신도 아마 다른 사람들처럼 연금보험을 하나쯤은 가지고 있을지 모른다. 은퇴하고 나면 돈이 얼마나 필요할까? 그만큼의 돈을 모아놓고 있나? 수익률은 어떤가? 분산투자인가?

이런 말을 하는 까닭은 우리의 몸이 국민연금이나 사제 연금보험만큼이나 은퇴 이후의 삶에 큰 비중을 차지하기 때문이다. 만신창이인 몸으로는 연금은 고사하고 정년까지 버티기조차 힘겨울 수 있다. 은퇴 계획은 돈만으로 이루어지지 않는다. 근육, 뼈, 힘줄, 순발력, 스트렝스, 가동성, 기능도 고려해야 한다.

이제는 정기적이고 합리적으로 생물학적 연금보험을 부어야 한다. 정년이 오기 전에. 노화로 인한 근골격 조직의 거침없는 퇴화와 이에 수반되는 고통을 멈출 수 있는 녀석은 스트렝스 중심의 저항 훈련뿐이다. 다른 운동 방식으로는 씨알도 안 먹힐 일이다.

스트렝스 훈련은 병든 노화 표현형의 예방과 치료에 쓸 수 있는 강력한 요법이다. 스트렝스 훈련은 **안전하고, 치료 범위가 넓고, 다양한 용량**으로 쓸 수 있으며, 보편 건강 특성과 에너지 시스템을 모조리 가동하는 **포괄성**을 갖추고 있으며, 앞에서도 보았듯 병든 노화 표현형의 구성요소 각각에 맞설 수 있는 **특이성**과 **효과**를 지니고 있다. AHA(미 심장학회),[65] ACSM(미 스포츠의학회),[66] ADA(미 당뇨학회)[67]의 운동 프로그램 권고안에 스트렝스 훈련이 들어가 있는 것은, 그래서 결코 놀랄 일이 아니다.

이제 필요한 것은 처방뿐이다. 스트렝스 훈련이라는 요법의 투여법과 용량과 프로그램을 제대로 잡으려면 어떻게 해야 할까? **단순성**simplicity과 **효율성**efficiency이라는 마지막 기준은 여기에서 튀어나왔다. 이 마지막 기준은 치료의 관점에서나 훈련의 관점에서나 매우 중요하다. 훈련 프로그램은 선수의 보편 건강 특성(과 그 기능)을 향상시켜 경기와 연습에 대비할 수 있게 해야 하지만, 동시에 소중한 연습 시간을 너무 많이 잡아먹거나 선수를 다치게 하지는 않아야 한다. 마스터즈 선수의 운동 처방도 마찬가지다. 삶이라는 경기를 안전하고 효율적으로 대비할 수 있게 해야 한다. 훈련하려고 사는 게 아니라, 살려고 훈련하는 것 아니겠는가.

그렇다면 똑똑한 선수들은 왜 하나같이 바벨 훈련을 할 수 있는 체육관에 갈까? 다음 장에서 알아보자.

Notes

1. Everett, *Olympic Weightlifting for Sports*; Newton and Kraemer, "Developing Explosive Muscular Power," 20-31; Haff, Whitley, and Potteiger, "Explosive Exercise and Sports Performance," 13.
2. Radecki, "Pharmaceutical Sponsorship Bias," 435-8, Mendelson et al., "Conflicts of Interest in Cardiovascular," 577; Stamatakis et al., "Undue Industry Influences," 469.
3. Prasad et al., "A Decade of Reversal," 790-798; Altman, "Poor-quality Medical Research," 2765-2767; Cohn, "Medical Research: Good, Bad and the Underpowered," 15-16.
4. Kilgore, "Paradigm lost"; Sullivan, "Year in Strength Science 2011"; Sullivan, "Year in Strength Science 2012"; Sullivan, "Year in Strength Science 2013."
5. Tibana RA, Navalta J, Bottaro M, et al., "Eight Weeks of Resistance Training," 11-19.
6. Williams et al., "Resistance Exercise in Individuals," 572-584.
7. Rana et al., "Cardiovascular Metabolic Syndrome," 218-232.
8. Schaffler et al., "Adipose Tissue as an Inflammatory Organ," 449-467; Berg and Scherer, "Adipose Tissue, Inflammation, and Cardiovascular Disease," 939-949; Fontana et al., "Visceral Fat Adipokine Secretion," 1010-1013; Iacobellis and Barbaro, "Double Role of Epicardial Adipose," 442-445; Beavers et al., "Role of Metabolic Syndrome," 617-623.
9. Greiwe et al., "Resistance Exercise Decreases TNF-alpha," 475-482; Olson et al., "Changes in Inflammatory Viomarkers," 996-1003; Schmitz et al., "Strength Training for Obesity Prevention," 326-333; Hunter et al., "Resistance Training and Intra-abdominal Adipose," 1023-8; Ross et al., "Influence of Diet and Exercise," 2445-55.
10. Bruunsgaard et al., "Muscle Strength After Resistance Training," 237-241; Campbell et al., "Increased Energy Requirements," 167-175; Strasser, Arvandi, and Siebert, "Resistance Training, Visceral Obesity," 578-591.
11. Hurley and Roth, "Strength Training in the Elderly," 249-268; Stensvold et al., "Strength Training vs Aerobic Interval Training," 804-810.
12. Sundell, "Resistance Training is an Effective Tool."
13. Lehnen et al., "Changes in the GLUT 4 Expression," 10.
14. Kennedy et al., "Exercise Induces GLUT4 Translocation," 1192-1197; Rose and Richter, "Skeletal Muscle Glucose Uptake."
15. Ren et al., "Exercise Induces Rapid Increases in GLUT4," 14396-14401.
16. Hansen et al., "Increased GLUT-4 Translocation," 1218-1222; Christ-Roberts et al., "Exercise Training Increases Glycogen," 1233-1242.
17. Hutchinson, Summers, and Bengtsson, "Regulation of AMP-activated Protein Kinase," 291-310.
18. Youngren "Exercise and the Regulation of Blood Glucose."
19. Perseghin et al., "Increased Glucose Transport-phosphorylation," 1357-1362.
20. Erikkson, Taimela, and Koivisto, "Exercise and the Metabolic Syndrome," 125-135; Reed et al., "Effects of Highand Low-volume Resistance Exercise," 251-260; Croymans et al., "Resistance Training Improves Indices," 1245-1253; Malin et al., "Effect of Adiposity on Insulin Action," 2933-2941; Durak et al., "Randomized Crossover Study of Resistance Training," 1039-1043; Hansen et al., "Insulin Sensitivity after Maximal and Endurance Resistance Training," 327-334; Leenders et al., "Elderly Men and Women Benefit," 769-779; Conceicao et al., "Sixteen Weeks of Resistance Training," 1221-1228; Castaneda et al., "Randomized Controlled Trial of Resistance Exercise," 2335-41.
21. Marcus et al., "Comparison of Combined Aerobic," 1345-54.
22. Irvine and Taylor, "Progressive Resistance Exercise Improves," 237-246.
23. Soukup and Kovaleski, "Effects of Resistance Training," 307-312; Tzankoff and Norris, "Effect of Muscle Mass Decrease," 1001-1006; Erikkson, Taimela, and Koivisto, "Exercise and the Metabolic Syndrome," 125-153; American College of Sports Medicine, "Recommended Quantity and Quality of Exercise," 265-274.
24. Jurca et al., "Association of Muscular Strength with Metabolic Syndrome," 1849-1855; Wijndaele et al., "Muscular Strength, Aerobic Fitness," 233-240.
25. Strasser, Siebert, and Schobersberger, "Resistance Training in the Treatment of Metabolic Syndrome," 397-415.
26. Grontved et al., "Prospective Study of Weight Training," 1306-1312.
27. Castaneda et al., "Randomized Controlled Trial of Resistance Exercise," 2335-2341; Dunstan et al., "Highintensity Resistance Training," 1729-1736; Eves and Plotnikoff, "Resistance Training and Type 2 Diabetes," 1933-1941; Sparks, Johannsen, and Church, "Nine Months of Combined Training," 1694-1702.
28. Utomi et al., "Systematic Review and Meta-analysis of Training Mode."
29. Saltin and Astrand, "Maximal Oxygen Uptake in Athletes," 353-358.
30. Saltin and Astrand, "Maximal Oxygen Uptake in Athletes," 353-358; Laursen and Jenkins , "Scientific Basis for High-intensity Interval Training," 53-73; Saltin and Astrand, "Maximal Oxygen Uptake and Heart Rate," 353-358.
31. Hurley, Hagberg, and Goldberg, "Resistive Training Reduce Coronary Risk," 150-154; Vincent and Vincent, "Resistance Training for Individuals," 207-216.
32. Hurley, Hagberg, and Goldberg, "Resistive Training Reduce Coronary Risk," 150-154; Blumenthal, Siegel, and Appelbaum,

"Failure of Exercise to Reduce Blood Pressure," 2098-2104; Habberg et al., "Effect of Weight Training on Blood Pressure," 147-151; Harris and Holly, "Physiological Response to Circuit Weight Training," 246-252.
33. Pescatello et al., "Exercise and Hypertension," 533-53; Sousa et al., "Long-term Effects of Aerobic Training"; Hefferman et al., "Resistance Exercise Reduces Arterial Pressure"; Moraes et al., "Chronic Conventional Resistance Exercise," 1122-1129; Cornellisen and Fagard RH, "Effect of Resistance Training on resting Blood Pressure," 251-259.
34. Artero et al., "Prospective Study of Muscular Strength," 1831-7.
35. Braith and Stewart, "Resistance Exercise Training," 2642-2650.
36. Vincent and Vincent, "Resistance Training for Individuals," 207-216; Vincent et al., "Homocysteine Levels Following Resistance Training," 197-203; Maeda et al., "Resistance Training Reduces Plasma Endothelin-1," S443-446; Nash et al., "Circuit Resistance Training Improves Lipid Profile," 2-9; Ho et al., "Effect of 12 weeks of Aerobic, Resistance or Combination," 704
37. Braith and Stewart, "Resistance Exercise Training," 2642-2650;
38. Chen, Zhu, and Zhang, "Combined Endurance-resistance Training."; Servantes et al., "Home-based Exercise Training," 45-57; Savage et al., "Effect of Resistance Training on Physical Disability," 1379-1386; Toth et al. Resistance training alters skeletal muscle structure," 1243-1259.
39. Smart, Dieberg, and Giallauria, "Intermittent v Continuous Exercise," 352-358.
40. Ghilarducci, Holly, and Amsterdam, "High Resistance Training in Coronary Artery Disease," 866-870.
41. White et al., "Brain Ischemia and Reperfusion," 1-33, 2000.
42. White and Sullivan, "Apoptosis," 1019-29; Renehan, Booth, and Potten CS, "What is Apoptosis," 1536-1538.
43. White and Sullivan, "Apoptosis," 1019-29.
44. Collins et al., Growth Factors as Survival Factors," 133-138.
45. Sanderson et al., "Insulin Activates PI3K-Akt," 947-58.
46. Letai, "Growth Factor Withdrawal and Apoptosis," 728-30. 2006; Russell et al., "Insulin-like Growth factor-I Prevents Apoptosis," 455-67.
47. Blackman et al., "Growth Hormone and Sex Steroid," 2282-2292.
48. Dupont-Versteegden, "Apoptosis in Muscle Atrophy," 473-81.
49. Janssen et al., "Healthcare Costs of Sarcopenia," 80-85; Fielding et al., "Sarcopenia" 249-256.
50. Marzetti and Leeuwenburgh, "Skeletal Muscle Apoptosis," 1234-8; Ferreira et al., "Evidences of Apoptosis," 601-11.
51. Sharafi and Rahimi, "Effect of Resistance Exercise," 1142-1148; Peterson, Johannsen and Ravussin. "Skeletal Muscle Mitochondria and Aging."
52. Whitman et al., "Contributions of the Ubiquitin-proteasome Pathway," 437-46.
53. Nelson et al., "High-intensity Strength Training,"1909-1914.
54. Larsson, "Histochemical Characteristics of Human Skeletal Muscle," 469-471; Nilwik et al. "Decline in Skeletal Muscle Mass," 492-8
55. Phillipou et al., "Type 1 Insulin-like Growth Factor," 208-18; Kostek et al., "Muscle Strength Response to Training," 2147-2154; Boonen et al., "Musculoskeletal Effects of IGF-1/IGF Binding Protein-3," 1593-1599.
56. Janssen et al., "Healthcare costs of Sarcopenia," 80-85; Munzer et al., "Growth Hormone and Sex Steroid," 3833-41; Liu et al., "Safety and Efficacy of Growth Hormone," 104-15.
57. Munzer et al., "Growth Hormone and Sex Steroid," 3833-41; Liu et al., "Safety and Efficacy of Growth Hormone," 104-15.
58. American College of Sports Medicine Position Stand, "Recommended Quantity and Quality of Exercise," 975-991; Banz et al., "Effects of Resistance v Aerobic Training," 434-440; Hurley and Roth, "Strength Training in the Elderly," 249-268.
59. Nilwik et al. "Decline in Skeletal Muscle Mass," 492-8.
60. Liu and Latham, "Progressive Resistance Strength Training"; Pederson et al., "Resistance Exercise for Muscular Strength," 226-237.
61. Marques et al., "Multicomponent Training with Weight-bearing Exercises," 117-29.
62. Serra-Rexach et al., "Short-term, Light- to Moderate-intensity Exercise," 594-602; Liu and Latham, "Progressive Resistance Strength Training."
63. Singh et al., "Study of Mental and Resistance Training," 873-880.
64. Brooks, Fahey, and Baldwin, *Exercise Physiology*.
65. Pollock et al., "AHA Science Advisory," 828-833.
66. Pescatello et al., "ACSM Position, Exercise and Hypertension," 533-553.
67. Sigal et al., "Physical Activity/exercise and Type 2 Diabetes," 2518-2539.

6

단순성과 효율성: 흑발의 청년에서 은발의 청춘까지

노화의 진행 과정, 병든 노화 표현형, 노인 인구집단의 생리현상에 미치는 영향, 여러 운동의 효과를 모두 감안할 때, 보편 건강 특성을 추구하는 마스터즈 선수에게는 스트렝스 훈련이 정답이다. 이제 남은 과제는 이러한 형태의 운동요법을 어떻게 조제하고 투여해야 가장 효과적이고 안전한가를 판단하는 일이다. 바벨은 노인의 스트렝스 훈련에 가장 적합한 도구로, 운동 개수와 복잡성과 시간을 최소화하면서도 근육 동원과 가동범위를 극대화하여 훈련의 치료 범위를 넓힐 뿐 아니라, 균형능력을 향상시키고 축골격에 부하를 주는 등 광범위한 건강 특성을 훈련시켜 준다.

단순성과 효율성

앞에서 우리는 노화하는 성인을 대상으로 한 운동 처방이 마스터즈 선수의 훈련 프로그램 형태를 하고 있어야 기준에 부합한다는 사실을 확인했다. 스트렝스를 목적으로 한 저항 훈련은 안전하고, 넓은 범위에 걸쳐 투여할 수 있고, 신체적 수행능력의 특성을 고루 망라하고, 세 가지 에너지 시스템을 모두 활용한다. 스트렝스와 컨디셔닝 프로그램이 병든 노화 표현형에 특이적으로 작용해 인슐린 저항성, 심혈관질환, 근감소증, 골감소증, 가동성 저하와 기능저하, 노쇠, 우울, 나아가 인간자멸사와 맞서 싸울 수 있게 한다는 것 또한 앞에서 확인한 바 있다.

오랫동안 스트렝스 훈련은 건장한 청년들의 전유물로 간주되었다. 그러나 우리는 이 녀석이 노화를 막는 보약이라는 사실을 알게 되었다. 스물두 살 먹은 헬스장 죽돌이는 당연히 예순여섯 할머니보다 강도 높은 훈련을 할 수 있다. 셔츠를 벗으면 몸도 보기 좋을 테다. 해변에서 벗고 다닐 몸을 만들려고 운동을 하는 이 젊은 친구는, 그러나 옆자리 할머니의 훈련이 실존을 걸고 치르는 죽음의 경기에서 세포와 조직과 가동성과 기능과 독립성과 더 나은 여생을 쟁취하는 데 필요한 방식이라는 사실을 감히 헤아리지조차 못할 것이다.

이제 운동요법을 어떻게 처방하고 전달하고 조제하고 써먹느냐 하는 마지막 과제만 남았다. 여기에 들어갈 마지막 기준은 다음과 같다.

5. **운동요법은 최대한 단순하고 효율적이어야 한다.**

온갖 복잡한 운동 '프로그램'이 넘쳐나는 이 시대, (운동을 훨씬 잘하고 잘 아는 엘리트 선수들은 거들떠도 보지 않는) '근육 혼란'muscle confusion 개념까지 더해진 요 몇 년 동안 훈련은 점차 복잡해지며 혼란의 도가니로 빠져들었다. 대부분의 퍼스널 트레이닝 수업, P90X, 크로스핏 같은 프로그램에서는 세션마다 내용이 바뀌기 때문에 워크아웃이 늘 다르고, 새롭고, 신난다. 이렇게 하면 근육이 '혼란에 빠진다'고 한다(의사가 되기 전에 생리학을 그토록 공부했는데도 이게 당최 무슨 말인지 모르겠다). 이러한 프로그램은 '신선하고' '재미있'지만, 무엇보다도 고객을 다시 오게 한다는 점이 중요하다. 어쨌거나 워크아웃이 끊임없이 달라질 수 있으려면, 훈련받는 사람이 이해할 수 없을 만큼 '프로그램'이 복잡해야 한다. 근육 혼란뿐만 아니라 그 너머의 영역, 예컨대 근신경계의 양자적 다차원 미오신 구간 활성화에 관한 깊은 이해(따위의 헛소리)로 무장한 트레이너만이 회원의 땀과 근육통과 펌핑과 재미를 이끌 수 있는 보수볼과 덤벨과 로프와 케틀벨의 독창적인 조합을 매번 다르게 결정할 수 있다고 하는 것이다. 이런 친구들에게 쓸 만큼 돈이 남아 도는 것일까?

어안이 벙벙하도록 멍청한 이야기다. 의사가 혈압약과 당뇨약을 일주일에 세 번씩 바꿔대면 이상하다고 느끼는 게 정상 아닐까? 퍼스널 트레이너와 운동 영상의 근육맨들이 화투패 섞듯 운동을 섞어서 나열하는 이유는 대체 무엇일까? 우리는 어쩌면 이 친구들 마음속에 장기적인 관점의 운동 처방 같은 것이 있다고 믿고 싶은 건 아닐까?

운동을 치료법이라고 생각하면 이 난장판이 눈에 띄게 선명해진다. 운동을 장기적인 관점의 목표 달성을 위해 처방한 치료법으로 인식할 수만 있다면, 이런 '프로그램'이 그저 아무렇게나 뒤죽박죽으로 섞여 있는 지시사항에 불과할 뿐 운동요법은 아니라는 사실을 깨달을 수 있을 것이다.

물론 드러누워 과자를 입에 물고 TV를 보는 것보다는 낫다. 정기적으로만 하면, 프로그램 없이 마구잡이로 뒤섞어 놓은 운동도 체성분과 유산소 능력을 향상시킨다.[1] (하다가 다치지만 않는다면) 보통은 운동을 하는 쪽이 안 하는 쪽보다 낫다. 그러나 마스터즈 선수에게 필요한 처방은 '운동 좀 하시구요'가 아니라, 장기적인 관점의 목표를 두고 노화라는 잔혹한 경기에 대비할 수 있는 합리적이고 효과적인 훈련이다. 앞에서 한참 이야기하지 않았던가.

경기장에 나가 한바탕 뛰어볼 생각이라면 이러한 훈련은 효과적이고, 효율적이고, 최대한 단순해야 한다. 우리는 약을 먹으려고 사는 게 아니라 살려고 약을 먹는다. 훈련도 다르지 않다. 훈련은 경기가 아니라 경기를 준비하는 수단이다. 마스터즈 선수들이 훈련을 하는 것은 살기 위해서지, 훈련 때문에 사는 것이 아니다.

(일 년 내내 다른 워크아웃을 할 만큼) 복잡한 훈련도 문제지만, 반대로 너무 단순해도 감당이 안 된다. 하나의 운동만으로 훈련 처방을 채울 수는 없다. 많은 사람이 운동 중의 운동이라고 생각하는 달리기조차도 예외는 아니다. 다른 LSD 유산소 운동처럼 달리기 또한 체지방을 줄이고, 지구력을 늘리고, 심혈관계 위험 요인을 통제하고, 인슐린 저항성 같은 대사 지표를 개선시킨다. 하지만 근육량은 늘리지 못하고, 축골격의 골밀도에 미치는 영향도 상대적으로 적고, 전체 가동범위를 쓰지도 않고, 스트렝스와 순발력을 키워주지도 않는다.

여기에 훈련 시간까지 적은 편이라면 수행능력과 건강의 점진적인 개선에 필요한 운동 강도가 나오지 않는다. (사람마다의 VO_2max를 기준으로) 강도가 일정 수준을 넘어서면, LSD 달리기에서 투여량이라는 변수를 조절할 수 있는 실질적인 수단은 볼륨을 늘리는 것뿐이다. 달리는 시간과 빈도를 늘려야 한다는 뜻이다. 물론 달리기는 좋은 운동이다. 하지만 마스터즈 선수에게 필요한 특성을 전부 만족하지는 못한다. 달리기는 작은 가동범위로 이루어진 단일 동작 패턴이고, 강도가 낮고, 하나의 에너지 시스템만을 활용한다. 주 3회의 5km 달리기는 매우 단순한 운동 처방이지만 안 하는 것보다는 훨씬 낫다. 하지만 보편 운동 처방의 필요조건을 만족시키기에는 역부족이다.

우리가 추구하는 훈련 프로그램은 가급적 단순해

야 하지만, 거기서 더 단순해지면 안 된다.

몇 가지 변수가 이로써 확실해졌다. 그러한 관점에서 마지막 기준을 풀어 쓰면 다음과 같다.

5. **운동요법은 최대한 단순하고 효율적이어야 한다.**

   a. 프로그램에 포함된 운동의 개수는 가급적 적어야 한다.
   b. 프로그램의 복잡성(프로그램의 진전과 관련된 조합법)은 가급적 낮아야 한다.
   c. 프로그램은 주 2~3회의 훈련으로도 확연한 진전을 보일 수 있어야 하며, 한 주 동안의 총 훈련시간은 가급적 적어야 한다.
   d. 프로그램은 단순성이 있으면서도 근골격계와 에너지 시스템의 관점에서는 포괄적이어야 하며, (스트렝스, 순발력, 지구력, 가동성, 균형능력, 체성분으로 이루어진) 보편 건강 특성 전반에 장기적인 관점의 점진적 개선을 유발할 수 있을 만큼의 훈련 스트레스를 줄 수 있어야 한다.

스트렝스 훈련이 지구력을 비롯한 모든 수행능력 특성을 향상시키는 포괄적 훈련 자극을 제공한다는 사실은 앞에서 살펴보았다. 집중적이고 효율적인 컨디셔닝을 스트렝스 훈련에 얹은 합리적 훈련 프로그램이 있다면 보편 건강 특성을 전반적으로 향상시킬 수 있지만, 이것도 어디까지나 운동을 제대로 골랐을 때의 이야기이다.

스트렝스 훈련의 여러 방식

제4장에서도 살펴보았지만, 우리가 선택할 수 있는 수많은 저항 운동 중에 '진짜'는 많지 않다. 고무밴드, 팔이 아프도록 흔들어 대야 하는 스프링 덤벨, 있는 힘껏 허벅지를 벌리고 오므리게 하는 기구, TV 홈쇼핑 광고를 타고 택배로 문 앞까지 오는 가벼운 물건으로 우리가 강해질 수는 없다. 하루에도 수십 개씩 새로 출시되는 이따위 잡스러운 물건들을 바가지 쓰고 사 봐야 스트렝스 훈련에는 써먹을 수 없다. 그러니 이런 기구 얘기는 그만두자.

맨몸 훈련bodyweight training에서는 '부하'로 몸무게를 활용한다. 동작에 따라서는 안전할 수도 있고, 어느 정도는 스트렝스를 향상시킬 수 있다. 하지만 바보가 아닌 이상 알 수 있듯, 몸무게 자체가 한계로 작용한다. 강도는 몸무게보다 높일 수 없으니 볼륨을 늘릴 수밖에 없다. 이와 같은 운동 방식은 투여범위가 매우 좁으므로 운동 처방에 넣기에 바람직하지 않다.

또 뭐가 있을까? 바로 프리 웨이트와 머신이다.

머신(기구)machine은 아서 존스Arthur Jones의 활약 덕분에 1970년대부터 대중화되었다. 지난 수십 년 동안 머신은 피트니스 산업을 송두리째 뒤바꿔놓았고, 알 만한 사람들조차 여기 편승했다. 스트렝스 훈련과 유산소 컨디셔닝을 병행하고자 머신과 머신을 오간다는 새로운 훈련 패러다임이 탄생한 것이다. 노틸러스Nautilus 같은 사업체의 머신을 기반으로 한 이른바 **서킷 트레이닝**circuit training은 점차 업계 표준이 되어왔다. 머신 운동은 특별한 기술 없이도 쓰고 가르치고 지도하기 어렵지 않았고, 위험하지도 않았으며, 기계를 사랑하는 사람들에게는 매력적이기까지 했다. 팔꿈치를 굽히는 머신으로 이두를 조지고, 다른 머신으로 가서 대퇴사두를 조지고, 웨이트 룸 반대편에 있는 또 다른 머신으로 기어들어 복근을 조지고, 그 다음에는 레그 컬 머신에 앉아 햄스트링을 조지는 식으로 우리 몸의 근육을 따로따로 훈련할 수 있다는 점만 놓고 보면, 머신은 포괄적인 훈련 방식으로 보일 수도 있다. 오해할 수도 있으니 확실히 하겠다. 프로그램만 제대로 짜여 있다면 이러한 머신 운동으로도 스트렝스를 키우고, 근육량을 불리고, 포도당과 지방을 처리하는 조직의 역량과 인슐린 자극에 대한 반응성을 개선할 수 있다. 좋지 아니한가.

그렇다면 대체 머신의 어디가 문제라는 건가? 솔직히 할 말이 많긴 하지만, 우리 목적과 관련된 이슈 몇 가지에만 한정지어 이야기해 보겠다. 그 얘기를 하려면 잠깐 삼천포로 빠져야 한다.

그리 오래 되지 않은 일이다. 학회 참석차 멀리 나와 있던 나는, 그날 학회 일정이 끝나고 호텔 근처의 (무슨무슨 피트니스였는지 뭐시기뭐시기 헬스였는지 하는) 프랜차이즈 체육관에 가서 1일권을 끊었다. 거기서 운동을 하다가 눈에 들어온 것은 쉰 살쯤 돼 보이는 남자분과 그 옆에 달라붙은 퍼스널 트레이너였다. 난치성 집돌이의 임상적 특징을 모두 지닌 이 비대한 신사분은, 몸뚱이가 선을 넘었다는 사실을 마침내 인정하고야 말았던 것 같다. 토실한 필이 현실 세계에 있다면 딱 그런 모습이었을 테다. 그 옆에는 체지방이 8%쯤 돼 보이는 근사한 검정 레깅스 차림의 엄청 발랄하고 싹싹한 트레이너 아가씨가 허리춤에 클립보드를 걸치고 있었다. 이 아가씨는 고전적인 머신 서킷 트레이닝을 활용해 현실 세계에 나타난 필의 근지구력을 키우려 했다.

그녀가 가장 먼저 시킨 것은 플라이 머신이었다. 필은 일단 앉은 다음, 자세를 잡고 팔을 곧게 뻗어 그 중요하신 가슴근육을 써서 저항을 이겨냈다. 무려 20회씩이나! 그러고 나서는 물 한 모금만 마시고 쉴 틈 없이 바로 레그 익스텐션 머신으로 갔다. 일단 또 앉은 다음, 패드에 정강이를 대고 다리를 펴며 초라한 대퇴사두를 조졌다. 또 20회씩이나! '잘했어요'라며 귀여운 트레이너가 재잘거렸다. 그래 놓고 쉴 시간은 주지 않은 채 레그 컬 머신으로 그를 데려갔다. 필은 일단 배를 깔고 엎드린 다음, 발목이 엉덩이까지 오도록 무릎을 굽히며 저항을 이겨냈다. 햄스트링 운동을 한 것이다. 20회나!

그쯤 되자 필의 얼굴은 서서히 흙빛이 되어 가고 있었지만, 이 아가씨가 발에 휘발유를 뿌리고 양손에 덤벨을 든 채 옷을 다 벗고 불타는 석탄 위를 걸으라 해도 시키는 대로 할 것만 같았다. 복근 머신에 들어간 필은 이번에도 앉은 다음, 자세를 잡고 허리께를 구부리며 운동을 시작했다. 20회나! 이분, 조금만 있으면 복근에 빨래판 하나 장만하실 것 같다.

휴식은 없었다. 컬 머신에 앉아 이두를 조지고, 숄더 프레스 머신에 앉아 삼각근을 조지고, 랫 풀에 앉아 등을 조지고 다시 플라이 머신으로 돌아가 두 번째 사이클을 시작할 때까지 주어진 시간은 고작해야 물 한 모금 홀짝일 정도였다.

필은 땀을 흘리고 헉헉거리면서도 그의 젊고 아리따운 주인마님을 만족시키려고 누구보다 빠르게 전력을 다했다.

그건 어쩌면… 사랑 아니었을까.

그날 필은 인생 최대의 워크아웃을 했다. 세션이 끝났을 때 이미 땀으로 흥건해 있던 필은, 당장이라도 병원에 실려가 심장 시술을 받아도 이상하지 않은 창백한 몰골로 흥분에 젖어 파들거리고 있었다. 자기가 쓴 돈이 아깝지 않다고 생각하는 게 확실했다. 하지만 나는 그가 돈과 시간을 모두 낭비하고 있다는 사실을 알고 있었다.

가장 먼저 짚고 넘어갈 것은 트레이너가 필에게 20회의 반복을 시켰다는 점이다. 근지구력에는 매우 좋지만, 스트렝스 향상이 목적이라면 형편없는 접근법이다. 필이 근육통으로 절뚝거리지 않는다면 며칠 뒤에 돌아와 트레이너와 또다시 꽁냥거릴 수 있겠지만, 이따위 프로그램으로는 스트렝스의 장기적 향상을 얻을 수 없다. 근육과 전신의 지구력은 좋아질 수도 있겠다. 그게 나쁜 일은 아니지만, 자신의 노화 표현형과 싸워야 하는 필에게 필요한 것은 아니다.

설령 반복수를 스트렝스 향상에 맞추었다고 해도, 이 운동이 산으로 갔다는 사실은 바뀌지 않는다. 근육과 근육군(群)에 초점을 두고 있기 때문이다. 그렇다고 이 아가씨를 너무 나무라면 안 된다. 트레이너 공장에서 그렇게 배웠을 텐데 달리 도리가 있겠나. 그녀의 고객들도 문화와 미디어의 세뇌를 통해 팔과 종아리와 엉덩이와 팔뚝에 단단하고 '잘 빠진' 예쁜 근육이 붙기를 갈망하고 있었을 테다. 근육 중심의 표면적 아름다움을 추구한다면 이러한 머신 기반의 접근을 통한 저항 훈련을 하는 게 옳다. 근육마다 알맞은 머신이 있으니.

늙어가는 성인이 아니라 자비 없이 늙는 게임에 출전한 마스터즈 선수라는 시각으로 필을 바라보면, 이러한 근육 중심의 관점이 얼마나 허술한지 금세 깨달을 수 있다. 선수로서 필에게 필요한 것은 무엇일까? 바로 일상생활에서 몸의 기능을 제대로 쓰는 것이다. 잔디깎이를 밀고, 바닥에 놓인 상자를 들어 올리고, 달려드는 차를 피해 폴짝 뛰고, 손녀에게 목말을 태워주고, 아내와 춤을 추며 몸을 붙잡아 주고, 다치지 않고 화장실에 서 있을 수 있어야 한다. 자연스러운 가동범위 전체에 걸쳐 편안하고 자신있고 부드럽고 힘차고 안전하게 움직일 수 있어야 하는 것이다.

필에게는 삶이라는 경기장에서 배를 깔고 엎드려 저항을 이기며 햄스트링을 조질 필요가 없다. 니 익스텐션 머신도 플라이 머신도 마찬가지다. 사람이 저항에 맞서려고 이렇게 움직이는 모습은 오로지 체육관에서만 볼 수 있다. 이러한 동작에는 사람의 정상적인 동작 패턴이 반영되어 있지 않다. 일하고 쉬고 놀 때 햄스트링 컬 같은 동작을 하는 사람이 어디 있겠나.

인생이라는 경기장에 출전한 노인들이 해야 하는 일은 앉고, 일어서고, 물건을 밀거나 당기거나 들어 올리고, 머리에 짐을 짊어지는 일이다. 육신을 가진 우리의 삶은 이토록 단순하고 자연스러운 동작 패턴으로 이루어져 있으며, 이러한 동작들이 한데 어우러져 인간의 기능적 가동범위를 만든다.

머신의 문제는 근육이 강해지지 않는다는 것에 있지 않다. 동작이 아니라 근육만 강화한다는 것이 진짜 문제다.

개별 근육이 아무리 크고 아름다워도 사람의 정상 동작 패턴을 벗어나면 쓸모가 없다. 사실 정상 동작 패턴의 범주를 벗어나 근육을 고립시키는 머신으로 계속 훈련하다 보면, 동작 패턴은 불균형과 왜곡으로 치닫다가 제 기능을 잃고 우리를 다치게 한다.

어깨와 등 근육은 약한데 흉근만 강하면 어깨에 걸리는 힘의 균형이 깨지기 때문에 어깨가 엮인 동작 패턴의 기능은 떨어진다. 매일 상체운동만 해서 흉근은 큰데 다리는 수수깡 같은 체육관 죽돌이를 떠올려 보자. 팔과 가슴 사이즈가 어마어마한 이 친구는 무거운 상자를 들다가 쉽게 다칠 수 있다. 셔츠를 벗었을 때 거울에 비치는 근육을 키우려고 일생을 바치다시피 했지만, 바닥에서 물건을 들어 올리는 기본적인 동작 패턴을 훈련하지 않은 탓이다.

필이 서킷 트레이닝 내내 앉거나 누워서 운동했다는 사실까지 감안하면, 마스터즈 선수가 머신 기반의 훈련을 하는 것이 얼마나 부적절한지 알 수 있다. 필이 서 있던 순간은 트레이너의 지시를 따라 다음 머신으로 향할 때뿐이었다. 정상적인 동작 패턴이라고는 찾아볼 수 없던 이 운동들은, 그의 축골격과 걸음걸이와 균형능력과 몸 전체의 스트렝스에 훈련 스트레스를 주지 못했던 것이다.

바벨로 훈련하는 동작 패턴

근육이나 관절 하나하나가 아니라 인체의 자연스러운 동작 패턴에 집중하면 비로소 훈련을 새로운 관점으로 바라볼 수 있는 시각이 열린다. 이제는 균형적으로 올바르게 스트렝스 훈련을 하고 있는지를 따지는 단계에서 맞는 근육을 쓰고 있는지 확인할 필요도 없다. 근육을 훈련하는 것이 아니라 근육을 쓰는 동작을 훈련하는 것이고, 그 동작을 보조해 주는 수많은 조직과 시스템을 훈련하고 있기 때문이다. 근육과 뼈와 관절과 힘줄과 인대와 신경은, 원래 각자가 해야 할 일을 하게 만드는 동작 과정에서 제 몫을 해 나갈 것이다.

근육 대신 동작에 신경쓸 때의 장점은 여기서 끝이 아니다. 우리 몸에 있는 근육은 640개 정도 되지만, 몇 가지 기본적인 동작만으로도 이 근육을 전부 써먹을 수 있다. 쪼그려 앉거나 일어서고, 물건을 몸 앞이나 머리 위로 밀어 올리고, 바닥에 놓인 무거운 것을 들어 올리는 기본 동작 패턴을 이용하면, 우리는 근골격계 전반에 걸쳐 스트렝스와 컨디셔닝을 향상시킬 수 있으며, 전체 가동범위로 실행함으로써 스트렝스에 더해 가동성까지 키울 수 있다. 이러한 동작에 부하를 얹으면 고유감각proprioception과 균형능력도 좋아진다. 머신으로는 꿈도 못 꿀 일이다.

요컨대 훈련의 초점을 근육이 아니라 동작 패턴에 두면, 몇 개의 운동만으로도 근골격계 전반에 걸친 스트렝스, 가동성, 균형능력을 향상시킬 수 있을 뿐만 아니라, 에너지 시스템의 전체 스펙트럼에 걸친 적응을 이끌어내고 인슐린 민감성을 높일 수 있다. 근육과 뼈의 위축을 반전시키면서 병든 노화 표현형에 맞설 수 있게 되는 것이다. 근육이 아니라 동작에 집중하는 것은, 따라서 우리의 운동 처방과 맞닿아 있다.

수많은 스트렝스 훈련 수단 중 오직 단 하나만 이를 가능케 한다. 바로 바벨barbell이다.

바벨은 태생적으로 기계와 달리 근육(군)을 고립시키지 않는다. 세상에 나온 지 오래된 바벨이라는 녀석은 볼품없어 보일 수 있지만, 부하를 짊어진 사람의 자연스러운 동작 패턴을 인체공학적이고 안전하게 이끌어낼 수 있는 최고의 도구이다. 바벨만 있으면 우리의 주요 동작 패턴에 부하를 실을 수 있고, 따라서 이러한 동작을 훈련으로 쓸 수 있다. 머신 운동에서는 기계의 움직임에 몸을 끼워 맞춰야 하지만, 바벨은 훈련하는 사람이 각자의 해부학적 치수인 **인체계측치**anthropometry에 맞게 운동할 수 있게 한다. 게다가 바벨 운동에서는 부하를 떠받들어야 하므로 팔다리뿐만 아니라 몸통과 등의 모든 근육이 동원되고, 나아가 이를 안정적으로 지탱할 수 있어야 하므로 균형능력도 좋아진다.

이게 끝이 아니다. 바벨에는 원하는 만큼의 중량을 걸 수 있다. 아주 약한 사람은 몇 kg도 안 되는 중량이나 긴 나무막대 같은 물건으로도 훈련을 시작할 수 있다. 즉, 사람마다의 필요에 따라 운동요법의 투여량을 정밀하게 조절할 수 있다. 투여량의 범위로 보나 전신을 사용한다는 태생적 특성으로 보나 바벨은 다른 운동과 비교조차 할 수 없으며, 이 덕분에 일주일에 두세 번의 훈련만으로도 마스터즈 선수의 스트렝스를 향상시킬 만큼 정밀한 훈련 스트레스를 제공할 수 있다. 마스터즈 선수가 바벨 훈련을 통해 병든 노화 표현형과 대적할 수 있는 까닭은, 안전하고 포괄적이고 단순하고 효과적이고 효율적이며 투여범위가 넓다는 특성 때문이다.

제2부와 제3부에서는 여러 가지 프로그램을 알아볼 텐데, 여기에는 네 가지 운동으로 이루어진 주 2~3회짜리 프로그램도 있다. 이 프로그램에 필요에 따라 고강도 컨디셔닝을 얹으면, 스트렝스와 순발력과 지구력과 가동성과 균형능력과 체성분뿐만 아니라 건강에 있어서도 근본적이고 극적인 개선이 나타날 것이다.

스쿼트squat는 이러한 프로그램의 주춧돌이다. 쪼그려 앉았다가 일어나는 게 전부인 단순한 운동이다. 사람의 이러한 정상 동작 패턴에 부하를 실으면 전체 가동범위를 쓰는 동안 엄청난 양의 근육 조직을 동원할 수 있을 뿐 아니라, 전반적인 스트렝스, 근육량, 관절의 통합성, 등의 근력, 컨디셔닝, 정신력도 한층 나아진다.

데드리프트deadlift는 바닥에 놓인 무거운 바벨을 드는 행위에 불과하지만, 이 또한 기본적인 동작 패턴 중 하나이다. 스쿼트와 상보적 관계에 있는 데드리프트에서는, 다른 어떤 운동도 흉내낼 수 없을 만큼 무거운 중량을 다룬다. 이 운동에서는 등, 다리, 몸통, 엉덩이, 어깨, 악력이 강화된다. 특히 가동범위가 줄어든 고령의 어르신들에게 적합한 이 운동을 통해 우리는 자신감과 자아상과 인생관의 변화를 느낄 수 있을 것이다. 몸을 숙여 더럽게 무거운 물건을 들어 올릴 수 있다는 사실을 알고 산다면 진짜 살아있다는 느낌이 들지 않겠나.

프레스press에서는 물체를 머리 위로 밀어 올리는 기본 동작 패턴을 훈련할 수 있는데, 이 동작은 단순한 팔과 어깨 운동이 아니다. 선 자세로 하기 때문에 균형감각이 필요한 이 운동은, 다리와 허벅지와 엉덩이와 등과 배와 가슴을 아우르는 전신의 근육을 총동원한다.

벤치프레스bench press는 물체를 몸 앞으로 밀어내는 기본 동작 패턴에 대한 훈련법이다. 오버헤드 프레스와 상보적인 벤치프레스는 상체 스트렝스의 어마어마한 향상을 유도한다.

우리의 운동 처방에 필수적이지는 않지만, 재능과 열정이 있는 분이라면 **역도의 변형동작**인 **파워클린**power clean과 **파워스내치**power snatch도 배워볼 수 있을 테다.

훈련 초반 단계에서는 스트렝스가 빠르게 향상되는데, 이 단계가 지나고 나면 컨디셔닝 요소가 추가되어야 한다. 이 빈칸에는 보통 취향에 따라 테니스, 수영, 자전거, 하이킹, 무술 등 다양한 운동이 들어갈 수 있다. 하지만 보편 운동 처방에서는 이 칸에 실내자전거, 케틀벨, 로잉머신, 썰매(슬레드) 같은 고강도 인터벌 훈련(HIIT) 요소를 넣어야 한다. 바벨을 쓰는 저항 훈련과 마찬가지로, HIIT 또한 개개인의 필요에 맞는 정밀한 용량으로 투여할 수 있다. 물론 안전과 꾸준한 진전은 기본이다. HIIT는 LSD 훈련보다 훨씬 효율적이고 포괄적인 방식으로 무산소/유산소 컨디셔닝과 지구력과 심혈관 건강과 체성분을 최적화한다. 이런 컨디셔닝 훈련에 대해서는 제26장에서 따로 설명하겠다.

마스터즈 선수를 위한 운동 처방 이야기도 이제 끝이 보인다.

결론: 강철같은 은발의 청춘으로

참으로 고된 여로였다. 병든 노화 표현형의 비참한 모습을 관찰하는 것이 시작이었다. 지옥같이 스며드는 이러한 노화의 모습은 시간과 생명현상의 불가피한 변덕 때문에 오는 것이 아니라, 넘치는 방향으로 크게 치우친 에너지 균형(과도한 칼로리), 정적인 생활습관(모자란 운동량), 근감소증, 인슐린 저항성 때문에 온다.

이러한 병든 노화 표현형은 고혈압, 인슐린 저항성의 악화, 뱃살과 내장 비만, 혈중지질농도의 이상, 전신 염증의 종합선물세트인 대사증후군으로 우리를 인도한다. 2형 당뇨도, 심혈관질환도, 중증 고혈압도, 심부전도, 파슬파슬한 뼈도, 걸레짝이 된 근육도, 끼니마다 한 움큼씩 먹어야 하는 온갖 약도, 운동 불내성도, 노쇠한 몸도, 기능 상실도, 결국은 병든 노화 표현형이 활짝 피어났을 때의 모습일 뿐이다. 이 표현형은 뇌졸중, 심장마비, 울혈성 심부전, 고관절 골절, 척추골절, 말기 신부전, 망막의 출혈과 변성, 독이나 마찬가지인 다제투여, 치매, 우울증, 절망, 독립성 상실 같은 치명적 결과로 이어진다. 병든 사망 표현형이 코앞으로 다가오는 것이다.

이게 말이나 되는가. 적어도 우리는 그렇게 생각하면 안 된다. 어떠한 표준치료로도 감히 손댈 수 없던 병든 노화 표현형에 맞서는, 세상에서 가장 강력한 치료법인 운동요법이 있다는 사실을 제2장에서 보지 않았던가. 안전한, 개개인에 알맞은 정밀한 용량으로 꾸준한 성장을 가능케 하는, 병든 노화 표현형에 대한 포괄성과 통합성과 특이성과 효율성을 모두 갖춘, 그러면서도 단순하고 효율적인 운동 처방이 우리를 구원할 것이다.

첫 번째 고려사항은 **안전**이었다. 여러 운동 가운데 예상치 못한 외력이나 외상의 가능성이 큰 녀석들은 이 단계에서 배제되었고, 예측이 쉽고 정상 가동범위 내의 반복동작으로 이루어진 운동은 이 단계에서 후보의 자리에 올랐다. 스쿠버 다이빙, 실전 유도, 파쿠르, 테니스, 장대높이뛰기처럼, 하다가 반드시 죽는다는 보장은 없는 재미난 운동도 있지만, 이러한 녀석들은 보편 운동 처방에 맞지 않는다.

치료 범위를 고려하자 선택의 범위는 더 좁아졌다. 이 단계의 키워드는 강도와 볼륨과 회복과 빈도 같은 훈련 변수였다. 그 과정에서 훈련의 진정한 정의, 즉 '보편 건강 특성을 개선할 수 있도록 훈련 변수를 통제하고 조절하는 장기간의 프로그램'이라는 개념을 얻었다. 이를 통해 우리는 훈련과 연습을 구별할 수 있게 됐고, 스트렝스를 목적으로 한 저항 훈련이 우리 운동 처방의 핵심이 되어야 한다는 사실도 확인하게 되었다. 노화하는 성인에 대한 운동 처방이 마스터즈 선수를 위한 훈련 프로그램 조합으로 넘어간 것도 이 단계에서 얻은 중요한 성과였다.

포괄성과 통합성이라는 기준을 놓고 프로그램을 짜는 과정에서, 우리는 스트렝스 훈련이 무산소 에너지 시스템과 매우 깊은 연관을 맺고 있다는 사실을 확인했다. 스트렝스 훈련이 유산소 범위의 LSD 훈련과 달리 그 스트레스를 인원질, 해당과정, 미토콘드리아 시스템 전체에 가하여 생물학적 에너지 스펙트럼의 전반적인 적응을 촉진하는 동시에, 스트렝스와 순발력과 체성분을 모두 개선한다는 사실을 깨달은 것은 이 단계의 소득이었다. 우리는 이처럼 높은 출력이 필요한 반복 동작으로 이루어진 훈련이 LSD 유산소 훈련보다 삶이라는 경기장에서 우리가 갖추어야 할 자격과 더 잘 맞아떨어진다는 것을 확인했다. 살아있기 위해 수십 km씩 달릴 필요는 없지만, 살아있으려면 일어나고 밀고 당기고 들고 뛰어올라야 하지 않겠는가.

스트렝스 훈련을 운동 처방의 주인공으로 올려둔 다음, 우리는 이 프로그램이 우리의 주적을 상대로 우리를 얼마나 잘 단련시켜줄지 확인해야 했다. **즉, 병든 노화 표현형에 대한 특이성과 효율성을 확인해야 했다.** 이 과정에서 우리는 인슐린 민감성을 향상시키고, 복부와 내장의 지방을 줄이고, 포도당 조절능력을 개선시키고, 대사증후군에 맞서 싸우고, 심혈관계의 전반적인 건강을 증진시키고, 근육이 쪼그라들지 않게 하고, 축골격의 골밀도를 높이고, 염증을 줄이고, 우울감을 억제하고, 기능과 독립성과 삶의 질을 유지시키는 스트렝스의 권능에 대한 의생명과학 분야의 연구결과가 산더미처럼 쌓여있다는 사실을 확인할 수 있었다. 스트렝스 훈련에 컨디셔닝을 얹으면 이러한 효과가 증폭될 수 있다는 것도 이 과정에서 얻은 소득이다.

이 장에서 확인한 훈련 프로그램의 마지막 기준은 **단순성**과 **효율성**이었다. 바벨 운동 몇 개에 컨디셔닝 운동을 제한적으로 얹은 프로그램은 가장 강력하고 직접적인 접근법이다. 개별 근육(군)을 훈련하는 대신, 우리가 일상에서 늘 사용하는 정상 가동범위를 그대로 반영하는 동작에 아주 낮은 부하를 걸면서 훈련을 개시한다면, 최소한의 시간과 노력으로 전신의 스트렝스와 순발력을 향상시킬 수 있을 뿐만 아니라, 저항 훈련이 품고 있는 다른 이점도 모두 누릴 수 있다.

최대한 확실하고 명료하게 이야기하고 싶었는데, 내 능력이 모자라서 잘 됐는지 모르겠다. 바벨 기반의 스트렝스 컨디셔닝 프로그램이 마스터즈 선수를 위한 이상적인 운동 처방이라는 내 말을 당신이 받아들였을 수도 있다. 그런데, 여기 비벼볼 만한 운동이 정말 없을까?

당연히 있을 수도 있겠지만, 내가 찾아본 범위 내에서는 없다.

안 봐서 없다고 하는 것이 아니다. 이 책을 읽고 있는 당신과 마찬가지로, 나 또한 건강에 좋다는 접근법을 일생에 걸쳐 탐색해 왔고, 어지간한 것들은 다 해봤다. 요 몇 년 동안은 체계적인 근거 중심의 접근법을 집중적으로 찾아 헤맸다. 뭐랄까, 좀… 절박한 마음으로. 나는 의사이기도 하고 생리학 전문가이기도 하지만, 그보다 중요한 것은 나 또한 마스터즈 선수가 되었다는 점이다. 1장에서 6장까지 지식을 자랑하거나 전문적인 관점을 드러낼 생각은 전혀 없었다. 오로지 개인적인 이유 때문에 여기까지 온 것이다. 조용히 갈 생각 따위는 없다. 가능한 최대의 스트렝스와 정력과 기능을 유지하며 충실히 늙어갈 것이다. 한 톨의 근세포도, 한 올의 뼈 조직도, 한 뼘의 가동범위도, 한 치의 기능적 독립성도 절대 양보하지 않을 것이다. 죽기 직전까지 절대로. 왜소하고 우울하고 약하고 쌕쌕거리는 비겟덩어리가 되어 남의 응급실로 실려 갈 생각은 추호도 없다. 물론 사람 일은 장담할 수 없고, 시간은 언젠가 나를 집어삼킬 테지만, 그럼에도 나는 싸워 나갈 것이다. 병든 노화 표현형이 접근조차 못 하게.

어쩌면 당신도 나와 비슷한 생각일 수 있고, 또 어쩌면 저항은 무의미하지 않다는 내 말에 홀랑 넘어갔을 수도 있다. 그러나 환자라고 다 치료를 받을 수 있는 것은 아니다. 어떤 환자들은 너무 아프고 너무 합병증이 많아서 까다로운 약물이나 장기이식이나 집중치료를 엄두조차 낼 수 없을 때가 있다. 운동요법도 마찬가지다. 나쁘고 불공평하지만, 피할 수 없는 현실이다. 운동요법의 힘을 빌리려는 사람들은 강할 필요도, 재능이 있을 필요도, 부자일 필요도, 건강할 필요도 없고, 심지어는 좀 아파도 괜찮다. 하지만 지성과 인내와 근면함과 꾸준함과 용기는 가지고 있어야 하며, 무엇보다도 자신과의 약속을 충실히 지킬 수 있어야 한다. 이게 무슨 소리인가 싶겠지만, 선수처럼 굴 필요가 없다 해도 선수처럼 살아야 한다.

이러한 능력을 갖추고 있다는 확신이 있다면, 그리고 노화라는 극한 스포츠 경기에 약간의 시간과 어마어마한 노력을 들일 마음의 준비가 되어 있다면, 이제 앤디 베이커와 내가 당신을 위한 초강력 처방전을 쓰는 일만 남았다. 제2부와 제3부에서 이러한 치료법과 훈련의 세부 사항을 구체적으로 살펴보도록 하자.

Notes

1. Smith et al., "Crossfit-based High-intensity Power Training," 3159-3172.

제2부

무엇을?

간략히 살펴보는 운동별 특징

7

쇠질*을 시작하기 전에

이 장에서는 바벨 훈련을 시작하기 전에 실전적으로 무엇이 필요한가에 대해 살펴보도록 하겠다. 책이나 영상 자료를 통해 여기 나온 운동을 제대로 할 수 있게 된 분들도 더러 계시겠지만, 검증된 코치에게 지도를 받는 쪽이 훨씬 바람직하다. 장비와 시설과 도구 중 정말 필요한 것은 많지 않지만, 개중에는 안전하고 효과적인 훈련을 위해 반드시 갖추어야 하는 것들도 있다. 홈 짐과 '쇠질 특화' 체육관은 각각의 장단점이 있다. 상업 프랜차이즈 체육관에서는 원하는 훈련을 제대로 하기 힘든 경우가 많고, 아예 할 수조차 없는 곳도 있다. 바벨 훈련의 안전성을 극도로 높여 주는 단순하고 상식적인 규칙도 알아볼 것이다. 성문(聲門)을 닫아 흉강과 복강의 압력을 높여 축골격을 보조하지만 몸에 해롭다는 악명에 시달리는 '발살바법'에 관하여, 그 역할과 안전성과 활용법을 살펴볼 기회도 있을 것이다.

리프팅은 무엇인가

제2부에서는 우리의 바벨 처방전에 들어가는 기본 운동을 간단히 소개하는 시간을 갖고자 한다. 먼저 각각의 운동을 찬찬히 살펴보고, 훈련 프로그램에 왜 그 운동이 들어가야 하는지에 대한 근거를 확인하고, 노인 인구집단에서의 안전성과 적합성에 대해 알아본 다음, 실제로 하는 방법에 관한 개념을 심어 주는 순서로 진행될 것이다.

이 책은 바벨 운동 교본이 아니다. 운동을 어떻게 하는지 동작 하나하나 알려주는 것은 이 책의 목적에 맞지 않는다. 바벨 운동에 관해서라면 티끌 같은 부분까지 모조리 다룬 마크 리피토의 완벽한 걸작, 『스타팅 스트렝스: 바벨 훈련의 첫걸음』을 참고하기 바란다. 바벨 훈련 프로그램을 시작할 요량이라면, 그 전에 반드시 『스타팅 스트렝스』 한 권, 코치 한 명, 운동 파트너 한두 명은 구해 놓아야 한다.

열정적이고 똑똑하고 타고난 덕에 책만 보고도 어느 정도의 진전을 이룰 수 있는 분도 간혹 계시겠지만, 이런 분들도 제대로 된 시설에서 경험 많고 검증된 스트렝스 컨디셔닝 코치의 지도를 받으면 훨씬 좋아질 수 있다. 오랫동안 몸을 쓰지 않다가 다시 예전의 건강한 모습을 되찾고 싶은 분이라면 더더욱 그렇다.

무슨 말인지 좀 더 자세히 알아보자. 바벨 운동을 제대로 배우는 방법에는 크게 세 가지가 있다.

* 역주: (주로 프리 웨이트 기반의) 저항 훈련을 가리키는 은어. 강성과 중량이 큰 쇠를 가지고 훈련을 한다는 점에 착안하여 만들어진 것으로 보인다. 현재 운동 관련 분야에서 굉장히 많이 쓰이는 은어로, '쇠질을 하다'는 '프리 웨이트 기반의 저항 훈련을 한다'로 받아들일 수 있다.

책과 영상을 이용해 독학으로 배우기

바벨 훈련을 어떻게 하는지 알려주는 자료는 매우 많지만, 리피토의 책과 (StartingStrength.com에 올라오는) 영상에 비견할 만한 자료는 어디에도 없다. 해부학과 생물리학의 합리적 근거를 바탕으로 접근하는 『스타팅 스트렝스』의 명료함과 효율과 상세함을 따라올 책은 단언컨대 없다. 그가 올리는 동영상은 올바른 동작의 전범(典範)이며, 이를 통해 흔한 문제와 그 교정 방법을 알아낼 수 있다.

책과 동영상으로 독학을 할 요량이라면, 훈련을 시작하기 전에 『스타팅 스트렝스』를 읽고 동영상을 한 번 훑는 편이 좋다. 본인의 자세를 영상으로 찍어 놓으면 나중에 피드백을 받기도 좋다. StartingStrength.com 포럼의 스타팅 스트렝스 코치(이하 SSC)들이 피드백을 해 줄 것이다.

혼자서도 잘 해내는 사람들이 물론 있긴 하지만, 독학은 대개 학습곡선이 길고 진전이 느릴 뿐만 아니라, 자세를 잘못 익혀 두면 결국은 처음부터 다시 배워야 한다. 늙고 약하고 훈련 경험이 없는 사람들에게는 안전하지 않을 수 있다.

책과 영상을 이용해 파트너와 함께 배우기

첫째 옵션과 비슷하지만, 실시간으로 자세를 지적해 주고, 지켜보면서 평가해 주고, 정기적으로 배운 내용을 점검해 주고, 원판을 끼워 주고, 보조를 도맡아 주고, 격려와 축하를 아끼지 않는 동반자가 있다는 점이 다르다. 좋은 훈련 파트너는 보물이나 마찬가지다. 이 옵션에서 특히 중요한 점은, 운동을 할 때마다 쓰인 **큐**cue에 각별히 신경 써야 한다는 점이다. 영상에서 어떤 큐를 쓰는지 유심히 보고 듣기를 바란다. 큐는 스타팅 스트렝스식 훈련 모델에서 빼놓으면 안 되는 요소인데도, 이를 무시하다가 위험한 상황에 빠지는 사람이 종종 생긴다. '온라인 코칭'을 통해서도 이 옵션과 비슷한 효과를 얻을 수 있다.

책과 영상에 더해 검증된 스트렝스 코치에게 배우기

가장 바람직한 옵션이다. 이 옵션에서는 먼저 책을 읽고 영상을 다 본 다음 검증된 코치를 구하는 순서로 시작하는 것이 좋다(SSC 자격이 있는 코치라면 더 좋다). 이렇게 하면 앞의 두 옵션에서 얻을 수 있는 장점을 모두 살리는 동시에 올바른 동작을 빠르게 배울 수 있고, (진저리나게 붙어 다니는) 나쁜 습관으로 이어지기 쉬운 자세 실수를 피할 수 있다. 몸의 치수와 고유의 신체적 상황에 맞게 (스탠스, 그립 너비, 운동의 종류 같은) 세부사항을 조율할 수 있다는 것도 장점이다.

장비와 설비

많지는 않지만, 바벨 훈련을 할 때 반드시 갖추어야 하는 물리적 요건이 있다. 좋은 시설, 좋은 장비, 알맞은 소도구, 알맞은 피복이 없으면 바벨 훈련을 안전하고 효율적으로 할 수 없다. 올바르게 사용한 장비는 거의 망가지지 않으니, 초반에 최소한만 투자하면 평생 쓸 수 있을 것이다.

체육관

가장 먼저 챙겨야 하는 것은 체육관 그 자체이다. 우리가 **체육관**gym이라고 일컫는 시설에는 충분한 공간과 장비와 바닥과 환기 시설과 쉼터 같은 여러 요소가 갖추어져 있어야 한다. 한 사람이 안전하고 효율적으로 바벨 훈련을 하려면 가로와 세로가 각각 2.5m인 바닥면에 높이 2.5~3m의 공간이 필요하므로, 최소 15입방미터(m^3) 정도의 공간이 필요하다. 이 공간은 사람의 키에 따라 달라질 수 있고, 원판과 장비를 내려놓을 공간과 안전구역 확보 차원에서도 조금씩 달라질 수 있다. 작은 플랫폼이 있는 준수한 스쿼트 랙 한 대를 놓는 데만 이 정도의 공간이 필요한 것이다. 바닥면은 널빤지로 되어 있는 것이 가장 좋으며, 원목이나 대리석

재질로 된 바닥은 최악이나 다름없다.

이런 이야기를 하는 이유는 따로 있다. 상업 체육관은 대부분 공간이 충분한데도 바벨 운동을 제대로 하기에 필요한 요소를 올바로 갖추지 않고 있다. 이러저러한 관계로, 일단 바벨 훈련의 기초를 잘 닦은 마스터즈 선수가 할 수 있는 최고의 투자는 바로 그럴싸한 홈 짐home gym을 만드는 것이다. 공간만 있다면 삼백만 원에서 오백만 원 선으로 동네 어떤 체육관보다 좋은 설비를 집에 갖출 수 있다. 기다릴 필요도 멀리 나다닐 필요도 없고, 스쿼트 랙에서 헛짓거리를 하는 사람도 없고, 한심한 규칙도 없고, 언제든 원하는 음악을 들으며 운동할 수 있는 것이다. 진지하게 고려해 보시기를.

부득이하게 그럴 수 없거나 내키지 않아서 체육관에 다니겠다는 분들은, 시설을 샅샅이 훑어보고 체육관끼리 비교해 본 다음에 등록하는 것이 낫다. 최고의 옵션은 진정으로 강해지려는 사람들을 끌어모으는 '쇠질 특화' 체육관에 가는 것이다. 아직은 이런 체육관이 많지 않지만, 점차 늘어나는 추세다. 공인된 공간과 장비를 가지고 SSC의 지도까지 받을 수 있는 스타팅 스트렝스 인증 체육관은, 그중에서도 최고의 선택일 것이다.

쇠질 특화 체육관이 처음에는 두려운 어르신도 간혹 계실 테다. 호텔이나 동네의 헬스장을 체육관의 전부로 알고 있던 분이라면 특히 그럴 테다. 진짜배기 스트렝스 체육관은 창고나 공장같이 생긴 데다가, 보기에는 지저분한데 사람은 더 많고, 번쩍거리는 머신은 온데간데없이 초크*와 녹으로 뒤덮인 장비만 들어차 있고, 여기에 거대하고 흙내 나게 생긴 놈들이 우렁차게 소리까지 질러 댄다. 하지만 이런 걸 신경 쓰면 안 된다. 겉으로만 멀쩡한 집 근처 상업 프랜차이즈 체육관보다 가격도 괜찮고, 당신에게 필요한 장비는 훨씬 많이 갖춰져 있을 것이며, 우리가 하게 될 운동을 좀 더 편안한 마음으로 할 분위기가 깔려 있을 테고, 체육관에서 살다시피 하는 덩치들이 사실은 당신처럼 강해지려는 사람들을 도와주고 싶어 안달을 내는 신사들이라는 것도 깨닫게 될 것이다.

음악은, 뭐 어쩔 수 없다. 그냥 받아들이자.

그런 시설을 찾았다면 제발 부탁이니 바로 등록하자. 후회 없는 선택이 될 것이다.

만일 다닐 수 있는 곳이 상업 프랜차이즈 시설뿐이라면, 비교 과정이 더더욱 중요해진다. 비용은 고려하지 말고, 다니게 될 시설이 아래의 체크리스트에 해당하는지 확인해 보자.

1. **평판이 좋은 시설인가?** 지금 다니거나 예전에 다니던 회원에게 물어보든, 인터넷에 물어보든, 아니면 발품을 팔든 간에 최대한 많이 알아보자.
2. **스쿼트 랙이 한 대 이상 있는가?** 없으면 걸러라. 랙이 없는 체육관은 체육관이 아니다. 스쿼트 랙이 없는데 무슨 수로 스쿼트를 하겠나. 랙은 2대면 좋고, 3대면 더 좋다. 랙에서 컬이나 로우, 어쩌면 그보다 괴상한 짓을 하는 사람이 분명 있을 테니까. 당신의 소중한 훈련 시간을 낭비하면서까지 그런 실황 코미디를 보고 있을 필요는 없지 않은가. 랙이 한 대뿐이면, 당신이 스쿼트를 하려고 랙 앞에 갔을 때는 이미 한 무리의 덩치들이 랙을 둘러싸고 있을 것이다. 온통 틀려먹은 스쿼트를 하면서. 그러다 당신이 스쿼트를 시작하면, 당신이 얼마나 틀리게 하고 있는 줄 아느냐면서 다짜고짜 묻지도 않은 소리를 할 것이다. 그렇게 하면 몸이 다 망가지고, 심지어는 죽을 수도 있다면서.
3. **벤치프레스용 벤치가 한 대 이상 있는가?** 없으면 거르자. 그것도 꼴에 체육관인가.
4. **다각형 원판을 쓰는가?** 걸러라. 누가 만들어낸 물건인지 몰라도, 발명한 사람과 같이 족쳐야 한다. 다각형 원판은 구멍난 콘돔이나 네모난 바퀴와 동급이다. 원판이 굴러가지 않게 한다는 표면적인 목적과 달리, 진짜 목적은 데드리프트나 클린처

* 역주: 송진이나 탄산마그네슘(이른바 '탄마')으로 만든 가루. 역도 경기에서 흔히 볼 수 있으며, 바벨과 손의 마찰력을 증가시켜 그립을 더 잘 유지할 수 있게 해 준다.

럼 큰 소리가 나는 운동을 못 하게 하려는 것이다. 이런 운동을 하려면 바닥도 제대로 되어 있어야 하고, 초크도 쓸 수 있어야 하고, 러닝머신이나 요가매트 위에서 음악을 들으며 운동하는 우아한 분들께 실례도 무릅써야 한다. 데드리프트처럼 바닥에서 바벨을 당기는 운동은, 상업 프랜차이즈 체육관을 관리하는 입장에서는 당장 사라져야 할 악의 축이다. 다각형 원판은 그렇게 탄생했다. 사실 다각형 원판으로 데드리프트를 할 수는 있다. 대신 체육관 관장과 다른 고객의 반감과 몰이해가 뒤섞인 눈초리에 시달려야 하고, 바벨이 튀어 오르며 끊임없이 정강이를 긁어놓는 것도 감수해야 한다.

5. **음악 소리가 큰가?** 거르자. 다닐 수야 있겠지만, 엿 같을 것이다.
6. **초크 사용이 금지되어 있는가?** 여기도 거른다. 초크는 올바르고 안전한 바벨 리프팅의 필수품이다. 그래야 그립도 확실히 잡히고 굳은살도 덜 생긴다. 초크를 못 쓰게 하는 체육관은 고객을 도와줄 생각이 없는 체육관이다. 그래도 여기 다니고 싶다고? 가방에 작은 초크볼을 숨겨두고 몰래 쓸 생각이라고? 잡히면 바로 감옥행이다. 하얀 가루를 몰래 들고 다녔으니 중범죄자 아니면 뭐란 말인가.
7. **소리를 내거나 땀을 흘리지 못하게 되어 있는가?** 농담 아니다. 저런 곳이 진짜 있다. 심지어는 땀과 소리에 대해 대놓고 면박을 주거나 혼낸다는 사실을 마케팅 포인트로 잡은 유명 프랜차이즈 체육관도 있다. 각별히 주의하시길.

장비

스쿼트 랙(이나 파워랙), 벤치프레스용 벤치, 바벨, 원판 세트 정도가 리프팅에 필요한 최소 장비 되시겠다. 관련 내용은 『스타팅 스트렝스』에 아주 자세히 나와 있지만, 여기서 딱 하나만 강조하겠다. 바벨에는 절대 돈 아끼지 마라. 당신이 다닐 체육관도 그렇거니와, 특히나 홈 짐을 준비하고 있다면 더더욱 그렇다. 바(바벨봉)bar는 십만 원도 안 하는 녀석부터 백만 원이 훌쩍 넘어가는 녀석까지 가격이 천차만별인데, 삼십만 원도 안 하는 신품이 있다고 덥썩 사는 건 돈지랄이다. 싸구려 바는 가공 상태도 나쁘고, 손에서 쉬이 미끄러지고, 탄성도 약하고, 회전도 엉망이지만, 원치 않은 순간에 휘거나 부러질 수도 있다는 점이 진짜 최악이다. 반면 좋은 바는 명품과 같아서, 시간이 갈수록 아름다워진다. 관리만 제대로 하면 증손자가 정년퇴직할 때까지 대대로 물려줄 수도 있다. 잊지 말고 좋은 바에 돈을 쓰자.

피복

면 티셔츠, 잘 늘어나는 (반)바지, 긴 양말, 리프팅화(靴)가 필요할 것이다. 이게 전부지만, 하나라도 없으면 안 된다. 합성섬유 티셔츠는 미끄러지거나 늘어나기 쉬워서 고중량 스쿼트를 할 때 아주 짜릿한 순간을 경험할 수 있다. 입지 말자. 하지만 바지는 탄력이 있어야 하고 끼지 않아야 한다. 스쿼트를 한다고 치면, 하단의 앉은 자세부터 상단의 선 자세까지 가동범위가 방해받지 않아야 한다. 바를 바닥에서 당겨 올리는 동안 정강이를 긁히지 않으려면 긴 양말이 있어야 한다.

가장 필수적인 것은 제대로 된 신발이다. 스트렝스 훈련을 하기로 결심했으면 역도화를 사야 한다. 러닝화나 크로스트레이너처럼 쉽게 구할 수 있는 운동화는, 발이 지면을 반복적으로 때릴 때 생기는 충격을 줄이는 방향으로 설계되어 있으므로 리프팅에는 맞지 않다. 이런 신발의 부드러운 밑창과 푹신한 뒷굽은 뜨뜻하게 데운 마시멜로처럼 불안정한 표면을 만들기 때문에 그 위에서 고중량을 다루기 어렵다. 역도화는 밑창이 푹신거리지 않고 단단하므로, 고중량을 다룰 때 견고한 바닥이 되어 준다. 이런 신발은 주로 온라인에서 구할 수 있다.

개인장비

초보자들은 개인장비에 강한 애착을 갖는다. 다른 형태의 운동과 달리, 리프팅에서는 섹시하고 빛나고 쿨한 모습을 보여줄 기회가 없다. 기껏해야 벨트가 전부다. 관절이 늙거나 다쳤다면 랩(보호대)wraps이나 워머warmers가 도움이 될 수 있다. 간혹 손목에 스트랩을 차는 사람도 있는데, 보통은 필요가 없다.

벨트: 꼭 갖춰야 하는 개인장비를 하나만 꼽으라면 벨트를 꼽고 싶다. 벨트는 (나중에 알아볼) 발살바Valsalva의 효과를 최적화함으로써 척추를 안정화하고 더 무거운 중량을 다루게 하는 방식으로 리프팅을 보조한다. 우리를 더 강하게 만들어 주는 것이다. 몸통에서 오는 고유수용감각의 피드백을 증진시키는 것도 벨트의 역할이다. 보통은 고중량 웜업 세트나 워크세트에서만 벨트를 사용하는데, 이제 막 운동을 시작하는 초심자가 벨트를 쓸 만큼의 중량을 다루려면 적어도 한 달은 훈련을 해야 한다. 폭이 일정한 가죽제 벨트가 가장 좋다. 스포츠용품점에서 쉽게 구할 수 있는 벨트는 대개 허리 부분의 폭이 양끝보다 넓은데, 이런 녀석들은 기능적이지도 않고 값도 비싸다. 편하게 쓰려면 끝이 갈라지지 않고 고리가 하나인 벨트를 사는 게 좋다. 최고급 맞춤형 벨트는 온라인으로도 구할 수 있다.

보호대와 워머: 손목에 보호대를 차고 리프팅을 하는 사람들은, 사실 보호대가 필요치 않다. 하지만 보기에는 끝내준다. 손목이 급 · 만성 질환에 시달리고 있다면 보호대를 써 보는 것도 나쁘지 않다.

니 랩knee wraps은 파워리프터를 비롯한 고중량 스트렝스 종목 선수들의 애장품이다. 마스터즈 선수의 경우 중급자 단계에서도 필요성이 크지는 않지만, 착용해야 하는 경우가 있기는 하다. 동작에 방해가 될 정도의 무릎 통증은 틀린 동작으로 운동하고 있거나 병원에 가서 진단받고 사진을 찍고 치료를 받아야 한다는 사실을 암시한다. 이런 통증은 니 랩으로 해결되지 않는다. 그러나 무릎에 만성적인 문제가 있거나 심각하지 않은 급성 부상이 있다면 니 랩이 추가적인 지지력을 제공해줄 수 있다. 스타팅 스트렝스 웹사이트에 니 랩을 어떻게 쓰는지에 관한 동영상이 있으니 확인하기를.[1]

워머는 면이나 네오프렌 재질의 슬리브로, 열을 가두어 무릎을 뜨끈하고 유연하게 만들어 주기 때문에 마스터즈 선수들에게 종종 도움이 된다. 무릎 워머가 관절 속 활액synovial fluid의 양과 지속시간에 바람직한 변화를 이끌어낼 수 있다는 말도 있고 아니라는 말도 있는데, 사실 여기에 관한 연구가 없어서 확답을 내릴 수는 없다. 무릎이 삐걱거리면 워머를 착용해 보는 것도 좋다. 도움이 되는지는 본인이 확인할 문제다. 참고로 설리번은 워머 없이는 리프팅을 못 한다.

스트랩: 리프팅용 스트랩은 바닥에 놓인 무거운 바벨을 당겨 올리는 동작(데드리프트, 클린, 스내치)에서 그립을 보조한다. 중량이 그리 크지 않으면 쓸 이유가 없다. 고중량 당기기 운동은 악력을 상당히 키워 주는데, 스트랩을 쓰면 이 효과가 반감된다. 그러나 악력 때문에 중량을 더 올리기 힘든 순간이 언젠가는 올 테다. 이때 두 가지 옵션이 있다. 한 손은 손바닥이 앞을 보는 회외로 두고 다른 손은 손등이 앞을 보는 회내로 둔 얼터닛 그립alternate grip을 잡는 것이 첫 번째 옵션이다. 효과는 좋지만, 어깨 회전의 비대칭을 초래할 수 있다. 보통은 이 비대칭이 대수롭지 않은 수준에 그치지만, 기술적인 문제나 근골격계의 문제를 겪게 되는 사람들도 더러 있다. 팔꿈치의 운반각carrying angle* 이 큰 사람일수록 그러한 문제를 겪을 가능성이 크다. 스트랩을 사용하면 악력의 제한과 비대칭의 문제에서 해방될 수 있다. 손과 손목에 심한 관절염이 있다면 저중량 데드리프트에서도 스트랩을 써야겠지만, 대부분은 스트랩 없이도 몇 달 동안 훈련을 잘 소화해 나갈 수 있다.

* 역주: 상완(위팔)을 축으로 하여 전완(아래팔)이 만드는 각도. 해부학적으로 남성보다 여성의 운반각이 더 크다.

장갑: 장갑은 바벨 훈련에 쓰이지 않는다. 그립을 굳혀 주는 것은 장갑이 아니라 초크의 몫이다. 장갑을 낀다고 해서 중량을 더 칠 수 있는 것도 아니고, 운동을 더 정확한 자세로 할 수 있는 것도 아니고, 그렇다고 안전성을 더 높일 수 있는 것도 아니다. 미끄러지거나 찢어질 수 있는 불필요한 외부 요인(장갑 그 자체)은 오히려 고중량 바벨 훈련을 위험하게 만든다. 장갑은 필요 없다. 벌써 한 켤레 샀으면 '무료 나눔 합니다'라는 쪽지와 함께 체육관 구석에 버려놓자. 마음에 드는 사람이 분명 가져갈 테니.

훈련일지: 신발 다음으로 중요한 개인장비다. 마스터즈 선수는 운동이 아니라 훈련을 하고, 훈련에는 장기적인 목표의 프로그램이 수반되므로, 온전하고 정확한 기록 작성은 선택이 아니라 필수다. 온라인이나 모바일 앱으로 기록하는 분도 요즘에는 많다. 안 될 건 없지만, 공책에 쓰는 것만 못하다. 핸드폰이 망가지거나 해킹당하면 어떻게 할 텐가. 몇천 원만 있으면 몇 년은 너끈히 쓸 연습장을 살 수 있다. 진전을 기록하고 문제를 파악하고 프로그램에 현명한 결정을 내리려면 이만한 게 없다. 훈련일지 작성에 대해서는 제17장에서 자세히 알아보겠다.

바벨 훈련과 안전

2장에서 확인했듯, 바벨 훈련은 현존하는 운동 가운데 가장 안전하다. 하지만 사람이라면 실수를 할 수밖에 없지 않은가. 웨이트 룸에서 다치고 장애가 생기고 몸이 뒤틀리고 죽는 일이 없으려면, 다음의 안전 수칙을 꼭 준수하기 바란다.

약이나 술에 취한 채로 리프팅을 하면 안 된다는 건 상식이다. 제발, 운동이 하고 싶으면 제발 깨고 해라. 더 설명하지 않아도 알아들으리라 믿는다.

욕심을 부리거나 남들에게 보여주고 싶어서 다룰 수 없는 중량을 얹는 일만 없다면, 프로그램을 잘 따라오는 사람이 중량 때문에 다치는 일은 없다. 무게를 올리거나 그날 처방받은 중량의 워크세트를 하기 전에는 가벼운 중량의 웜업을 해야 한다. 데드리프트 이외의 운동은 반드시 원판을 끼우지 않은 빈 바를 가지고 웜업을 한다. 중량은 언제나 신중하게 올려야 하며 우리가 따라야 하는 건 오직 프로그램일 뿐, 패기와 자의식이어서는 안 된다.

일반적으로 리프팅은 혼자서 하는 것이 별로 좋지 않은데, 초심자의 경우 특히 그렇다. 하면 안 되는 이유를 글로 적어놓자면 책 한 권도 너끈히 쓸 수 있다. 하지만 때로는 어쩔 수 없이 혼자서 리프팅을 해야 하는 일도 생기게 마련이다. 이런 상황이라면, 스쿼트와 벤치프레스는 반드시 **안전핀**safety pins이 올바른 높이에 걸려 있는 파워랙에서 해야 한다.

파워랙이 없는데 고중량 벤치프레스나 스쿼트를 해야 한다면, 반복에 실패했을 때 바벨을 랙에 안전하게 되돌려놓도록 도와주는 역할을 하는 **보조자**spotter를 유능한 친구로 하나 구해와야 한다. 데드리프트와 오버헤드 프레스에는 보조자가 필요치 않으며, 보조자를 두면 오히려 사고가 날 수도 있다.

바벨은 파워랙의 적절한 높이에 있는 **걸쇠**hook에 얹혀 있어야 한다. 바벨을 랙에 되돌려놓을 때는 그 어떤 경우에도 바벨을 걸쇠에 직접 올려두려고 해서는 안 된다. 바벨이 먼저 닿아야 할 곳은 걸쇠가 붙어 있는 철제 **수직 기둥**upright이어야 한다. 바벨을 기둥에 붙인 다음 그대로 미끄러져 내려오면 걸쇠에 자동으로 얹힌다. 기둥이 아니라 걸쇠를 먼저 노리다 보면 언젠가는 실수를 할 텐데, 결과는 심각할 것이다.

벤치프레스는 웨이트 룸에서 하는 모든 운동 가운데 가장 치사율이 높다. 벤치프레스도 원래는 안전한 운동인데, 기가 막히도록 멍청한 짓을 하는 사람들이 꼭 있다(특히 젊은 남자들). 자세한 이야기는 벤치프레스를 다루는 장에서 할 텐데, 여기서 몇 가지만 강조하자. 파워랙 밖에서는 절대 혼자 하지 말고, 섬레스 그립thumbless grip은 절대 쓰지 말고, 칼라(마구리)는 절대 끼워놓지 말고, (바를 얼굴 쪽으로 보낸다거나 걸쇠에 걸린 바를 빼거나 되돌릴 때처럼) 바를 위아래 말고 다른 방향으로 움직일 때는 절대 팔꿈치를 굽히지 마라.

체육관의 운동 구역에서는 바와 원판을 비롯한 장비를 어질러 놓으면 안 된다. 운동을 하다가 다시 쓸 것 같다는 생각에 바와 원판과 칼라와 벨트와 랩을 사방에 늘어놓는 건 흔한 풍경이다. 그럴싸한 생각이긴 한데, 그 전에 사람이 다칠 수 있다. 딱딱한 바닥 위에 무거운 물체가 굴러다니는 것 자체만으로도 주변이 굉장히 위험해진다. 다 쓴 장비나 바에서 빼낸 원판은 바로 당장 원래 있던 자리에 갖다 놓으시라. 남의 병원비 물어주고 싶으면 하지 마시고.

바벨 운동과 안전에 관해 더 알아보고 싶다면, StartingStrength.com에서 맷 레이놀즈Matt Reynolds와 윌리엄 맥닐리William McNeely가 쓴 글을 참조하기 바란다.[2]

특별 주제: 발살바

발살바법Valsalva maneuver은 숨을 들이쉬고 성문(후두)을 닫은 채 참는 동작이다. 이탈리아에 살았던 18세기의 의사이자 심리학자인 안토니오 마리아 발살바Antonio Maria Valsalva의 이름을 붙인 이 동작은, 크나큰 저항에 맞서 '기를 쓰는' 것으로, 차를 밀거나 물통을 들거나 크랭크를 돌리거나 우량아를 낳을 때처럼, 사람이 일상 속에서 흔히 쓰는 기법이다. 즉, 부하에 대해 본능적이고 자연스러운 반응으로 튀어나오는 것이다.

리프팅을 할 때 발살바를 하면 진짜 죽을 수도 있다는 소리를 들어본 사람도 아마 있을 것이다. 무거운 물건을 들 때는 숨을 참든 안 참든 혈압이 빠르게 오르는데, 여기에 숨까지 참으면 혈압이 더 올라간다는 이유로(앞에서도 봤지만, 장기적으로 봐도 리프팅과 고혈압은 관련이 없다).

말이야 다 맞는 말이다. 숨을 참은 상태(발살바 상태)로 무거운 것을 들면 혈압이 실제로 잠깐 오른다. 그러면 당연히 뇌혈관이 찢어지고, 뇌출혈이 생기고, 출혈성 뇌졸중이 생기니까 발살바가 안 좋다고 말하고 싶을 테다.

발살바가 지주막하출혈 같은 뇌출혈을 일으킨다는 발상에는 세 가지 문제가 있다. 먼저 이러한 주장을 하는 사람들은, 가뜩이나 드물게 일어나는 뇌출혈의 절대다수가 뇌동맥류나 동정맥기형 같은 선천적 · 후천적인 혈관 문제를 가지고 있던 일부 운 나쁜 사람에게 일어난다는 사실을 무시하고 있다.

이러한 주장에 깔린 이론이 동맥류 파열의 생물리학적 모델을 제대로 제시하지 못하고 있다는 것도 문제다(그림 7-1). 동맥류가 파열되려면 동맥류의 혈관벽 앞뒤로 걸리는 압력인 경벽압transmural pressure이 혈관벽을 손상시킬 정도로 커야 한다. 동맥류 안쪽 압력과 바깥쪽 압력의 차이가 경벽압인데, 동맥류 안쪽의 압력은 발살바를 하든 안 하든 올라가 있는 반면, 동맥류 바깥쪽의 압력은 발살바를 하면 올라간다. 다시 말해, 숨을 참고 있는 행위는 동맥류 안쪽과 바깥쪽의 압력을 모두 상승시키므로 실제로는 경벽압을 줄여 파열을 억제한다.[3]

발살바가 위험하다는 발상의 세 번째 문제는, 발살바 상태로 리프팅을 하면 위험하다는 주장이 집단 · 연구 · 장소를 불문하고 단 한 번도 증명된 적 없다는 것이다.

현재까지의 연구결과를 종합했을 때, 어떤 활동에서나 지주막하출혈이 일어날 수 있다는 것이 학계의 정설이다. 잘못 본 것 같겠지만, 아니다. 동맥류가 있는 사람이 운동을 하다가 뇌졸중을 맞을 수 있지만, 운동 말고 다른 일을 해도 뇌졸중이 올 수 있고, 아무 것도 안 했는데 뇌졸중에 걸릴 수 있다.

한 환자교차연구에서는 뇌졸중 생존자 250명을 대상으로 두개강내출혈의 유발요인을 살펴보았는데,[4] 뇌출혈 위험을 증가시킨 요인으로 커피, 콜라, 분노, 경악, 긴장, 섹스, 코풀기, 격렬한 운동을 꼽았으며, 리프팅 중의 발살바는 섹스, 자위행위, 분노, 코풀기보다 낮은 위험도를 보였다. 증례 보고를 비롯한 다른 연구에서도 비슷한 결과가 나왔다.[5] 이 보기 드문 병변의 자연경과적 특성상, 크기가 어느 정도 이상이면 언젠가는 찢어지게 돼 있다. 어쩌다 운 나쁘게 운동하다가 터질 수도 있겠지만, 어차피 찢어질 녀석이었다.

그러면 '아니, 조금이라도 위험하다는 거잖아요.

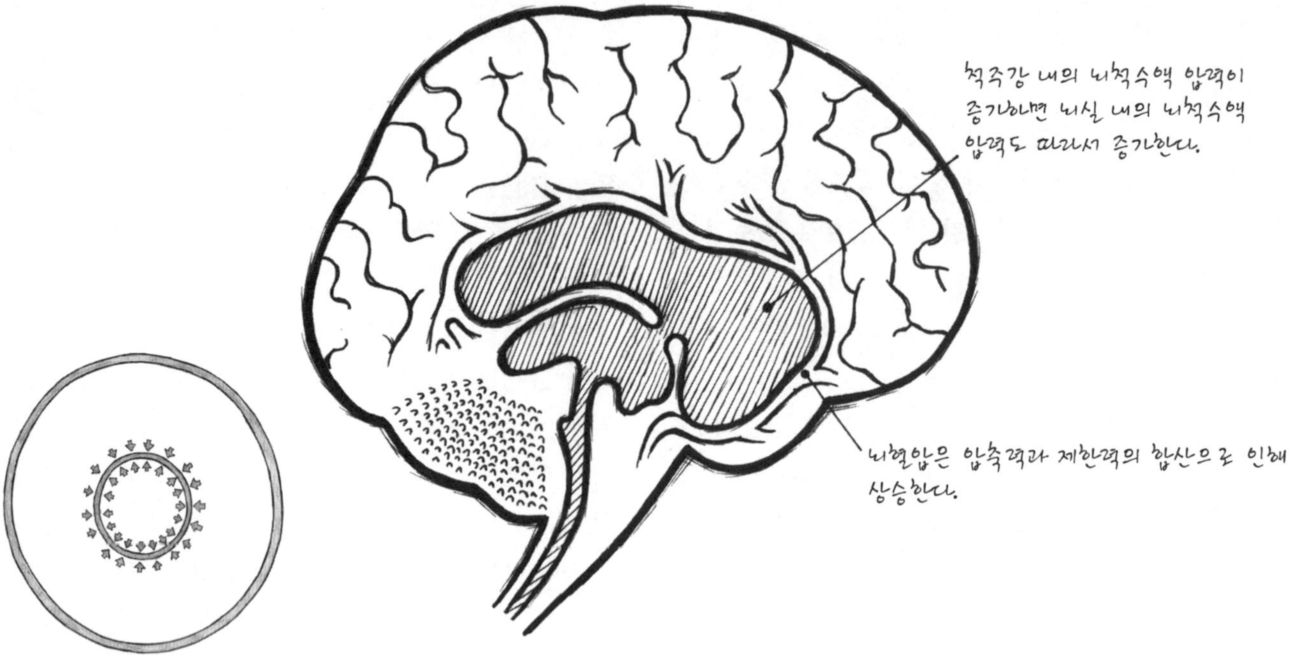

그림 7-1. 발살바법은 경벽압transmural pressure을 조절한다. 뇌혈관 압력은 발살바법의 유무와 관계없이 힘을 쓰면 증가한다. 그러나 척주관을 타고 뇌실까지 전달된 뇌척수액 압력의 증가는 혈관이 파열될 가능성을 낮춘다. 이렇게 뇌척수액의 압력을 높이는 것이 발살바법의 역할이다. 두개골의 부피는 두 압력을 모두 제한하고 나아가 맥관의 구조를 안정화하므로 이들의 파열을 억제한다.
제이슨 켈리 그림. 『스타팅 스트렝스: 바벨 훈련의 첫걸음』에서 인용. 사용 허가 받음.

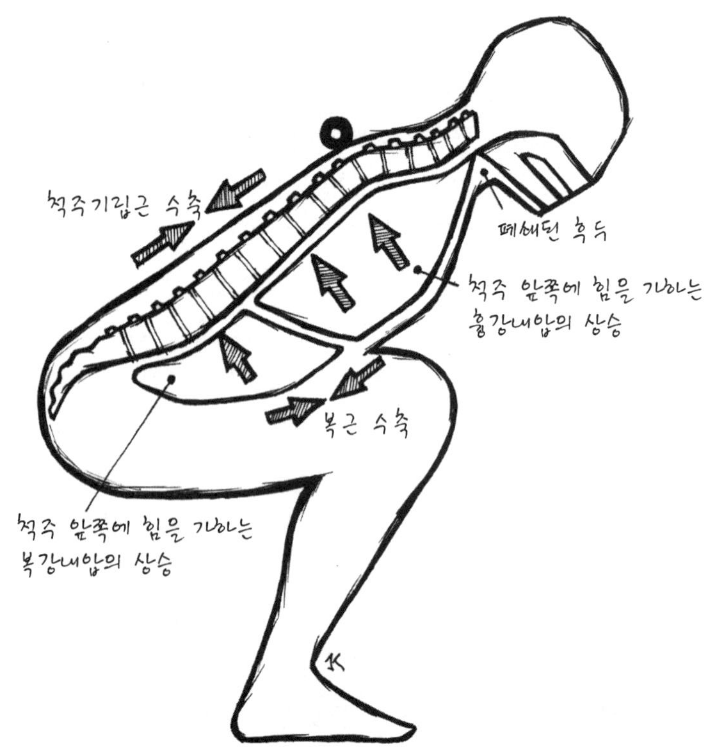

그림 7-2. 발살바법은 척추의 안정성과 지지력을 높인다. 복근 수축에 의해 상승된 폐압(흉강내압)과 복강내압 및 척주기립근의 수축이 결합되어 부하가 가해지는 동안 척추의 안정성을 만든다. 발살바법은 이러한 압력과 안정성을 만들어내는 능력을 향상시킨다. 고중량을 얹고 숨을 내뱉으면 척추를 안정시킬 만큼의 압력을 유지하기 어렵다.
제이슨 켈리 그림. 『스타팅 스트렝스: 바벨 훈련의 첫걸음』에서 인용. 사용 허가 받음.

그런데 왜 하라는 건데요?'라고 묻는 분도 계실 테다.

리프팅 도중에 발살바를 하는 것은, 숨을 참음으로써 흉강과 복강의 압력을 높여 흉추와 요추를 떠받들기 위해서다(그림 7-2). 스포츠과학 분야에서는 논쟁거리조차 아닐뿐더러, 스트렝스 훈련을 하는 사람이라면 누구나 발살바를 한다. 하는 사람들이 많다는 것 자체가 발살바의 안전성을 입증하는 최고의 근거 아니겠는가. 전세계 수백만 운동꾼들이 발살바를 하며 채운 반복수가 오늘 하루만 따져도 수십억 개지만, 이 사람들의 뇌졸중 유병률은 통계적 잡음과 구별되지 않을 정도로 낮다. 발살바를 반대하는 사람들은, 결국 수많은 자료 가운데 온전치 못한 데이터만 골라 부적절하게 호도하고 왜곡하여 자신들의 주장을 합리화하는 것이다.[6]

임상적으로 발살바 상태에서의 리프팅이 뇌졸중 위험을 증가시킨다는 근거는 전혀 없으며, 임상적으로든 생리학적으로든 그 반대의 근거가 훨씬 많다. 이 이슈에 대해 좀 더 자세히 알고 싶다면 설리번이 2012년 7월에 쓴 논문을 참고하기 바란다.[7]

이러한 잘못된 분석을 모두 배제했으니, 이제는 **스쿼트, 데드리프트, 프레스, 벤치프레스, 파워클린, 파워스내치**를 비롯한 바벨 운동을 본격적으로 알아볼 차례다. 이들 모두 우리가 이야기해 온 특성, 즉 전신의 기능적 동작 패턴을 재현하는 주요 다관절 운동이라는 특성을 갖추고 있다. (벤치프레스를 제외하면) 이 운동은 모두 구조적 운동으로, 팔다리뿐만 아니라 축골격에도 부하를 가하므로 척추와 고관절에도 훈련 효과를 낸다. 장기간에 걸쳐 점진적으로 중량을 늘릴 수도 있으며, 이 과정에서 우리는 조금씩 강해질 것이다.

이제 스트렝스 훈련의 중심에 있는 운동부터 시작하겠다. 바로 스쿼트다.

Notes

1. Rippetoe, "Knee Wraps."
2. Reynolds and McNeely, "Barbell Safety."
3. Hamilton, Woodbury, and Harper, "Arterial, Cerebrospinal and Venous Pressure," 42-50; Prabhakar et al., "Intracranial Pressure During Valsalva," 98-101; Niewiadomski et al., "Effects of a Brief Valsalva,"145-157.
4. Vlak et al., "Rupture of Intracranial Aneurysms," 878-1882.
5. de Rooij et al., "Incidence of Subarachnoid Hemorrhage," 1365-1372; Haykowsky, Findlay, Ignaszeski, "Aneurysmal Subarachnoid Hemorrhage," 52-55; Matsuda et al., "Precipitating Aneurysmal Subarachnoid Hemorrhage," 55-29.
6. Sullivan, "The Valsalva and Stroke."
7. Ibid.

8

스쿼트

스쿼트는 마스터즈 선수를 위한 스트렝스 훈련 프로그램의 초석이다. 이토록 완전한 가동범위를 쓰는 운동은, 이토록 많은 조직을 훈련에 끼워넣는 운동은, 이토록 전반적인 스트렝스를 향상시키는 운동은 없다. 스쿼트는 안전하고, 포괄적이고, 투여량을 정밀하게 조절할 수 있을 뿐 아니라, 병든 노화 표현형을 공격하기도 하며, 누구든 빠르게 배울 수 있다. 이 장에서는 스쿼트 동작의 핵심적인 요소를 살펴본 다음, 보완 운동 형태의 변형 동작에 대해서도 알아볼 것이다.

스쿼트는 무엇인가?

바벨 백 스쿼트만큼 오해와 논란에 휩싸인 운동도 없을 것이다. 잘못된 정보도 사방에 깔려 있고, 단순히 잘못된 정도가 아니라 위험하기까지 한 지도법도 많은데, 이 잘못된 정보로 인해 쓸모없는 역효과를 내는 변형 동작이 숱하게 나왔다. 스쿼트와 관련한 열띤 논쟁의 당사자들에게는 대부분 근거가 없다. 노화라는 극한 스포츠에 맞서는 훈련에는 스쿼트가 들어가 있어야 하는데, 지금까지 스쿼트에 관해 들었을지도 모르는 헛소리는 부디 잊어버리기를 당부드린다. 그런 헛소리에 대한 예방주사를 이 장에서 같이 맞도록 하겠다.

용어부터 확인해 보자. **스쿼트**squat는 몸 자체의 하중만으로, 또는 손이나 상지로 무거운 물건을 붙잡은 채 엉덩이를 낮추었다 일어나는 운동이다. 가령 **맨몸 스쿼트**bodyweight squat에서는 다른 물체의 부하load를 쓰지 않고, 오직 운동하는 사람의 몸무게만 부하로 쓴다. **고블릿 스쿼트**goblet squat에서는 덤벨처럼 부하를 줄 수 있는 물건을 손에 쥐고 가슴께로 들어 올린 채 스쿼트를 한다. **바벨 스쿼트**barbell squat는 말 그대로 바벨을 부하로 쓰는 스쿼트이다. 우리가 해야 할 스쿼트는 이 바벨 스쿼트이다.

바벨 스쿼트에도 여러 종류가 있다. **프론트 스쿼트**front squat는 바벨을 어깨 앞쪽에 두고 시행하는 스쿼트로, 이때 팔꿈치를 들어 올려 바를 전면삼각근에 고정해야 한다. **오버헤드 스쿼트**overhead squat는 바벨을 머리 위로 들어 올려 팔꿈치를 완전히 편 상태로 하는 스쿼트이다. 이 두 가지 변형 스쿼트는 올림픽 역도에서 써먹을 수 있다.

백 스쿼트back squat는 바벨을 등에 얹고 하는 스쿼트로, 이때 바는 목 바로 밑의 승모근 위에 높이 얹어 둘 수도 있고(**하이바 스쿼트**high-bar squat), 견갑가시 높이로 낮게 얹어둘 수도 있다(**로우바 스쿼트**low-bar squat).

하이바든 로우바든 간에, 백 스쿼트는 결국 깊이가 관건이다. 깊이를 기준으로 보면 부분 스쿼트와 풀 스쿼트로 다시 나눌 수 있다.

부분 스쿼트partial squat는 엉덩이와 슬개골(무릎뼈)을 이은 선이 바닥과 수평을 이루는 깊이로 내려가지 않는 스쿼트를 가리킨다. 하프나 쿼터 같은 부분 스쿼트에 대해 관절의 각도라는 측면만 놓고 정의하는 바람에 사람마다 그 차이가 컸는데, 이는 재현성과 일관성이 떨어진다는 말과 같다. 전체 가동범위를 활용하지 않는다는 특성상, 부분 스쿼트는 풀 스쿼트보다 언제나 많은 중량을 다룰 수 있다. 이게 좋다고 생각하는 사람이 상당히 많은데, 오해하고 계신 것이다.[1]

풀 스쿼트full squat는 수평 밑으로 깊이 내려가는 스쿼트이다. 하프나 쿼터 스쿼트처럼 풀 스쿼트에서도 관절의 각도가 다르게 나타날 수는 있지만, 풀 스쿼트는 정의는 해부학적 관계로 내리는 것이지 각도로 내리는 것이 아니다. 즉, 풀 스쿼트에서는 고관절이 슬개골보다 낮게 내려간다. 이 높이가 풀 스쿼트에서의 하단bottom이다. 그 높이에서 더 내려갈 수도 있겠지만, 이미 풀 스쿼트인데 더 내려갈 필요까지는 없다. 그렇게 해 봐야 풀 스쿼트에서 오는 희열과 건강상의 수많은 이점이 배가되지는 않는다. 요컨대, 풀 스쿼트는 인간의 기본 동작 패턴을 온전하고 자연스럽게 드러내는 운동이라고 할 수 있다.

그런고로 풀 스쿼트 깊이의 백 스쿼트를 기준으로 두고, 쿼터와 하프 스쿼트는 기준에서 변형된 동작으로 정하겠다. 지금부터 백 스쿼트라는 용어는 별다른 수식이 붙지 않는 한 '풀 스쿼트 깊이의 백 스쿼트'라고 받아들이면 된다.

수많은 스쿼트 가운데 보편 스트렝스 향상에 가장 알맞은 것은 로우바 백 스쿼트다. 이번에도 하이바 백 스쿼트는 백 스쿼트의 특수 변형 동작으로 간주한다. 지금부터 **스쿼트**라는 용어는 '풀 스쿼트 깊이로 내려가는 로우바 백 스쿼트'를 뜻한다. 스쿼트의 다른 변형 동작은 하이바, 쿼터, 프론트처럼 알맞은 수식어를 붙일 것이다.

후면각back angle이 상대적으로 수평으로 치달으면서 우리 몸에서 부피가 가장 큰 근육조직을 가장 큰 가동범위에 걸쳐 동원하는 스쿼트(풀 스쿼트 깊이의 로우바 백 스쿼트)는, 적응에 필요한 스트레스를 가장 높은 강도로 제공하여 보편 스트렝스 향상에 가장 크게 기여하기 때문에 모든 스쿼트 가운데 가장 보편적이고 유용하다.[2]

스쿼트에서의 움직임은 인간에게 가장 기초적인 동작 패턴이다. 누구나 할 수 있는(적어도 예전에는 할 수 있던) 자세로, 어떤 문화권에서는 깨어있는 동안 서 있는 것 다음으로 많이 취하는 자세이기도 하다. 역사와 문화를 탈탈 털어보면, 스쿼트의 하단 자세는 일을 하고, 밥을 먹고, 변을 보고, 대화를 하고, 아이를 낳을 때 취하던 자세와 같다. 안락의자나 좌변기가 있는 문화에서도 수평 아래 깊이로 앉았다 일어나는 능력은 인간이 물리적으로 존재하기 위한 토대나 마찬가지다. 의자와 좌변기에서 일어날 수 없는데 삶의 질이 좋을 리 없지 않은가.

동작의 핵심

독학을 하든 좋은 코치에게 배우든, 스쿼트를 제대로 배우려면 바벨이 없는 순간부터 시작하는 **표준 교습법**standard teaching progression을 따라야 한다. 상세한 표준 교습법에 관해서는 마크 리피토의 『스타팅 스트렝스: 바벨 훈련의 첫걸음』[3]을 참고하기 바란다. 이 책에서는 따로 설명하지 않을 것이다. 이 책의 목적은 어디까지나 스쿼트가 무엇이고 어떻게 하는 것인지를 설명함으로써 그 유용성과 이점과 안전성과 난점을 확인하는 것이기 때문이다.

표준 교습법의 초기 단계에서는 당신이 등에 바를 얹기 전에 코치가 구체적인 지시 없이 스쿼트를 시켜볼 것이다. 온갖 잡지와 영상이 심어준 스쿼트 동작에 관한 이미지가 머릿속에 있을 테니, 당신은 당연히 틀리게 할 것이다. 수직으로 선 후면각과 해로울 정도로 앞에 나간 무릎이 그 결과이다. 엉덩이를 쓰는 부분에서 수많은 실수와 오류가 나오는 것을 보면, 대다수의 평범한 사람들과 일부 트레이너가 얼마나 비뚤어진 창의력을 가지고 있는지 알 수 있다.

스쿼트는 다리 운동이 아니라 **고관절** 운동이다.

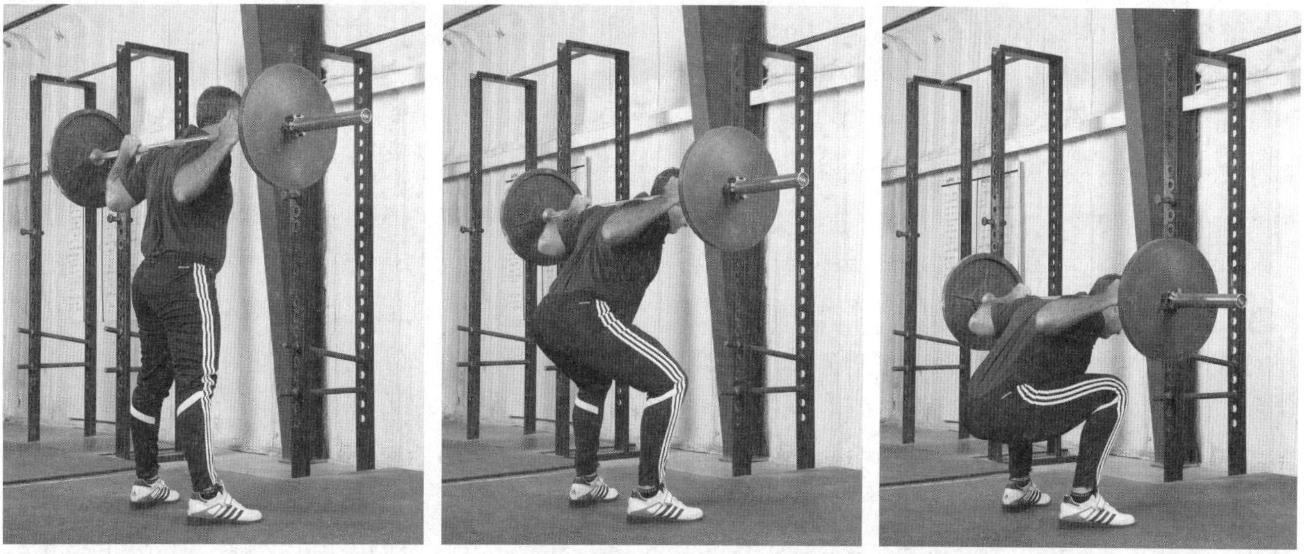

그림 8-1. 스쿼트. 왼쪽: 상단 자세. 가운데: 중간 자세. 이 자세는 하단에서 올라올 때도 한 번 더 거친다. 오른쪽: 하단 자세.

스쿼트가 그토록 안전하다고 해 왔는데, 그것은 어디까지나 무릎이 아닌 고관절을 썼을 때의 얘기다. 따라서 우리는 후면각을 좀 더 수평으로 만들어 고관절에 부하가 실리게 해야 한다.

스쿼트에서 스탠스는 어깨너비 정도인데, 이때 발가락을 30도씩 바깥쪽으로 벌려야 한다. 발가락이 정면을 향하지 않게 하는 것이 매우 중요하다. 스쿼트를 해 내려가는 과정에서 무릎은 발끝과 평행하게 벌려야 한다(그림 8-2). 몸이 내려가면서 엉덩이가 열리면 몸이 앞으로 숙여지는데, 이때 엉덩이는 뒤를 향하고, 젖꼭지는 바닥을 향하고, 머리는 중립 위치에 있을 것이다. 3분의 1 정도 내려간 다음에는 후면각이 자리잡히고 무릎은 앞을 바라볼 텐데, 이때 무릎이 발끝보다 3cm 이상 앞으로 나가 있으면 안 된다. 정강이(경골, 하퇴)는 단단한 기둥처럼 움직이지 않아야 하고, 엉덩이는 무릎보다 낮은 높이에 있어야 한다.

이때 후면각으로 인해 가슴은 바닥을 보고, 엉덩이는 열리고, 허벅지는 양쪽으로 벌어지고, 사타구니 근육과 햄스트링은 완전히 늘어나 **신장반사**stretch reflex를 일으킬 만반의 준비를 갖춘다. 신장반사는 엉치뼈에 누가 줄을 매달고 위로 잡아당기는 것처럼 우리를 하단 자세에서 솟아오르게 할 텐데, 이를 **힙 드라이브**hip drive라고 한다. 3분의 2 정도 올라오고 나면, 우리가 똑바로 서는 동작에 발맞추어 후면각과 정강이각도 달라지기 시작한다. 이제 똑바로 선다. 숨을 내쉬고, 크게 들이쉰 다음, 처음부터 한 번 더 하자.

스쿼트를 이러한 방식으로 하면 가동범위를 극대화하는 동시에 다른 변형 동작보다 더 많은 근육조직을 동원할 수 있는데, 이는 스쿼트를 다리 운동이 아니라 후면 운동사슬posterior kinetic chain 전체의 훈련으로

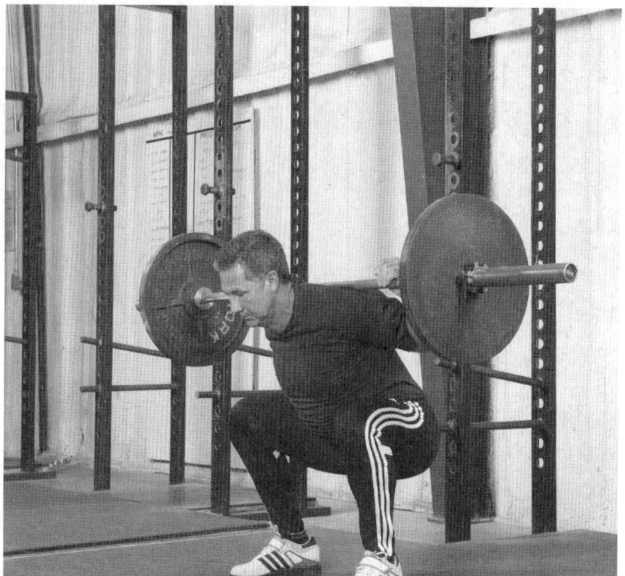

그림 8-2. 앞에서 본 하단 자세. 허벅지는 발과 나란하고 무릎은 발가락 방향으로 벌어져 있다.

만들어 주는 **고관절 능동성**active hip[4] 덕분이다. 고관절 능동성은 우리가 스쿼트의 하단 자세로 내려갈 때 가슴이 바닥을 보게 하고 무릎이 발끝을 보도록 벌리는 과정에서 개입된다. 매우 단순한 기법이지만, 그 효과는 헤아릴 수도 없다.

무릎을 바깥으로 벌리는 동작의 가장 또렷한 기계적 장점은 허벅지를 치워준다는 점이다. 무릎을 벌리지 않으면 허벅지는 상대적으로 정면을 향할 텐데, 이러면 대퇴골femur과 골반pelvis 사이에서 연조직이 충돌을 일으킨다. 쉽게 말하면 수평 높이가 되기도 전에 허벅지가 배에 부딪힌다. 고관절을 능동적으로 쓰면 이러한 조직의 충돌을 피할 수 있으므로 풀 스쿼트 깊이까지 내려갈 수 있다.

하지만 고관절 능동성의 효과는 여기서 끝나지 않는다. 무릎을 벌리고 몸을 숙이며 하단 자세로 내려가는 동작 자체만으로도 엄청난 양의 근육 조직이 동원되기 때문이다. 이렇게 고관절을 여는 행위는 해부학적으로 보면 대퇴골의 외전abduction과 외회전external rotation이 동시에 일어나는 일이다. 외전은 허벅지를 그냥 옆으로 벌리는 동작인데, 이는 원래 약한 움직임인 데다가 개입되는 근육도 얼마 되지 않는다.

외회전은 사정이 다르다. 이 책을 앉아서 보고 있다면, 책의 페이지를 넘기듯 허벅지를 옆으로 벌려 보자. 허벅지가 회전하면서 (허벅지 사이가 멀어지는 동작인) 외전이 함께 일어난다는 사실을 알아차릴 수 있을 것이다. 이 동작은 순수한 외전과 달리 대둔근, 중둔근, 소둔근, 이상근, 상쌍자근, 하쌍자근, 대퇴방형근, 외폐쇄근, 대요근, 소요근, 봉공근 같은 골반 주변의 큰 근육을 많이 동원한다. 이 근육들이 모두 하나의 동작에 개입되는 것이다.[5] 하나의 동작 요소에 이토록 많은 근육 조직, 이토록 많은 수축성 조직이 개입된다는 사실만 봐도 그 중요성과 권능을 실감할 수 있다. 이 근육들은 스쿼트의 하단에서 외회전 상태로 외전된 대퇴골이 움직이지 않게 단단히 잡아 준다.

외회전근과 외전근으로 끝난다고 생각하면 오산이다. 엉덩이를 여는 동작은 단내전근, 장내전근, 대내전근, 소내전근, 치골근, 박근을 비롯한 '사타구니'의 내전근을 동원한다.[6] 이 길고 강력하고 중요한 근육들은 앉아서 오래 생활하거나 나이가 들면 위축되거나 다치기 쉬워진다. 스쿼트의 하단 자세에서 내전근은 팽팽하게 늘어나 있는데, 이는 곧 신장-수축 자극의 대상이라는 뜻이고, 다시 말해 힙 드라이브에 개입한다는 뜻이다. 허벅지를 내전시키는 근육이 고관절을 끼고 골반에 붙어 고관절을 펼 때 동원된다는 점을 감안하면, 이 사실은 더욱 중요해진다.[7]

무슨 이야기인가 싶을 텐데, 한 마디로 사타구니 근육이 스쿼트의 하단에서 일어날 때 쓰인다는 뜻이다.

아직 안 끝났다. 능동적으로 고관절을 써 준 덕분에 허벅지 사이로 배가 지나가면서 엉덩이가 수평 아래까지 내려가면 후면각은 더 수평으로 치닫고, 이 과정에서 한도 끝까지 늘어난 햄스트링이 일으킨 신장반사가 힙 드라이브를 만들어내면서 우리를 하단에서 벗어나게 한다.

'오금줄'이라고도 하는 햄스트링은 허벅지 뒤쪽에 있는 근육군으로, 대퇴이두근, 반건양근, 반막양근으로 이루어져 있다. 이들은 슬관절굴곡근(무릎 굽힘근육)의 우두머리 취급을 받는 일이 많다.

실제로는 헛소리나 마찬가지인데, 부하에 대해 무릎만 고립시켜 굽히는 동작이 자연스러운 상황에서는 일어나지 않기 때문이다. 햄스트링은 무릎 관절과 고관절을 같이 끼고 있으며, 따라서 스쿼트 하단에서 무릎이 굽혀져 있을 때, 똑바로 선 정강이에 대해 수축하며 후면각을 수평으로 만들면서 고관절을 편다.[8]

무슨 말이냐면, 햄스트링이 고관절을 움직여 스쿼트의 상승 동작에 도움을 준다는 뜻이다.

조금만 더 보자. 햄스트링은 고관절을 끼고 있는데, 스쿼트 하단 자세에서 적절한 후면각과 고관절 능동성으로 인해 바짝 당겨져 활성화된 햄스트링은, 가만히 내버려 두면 골반을 앞으로 잡아당기므로 허리가 말린다. 즉, 스쿼트의 하단에서 허리가 말리면 햄스트링이 느슨해져 힙 드라이브가 죽는다. 부하가 걸린 상황에서는 척추를 단 한 순간도 말리게 두면 안 된다. 따라서 스쿼트에서 고관절 능동성이 유지되려면 척추가 단단히 신전extension된 상태를 유지해야 한다. 즉,

스쿼트의 고관절 능동성과 힙 드라이브에는 척추를 세우는 근육이 개입된다. 고관절 능동성을 잘 활용하려면 이러한 등 근육을 등척성으로 수축하여 척추를 활처럼 휘지 않게 단단히 잠금으로써 힘이 전달될 수 있게 해야 한다.

무슨 말인고 하니, 등 근육은 척추를 펴서 잠금으로써 햄스트링과 내전근을 동원하여 스쿼트 하단에서의 상승을 돕는다.

스쿼트가 '사두근' 운동이 아닌 이유를 이제는 알 수 있을 것이다. 대퇴사두근은 무릎의 일차 신근primary extensor이기에 당연히 스쿼트 동작에 필수적이다. 하지만 제대로만 했다면, 대퇴사두근은 크고 자연스러운 가동범위에 걸쳐 많은 근육군을 동원하는 스쿼트의 수많은 구성요소 중 하나에 불과하다. 고관절 활성화는 종아리, 사타구니, 햄스트링, 고관절의 회전근, 척추의 기립근이 있어야 나온다. 하나의 운동으로 이토록 어마어마한 수의 근육을 모두 훈련하는 것이다. 이토록 많은 근육을 이토록 큰 가동범위에 걸쳐 이런 강도로 훈련시키는 운동은 없다. 스쿼트가 스트렝스 훈련의 근본인 이유다.

운동 처방: 마스터즈 선수의 스쿼트

스쿼트는 보편 운동 처방의 필요조건을 만족시킨다. 사실, 스쿼트가 없으면 운동 처방이라고 할 수도 없다.

스쿼트는 안전하다

제대로 수행할 경우, 스쿼트는 인간의 정상 동작 패턴에 부하를 얹은 것에 불과하다. 즉, 우리 몸은 원래부터 이 동작을 할 수 있게끔 설계되었다. 스쿼트는 안정된 바닥을 딛고 서서, 다룰 수 있는 중량으로, 예기치 않은 힘이 생겨나지 않도록, 발의 중앙에 바가 오도록 균형을 잡고, 전체 가동범위에 걸쳐 매번 같은 방식으로 실시해야 한다.

스쿼트가 무릎이나 허리에 위험하다는 풍문도 있는데, 지금까지 나온 연구 자료와[9] 수많은 지도 경험으로 미루어보면 이는 사실과 다르다. 남녀노소를 불문하고 강해지려는 전세계의 사람들이 지금도 강해지려고 스쿼트를 한다. 쿼터나 하프 스쿼트와 달리, 수평 아래 깊이로 내려가는 로우바 백 스쿼트는 무릎 관절에 힘을 균형 있게 만들어 내며, 척주기립근이 강력한 등척성 수축을 할 수 있게 한다. 즉, 스쿼트는 무릎과 허리를 강하게 만든다.

스쿼트는 치료 범위가 넓다

스쿼트의 훈련 첫 단계는 맨몸으로, 즉 바벨 없이 시작된다. 사실 스쿼트는 보조를 받거나 의자를 활용하면 맨몸보다 가볍게 할 수도 있다. 바벨을 들기 시작하면 (보통 첫날부터 들지는 않는다), 5kg 정도의 가벼운 무게로 시작할 수도 있다. 우리가 아주 허약한 사람들을 지도할 때는 긴 나무막대나 PVC 파이프를 쓰기도 했는데, 실제로 그런 가벼운 물건 밖에 못 드는 몸이라서 쓴 것이 아니라 심리적인 이유 때문에 쓴 것이긴 했다. 본격적으로 바벨을 얹고 훈련을 시작하면 세션마다 0.5kg 단위로 부하를 높일 수 있다. 하지만 나이가 많고 허약한 사람들도 대부분은 1~2kg씩 무리 없이 부하를 늘릴 수 있고, 초반에는 5kg 이상 늘리는 것도 심심찮게 볼 수 있다. 스쿼트는 원판을 끼우지 않은 빈 바로 시작해, 훈련하는 사람이 안전하게 다룰 수 있는 선까지 점진적으로 중량을 올릴 수 있다. 거의 0에서부터 무한에 가까운 투여 범위를 가지고 있는 셈이다.

스쿼트는 큰 다관절 운동이다

스쿼트가 지닌 운동 처방으로서의 **포괄성**은 바로 이 특성에서 비롯된다. 이토록 넓은 가동범위에 걸쳐 이토록 많은 근육 조직을 동원하는 운동은, 조직과 분자 수준에서 이토록 포괄적인 동화와 적응적 반응을 이끌어내는 운동은 스쿼트 말고 없다. 전반적인 스트렝스 향상이라는 관점에서 보면, 스쿼트는 운동의 제왕이다.

스쿼트는 병든 노화 표현형을 공격한다

스쿼트는 미식축구 라인백 선수에게도 중요하지만, 마스터즈 선수에게는 더 중요하다. 스쿼트는 대사, 골격계, 근신경계에 복합적인 스트레스를 주는 동시에 이러한 스트레스를 감당할 수 있는 적응을 이끌어낸다. 훈련이 진행됨에 따라 스쿼트는 포도당 대사, 인슐린 민감성, 근육량, 스트렝스, 골밀도, 가동성, 균형능력, 기능에 바람직한 영향을 미치는 고용량 운동요법이 되어갈 것이다.

스쿼트는 단순하다

스쿼트는 배울 때 제대로 배우고, 할 때 제대로 해야 한다. 올바르고 균형 있고 효율적인 자세를 유지하는 일에 끊임없는 주의를 기울여야 한다. 단순하지만 편하지는 않다. 스쿼트가 힘들어지는 순간은 아주, 아주 빨리 찾아올 것이다. 하지만 따지고 보면 사람의 정상 동작 패턴에 바벨을 얹어 놓은 것에 불과하다. 우리를 변모시키는 스쿼트의 여러 권능 가운데 하나가 이토록 우아한 단순함일 것이다.

상황에 맞게 하는 여러 스쿼트

거부할 수 없는 불편한 진실이 하나 있다. 시작 단계에서 스쿼트를 할 수 없는, 어쩌면 앞으로도 영원히 할 수 없는 사람들이 있다는 사실이다. 다친 적이 있거나, 관절이 잘 움직이지 않거나, 근골격계에 어떤 문제가 있거나, 지나치게 허약한 사람들은 로우바 백 스쿼트를 하지 않아도 좋다. 검증된 코치도 구했고 체육관도 잘 찾았는데, 스쿼트를 물리적으로 할 수 없다고 해서 훈련을 포기할 이유가 없다. 오히려 잘 된 쪽에 가깝다.

이런 상황에서 가장 우선시해야 할 원칙이 하나 있다. 어떤 경우에도 스쿼트를 하는 쪽이 안 하는 쪽보다는 낫다. 바를 등에 고정시킬 만큼 팔이 유연하지 못해서 로우바 스쿼트를 하기 어렵다면, 되기 전까지는 하이바로 하면 된다. 하이바 스쿼트도 힘들면 프론트 스쿼트나 고블릿 스쿼트를 하면 된다. 몸이 너무 약해서 프론트 스쿼트조차 못하는 사람에게는 맨몸 스쿼트도 있고, 번지 스쿼트도 있고, (팔을 쓰지 않고 의자에 앉았다 일어나는) 의자 스쿼트도 있다. 이것도 힘들면 도움을 받는 의자 스쿼트를 해도 된다.

이 글을 쓰고 있는 지금, 설리번은 팔을 쓰거나 다른 사람의 도움을 받지 않으면 의자에서 일어나지도 못하던 67세 여성을 석 달 동안 훈련시키고 있다. 처음에는 도움을 받으며 의자에서 일어나는 동작을 5회씩 5세트 하게 했다. 다음에는 혼자 의자에서 일어나게 했다. 그 다음에는 번지 스쿼트로 가동범위를 키웠다. 그 다음에는 고블릿 스쿼트로 스트렝스를 키웠다. 마지막에는 5kg짜리 바벨을 등에 얹게 했다. 그때부터는 일사천리였다. 이 여성분은 지난주에 20kg으로 5회씩 3세트의 스쿼트를 했다. 석 달 전에는 의자에서 일어날 힘조차 없던 다리로. 이분이 로우바 백 스쿼트를 하는 모습은 상상조차 하기 어려웠지만, 이제는 현실이 되었다.

우리는 사람들을 지도하며 이런 일을 흔히 경험했다. (특히 60세 이하의) 마스터즈 선수는 언젠가 로우바 스쿼트를 할 수 있게 될 것이며, 그 놀라운 효과를 몸소 경험할 수 있을 것이다. 처음에는 스쿼트를 하기 힘들어하는 사람이 많다. 대부분 가동성이 아니라 스트렝스가 모자라서 그렇다. 이처럼 컨디션이 떨어져 있는 사람들은 수정된 형태의 스쿼트를 운동으로서 장기간 할 필요가 없다. 이들에게는 스쿼트를 제대로 할 수 있도록 가동범위를 강화하는 교정운동과 함께, 수정된 형태의 스쿼트 프로그램이 필요할 뿐이다. 즉, 제대로 된 스쿼트 훈련에 앞서 레그프레스, 번지 스쿼트, 의자에서 일어나기, 고블릿 스쿼트 같은 운동이 애피타이저로 깔릴 수 있다는 뜻이다. 이러한 접근법은 보완 운동 프로그램을 다룬 제21장에 자세히 설명해 두었다.

그러나 너무 나쁜 가동성 때문에 스쿼트를 제대로 할 수 없는 사람들도 분명히 있다. 지금부터 이어질 내용은 이 사람들도 할 수 있는 스쿼트에 관한 것이다.

가동성 제한이 있을 때의 변형 스쿼트

여기에서는 가동성에 제한이 있는 몇몇 사람들의 훈련에 알맞은 변형 스쿼트를 소개한다. 앞에서 스쿼트를 설명할 때와 마찬가지로, 개별 동작을 하나하나 설명하는 일은 생략한다. 여기 나온 변형 스쿼트를 누구에게 써야 할지, 여러 변형 중 무엇을 골라야 할지, 어떻게 가르쳐야 할지는 마스터즈 선수를 지도한 경험이 많은 스트렝스 컨디셔닝 코치의 몫이다.

여기에 설명한 운동은 앓은 지 오래 되어 교정이 안 되는 구조적 문제로 가동성에 뚜렷한 제한이 생겨 스쿼트를 하기 어려운 사람들을 대상으로 한다. 이러한 문제는 대개 하반신의 가동성 제한과 무관하다. (정말로 가동성이나 통증 때문에 스쿼트 하단 자세를 취할 수 없다면 병원에 가서 치료를 받아야 한다. 심한 경우 인공관절을 넣어야 할 수도 있다.) 로우바 백 스쿼트를 할 수 없게 만드는 진짜 원인은, 오히려 견갑대shoulder girdle나 팔의 가동성 문제일 때가 많다.

바벨을 로우바 높이로 잡지 못하면 스쿼트를 할 수 없는데, 이는 60세 이상의 마스터즈 선수에게서 흔히 보이는 문제이다. 어떻게든 자세를 잡는다 해도, 불편한 느낌에 신경이 쓰여서 스쿼트에 집중하지 못하게 된다.

로우바에서는 견갑가시 바로 아래까지 바벨을 낮춰야 하는데, 이 자세가 나오지 않는 이유는 사람마다 다르다. 몸이 '뻣뻣한' 것이 그나마 가장 낫다. 이 상황의 원인은 단순한 근육 긴장이므로, 스트레칭을 하면 좋아진다. 어깨는 첫 번째 워크아웃 세션에서 바로 풀릴 수도 있고 때로는 몇 세션을 해도 잘 안 풀릴 수도 있지만, 언젠가는 풀린다. 같은 세션의 초반 한두 세트는 하이바로 잡고 마지막 워크세트만 로우바로 잡는 일도 드물지 않다. 근육의 긴장 때문에 로우바 자세가 불편할 수는 있어도 아프지는 않을 것이다. 시간이 흐를수록 그 자세가 점점 쉽고 자연스러워질 것이다. 이런 분들은 변형 스쿼트 없이 로우바 훈련을 하는 게 맞다.

하지만 어깨 가동성이 좋아질 수 없는 분도 있고, 유연성을 높이려는 시도 자체가 위험한 분도 있다. 어깨 관절염은 50세 이상의 성인들에게서 경미한 형태로 흔히 나타나지만, 나이가 든 분은 어깨 관절염이 중증으로 치달아 있는 일이 많다. GH관절과* 관절낭과 어깨를 둘러싼 인대에 생긴 퇴행성 변화로 인해 가동범위가 좁아진 어깨는 '늘어나지' 않는다. 마스터즈 선수 연령대에서 특히 회전근개 수술을 받고 나면 가동범위가 흔히 작아지는데, 수술적 재건 과정에서 일부러 짧게 만든 구조물을 억지로 '늘리려고' 하는 것은 현명하다고 보기 어렵다.

로우바 자세를 잡기 힘들어도, 대안은 많다. 바람직한 운동부터 나열하면 하이바 스쿼트, 프론트 스쿼트, 고블릿/덤벨 스쿼트, 레그프레스 순이다. 또렷한 병이 없는데도 이런 운동조차 못 하는 사람들이 드물게나마 있는데, 이런 분들에게는 좀 더 특별한 프로그램과 지도가 필요할 것이다.

하이바 스쿼트

바벨을 로우바 위치에서 안정적으로 잡을 수 없는 분들은 하이바 스쿼트를 해야 한다. 마스터즈 선수를 자주 접하는 코치들은 하이바를 잡는 사람들의 비율이 상당히 높다는 사실을 깨달을 수 있을 것이다.

로우바보다는 못하지만, 다른 대안에 비하면 그래도 하이바가 낫다. 하이바 스쿼트의 가장 큰 단점은 후면각이 로우바보다 수직이기 때문에 엉덩이와 등 근육의 동원에 있어서 훈련의 효과가 작고, 등과 햄스트링이 강도 높게 개입되지 않기 때문에 상대적으로 들어 올릴 수 있는 중량이 적다는 것이다. 그러나 로우바

* 역주: 어깨 부위에 있는 관절 중 하나로, 상완골(humerus)과 견갑골(scapula)의 관절와(glenoid cavity)가 이루는 관절. 일반적으로 '견관절'이라고 하면 이 관절을 가리키는 경우가 많다.

스쿼트를 할 수 없는 상황에서는 가장 바람직한 대체재이다. 로우바만큼은 아니라도 많은 근육을 쓰는 하이바 스쿼트를 통해 수많은 사람이 남녀노소를 가리지 않고 엄청난 무게를 들어 올렸다.

하이바와 로우바 자세의 차이가 상대적으로 미미하고 하찮게 느껴질 수 있지만, 실제로는 그렇지 않다. 이 운동에서는 바과 사람의 무게중심이 정렬되어야 하는데, 몸통에 얹힌 바가 (견갑가시와 승모근 상단의 길이인) 10cm 정도만 움직여도 이러한 정렬이 크게 달라진다. 이로 인해 후면각뿐만 아니라 동작의 효율성에 상당한 차이가 생겨난다.

어떤 형태의 스쿼트든 간에, 안전하고 효율적으로 하려면 바벨이 미드풋mid-foot*의 수직선상에 정렬되어 있어야 한다. 미드풋 위치에서 조금만 앞뒤로 움직여도 몸의 균형이 깨진다. 자세에 따른 바의 위치 차이는 몸통 앞뒤로는 실제로 5cm 정도에 불과할 것이다. 하지만 실제 미드풋의 영역 또한 상당히 좁으므로 고작 5cm로 인해 자세의 극명한 차이가 생겨난다. 즉, 하이바 자세로 바벨을 들려면 동작 패턴에 변화를 줘야 한다. 바가 등의 어디에 있느냐에 따라 동작의 후면각과 근육의 활성화 패턴이 결정되는 것이다.

만일 하이바 높이에 바를 얹고 로우바의 동작 패턴으로 스쿼트를 시도하면, 바벨은 미드풋 앞쪽으로 한참 벗어날 것이다. 로우바 스쿼트에서 미드풋 균형점을 유지하려면 엉덩이를 뒤로 빼면서 몸통을 앞으로 숙여야 하기 때문이다.

이와 달리 하이바 스쿼트에서 신경써야 할 것은 뒤쪽으로의 움직임보다 아래쪽으로의 움직임이다. 엉덩이가 뒤로 덜 가다 보니, 균형을 맞추려면 몸통을 앞으로 덜 숙여야 한다. 하이바 스쿼트에서 몸통이 좀 더 수직에 가까운 것은 이 때문이다. 큐cue는 어깻죽지를 조이라거나, 허리에 아치를 만들라거나, 무릎을 더 벌리라거나 하는 식으로 거의 비슷하다. 스탠스는 하이바에서 조금 더 좁게 잡을 수 있다.

* 역주: 발을 앞뒤로 놓았을 때 그 중앙을 가리키는 용어.

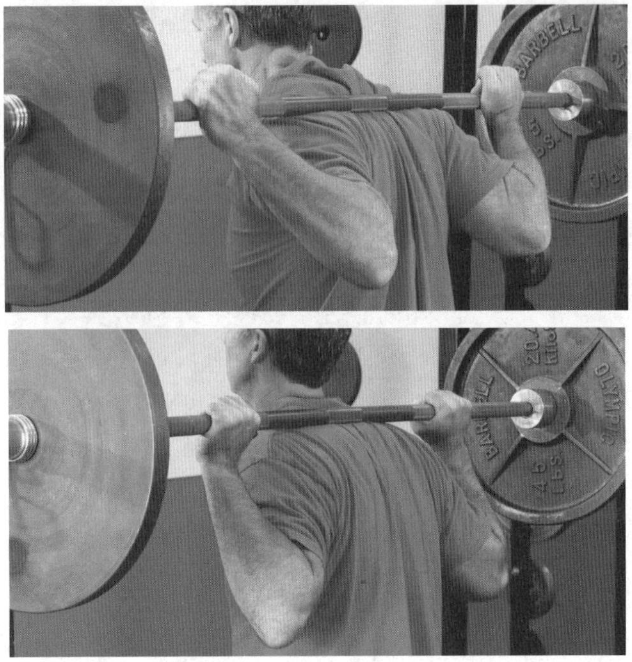

그림 8-3. 로우바 스쿼트(위)와 하이바 스쿼트(아래)에서의 바벨 위치. 로우바 스쿼트에서 바는 견갑가시 바로 아래 높이의, 후면삼각근과 승모근으로 이루어진 '선반'에 놓인다. 하이바 스쿼트에서 바는 견갑골을 한참 지나 승모근 위에 놓인다. 두 자세 모두 안정적이지만, 후면각이 다르게 나오기 때문에 근육 동원 패턴도 달라진다.

하단 자세에서 솟아올라 똑바로 일어서기까지의 과정 또한 하이바와 로우바의 큰 차이 중 하나이다. 앞서 설명했듯, 힙 드라이브는 스쿼트의 하단 자세에서 후면각을 눕힌 상태를 유지하면서 엉덩이를 위로 밀어올릴 때 발생한다. 그러나 과도한 힙 드라이브는 하이바 스쿼트에서 딱히 쓸모도 없고 때로는 위험하기까지 하다. 엉덩이를 강하게 위로 밀어올리면 몸통이 앞으로 숙여지면서 바가 미드풋 앞으로 튀어나가기 때문이다. 따라서 하이바 스쿼트의 하단 자세에서는 이렇게 하는 대신 가슴을 들며 올라와야 한다. 하이바에서의 큐가 "가슴 들어요(체스트 업)!", 로우바에서의 큐가 "엉덩이 들어요(힙 업)!"인 것은 이 때문이다. 서로 다른 큐가 서로 다른 효과를 만들어내는 것이다.

하이바 스쿼트를 활용하면 프로그램도 달라진다. 하이바 스쿼트는 로우바 스쿼트보다 '사두근 중심'인 운동으로 간주되는데, 엄밀히 말하면 하이바 스쿼트에서 햄스트링이 상대적으로 덜 쓰이기 때문에 상대적으로 사두근이 더 많이 쓰이는 것이다. 로우바 스쿼

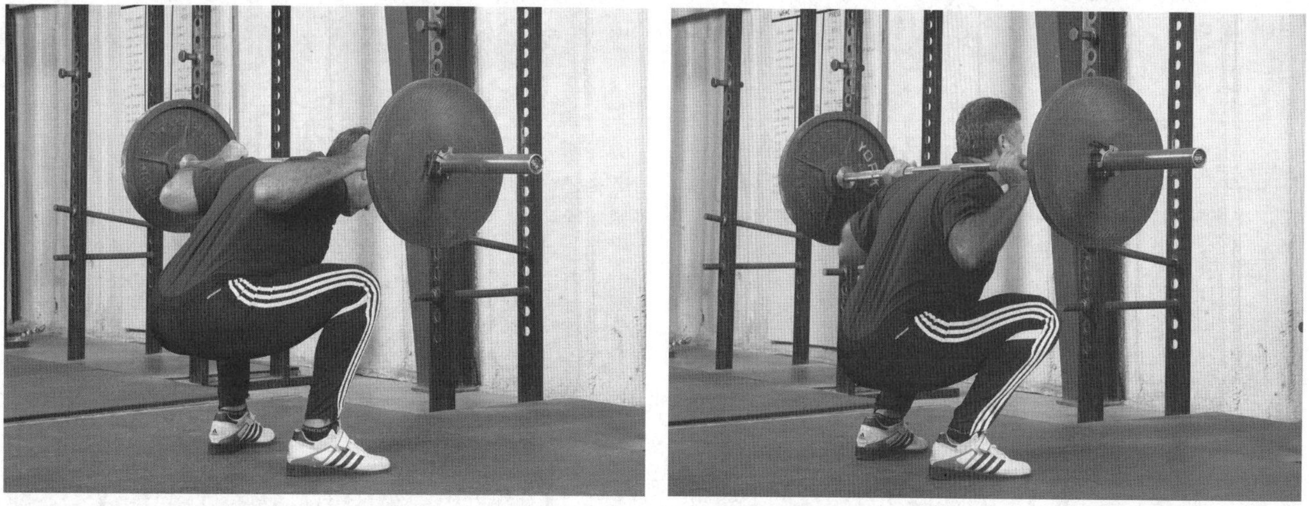

그림 8-4. 하단 자세. 왼쪽: 제대로 실시한 (로우바) 스쿼트의 하단 자세. 오른쪽: 제대로 실시한 하이바 스쿼트의 하단 자세. 무릎각과 고관절각과 후면각이 어떻게 다른지 살펴보자.

트보다 근육을 덜 쓰기 때문에 진전은 늦어진다. 원칙적으로 근육이 적게 쓰이는 운동일수록 진전은 느린 속도로 이루어진다. 로우바 스쿼트를 세션마다 5kg씩 늘릴 수 있는 사람이 하이바 스쿼트를 하면 그만큼 빠르게 중량을 올리기 어렵다.

로우바 스쿼트와 비교했을 때, 하이바 스쿼트는 상대적으로 무릎에 큰 스트레스를 주는 반면 고관절에는 적은 스트레스를 준다. 고관절은 무릎보다 크고 근육이 많고 더 잘 움직이고 훨씬 강력하므로 훈련 스트레스를 훨씬 많이 흡수할 수 있고, 따라서 보편 운동능력 향상에 훨씬 중요하다. 특히 무릎이 좋지 않다면, 하이바 스쿼트를 훈련 프로그램에 넣을 때 과도한 볼륨과 빈도를 피해야 한다. 가령 주 3일의 표준 초보자 프로그램에는 고중량 스쿼트가 주 3회 들어가는데, 한 세션당 반복수 5회로 3세트를 해야 하므로 매주 총 45회를 해야 한다(제19~21장 참조). 하지만 마스터즈 선수가 하이바 스쿼트를 하는 경우, 세션을 주 2회로 줄이거나 각 세션의 워크세트를 2세트로 줄이는 것도 고려해 보아야 한다. 후기 초보자, 중급자, 상급자 단계의 프로그램 또한 개개인의 상황에 따라 달라질 것이다. 요컨대 하이바 스쿼트를 할 때는 무릎의 염좌와 염증뿐만 아니라 프로그램의 조정까지 염두에 두어야 한다. 하이바 스쿼트를 하는 마스터즈 선수들에게 두껍고 탄탄한 니 슬리브와 니 랩을 권고하는 이유가 여기에 있다.

하이바 스쿼트는 고관절 굴근의 건염(힘줄염)을 일으킬 위험도 있다. 하이바 스쿼트에서 너무 낮은 깊이까지 내려가다 보면 쉽고 빠르게 이 상태로 치달을 수 있다. 마스터즈 선수가 너무 깊이 앉는 것이 큰 문제가 되는 일은 드물지만, 그 나이가 되도록 유연한 사람은 많지 않고, 그마저도 여성이 대부분이다. 뒤로 앉거나 몸통을 앞으로 기울이지 않는 하이바 스쿼트의 특성상 원심성(하강) 구간에서는 햄스트링에 큰 장력이 걸리지 않는다. 따라서 몸이 깊이 떨어지지 않게 '낚아채는' 햄스트링의 반동이 줄어들고, 따라서 엉덩이가 거의 바닥에 닿다시피 내려가곤 한다. 지나친 깊이의 하단 자세에서는 대개 무릎이 앞으로 미끄러져 나가는데, 이러다 보면 워크아웃 몇 번만에 고관절 굴곡근에 근육통과 염증이 유발된다. 괜찮다고? 고관절 굴곡근 염증이 한 번 생기면 낫기까지 시간도 오래 걸리지만, 그때까지 훈련은 꿈도 못 꾼다. 처음부터 생기지 않게 하는 편이 훨씬 낫다. 유연성이 뛰어난 사람일수록 수평 깊이 밑으로 내려가지 않도록 각별히 주의해야 한다. 이런 사람들에게는 "무릎 벌려!" 같은 큐가 특히 중요하다. 무릎을 양옆으로 벌리면 무릎이 앞으로 밀려 나가지 않을 뿐만 아니라, 내전근에 생겨난 장력이 지나친 깊이로 떨어지는 우리를 '낚아챌' 수 있게 되는 것이다.

프론트 스쿼트

드물지만, 로우바도 하이바도 못 할 만큼 어깨의 가동성이 나쁜 사람들이 더러 있다. 이런 분들은 바벨을 등에 안정적으로 얹는 것이 아니라 목 뒤편, 즉 경추에 계속 올려놓게 된다.

이따위 상황은 있을 수 없고, 있어서도 안 된다. 바벨이 아무리 가벼워도 경추에 올려놓으면 위험할 수밖에 없다. 이런 상황에서는 세트를 즉시 중단하고, 심도 깊은 재평가 과정을 거친 다음, 백 스쿼트를 버리고 프론트 스쿼트를 하는 방안을 진지하게 고려해 보아야 한다.

프론트 스쿼트에서 바벨은 어깨쪽 쇄골 바로 밑에 있는 전면삼각근anterior deltoids에 얹힌다(그림 8-5). 프론트 스쿼트는 하이바 스쿼트와 어느 정도는 유사한 특성을 지니고 있지만, 로우바 스쿼트와는 접점이 거의 없다. 프론트 스쿼트에서 몸통은 거의 똑바로 서 있어야 하며, 후면각 또한 원심성 수축 구간에서나 구심성 수축 구간에서나 거의 90도를 이루어야 하며, 그 와중에 바벨의 균형점이 미드풋 위에 있어야 한다. 하이바 스쿼트에서처럼 하단에서 올라올 때는 가슴을 들어야 한다. 동작의 구성요소에 힙 드라이브가 포함되지 않는 것이다. 이 운동에서는 몸이 앞으로 쏠리지 않도록 갖은 노력을 기울여야 한다. 균형점이 미드풋을 조금이라도 벗어나거나 가슴의 긴장이 조금이라도 풀리면 바벨이 몸 앞으로 떨어질 것이다.

프론트 스쿼트에서 가장 까다로운 부분은 그립이다. 편하면서도 강력하게 써먹을 수 있는 그립을 찾는 일은 백 스쿼트에서나 프론트 스쿼트에서나 똑같이 어렵다. 하이바를 할 수 없는 이유가 가동성 때문이었다면, 프론트 스쿼트에서도 비슷한 문제를 겪을 것이다. 이상적인 프론트 스쿼트 자세에 쓰이는 그립을 잡으려면 어깨와 팔꿈치와 손목의 유연성이 필요하다. 그립에 따라 달라지는 프론트 스쿼트를 어려운 것부

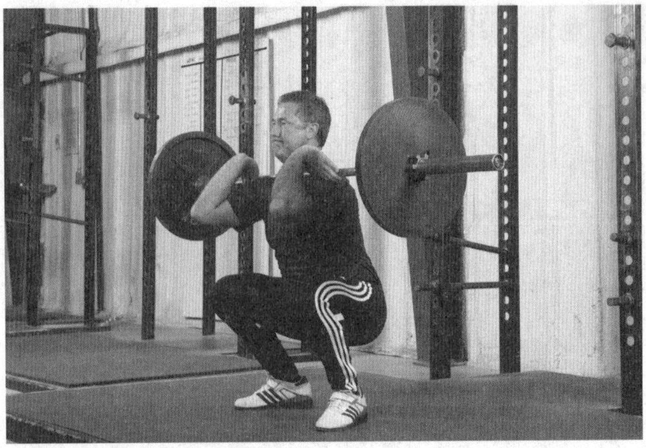

그림 8-5. 제대로 실시한 프론트 스쿼트의 하단 자세. 바가 어깨 앞(전면삼각근)에 얹혀 있고, 팔꿈치가 들려 있고, 손목이 신전되어 있음을 확인하자. 손은 바를 쥐는 것이 아니라 어깨에 바를 가두는 역할을 한다. 여기에서는 무릎각이 닫히고 고관절각이 열려 있는데, 그림 8-1과 어떻게 다른지 비교해 보자.

터 쉬운 것 순서로 아래에 설명해 두었다.

표준 프론트 스쿼트: 이상적인 프론트 스쿼트에서는 어깨 앞쪽에 얹힌 바벨의 중량을 전면삼각근이 다 받아낼 수 있도록 팔꿈치를 높이 들고, 손은 바벨이 흔들리지 않게 고정만 해야 한다. 이 자세는 허리가 수직으로 서 있기 때문에 굉장히 안정적인데, 실제로 올림픽 역도 선수들도 클린을 할 때 이 자세로 바벨을 받는다. 하지만 이 자세를 잡으려면 상지, 특히 손목과 어깨의 가동성이 좋아야 하는데, 백 스쿼트에서도 손목과 어깨의 가동성이 문제 아니었던가. 물론 몸의 부위별 길이로 인해 부득이하게 표준 자세를 잡을 수 없는 사람도 더러 있다. 전완이 상완보다 상대적으로 매우 긴 경우, 표준 자세는 포기하는 게 나을 수도 있다.

유연성이 낮은 사람이 팔꿈치를 아래로 내려서 손으로 바벨의 무게를 받는 일도 있다. 이 자세에서는 바벨의 중량이 늘어날수록 무게중심이 앞으로 흘러가기 때문에 언젠가는 훈련을 중단하는 상황에 이를 수 있다.

캘리포니안 프론트 스쿼트: 이 자세에는 표준 자세보다 유연성이 덜 요구된다. 캘리포니안 스타일에서도 바벨은 전면삼각근 위에 얹히는데, 이때 교차한 양

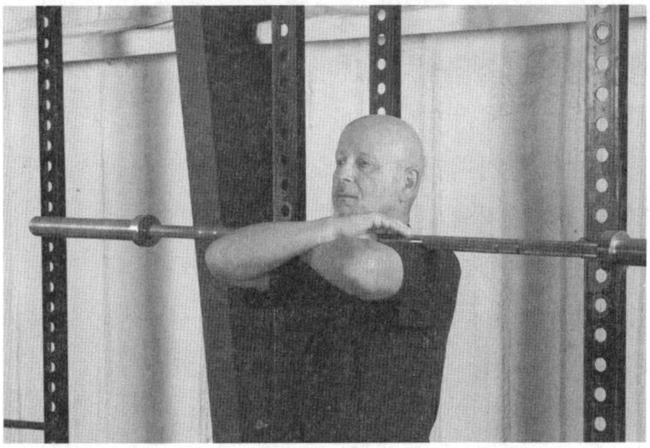

그림 8-6. 캘리포니안 스타일 프론트 스쿼트에서는 손목에 과한 부담을 주지 않고도 바벨의 위치를 잡을 수 있지만, 안정성은 떨어진다.

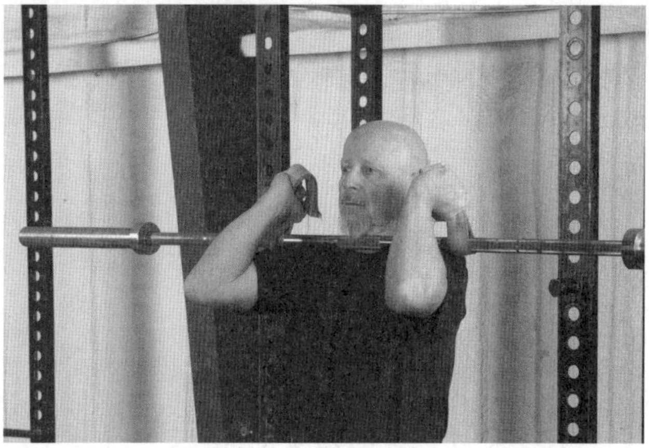

그림 8-7. 스트랩 보조 프론트 스쿼트는 손목과 팔꿈치와 어깨에 부담을 덜 주면서도 표준 프론트 스쿼트와 큰 역학적 차이를 보이지 않는다.

팔이 바닥과 평행이 되도록 팔꿈치를 높게 든다(그림 8-6). 어깨 이슈로 백 스쿼트를 할 수 없는 사람 중에 손목 통증 같은 문제가 있어서 표준 자세를 잡기 어려운 사람은 이 옵션이 나을 수도 있다. 경험적으로 보면 캘리포니안 프론트 스쿼트에서는 바벨이 전면삼각근 위에 안정적으로 얹히지 않는다. 그러나 후면각에 주의를 기울이며 신중히 훈련한다면, 표준 자세나 스트랩 보조 자세(다음 항목)가 힘든 사람이 쓰기에 괜찮을지도 모른다.

스트랩 보조 프론트 스쿼트: 이 동작은 캘리포니안 스타일보다 표준 프론트 스쿼트 자세의 동작 패턴을 상당히 잘 재현한다. 데드리프트 같은 당기기 운동에 쓰는 리프팅용 스트랩을 바벨에 걸고, 이 스트랩이 어깨와 바벨이 닿는 지점 바로 바깥쪽에 오도록 위치를 조정한 다음, 손으로 스트랩을 잡는다(그림 8-7). 표준 자세에서와 마찬가지로 팔꿈치를 높이 들어 올려야 하지만, 앞으로 굴곡된 어깨와 신전된 손목에 걸리는 장력은 스트랩 길이만큼 줄어든다. 따라서 상지 가동성 제한에 시달리는 마스터즈 선수들도 쉽고 견딜 만한 자세로 받아들일 수 있을 것이다. 이 자세로 프론트 스쿼트를 하려면 어느 정도는 연습이 필요한데, 이 자세를 지도한 경험이 많은 코치의 관찰 하에 해 보는 것이 가장 이상적이다. 프로그램은 신중하게 설계해야 하며, 특히 이 자세가 몸에 붙고 바가 흔들리지 않는다는 확신이 들기 전까지는 중량을 조금씩만 올려 나가야 한다.

프론트 스쿼트를 프로그램에 넣을 때 고려할 이슈는 하이바 스쿼트에서와 비슷하다. 프론트 스쿼트는 사두에 훨씬 많은 스트레스를 가하기 때문에 무릎에도 부담이 커진다. 이 책에 제시한 프로그램에 있는 백 스쿼트를 프론트 스쿼트로 바꿀 요량이라면, 볼륨과 빈도를 반드시 조절해야 한다. 게다가 마스터즈 선수들은 5회 5세트 내내 바의 위치를 올바르게 유지하기 힘들어한다. 바가 삼각근에서 빠져나와 가슴과 팔로 흘러가는 것이다. 이러면 반복 자체에 실패할 가능성이 크고, 한다 해도 엉망으로 끝낼 수밖에 없다. 바가 제 위치에 자리잡으면 목에 딱 붙어 있을 수밖에 없으므로, 한 세트의 길이가 길어질수록 숨을 쉬기도 어려워진다. 이로 인해 프론트 스쿼트는 보통 세트당 2~3회 정도만 하는 편이 낫다.

프론트 스쿼트를 백 스쿼트 대신 쓰는 프로그램의 경우, 볼륨을 똑같이 유지해서는 안 된다. 예컨대 초보자용 기본 선형 진전 프로그램에서 스쿼트는 세션마다 15회로 배정되어 있다(5회×3세트). 세트당 3회로 프론트 스쿼트를 하게 되면 세트수를 늘려서 3회×5세트를 하려는 유혹에 빠질 수 있다. 일주일에 몇 세션씩 있다는 점을 감안하면, 이 볼륨은 좀 많다. 경험적으로 프론트 스쿼트는 한 세션을 세트당 2~3회씩 3~4세트로 꾸리면 충분하다. 현실적으로 검증된 방법은 세션마다 3회씩 3세트를 목표로 프로그램을 시작한 다음, 잡고 있기도 힘들 정도로 중량이 올라가면 2회씩 4세트로 바꾸는 것이다.

스쿼트를 빼야 한다면

다른 동작은 할 수 있는데 바벨 스쿼트만 못 하는 사람이 정말 드물지만 있기는 하다. 이런 분들은 데드리프트를 파야 한다. 이상적이라고는 할 수 없지만, 그래도 충분히 강해질 수 있다. 관련 프로그램은 21장에 자세히 설명해 두었다.

다시 말하지만, 여기 해당하는 분들은 정말 드물다. 좋은 코치의 지도 하에 점진적 과부하와 적응의 원칙을 마음에 새기며 훈련을 해 나간다면, 스쿼트와 그 변형 동작에서 진전을 볼 수 없는 사람은 아마 다리가 없는 사람 정도일 테다. 이런 무적의 권능 때문에 스쿼트를 운동의 왕이라고 하는 것이다.

Notes

1. Hartmann, Wirth, and Kluseman, "Analysis of the Load on Knee Joint," 993-1008.
2. Hartmann et al., "Squatting depth on Jumping Performance," 3243-61; Rippetoe, *Starting Strength: Basic Barbell Training.*
3. Rippetoe, *Starting Strength: Basic Barbell Training.*
4. Rippetoe and Bradford, "Active Hip 2.0: Director's Cut."
5. Clemente, *Anatomy: Regional Atlas of the Human Body.*
6. Ibid.
7. Ibid.
8. Ibid.
9. Hartmann, Wirth, and Kluseman, "Analysis of the Load on Knee Joint," 993-1008; Hartmann et al., "Squatting depth on Jumping Performance," 3243-61.

9 데드리프트

훈련 프로그램에서 가장 단순한 운동인 데드리프트는, 바닥에 놓인 무거운 바벨을 손에 쥔 채 똑바로 일어서며 들어 올리는 것이다. 스쿼트보다 가동범위가 작긴 하나, 다른 어떤 운동보다 큰 중량을 다룰 수 있는 운동이다. 데드리프트는 다리, 엉덩이, 몸통의 근육을 훈련시키는 운동이기도 하지만, 강한 등을 만들어 주는 최고의 운동이다. 데드리프트는 안전하고 포괄적이고 치료 범위가 넓으며, 병든 노화 표현형에 맞서는 운동이다. 누구나 빠르게 배울 수 있는 운동이기도 하다. 이 장에서는 데드리프트 동작의 핵심적인 요소를 살펴본 다음, 보완 운동 형태의 변형 동작에 대해서도 알아볼 것이다.

데드리프트는 무엇인가?

사람의 동작 패턴 가운데 몸을 굽혀 바닥에 있는 물건을 집어드는 행위보다 자연스러운 것은 많지 않다. 이 동작은 누구나 할 수 있다. 지금 우리가 살고 있는 시대와 공간에서는 성인들이 물건을 주우려고 쪼그려 앉는 대신 허리를 숙인다. 서구에서조차 그렇다. 바닥에 담배나 주전부리나 진통제를 떨어뜨리는 게 얼마나 비극적인 일인지는 모르겠지만, 집게를 쓰지 않는 이상 우리가 물건을 줍는 모습이 앞으로 달라질 것처럼 보이지는 않는다.

손에 무거운 바벨을 들었다는 차이만 있을 뿐, 데드리프트는 이 자연스러운 동작을 제대로 하는 것과 다르지 않다. 스쿼트보다 가동범위가 작고, (연구는 미진하지만 경험적으로 볼 때) 스쿼트만큼의 무산소 반응을 만들어내지도 않는 데드리프트는, 그러나 그 어떤 운동에서보다 큰 힘을 낼 수 있게 한다. 즉, 어떤 운동에서보다 무거운 중량이 쓰인다. 다리와 엉덩이와 등허리와 배와 등 상부와 가슴에 이르는 어마어마한 근육을 동원하는 데드리프트를, 합리적인 프로그램의 틀에서 안전하게만 하면 우리의 스트렝스는 계속 커져갈 것이다.

스쿼트가 운동의 왕이면 데드리프트는 여왕이다. 역사 속 위대한 여왕들처럼, 이 여왕도 왕보다 강하고 엄하다. 그리고 음, 어머니이기도 하다.

스쿼트와 마찬가지로 데드리프트 또한 수많은 변형 동작이 있다. 가령 **헥스바(트랩바) 데드리프트**에서는 양옆에 손잡이가 달린 각진 고리 모양을 한 특수한 바를 쓴다. 고리 안에 들어가서 마치 무거운 바지를 입듯 손잡이를 잡고 당겨 올리는 것이다. **스모 데드리프트**에서는 발을 양옆으로 넓게 벌리고 서서 좁은 그립으로 바의 가운데를 잡는다. 헥스바 데드리프트와 스모 데드리프트 모두 등은 수직에 가까워지는데, 이는 본질을 놓친 것이나 다름없다. 또한 데드리프트는 원칙적으로 락아웃 자세에서의 안정성을 높일 수 있도록 바벨이 다리에 닿아 있어야 하는데, 헥스바 데드리프트에는 이 동작이 없다.

이 책에서 **데드리프트**라는 용어는, 미드풋 수직 위에 놓인 표준 바벨을 스탠스보다 아주 약간 넓은 그립으로 잡고 다리와 바벨의 접촉을 유지하며 수직으로 들어 올리는 운동을 가리킨다. 동작의 상단에서 몸은 완전히 똑바로 서 있어야 하는데, 이때 머리는 중립 위치에 있어야 하고, 무릎은 펴져 있어야 하며, 허리는 구부러져 있지 않아야 한다. (서 있을 때의 자연스러운 동작이지 않은가?) 동작을 시작할 때는 등이 지면에 대해 수직의 각도를 이루지 않고 있지만, 그럼에도 단단하게 신전된 상태를 유지해야 한다. 내릴 때는 이 동작을 빠르게 역으로 하면서 바벨을 바닥에 내려놓는다. 그런 다음 호흡과 자세를 가다듬고 다시 (당기는) 동작을 시작한다. 이때 매번 '데드 스톱' 구간이 있어야 한다.

맞다. 데드리프트에서는 반복과 반복 사이에 바가 바닥에 멈춘 채 놓여 있는 완전한 데드 스톱이 있어야 한다. 바벨을 바닥에 '튕기며' 하는 데드리프트를 서커스장(동네에 있는 상업 프랜차이즈 체육관)이나 인터넷에서 본 적이 있을 것이다. 이런 걸 따라하면 안 된다. 정형외과가 미어터지는 이유가 따로 있는 게 아니다. 이제부터라도 제대로 배워야 한다.

동작의 핵심

다시 강조하지만, 이 책은 데드리프트를 하나하나 가르치는 책이 아니다. 운동을 간략히 소개하고 전반적으로 훑어본 다음, 이 운동을 실제로 배울 때 어떤 효과를 기대할 수 있는가에 관해 설명하는 책에 가깝다. 『스타팅 스트렝스: 바벨 훈련의 첫걸음』에서 동작 수준으로나 생체역학 수준으로나 완벽하게 분석된 데드리프트를 볼 수 있으니 참고하기 바란다.

장비를 잘 갖춘 체육관에서 좋은 코치를 만나면 낮은 중량으로 하는 데드리프트를 10분 안에 제대로 배울 수 있다. 가벼운 알루미늄 바와 플라스틱 원판을 쓰면 중량을 10kg까지도 낮출 수 있지만, 나이가 많고 몸이 약해도 보통은 이보다 큰 중량으로 시작할 수 있을 것이다.

실력이 좋은 코치라면 올바른 시작 자세를 알려줄 것이다. 먼저 스쿼트보다 훨씬 좁은 스탠스로 발을 둔다. 이때 발가락과 무릎은 약간 바깥쪽을 향한다. 바벨은 미드풋 위에 놓여 있어야 하는데, 이때 정강이와의 거리는 2~3cm 정도 밖에 안 될 것이다. 무릎을 최대한 펴고 엉덩이를 높게 유지하면서 허리를 굽혀 손으로 바를 잡는다. 이때 바벨은 손목 쪽으로 움켜쥐면 안 되고, 손가락 쪽으로 잡아야 한다. 팔은 굽혀져 있지 않아야 한다. 이제 바가 움직이거나 엉덩이가 내려가지 않게 하면서, 정강이를 앞으로 내밀어 바에 닿게 한다. 그런 다음, 여전히 바가 움직이거나 엉덩이가 내려가지 않게 하면서, 가슴을 들어 올리고 전신을 쥐어짜며 척추 전체를 단단히 신전시킨다.

데드리프트의 시작 자세에서는 등, 햄스트링, 엉덩이, 팔을 비롯한 전신에 최고조의 긴장이 실리기 때문에, 자세 자체가 불편할 것이다. 하지만 데드리프트를 할 때마다 이 과정을 거치다 보면 자신에게 맞는 고관절각과 무릎각과 후면각을 얻을 수 있을 것이다.

이 사실을 이해하는 일이 정말 중요하다. 데드리프트(뿐만 아니라 모든 운동)에서 누구에게나 똑같이 적용되는 이상적인 기준각diagnostic angles 따위는 없다. 사람마다 생김새가 다르기 때문이다. 다리가 짧고 팔이 긴 사람은 상체가 짧고 다리가 긴 사람보다 데드리프트 하단 자세에서 후면각이 수직에 가깝고 무릎각은 더 좁아져 있을 것이다. 다른 사람의 기준각을 그대로 따라하는 것은, 그래서 엄청난 실수이다. 사람마다 몸의 길이가 다르기 때문에, 준비 자세를 잡은 뒤의 결과 또한 사람마다 다를 수밖에 없는 것이다.

따라서 제대로 자세를 잡았을 때 꼭 수직의 후면각이 나오지는 않는다. 이 사실을 반드시 알아야 한다. 당신의 후면각은 당신의 몸이 어떻게 생겨먹었느냐에 따라 수평과 수직 사이의 어떤 지점에 자리잡힐 것이다. **데드리프트의 기법과 준비 자세를 제대로 갖추는**

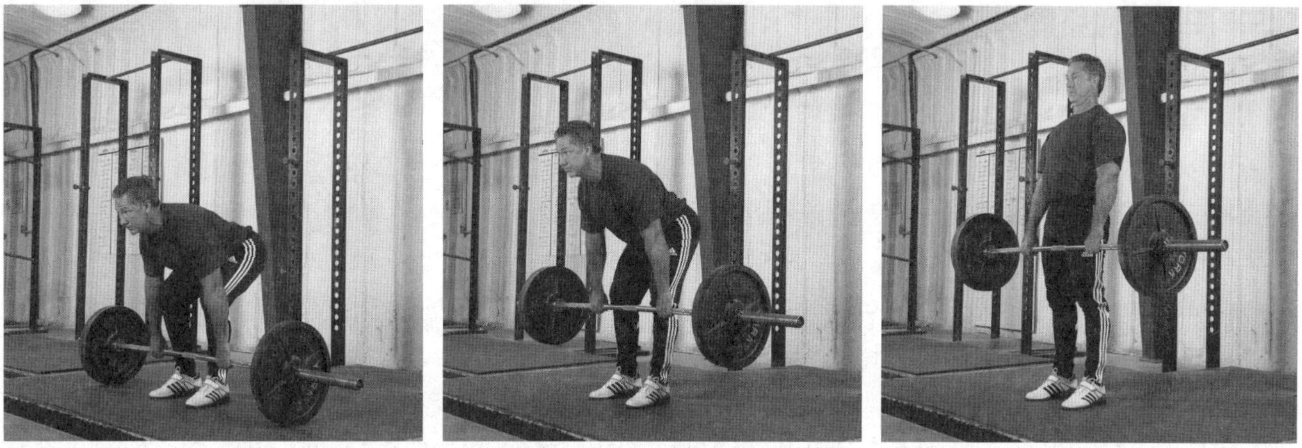

그림 9-1. 데드리프트. 왼쪽: 시작 자세에서 등은 완전히 신전시키고, 미드풋 위에 놓은 바를 정강이에 대고, 엉덩이는 낮추지 말고, 팔꿈치와 손목은 곧게 펴고, 팔은 어깨가 바벨보다 앞으로 나오게 살짝 뒤로 각을 주고, 몸 전체에 느슨한 곳이 단 한 군데도 없어야 한다. 가운데: 올라갈 때 등은 신전을 유지해야 하고 바는 다리에 붙어 있어야 한다. 오른쪽: 상단 자세에서 선수는 거의 똑바로 서게 될 텐데, 이때 무릎과 고관절은 신전되어야 하며 바는 여전히 미드풋 위에서 균형을 이루고 있어야 한다.

목적은 '후면각'을 수직으로 만들기 위해서가 아니라, 미드풋에서부터 그대로 직선을 따라 올라가는 바의 궤적을 만들기 위해서다.

이 과정을 거치는 동안, 우리는 척주기립근을 포함한 이른바 '코어' 근육의 강한 등척성 수축을 통해 등과 몸통을 안정화시켜야 한다. 올바르게 해낸 데드리프트에서는 비스듬한 각도의 척추에 작용하는 전단력을 줄이려 애쓸 필요가 없다. 그저 이 전단력을 받아들이고 여기에 적응할 뿐이다. 즉, 데드리프트의 중량이 올라갈수록 등은 강해진다. 데드리프트가 지닌 바람직한 특성 아니겠는가.

손으로 바를 쥐고, 수직이 아닌 각도로 신전된 허리를 잠근 다음, 몸에 긴장을 싣고, 숨을 깊이 들이마신 다음(발살바), 바닥에 놓인 바벨이 다리를 훑고 올라올 수 있도록 '쥐어짜며' 일어난다. 상단 자세에서는 그저 똑바로 선 채 어깨를 으쓱하지 말고 무릎과 고관절을 신전시킨다. 잠시 그 상태로 있다가, 제어력을 놓지 않는 선에서 바를 다리에서 떼지 않으며 빠르게 이 동작을 역순으로 한다. 숨은 오직 여기, 여기 하단 자세에서만 쉬어야 한다. 상단에서는 숨 쉬지 말자.

이 동작을 제대로 했다면, 바는 출발했던 자리인 미드풋 위로 내려왔을 것이다. 바에 쥔 그립을 풀지 말고, 엉덩이는 계속 높이 들고, 힘을 주고, 가슴을 올리고, 등을 신전 상태로 잠그고, 호흡을 고르고, 다시 당기자(그림 9-1).

운동 처방: 마스터즈 선수의 데드리프트

스쿼트와 데드리프트는 스트렝스 훈련의 전부나 다름없다. 데드리프트 스트렝스를 늘리면 스쿼트 스트렝스도 늘어나며, 반대로 해도 결과는 똑같다. 이 두 운동에서는 엄청난 중량을 다루고, 수많은 근육 조직의 동원이 요구되고, 합쳐 놓으면 가동범위가 굉장히 크기 때문에, 함께 하면 전신의 스트렝스를 키울 수 있다. 노화라는 경기에 출전한 우리 선수들의 경우, 데드리프트는 스트렝스뿐만 아니라 자신감도 키워준다. 대다수의 사람이 데드리프트를 스쿼트보다 안전하게 여긴다. 물론 두 운동 모두 매우 안전하지만, 데드리프트에서는 사람이 바 밑으로 들어가지 않는다. 데드리프트에서 바벨이 손 밑에 있다는 사실만으로도 불안을 덜어내는 사람이 많다. 마스터즈 선수가 데드리프트에서 꿈에나 그리던 중량을 빠르게 달성하는 것은 이 때문이다.

그렇다면 운동 처방의 관점에서는 어떨까?

데드리프트는 안전하다

다시 강조하지만, 데드리프트는 자연스러운 인간 동작 패턴에 바벨로 무게만 얹은 것이다. 평탄한 바닥에 서서, 미드풋 균형점 위에 바를 두고, 정상 가동범위에 걸쳐, 다룰 수 있는 중량으로, 예기치 않은 힘이 생기지 않게 하면, 매번 똑같은 방식으로 이 동작을 해나갈 수 있을 것이다. 섣불리 무거운 바벨을 들려 하지 않고, 바벨을 낚아채며 들어 올리지도 않고, 내렸다가 튕기면서 들어 올리지 않고, 시작 자세를 매번 똑같이 하고, 일어서는 동안 바를 다리에 계속 붙여놓는다면, 데드리프트에서 행여나 조금이라도 다칠 가능성은 집에 가는 길에 차에 치일 가능성보다 낮아질 것이다.

데드리프트는 치료 범위가 넓다

'맨몸 데드리프트'는 불가능하지만, 아주 가벼운 무게로 시작할 수는 있다. 가벼운 케틀벨이나 덤벨을 쓰면(그림 9-2) 아주 허약한 사람들도 데드리프트에 필요한 스트렝스를 빠르게 얻을 수 있다. 데드리프트의 투여범위는 상한선이 딱히 정해져 있지 않은데, 꾸준한 훈련과 합리적인 프로그램과 약간의 결심만 있다면 상한선은 무제한이다. 쉰이 넘은 나이에도 150, 200, 250kg으로 데드리프트 중량을 늘리는 사람도 있다. 복리로 붙는 이자가 현실 속의 기적이라고들 하지만, 점진적 과부하에 적응하는 것도 그에 못지 않은 기적이다.

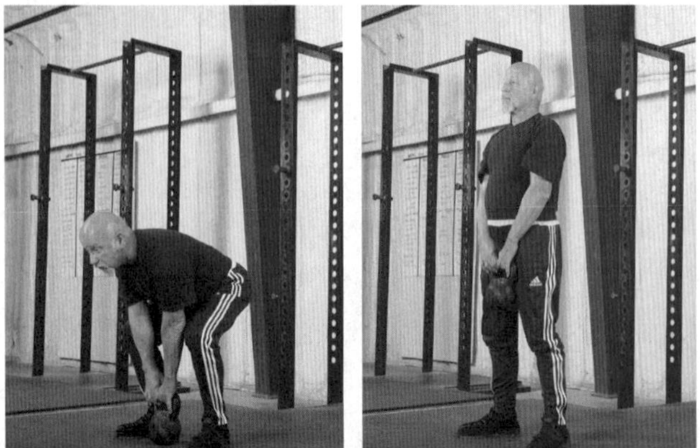

그림 9-2. 5kg 케틀벨 데드리프트. 이 운동은 아주 낮은 용량으로도 처방할 수 있다.

데드리프트는 큰 다관절 운동이다

포괄적 운동 처방에 데드리프트가 들어가는 가장 큰 이유이다. 가동범위가 스쿼트보다 작기는 하지만, 데드리프트에서는 다리, 엉덩이, 배, 가슴, 어깨, 등 전체의 근육을 포함해 머리부터 발끝까지 우리 몸에 붙어 있는 엄청난 양의 조직이 동원된다. 척추와 상체에 견고한 안정성을 부여하는 능력을 훈련시킴으로써 다른 모든 동작 패턴의 안정성을 촉진시키기도 한다. 고중량을 다루기 때문에 힘(F)과 거리(d)를 곱한 값인 **일**work(W)의 값도 커지고, 나아가 일(W)을 시간(t)으로 나눈 값 또는 힘(F)과 속도(v)를 곱한 값인 **일률**power(출력, P) 값도 커질 수밖에 없다. '진짜' 훈련 프로그램에 예외 없이 데드리프트가 끼어 있는 이유다.

데드리프트는 병든 노화 표현형을 공격한다

리피토는 입버릇처럼 '데드리프트 중량이 늘면 클린 중량도 따라서 늘어'라는 말을 한다. 설리번은 그 대신에 '데드리프트 중량이 늘면 돼지 같은 손자도 잘 안아줘'라는 소리를 입버릇처럼 한다. 그런 할머니는 굵은 뼈와 많은 근육과 뛰어난 가동성과 섬세한 균형능력을 갖추고 있을 것이며, 눈빛도 생기로 빛날 것이다. 스쿼트와 마찬가지로 구조적 운동에 속하는 데드리프트는, 우리 몸의 뼈대 전체에 미칠 듯한 압축성 스트레스를 가하기 때문에 뼈의 적응이 강제된다. 뼈로 이루어진 척추가 강해지면 여기에 붙어 있는 척주기립근도 같이 강해진다. 데드리프트를 꾸준히 했는데 등이 비실비실한 사람은 단 한 명도 없다. 데드리프트는 또한 강도 높은 저항 운동으로, 인슐린 민감성을 높이고 전체 에너지 스펙트럼에 스트레스를 가하므로 심혈관계와 대사에 건강한 적응이 일어나게 한다. 훈련 초기 단계에 분명 일주일에 한 번 하는 운동이었을 데드리프트는, 그러나 점점 더 무거운 중량을 다룸으로써 근육과 근신경계의 적응을 유도하여 결국은 그토록 높은 투여범위에까지 다다를 수 있는 것이다.

데드리프트는 단순하다

사실 훈련에서 데드리프트만큼 단순한 동작은 없다. 데드리프트가 정말 복잡하다고 생각하는 사람이 많지만, 좋은 코치 밑에서 15분만 배우면 세상에서 가장 직관적인 운동이라는 사실을 깨닫게 될 것이다. 데드리프트는 복잡하게 해 봐야 망할 뿐이다. 솔직히 데드리프트는 힘든, 정말 힘든 운동이다. 그래서 다들 데드리프트를 한다. 훈련을 시작하고 몇 달 정도가 지나면 원판이 잔뜩 끼워진 바벨을 보고 공포와 경이와 흥분에 휩싸인 자신을 발견할 것이다. 바벨을 당겨 올리기 전이나 당겨 올리는 중에 자세에 상당히 많은 신경을 써야 하는 것도 맞는 말이다. 하지만, 고중량에서는 웜업 세트 몇 개를 빼면 5회짜리 워크세트를 1주일에 단 한 세트만 하면 된다. 이토록 단순한 훈련은 세상에 없지 않겠나.

상황에 맞게 하는 여러 데드리프트

바벨 스쿼트를 아예 할 수 없는 사람도 거의 없지만, 데드리프트를 아예 못 하는 사람은 더 적다. 물론 둘 다 못 하는 사람도 상당히 많기는 하지만, 그런 사람들은 어차피 체육관에 걸어서 갈 수조차 없는 분들이니 여기에서는 논외로 하자. 우리가 데드리프트를 지도한 사람 중에는 디스크 수술을 받았거나 척추에 철심을 박은 사람도 있고, 무릎에 인공관절을 박은 사람도 있고, 심부전과 당뇨를 같이 앓는 사람도 있었다. 칠팔십 먹은 노인네들이 바닥에 있는 무거운 바벨을 들어 올리는 영상은 물론이거니와, '장애'를 가진 여자분이 다리 하나만 갖고 데드리프트를 성공하는 영상도 인터넷에 조금만 찾아보면 바로 나온다.

그러니 미안하지만 데드리프트를 안 할 핑곗거리를 찾기는 조금 어렵지 않을까 싶다.

바닥에 놓인 2~3kg짜리 물건을 들어 올릴 수 없는 사람이라면 올바르고 안전한 데드리프트는 할 수 없을 것이다. 스트렝스와 가동성에 근본적인 제한이 있는 사람은 바벨 훈련이 맞지 않으며, 이런 분들이 받아야 할 것은 의사의 지시에 따른 특수 재활치료지 보편 운동 처방이 아니다. 데드리프트를 할 때 지도도 잘 받고 자세도 좋았는데 통증이 있다면 병원에 가서 엑스레이든 MRI든 추가적인 검사를 받고 구조적인 문제가 있는지 확인해야 한다.

난이도 조정을 조금만 하면 누구나 데드리프트를 할 수 있다. 우리의 경험에 따르면, 3kg의 케틀벨이나 덤벨을 통증 없이 바닥에서 들어 올릴 수 있는 사람은 그 세션이나 다음 세션에 2.5kg짜리 기술훈련용 원판을 양쪽에 걸어둔 5kg짜리 바벨로 데드리프트를 할 수 있다. 여기서부터 점진적 과부하가 시작된다. 언젠가 스스로 아주, 아주 강해졌다고 느낄 때까지 매번 아주 조금씩 중량을 늘려나갈 수 있는 것이다.

데드리프트는 악력에 크게 의존하는데, 류마티스 관절염이나 건선 관절염 같은 공격적인 질환 때문에 그립을 잡기 어렵다면 스트랩이나 악력 보조용 훅을 쓸 수도 있다. 물론 좋다고는 할 수 없다. 데드리프트는 전완과 악력을 강화하는 운동이므로, 손과 손목에 골관절염처럼 비교적 흔하고 고질적인 문제가 있는 사람들도 가급적 하는 것이 옳다. 그러나 바벨을 쥐는 것 자체가 아프다면, 장비를 사용해서라도 동작에 집중해야 한다. 어떻게든 데드리프트를 하는 것이 안 하는 것보다 낫다.

고중량 데드리프트를 한 세트 하고 나서 현기증을 경험하는 일은 나이와 관계없이 흔하다. 이 증상은 대부분 금방 가시고, 훈련이 진행됨에 따라 점차 없어진다. 한 번의 반복이 끝날 때마다 숨을 가다듬고 세트가 끝나면 정상적으로 숨을 쉬는 것이 매우 중요하다. 마지막 반복을 끝낸 다음에는 천천히 일어서는 습관을 몸에 들이도록 한다. 아무도 고중량 데드리프트 세트를 끝내고 빨리 일어서라고 재촉하지 않는다.

스쿼트를 할 수 없어서 데드리프트만 해야 한다면, 두 가지 운동을 모두 하는 사람보다 데드리프트의 훈련 빈도를 조금 더 높여야 한다. 그러나 한편으로는 데드리프트의 중량이 커서 회복에 시간이 더 들기 때문에, 마스터즈 선수의 프로그램을 설계할 때는 특히나 많은 주의와 관심이 필요하다. 이런 상황일수록 마스터즈 선수를 가르쳐본 경험이 있는 코치를 투입하는 일이 중요하다.

변형 데드리프트

마스터즈 선수들, 그중에 남성분들, 특히 그중에 키가 큰 남성분들의 상당수가 데드리프트 준비 자세에서 등을 제대로 신전시키는 것을 힘들어한다. 등을 제대로 펴지 못하면 데드리프트를 할 수 없다. 나이 든 분이 허리를 느슨하게 말아놓고 데드리프트를 하면 부상은 피할 수 없다(그림 9-3).

척추 옆에 붙은 근육에 대한 신경의 제어를 제대로 못 할 뿐인 사람도 종종 있다. 무엇을 해야 하는지도 알고 여기에 필요한 유연성도 갖추고 있는데, 단지 근신경계 때문에 신전을 줄곧 어려워하는 것이다. 이 외에도 구조적인 문제로 인해 시작 자세에서의 올바른 척추 신전이 방해받거나 제한되는 분도 있다.

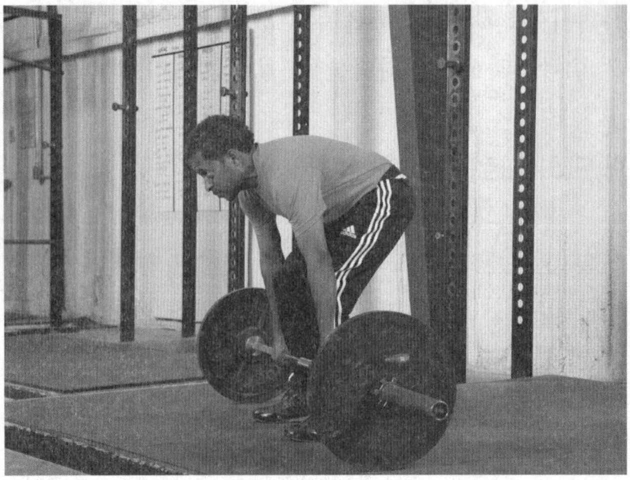

그림 9-3. 데드리프트에서 용납할 수 없을 만큼 등이 말렸다. 이 사람은 척추 굴곡에 구조적인 문제가 있어서 이러고 있는 것이 아니다. 척추 주변 근육이 약하거나 올바른 시작 자세나 실행에 신경쓰지 않았거나 해서 그저 자세가 구려졌을 뿐이다(그림 9-1과 비교해 보자). 이 상황을 교정해야 비로소 생산적이고 안전한 데드리프트 훈련을 할 수 있다.

높이 보조 데드리프트: 척추 신전 문제가 지속되는 마스터즈 선수의 경우 바벨의 높이를 올려두기만 해도 쉽게 교정이 된다. 시작 자세를 잡는 법을 올바르게 지도했음에도 몇 번의 세트와 세션 이후에도 척추의 굴곡이 관찰된다면, 척추가 잘 신전된 시작 자세가 잡히는 높이까지 바벨을 높여둘 수 있다. 두께 2cm짜리 고무 매트를 잘라서 쓰는 것이 가장 쉽다. 양쪽 원판 밑에 두어 개 깔아 두면 자세를 잡기에 충분한 높이를 만들 수 있다(그림 9-4).

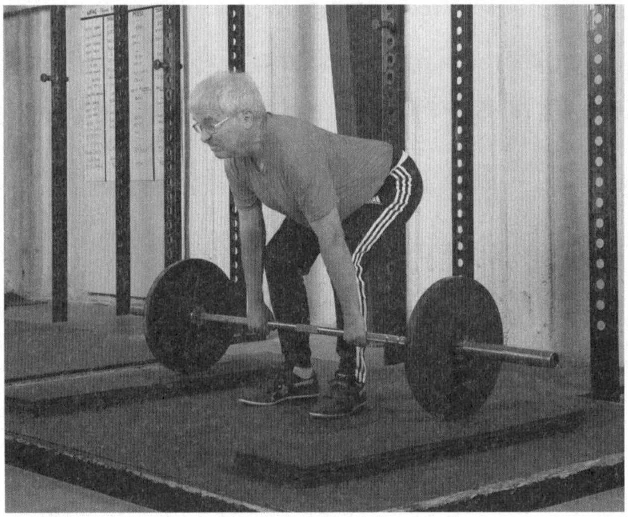

그림 9-4. 높이 보조 데드리프트. 바벨에 끼운 원판 밑에 2cm자리 바닥용 매트를 무더기로 쌓아 두었다. 바벨을 높여 두면 척추를 완전히 신전시킬 수 있으므로 데드리프트를 안전하게 훈련할 수 있다.

햄스트링의 유연성이 부족한 분의 경우, 몇 주만 훈련해도 햄스트링 유연성이 빠르게 좋아지기 때문에 굳이 이런 깔개가 필요치 않을 수 있다. 높이 보조 데드리프트에서의 프로그램 설계는 일반적인 데드리프트에서와 같다.

랙 풀: 가동성이나 근신경 제어능력이 매우 형편없는 사람은 **랙 풀**을 해야 한다. 랙 풀은 파워랙 안에서 하는 데드리프트로, 이때 바는 경골 중간지점과 슬개골 하단 사이 어딘가에 놓여 있어야 한다. 시작하는 위치가 이만큼 높으면 준비 자세에서의 척추 신전과 동작의 효율이 좋아지는 경우가 많다(그림 9-5). 그러나 등을 둥글게 말고 랙 풀을 하면 데드리프트에서와 마찬

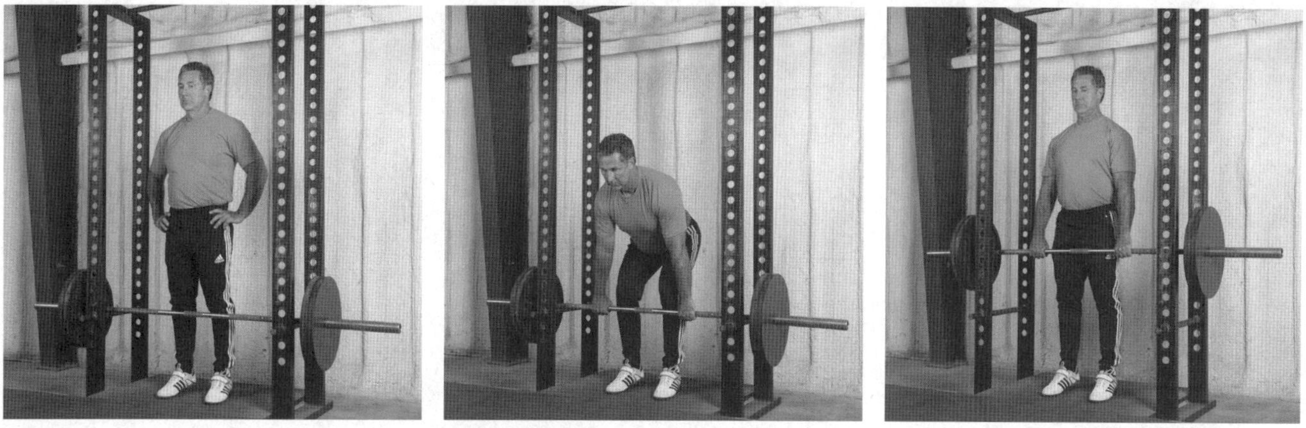

그림 9-5. 랙 풀. 이 운동은 높이 보조 데드리프트를 더 높은 위치에서 시작하는 것이나 다름없다. 척추 신전을 심히 힘들어하는 선수가 안전하게 할 수 있는 운동이다. 랙 풀은 상급자에게 훌륭한 보조 운동 역할을 하기도 한다.

가지로 다칠 수 있다는 사실을 명심하자. 랙 풀의 가동 범위가 짧은 것은 맞지만, 등 하부에 가해지는 스트레스는 데드리프트와 거의 같다. 데드리프트에서 바닥에 있는 바벨을 당겨 올리는 초반부 몇 cm는 다리가 주도적인 역할을 하지만, 랙 풀에서는 고정 핀에서 바벨을 떨어뜨리는 순간에 등이 더 많이 개입하므로 다리가 상대적으로 덜 쓰인다. 가동성 문제가 있는 마스터즈 선수에게는 랙 풀이 아주 유용한 대안일 수 있겠지만, 당연히 주의를 기울여야 하고, 가급적이면 경험 많은 코치의 감독 하에 하는 것이 좋다. 상급자의 경우 매주 한 번씩 하기에는 회복능력이 모자랄 정도의 고중량을 다루는 일도 있는데, 이런 분들은 랙 풀을 보조 운동으로서 홀팅 데드리프트와 엮어서 하는 편이 낫다. 랙 풀과 프로그램 설계에 관해서는 13장에서 더 알아보도록 하자.

스모 데드리프트: 티라노사우루스처럼 팔이 짧고 다리가 긴 이상한 사람은 정말 드물지만 우리 주변에도 있고, 일반적인 데드리프트가 상당히 어려울 이런 분들에게는 스모 데드리프트가 더 나을 수 있다.

스탠스를 넓히고 그립을 좁혀서 다리를 인위적으로 '짧게' 만든 스모 데드리프트에서는 후면각이 더 수직으로 치닫는데, 표준 데드리프트 시작 자세에서 생겨나는 치사량의 척추 전단력이 이 자세에 없다는 이유로 운동 처방에 스모 데드리프트가 부적절하게 자주 들어가는 일이 많다. 이 자세에서 진짜 없어지는 것은 척주기립근을 훈련하고 등을 강하게 만들 소중한 기회인데 말이다.

보편 스트렝스 훈련 목적으로는 스모 데드리프트가 거의 쓰이지 않으므로 여기에서 자세한 내용을 다루지 않는다. 스모 데드리프트를 반드시 해야 한다고 생각하는 사람 중 대다수는 실제로 스모 데드리프트가 필요하지 않은 경우가 많으므로, 일반적인 훈련에 스모 데드리프트를 넣을지 말지 결정하는 사람은 당신이 아니라 경험 많은 코치여야 한다. 데드리프트는 배운 대로 하면 되고, 등이 최대한 수직으로 서 있어야 한다는 생각은 그만 내려놓아야 한다. 이따위 잘못된 생체역학적 지식이 들어설 자리는 이 세상 어디에도 없다. 우리가 설명한 대로 하자. 데드리프트로 등을 조지고, 강한 등을 갖고, 강력한 어르신으로 다시 태어나자. 그러려고 여기까지 온 것 아닌가.

10
프레스

스탠딩 오버헤드 프레스(이하 '프레스')는 어깨높이부터 머리 위까지 바가 미드풋과 견관절을 이은 수직 궤적을 그릴 수 있도록 들어 올리는 운동이다. 보편 스트렝스 훈련 관점에서 볼 때, 프레스는 전신의 근육 조직을 동원할 수 있고 또 그래야만 한다. 프레스는 가동범위가 크고, 잠재적인 모멘트 암이 길기 때문에, 균형과 안정을 찾으려면 다리와 엉덩이와 등과 배와 가슴과 어깨와 팔이 모두 필요하다. 프레스는 상체 스트렝스와 균형능력과 가동성과 고유감각의 향상에 매우 좋은 운동이다. 프레스는 안전하며, 구조적인 문제가 없었던 사람은 제대로만 하면 어깨충돌증후군도 생기지 않는다. 프레스는 보편 운동 처방으로서 지니고 있어야 할 특성을 모두 갖추고 있다. 어깨 가동성 문제로 인해 프레스를 하기 어려운 분도 있을 것이며, 어떤 분들은 아예 하지 못할 수도 있다. 이런 분들을 위한 대안도 마련해 두었다.

프레스는 무엇인가?

이 책의 다른 운동과 마찬가지로, 프레스 또한 시티드 프레스, 스탠딩 프레스, 밀리터리 프레스, 푸시 프레스, 올림픽 프레스, 덤벨 프레스, 머신 프레스 등 종류가 많다. '프레스'라고 하면 벤치프레스와 그 변형 동작도 있는데, 벤치프레스는 다음 장에서 다루는 것으로 하고, 이 장에서는 '숄더 프레스'라고도 부르는 프레스만 알아보는 것으로 하자. 스타팅 스트렝스에서 훈련하는 동작은 스탠딩 오버헤드 프레스인데, 이제 수식어 없이 **프레스**라고 하면 이 동작을 가리키는 것으로 받아들이면 된다.

프레스는 상체 운동이지만, 상체 운동만은 아니다. 스쿼트나 데드리프트와 마찬가지로, 프레스는 무거운 물건을 머리 위로 최대한 높게 들어 올리면서 사람의 기초적인 동작 패턴을 멋지게 재현하는 전신 다관절 운동이다. 인체에서 힘의 중심인 고관절을 활용한 프레스에서는 손끝부터 발끝까지 어마어마한 양의 근육 조직이 동원된다. 이 동작 패턴에 부하를 얹음으로써 다리와 엉덩이와 배와 등의 근육, 어깨와 팔의 근육, 척주기립근, 흉근과 승모근이 모두 운동에 관여하게 되고, 이들 근육 덕분에 바를 머리 위로 들며 상단 락아웃 자세를 만들 수 있다. 프레스로 훈련되는 것은 상체의 스트렝스만이 아니다. 프레스에는 정밀함, 우아함, 타이밍, 순발력, 가동성, 몸통 안정성(이른바 '코어 스트렝스')이 필요하므로, 따라서 이러한 요소들도 단련된다. 선 자세에서 나무 막대기를 머리 위로 들어 올릴 수 있다면 이 귀중한 동작 패턴을 훈련할 수 있을 것이다.

동작의 핵심

앞에서도 강조했듯 대부분은 검증된 코치의 지도를 받으며 데드리프트와 스쿼트를 배우는 것이 좋은데, 프레스에서는 더욱 그렇다. 우리가 지도한 사람 중에는 재능이 좋아서 스쿼트와 데드리프트를 독학으로 상당히 잘 해냈음에도 프레스만큼은 완전히 꽝인 분들이 많았다. 프레스가 별 것 아니라고 넘겨짚어서 이런 일이 벌어지지 않았나 싶다. 바벨을 잡고 머리 위로 들어 올린다. 어려워 봐야 얼마나 어렵겠나?

프레스가 단순할 수도 있다. 빨리 배우고 빨리 익힐 수 있다. 하지만 좋은 기법이 필요하다. 게다가 동작을 숙지한 다음 중량을 얹기 시작하면 갑자기 어려워진다. 가동범위가 길고 (다리보다 작고 약한) 상지의 근육에 크게 의존한다는 특성상, 프레스는 금세 한계에 부딪힌다. 드는 중량은 낮은데 가장 고된 운동이 바로 프레스다. 제대로 배우면 좀 더 큰 중량을 다룰 수 있을 텐데, 어떻게 가르쳐야 하는지를 제대로 배운 코치 밑에서 동작을 배우면 제대로 된 동작을 배울 가능성도 높아질 것이다.

전제를 저렇게 두었으니 설명은 간단히 하겠다. 스쿼트와 마찬가지로 프레스 또한 시작하기 전에 바가 랙에 걸려 있어야 하는데, 이때 높이는 흉골 중앙 정도가 적당하다. 그립은 어깨보다 약간만 넓은 너비로 잡아야 하는데, 아마 평소 생각하던 것보다는 좁게 느껴질 것이다. 이때 바는 손꿈치*에 닿아 있어야 한다.[1] 이제 바를 랙에서 꺼내 최대한 몸에 가까워지도록 어깨에 바짝 붙인다. 이때 바는 미드풋 균형점 위에 있어야 한다. 이 자세에서 바벨은 사람마다의 신체계측치에 따라 전면삼각근에 얹혀 있을수도 있고, 때로는 삼각근과 턱 사이의 공간에 둥둥 '떠 있을' 수도 있다. 바를 잘 쥐었으면 한 발짝 뒤로 물러나 스쿼트 스탠스와 같거나 그보다 약간 넓은 스탠스를 잡는다. 이제 몸의 어느 한 곳도 느슨해지지 않도록 전신에 힘을 준다. 종아리, 사두, 햄스트링, 엉덩이, 복근까지 팽팽해져야 한다. 무릎은 신전시킨 채 단단하게 잠근다. 가슴은 높이 든다. 등 상부도 단단히 힘이 들어가 있다. 매우 중요한 자세이지만, 프레스를 시작하기 직전에 늘어진 근육이 하나도 없어야 한다는 것 자체가 프레스를 배울 때 가장 어려운 부분이 되기도 한다.

자세가 다 갖춰지면, 골반을 앞으로 밀어서 바와 턱 사이에 약간의 공간을 만든 다음, 얼굴을 스치듯 수직 위로 바를 밀어 올린다. 그렇게 바가 머리를 지나갈 때 몸통을 앞으로 밀어 어깨를 바 밑으로 집어넣는다. 이 과정에서 바는 똑바른 수직의 궤적을 그려야 한다. 프레스의 상승 구간은 어깨를 들어 올리는 슈러그shrug 동작으로 마무리된다. 이 동작은 상완을 떠받드는 견갑골의 회전을 일으키는데, 상완이 전완을 떠받들고 전완이 바를 떠받들고 있다는 점을 생각하면 결국은 바를 떠받드는 것이다. 상단 자세에서는 강한 슈러그 동작과 함께 견관절 위쪽으로 바를 최대한 높이 밀며 팔꿈치를 잠가야 하는데, 이 과정에서 특히 견갑골을 돌리고 등 상부의 힘과 안정을 도맡는 거대 근육 조직인 승모근을 비롯한 상체 근육이 집중적으로 동원된다(그림 10-1).

나중에 바 밑으로 들어가는 기술이 좋아지고 나면, 시작할 때 엉덩이로 약간의 모멘텀을 만드는 창조적인 방식으로 더 역동적인 움직임을 만들어낼 수 있다. 하지만 바를 미드풋 균형점 위에서 수직으로 움직이게 하고 동작의 기계적 효율을 높이려면, 지금은 바벨을 얼굴에 최대한 붙이는 데에만 집중하도록 하자.

운동 처방: 마스터즈 선수의 프레스

보통 상체 운동 하면 벤치프레스, 플라이, 컬을 떠올리는 사람이 많다. 하지만 스탠딩 오버헤드 프레스야말로 최고의 상체 스트렝스 운동이다. 사람의 보편적인 동작 패턴을 재현하는 운동 중에 이토록 큰 가동범위에 걸쳐 이토록 많은 근육량을 동원하여 이토록 많은

* 역주: '손꿈치'는 손바닥의 손목 쪽 도톰한 부위를 가리킨다. 표준어로는 인정되지 않고 있으나 국립국어원에서 전문분야의 용어로 인정한 바 있으며, 앞으로 본문에서 '손꿈치'라는 용어를 쓸 때는 이 부위를 가리키는 것으로 한다.

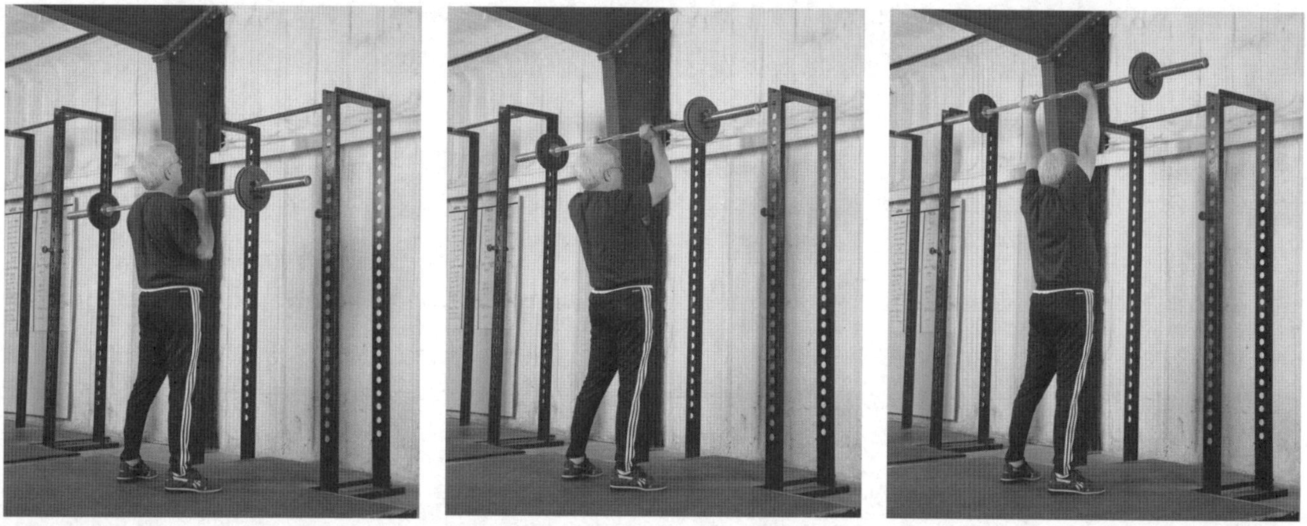

그림 10-1. 프레스. 왼쪽: 하단 자세에서 낮게 쥔 바벨보다 팔꿈치가 앞으로 나와 있어야 하며, 전완은 수직이어야 한다. 가운데: 바의 궤적은 수직이어야 하며, 얼굴과 최대한 가까이 붙어 있어야 한다. 이 시점에서 선수는 몸통을 앞으로 움직이며 어깨를 바 밑으로 가져갈 준비가 되어 있어야 한다. 오른쪽: 힘찬 슈러그와 함께 바벨과 어깨 관절과 미드풋이 일직선을 만들면서 프레스는 끝난다.

균형능력과 협응력을 요구하는 운동은 프레스밖에 없기 때문이다. 이런 관점에서 보면, 컬과 플라이는 일상적인 기능의 측면에서 그다지 의미 있는 운동이 아니다. 사이드 래터럴 레이즈 같은 동작은 일상생활에서 아무도 하지 않지만, 머리 위로 물건을 들어 올리는 동작은 언제라도 볼 수 있는 동작이다.

그러니 프레스를 운동 처방에 넣는 것이 당연하지 않겠나.

프레스는 안전하다

매번 똑같은 말을 하는 것 같긴 하지만, 프레스도 사람의 자연스러운 동작 패턴에 바벨로 부하를 준 것에 불과하다. 프레스를 할 때는 단단한 바닥 위에 서서, 다룰 수 있는 중량을 얹은 바벨을 미드풋 균형점 위에 놓고, 정상 가동범위에 걸쳐, 예상치 못한 힘이 생기지 않게 주의하며, 매번 똑같은 방식으로 동작을 반복한다.

프레스가 수영선수나 야구선수에게서 흔히 보이는 어깨충돌증후군shoulder impingement syndrome을 일으켜 회전근개를 비롯한 어깨의 구조물에 손상을 줄 가능성이 있다는 소리를 많이 듣는다. 견갑가시의 위쪽 끝부분과 상완골이 만드는 좁은 공간인 견봉하공간 subacromial space이 좁아지면 이 틈을 지나는 연조직이 다칠 수 있다는 주장인데, 의학적으로 보면 실제로 생길 수 있는지나 의문이다.[2] 이 모델에서는 프레스처럼 팔을 위로 드는 동작이 견봉하공간 위를 덮는 뼈인 견봉과 상완골을 부딪치게 하여 이 공간을 지나는 조직을 짓이긴다고 한다.

어깨충돌증후군이 만성 회전근개 질환을 일으키는지는 확실하지 않으나, 어깨가 충돌할 수 있다는 것 자체는 확실하다. 혼자서도 할 수 있다. 팔꿈치를 90도 굽힌 다음, 바닥과 평행하고 몸통에 대해 옆으로 직각이 되게 위팔을 든 다음, 팔꿈치를 살짝 더 들어보자. 불편한 느낌이 들지 않나? 하지만 팔꿈치를 조금만 내려도 이 충돌은 사라진다. 이 현상은 벤치프레스에서 상당히 중요한데, 관련된 내용은 다음 장에서 살펴보기로 하자.

하지만 어깨에 문제가 없다면 머리 위로 팔을 미는 동작에서 충돌이 생기기는 어렵다. 프레스에서 팔을 머리 위로 올릴 때는 견갑골이 위쪽으로 돌아가는데, 이러한 동작은 힘들지 않고 자연스러운 동작 패턴에 포함되어 있다. 이러한 견갑골의 회전은 어깨 관절이 머리 위 천장을 '바라보게' 한다. 견갑골을 포함해 어깨에 붙어 있는 구조물들은 위를 향하기 때문에, 상완과 견봉의 충돌은 생기지도 않고 생길 수도 없다.

우리를 사랑하는 대자연은 우리의 어깨가 충돌하는 것을 원치 않기에 동작 패턴을 설계할 때도 어깨의 충돌이 일어나지 않게 했다. 프레스의 상단에서 어깨를 위로 강하게 으쓱하여 승모근을 확실히 수축시키면 견갑골이 회전하기 때문에 이러한 동작 패턴을 십분 활용할 수 있다.

어깨에 큰 문제가 없다면 『스타팅 스트렝스: 바벨 훈련의 첫걸음』에 안내된 대로 시행한다. 유능한 코치의 지도를 받고, 중량을 준비 없이 무리하게 올리지 않고, 준비 자세를 잡을 때 매번 그립과 호흡과 스탠스를 제대로 잡으면, 프레스를 하다가 어깨나 팔꿈치를 다치지 않을 것이다. 아니, 당신이 아예 다치지 않을 것이다. 엄밀히 말하면, 견갑대를 강화하고 전체 가동범위에 걸쳐 힘을 내는 능력을 향상시킬 수 있으므로 부상이 예방된다.

프레스는 치료 범위가 넓다

필요한 경우 대나무 막대로 프레스를 시작해 점차 진도를 나가도 좋다. 실전에서는 컨디션이 떨어져 매우 쇠약해진 할머니들도 대개 5kg 정도의 바로 프레스를 반복하며 뛰어난 진전을 이뤄낸다. 규칙적으로 오랫동안 훈련하면 5, 60대 남성은 자신의 몸무게와 같은 무게의 바벨을 프레스로 들어 올리는 것을 인생의 목표로 삼을 수도 있다. 목표를 이루지 못할 수도 있지만, 목표를 향해 나가는 과정에서 어쨌든 강해질 것이다. 여성은 몸무게의 1/2에서 3/4 정도를 목표로 삼는다. 초반에는 중량이 극적으로 올라갈 테지만, 시간이 지날수록 꾸준하고 헌신적인 노력이 있어야 진전이 보일 것이다.

프레스는 큰 다관절 운동이다

프레스는 우리 운동 처방의 **포괄성**에 크게 이바지한다. 프레스는 다리, 엉덩이, 배, 가슴, 어깨, 등 전체를 막론하고 발끝부터 전완에 걸쳐 엄청난 양의 조직을 동원한다. 데드리프트나 스쿼트와 마찬가지로, 프레스는 척추와 몸통을 단단하게 안정화하는 능력을 훈련시킨다. 즉, 데드리프트를 잘 하는 사람은 프레스도 잘하게 된다. 프레스에서는 미드풋 균형점 위에서 무거운 물체를 아주 높이 들어 올려야 하므로(바벨-리프터-바닥으로 이루어진 지레를 떠올려 보자), 모든 바벨 운동을 통틀어 가장 긴 모멘트 암(레버 암*)을 만들어낸다. 일부 퍼스널 트레이너들이 보수볼이나 밸런스 보드와 한 다리 운동 같은 멍청하고 한심한 운동으로 그토록 만들어내려고 하는 '코어 스트렝스'와 '불안정성'을 프레스만으로 얻을 수 있는 것이다. 무거운 물체를 머리 위로 밀어 올리는 동작에서 물체가 흔들리지 않는 것은 견갑대와 몸통의 근육이 엄청나게 동원되었기 때문이다. 우스꽝스럽게 큰 고무공 위에 서 있을 필요가 없지 않은가.

* 역주: 지레에서, 받침점부터 힘이 미치는 지점(힘점, 작용점)까지의 거리

프레스는 병든 노화 표현형을 공격한다

프레스는 스쿼트와 데드리프트와 마찬가지로 구조적 운동이다. 프레스는 서서 하는 운동이기 때문에 팔, 척추, 고관절, 다리를 비롯한 골격계 전체에 압축성 부하가 전달되며, 이 뼈에 붙은 근육에도 훈련 부하가 가해진다. 고중량 프레스는 매우 많은 근육을 활용하는 고강도 운동이다. 인슐린 민감성, 생체에너지 스펙트럼, 심혈관계, 근신경계, 대사 적응에 영향을 미친다는 뜻이다. 앞에서 길게 설명한 이유를 종합해 볼 때, 프레스는 매우 기능적인 운동이다.

프레스는 단순하다

생각만큼은 아니겠지만, 그래도 프레스는 꽤 단순한 운동이다. 데드리프트만큼 단순하지는 않지만 스쿼트보다는 확실히 덜 복잡하고, 제대로 지도받으면 빠르고 쉽게 익힐 수 있다. 설리번은 몸치에 가까운 사람들이 한 세션만에 프레스를 제대로 할 수 있게 만들었고, 베이커는 10분만에 그렇게 만들었다. 매우 약하거나 컨디

션이 떨어진 사람들의 가장 큰 문제는 바의 궤적이다. 몸이 약한 사람은 처음에 머리 위가 아니라 머리 언저리로 중량을 드는 법부터 지도받아야 하는데, 이 경우 지도하기가 상당히 까다롭다. 하지만 근력이 점차 강해져 다루는 중량이 늘어난 다음에는 머리 위로 바를 들어 올릴 수 있다고 설득하기가 좀 더 쉬워질 것이다.

상황에 맞게 하는 여러 프레스

누구나 프레스를 할 수 있다. 나이가 아주 많은 분도 예외는 아니다. 그러나 어깨나 팔꿈치에 심한 관절염이 있어서 프레스를 할 수 없는 사람도 상당히 많다. 그 중에는 바벨을 쥘 수조차 없는 분도 있다. 아주 가벼운 바로도 이 동작 패턴을 제대로 해내기 어려운 분은 병원에 가셔야 한다. 그런 문제는 이 책에서 다루는 범주를 넘어선다. 그때까지는 주의 깊고 박학다식한 코치의 지도 없이 프레스를 하면 안 된다. 이런 코치라면 당신이 바벨을 제대로 쥘 수 있는지, 바의 궤적을 수직으로 만들 수 있는지, 미드풋 균형점 위에서 바벨을 들어 올린 팔을 완전히 잠글 수 있는지 판별할 수 있을 것이며, 당신에게 이러한 준비가 되어 있지 않다면 일정 강도 이상으로 훈련시키지 않을 것이다.

시티드 덤벨 프레스

어깨 가동성이나 허리 문제로 스탠딩 바벨 프레스를 효율적으로 할 수 없다면, 시티드 덤벨프레스를 대신 하는 것도 나쁘지 않다(그림 10-2). 대개 가동성이 모자란 사람은 락아웃 자세에서 바의 위치가 바람직한 균형점인 어깨 위보다 앞으로 나와 있을 것이기 때문에, 바벨로 오버헤드 프레스를 하기 어려운 사람은 덤벨로도 하기 어렵다. 하지만 바벨 프레스가 안 된다 해도 최소한 덤벨로 어느 정도까지 되는지 코치와 함께 확인해 보아야 한다. 상완과 몸통이 이루는 상대적인 각도가 바뀌자 완전한 가동범위로 덤벨 프레스를 할 수 있게 된 분도 있었다. 올바른 오버헤드 바벨 프레스에서는 몸 앞에서 팔꿈치를 안으로 모아(내전) 바벨보다 약간 앞에 오게 해야 한다. 반대로, 덤벨 프레스에서는 상완이 몸통과 평행하게 밖으로 벌린다(외전). 이 자세에서 어깨의 가동성이 나빠지는 분도 있고, 또 극적으로 좋아지는 분도 더러 있다. 시범 삼아 한 세트만 해 보면 이 운동이 쓸모가 있는지 없는지를 파악할 수 있을 것이다.

어깨가 빽빽한 분의 경우 덤벨이 몸 앞으로 밀려나가는 일이 잦은데, 등받이를 대고 앉아서 하면 덤벨을 어깨 관절 위에 정렬시킬 수 있다. 앉은 자세는 코치가 조심스레 당신의 팔꿈치를 뒤쪽으로 잡아당길 수 있게도 한다. 코치가 아주 조금만 당겨도 바벨이 수직으로 움직이게 할 수 있다. 여기서 한 번 강조하건대, 이 기술은 경도에서 중등도의 어깨 가동성 문제가 있는 사람에 한해 조심스럽게 시행해야 한다. 물리적으로 불가능하거나 통증이 오는 가동범위로 무리하게 어깨를 움직이려 해서는 절대 안 된다.

시티드 덤벨 프레스는 요통에 시달리는 사람에게도 좋다. 스쿼트와 데드리프트로 인해 허리에 훈련 스트레스가 누적된 경우, 코치의 재량으로 스탠딩 오버헤드 프레스를 프로그램에서 잠깐 뺄 수도 있다. 그 대신 몇 주 동안 시티드 프레스를 하면 피로한 허리에 소중한 휴식을 줄 수 있다. 덤벨의 훈련 효과도 얻고 회복량도 늘어난 상태에서 바벨 프레스로 복귀해서 개인 최고기록을 경신하는 분도 종종 보아 왔다.

시티드 덤벨 프레스는 세트당 6~8회씩 3~4세트 정도로 프로그램에 넣는 것이 좋다.

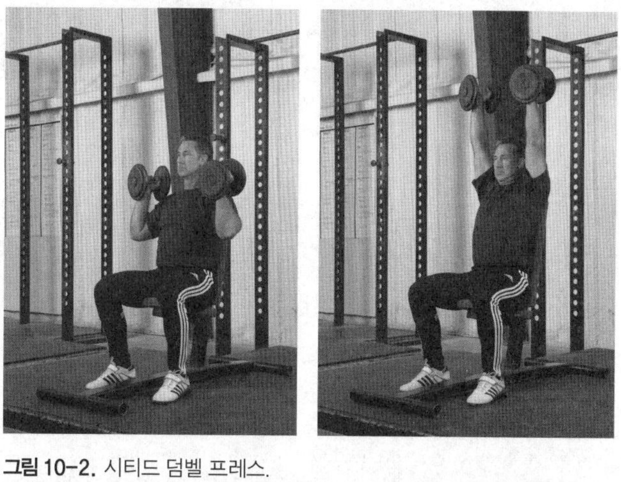

그림 10-2. 시티드 덤벨 프레스.

한손 오버헤드 프레스

어깨 가동성이 떨어지는 사람은 한 번에 한 손으로만 오버헤드 프레스를 할 수도 있다. 이 동작은 T-바 로우T-bar row머신 끝에 서서 시행한다. T-바가 없다면 바닥에 고중량 덤벨 같은 무거운 물건을 놓고 바의 한쪽 끝을 고정해 둔 채로 시행할 수도 있다(그림 10-3).

T-바 머신이나 바벨을 쓸 때 스탠스는 (쓰는 팔 쪽의 발이 뒤로 가게) 약간 엇갈려 두어야 하고, 몸은 10도 정도 기울여 두어야 한다. 그렇게 하면 어깨 가동성에 문제가 있어서 덤벨과 바벨로는 프레스 동작을 할 수 없는 사람도 삼각근 위쪽으로 팔을 들어 올릴 수 있다. 선 자세로 하는 이 운동의 특성상 복근과 복사근이 굉장히 많이 개입된다는 장점도 있다. 이 운동만의 특징은 구심성 수축 구간과 원심성 수축 구간에서 사람이 회전력을 받는다는 점이다. 이로 인해 복사근과 복횡근에 강력한 등척성 수축이 일어난다. 프레스 대신 다른 운동을 해야 할 만큼 약하고 컨디션이 떨어진 분들은 스쿼트나 데드리프트에서도 제한에 봉착해 있곤 한다. 이런 분들은 서서 하는 고중량 운동을 우리가 원하는 만큼 할 수 없다. 그러나 똑같은 중량이라면 서서 하는 편이 낫다. 오버헤드 바벨 프레스를 하기 어려운 분들이 선 자세로 리프팅을 하려면 이 운동을 하는 것이 좋다. 마스터즈 선수에게는 세트당 6~8회씩 2~3세트가 적절하다.

프레스를 빼야 한다면

프레스를 제대로 하면 다치지 않는다. 하지만 어깨에 명백한 구조적 · 기능적 문제가 있는 상태로 프레스를 하면, 견갑골이 위로 회전하지도 못하고, 팔꿈치를 신전하여 잠그지도 못하고, 손목을 중립 자세로 두지 못한 채 어깨 위의 균형점으로 수직 경로를 따라 바벨을 움직이지 못할 수 있다. 이런 상황에서는 급성 · 만성 부상을 당할 위험이 커진다. 이런 경우 수술이나 침습적 치료를 받은 후에야 프레스를 제대로 할 수 있게 되는 분들도 있다. 어떤 분들은 벤치프레스만 해야 할 수도 있는데, 여기에도 문제는 있다. 또 다른 분들은 프레스를 하기 전에 견갑대의 스트렝스 향상을 위한 여러 상체운동을 대용품으로든 준비운동으로든 해야 할 수도 있다. 다시 말하지만, 검증된 코치의 지도가 매우 중요하다.

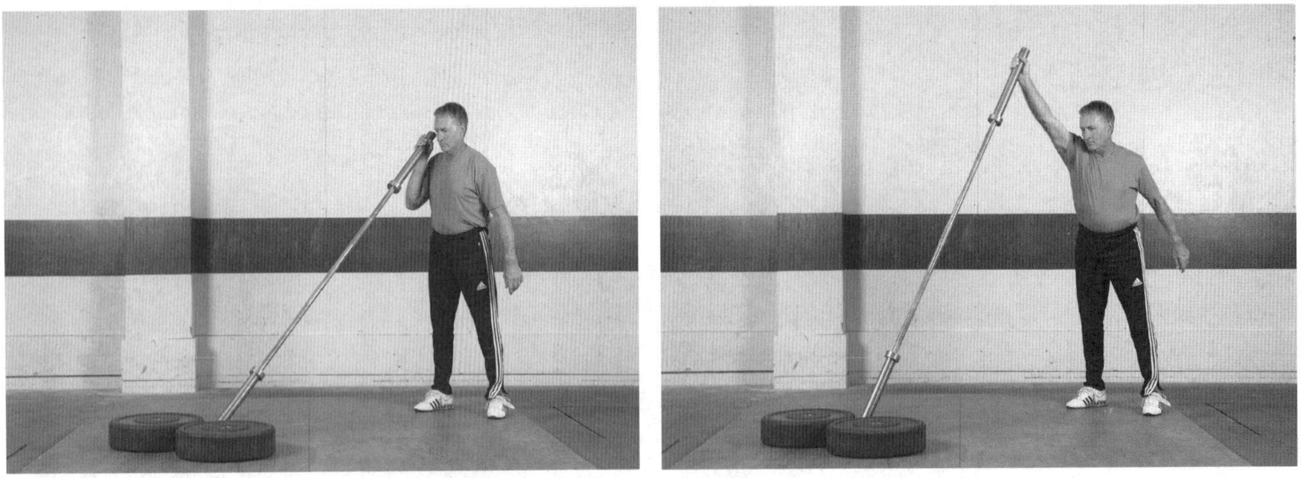

그림 10-3. 끝을 고정한 바벨을 이용한 한 손 스탠딩 프레스. 왼쪽: 하단 자세. 오른쪽: 상단 자세. T-바 머신을 쓸 수도 있다.

Notes

1. Feigenbaum, Goodmurphy, and Scheider, "Gripping Matters"
2. Zuckerman et al., "Interobserver Reliability of Acromial Morphology," 286-7; Chang et al., "Shoulder Impingement," 497-505; Ozaki et al., "Tears of the Rotator Cuff" 1224-30.

11

벤치프레스

벤치프레스는 벤치에 등을 대고 누워 가슴 위로 바벨을 들었다 내리는 운동이며, 이때 바는 하단에서 흉골 중앙에, 상단에서 어깨 관절 위에 있으므로 그 궤적이 거의 수직에 가깝다. 4대 바벨 운동 가운데 구조적 운동에 해당하지 않는 녀석은 벤치프레스뿐이며, 가동범위 또한 가장 짧다. 그러나 상당한 무게를 다룰 수 있고 상체의 스트렝스를 현저히 향상시킨다는 장점이 있다. 벤치프레스는 가슴과 어깨 앞면의 근육뿐만 아니라, 팔 근육, 특히 삼두근을 훈련시킨다. 적절한 장비를 놓고 올바른 기법으로 시행하면서 간단하고 상식적인 내용만 주의한다면, 벤치프레스는 안전하고 강력한 보편 운동 처방으로 거듭난다. 가동성이나 허리 문제로 벤치프레스를 하기 어렵거나 아예 못 하는 사람도 있을 수 있다. 이런 분들을 위한 재활운동과 대안도 마련해 두었다.

벤치프레스는 무엇인가?

벤치프레스는 벤치에 반듯하게 누워서 시행하는 밀기 운동이다. 앞에서 이야기했던 다른 모든 운동이 그랬듯 벤치프레스에도 변형 동작이 많다. 여기에는 유용한 것도 있지만 아주 환상적으로 터무니없는 것도 있다. 그중에 우리가 할 운동은 원조(元祖) 벤치프레스이다. 원조 벤치프레스에서 몸통은 바닥과 평행을 이루고, 발바닥은 바닥에 딱 붙어 있고, 그립은 하단 자세에서 전완이 바닥과 직각이 될 수 있는 너비로 잡아야 한다. 보편 스트렝스 향상에는 이 형태의 벤치프레스가 가장 알맞다.

벤치프레스는 이 책에 있는 주요 바벨 운동 중 가장 제한적인 움직임을 가졌다. 가동범위도 가장 짧고, **운동 사슬**kinetic chain도 가장 짧고, 쓰이는 근육도 가장 적고, 축골격에 큰 부하를 가하지 않으므로 구조적 운동도 아니다. 이론적으로 보면 벤치프레스는 우리가 설명한 바벨 운동 중에 가장 빼기 좋게 생겼다.

그러나 고중량을 다룬다는 특성상, 벤치프레스를 하면 상체의 스트렝스가 엄청나게 향상될 수 있다. 게다가 가동성 문제로 프레스를 할 수 없는 사람들은 벤치프레스를 빼놓을 수 없다. 동원되는 근육의 양만 보면 스쿼트와 프레스와 데드리프트가 확실히 더 많지만, 흉근, 전면삼각근, 오훼완근, 상완삼두근, 주근, 승모근, 광배근, 기타 견갑상완근이 모두 동원되는 벤치프레스를 빼놓을 수는 없다. 여기에 척주기립근, 전거근, 복횡근, 다열근, 요방형근, 복사근 같은 이른바 '코어' 근육이 동원되어 몸통을 안정화시킨다. 이 정도면 근육이 적게 동원된다고 말하기 어렵다.

따라서 벤치프레스는 무거운 물체를 앞으로 밀어

내는 사람의 원초적 동작 패턴에 부하를 얹은, 비교적 큰 다관절 운동이라고 할 수 있다.

동작의 핵심

벤치프레스는 단순한 운동이지만, 『스타팅 스트렝스』에 자세히 설명했듯이 기술적 섬세함이 중요하다. 여기서는 벤치프레스 동작의 핵심을 아주 간략히 살펴보고, 이 운동의 역학적 특성을 최적화하는 기법 몇 가지를 소개하겠다. 하지만 그 전에, 한심한 사람들이 자신이나 타인을 다치게 하거나 장애를 남기거나 살해할 작정으로 벤치프레스를 하는 일이 있으니, 일단 안전에 관한 이야기를 먼저 해 보자.

죽거나 다치지 않으려면

사고 발생률과 사상자 수의 관점에서 보면, 벤치프레스는 바벨 운동 중 단연 가장 위험하다.[1] 문제는 운동 자체에 있는 것이 아니라, 부주의하고 멍청한 사람에게 있다. 간단한 주의사항 몇 가지만 염두에 둔다면 벤치프레스는 전적으로 안전하고 생산적이고 즐거운 운동이다.

보조자를 대동하거나 랙을 활용한다: 이 규칙을 무시하다가 다치는 경우가 많다. 벤치프레스를 혼자서 할 때는 바벨에 깔리지 않도록 반드시 안전핀이 있는 파워랙 안에서 해야 한다. 만일 안전핀 없는 벤치프레스 전용 벤치에서 해야 한다면, 동작을 실패했을 때 도움을 청할 수 있도록 유능한 보조자를 반드시 한 명 구해 놓아야 한다. 단, 실제로 동작에 실패한 경우 보조자에게 바벨을 완전히 떠맡기면 안 된다. 보조자는 훈련하는 사람이 바를 랙에 걸어놓는 것을 도와줄 뿐이다.

섬레스 그립을 쓰지 않는다: 엄지로 바를 감싸지 않는 섬레스 그립으로 벤치프레스를 하면 절대 안 된다. 동네 서커스장에 가면 젊은 친구들이 이런 '자살 그립'으로 벤치를 하는 광경을 볼 수 있다. 뇌가 근육으로 되어 있지 않은 이상, 이 그립은 기계적인 이점을 취하기 위해 전완과 바의 위치를 조정하는 과정에서 잘못 나온 부산물이다. 뒤쪽에 간단히 설명해 두었지만 이러한 기술적 목표를 달성하려고 꼭 섬레스 그립을 쓸 필요는 없으며, 세부사항은 『스타팅 스트렝스』를 참조하도록 한다. 섬레스 그립을 쓴다는 것은 문자 그대로 재앙을 구걸하는 짓이다. 그 꿈이 이루어지는 날 기뻐할 사람은 당신이 아니라 성형외과 의사와 신경외과 의사와 장의사일 뿐이다.

팔꿈치는 잠근다: 벤치프레스를 시작하기 전에는 바벨을 걸쇠에서 빼낸 다음 어깨 관절의 수직 위쪽까지 옮겨야 한다. 이 과정에서 바벨이 얼굴과 목 위를 지나간다. 파워랙에서 하든 보조자를 쓰든 간에, 이 과정에서 팔꿈치는 반드시 쭉 펴져 있어야 한다. 신전 상태로 잠겨 있어야 한다는 말이다. 잠긴 팔꿈치는 '물렁한' 팔꿈치보다 훨씬 강하다. 고중량 벤치프레스를 하는데 팔꿈치가 잠기지 않았다면, 팔이 무게를 이기지 못하여 바벨이 얼굴이나 입이나 목에 처박힐 수도 있다. 그러고 싶은가?

걸쇠를 겨냥하지 않는다: 앞의 규칙에서 파생된 규칙이다. 벤치프레스 워크세트의 마지막 반복은 매우 무겁기 때문에, 상대적으로 낮게 걸려 있는 걸쇠를 향해 바벨을 움직이려는 마음이 드는 게 자연스러울 수도 있다. 그러나 그러면 절대 안 된다. 극도로 위험하기 때문이다. 여기에는 두 가지 이유가 있다. 첫째, 걸쇠를 겨냥하는 바의 궤적은 팔꿈치의 잠금이 풀리게 한다. 그랬다가 무슨 일이 일어나는지는 바로 위에서 보았다. 둘째, 특히나 벤치의 마지막 반복처럼 젖먹던 힘까지 내야 하는 상황에서는 걸쇠를 겨냥하다가 오히려 못 올려놓고 바를 떨어뜨릴 수 있다. 이 또한 원하는 상황은 아닐 것이다. 매 반복마다 팔꿈치를 잠글 수 있도록 하고, 다 끝났으면 걸쇠가 아니라 랙의 수직 기둥을 겨냥해 바를 움직여야 한다. 바가 기둥에 닿았다면 걸쇠 위에 있다는 뜻이니, 바를 놓쳐 떨어뜨릴 일은 없을 것이다.

바벨을 가슴에 튕기지 않는다: 『스타팅 스트렝스』의 벤치프레스 모델에서는 대부분의 파워리프팅 대회에서처럼 하단 자세에서 동작이 멈추지 않는다. 그러나 바벨을 가슴에 튕기지도 않는다. 동네 서커스장에 가 보면 더럽게 무거운 바벨을 흉골에 내리치며 반동을 만들어내려는 한심한 사람들을 볼 수 있다. 이런 짓은 이 운동의 효용을 없애는 정도가 아니라, 굳이 구구절절 설명하지 않아도 위험하다는 것을 알 수 있을 것이다. 바벨이 가슴에 살짝 닿았으면, 바로 밀어 올려야 한다.

칼라를 끼우지 않는다: 벤치프레스를 할 때는 바벨에 칼라(마구리)를 끼우면 안 된다. 반복에 실패해서 바에 깔린 상황에, 만일 칼라가 걸려 있다면 바를 기울여서 원판을 빼낼 수 없으므로 죽기만을 기다려야 한다. 개인적인 의견이긴 하나, 이 규칙은 보조자가 있는 상황에도 지켜져야 한다. 맞은편 요가 매트에서 '엎드린 개' 자세로 스트레칭을 하는 매력적인 아가씨의 뒤태에 정신이 팔린 보조자가 보조를 제대로 안 할 수도 있기 때문이다.

안전은 확보됐으니 벤치로 가자

벤치프레스는 랙의 걸쇠에 얹힌 바나 적절한 높이로 준비된 벤치프레스용 벤치에 놓인 바를 가지고 한다. 랙에서 할 때 안전핀의 위치 때문에 동작을 안전하게 마칠 수 없는 경우가 있는데, 안전핀의 높이는 벤치에 자세를 잡고 누웠을 때 가슴 윗부분의 높이보다 조금 낮은 곳이어야 한다. 이 높이는 긴장을 풀고 누웠을 때의 가슴 높이와 비슷할 텐데, 긴장을 풀고 누웠을 때보다 벤치프레스 준비 자세를 잡았을 때 가슴의 높이가 더 높아질 것이기 때문이다. 안전핀을 이 높이에 두면 가동범위를 완전히 활용할 수 있을 뿐만 아니라, 동작에 실패해도 바가 안전핀에 걸릴 테니 빠져나오기도 쉬워진다.

랙에 걸린 바가 눈썹 바로 위에 놓일 수 있도록 자세를 잡는다. 즉, 당신이 누운 자세에서 머리맡에 있는 보조자가 바벨을 수직으로 바라볼 때 눈을 가리지 않아야 한다. 이 자세에서 허리에 아치를 만들고 가슴은 들어 올린 채 발바닥은 지면에 딱 붙여야 한다. 등 상부의 견갑골 부위와 엉덩이는 벤치에 붙어 있어야 하지만, 요추와 벤치 사이는 코치의 손이 들어갈 정도로 들려 있어야 한다.

이제 양쪽 견갑골로 물건을 잡는 느낌으로 어깨를 뒤쪽 아래로 당긴다. 이렇게 하면 가슴이 들어 올려져 흉근이 상완골을 움직일 때 더 나은 각도가 나올 수 있을 뿐만 아니라, 바가 이동하는 거리도 다소 줄어든다.

그립은 동작의 하단에서 바가 가슴에 닿았을 때 전완이 지면과 수직이 되는 너비로 잡으면 되는데, 아마 프레스 그립보다 손 하나 정도 넓을 것이다. 이때 양손에 무게가 동일하게 실릴 수 있도록 바 양 끝의 슬리브와 손의 거리를 같게 만들어야 한다. 프레스에서 했던 것처럼 전완의 뼈 위에 바가 얹힐 수 있도록 손꿈치 쪽으로 바를 잡고 엄지로 감싼다. 전완 위 최적의 자리에 바를 올려두려고 섬레스 그립을 쓸 필요는 없다.

발을 단단히 붙이고, 등에 아치를 만들고, 견갑골을 뒤쪽 아래로 당기고, 그립을 제대로 잡은 다음, 숨을 깊이 들이쉬고, 걸쇠 위에 놓인 바를 기둥에 붙인 채 위로 밀며 랙에서 떼어낸다. 바를 랙에서 빼는 동작과 시작 자세로 넘어가는 동작을 하나로 이어붙일 생각은 하지도 말자. 일단 바를 걸쇠에서 들어 올리며 팔꿈치를 신전시킨 다음에, 팔꿈치가 잠긴 상태를 유지하며 바를 옮겨 얼굴을 지나 어깨 관절과 수직이 되는 위치까지 가져다 놓는다. 보조자가 있든 없든 똑같이 해야 한다.

바를 어깨 관절 위에 멈춰 두었다면, 이때 천장의 어디쯤에 바가 보이는지 확인한다. 세트 내내 시선을 그 자리에 고정한 채, 반복이 끝날 때마다 항상 그 자리에 바가 있게끔 한다. 이제 바를 천천히 내리다가, 흉

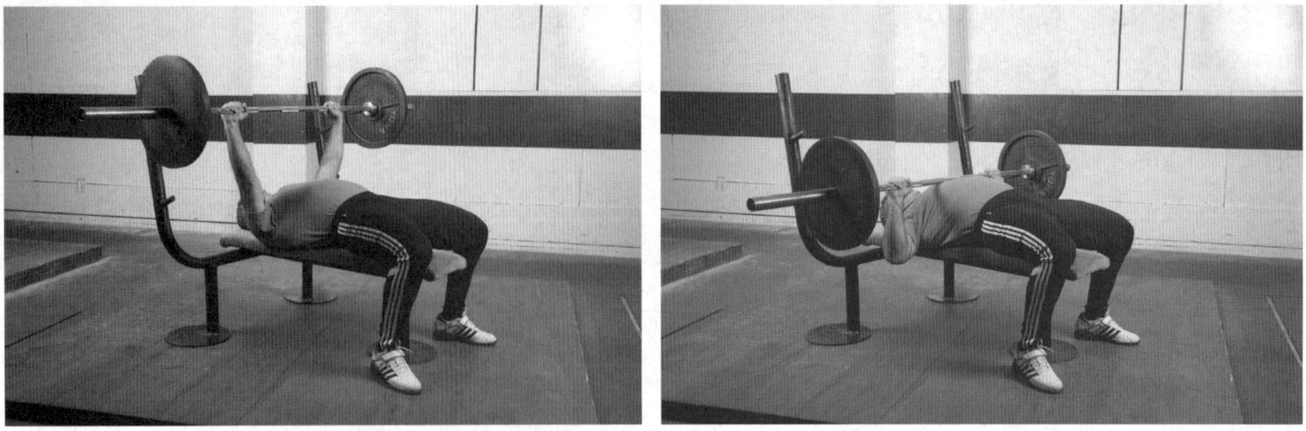

그림 11-1. 벤치프레스. 왼쪽: 상단 자세. 랙에서 뺀 바벨은 어깨 관절 위에 있고 팔꿈치는 잠겨 있다. 오른쪽: 하단 자세. 바벨은 흉골 중앙으로 가슴까지 내려와 있는데, 이때 전완은 지면과 수직이 되고 상완은 몸통과 75도 각도를 이룬다.

골의 중앙에 바가 살짝 닿으면 강하게 밀어 올린다. 어깨 충돌을 막으려면 바가 흉골 중앙에 닿은 자세에서 상완골이 몸에 대해 75도 정도를 이룰 수 있도록 팔꿈치가 내려가 있어야 한다. 하강 구간(원심성 구간)에서도 몸은 이완되지 않아야 하며, 상승 구간에는 언제나 강하게 밀어야 한다. 시선은 바가 아니라 (천장의 한 지점인) 특정 장소에 두어야 하며, 바를 '보는' 순간은 상단 자세에서 바가 그 위치에 있을 때뿐이어야 한다. 호흡은 오직 매 반복의 상단 자세, 즉 팔꿈치가 완전히 펴지고 어깨가 벤치를 강하게 밀어내고 있는 자세에서만 이루어져야 한다.

마지막 반복은 다른 반복과 똑같은 락아웃 자세로 끝나야 하며, 걸쇠를 향하면서 끝내면 안 된다. 그런 다음에 팔꿈치를 펴서 잠근 상태로 바를 철제 기둥까지 옮긴다. 바가 기둥에 닿았으면 걸쇠 위에 있다는 뜻이므로, 안전하게 바를 내릴 수 있을 것이다.

운동 처방:
마스터즈 선수의 벤치프레스

우리는 벤치프레스가, 가동범위가 더 넓고 운동 사슬이 더 길고 모멘트 암이 더 길고 협응력과 타이밍과 균형능력과 가동성이 더 필요한 프레스보다 중요하지 않다고 믿는다. 그러나 벤치프레스가 상당히 유용한 운동이라는 사실은 부정할 수 없고, 가동성 문제 때문에 프레스를 하지 못하는 이들에게는 벤치프레스가 상체 스트렝스 향상에 필수적이다. 당연히 우리의 보편 운동 처방에서 큰 몫을 한다.

벤치프레스는 안전하다

앞서 논의한 몇 가지 주의사항을 준수한다면, 벤치프레스는 완전히 안전하다. 넘어질 일도 없지 않은가. 랙에서 하거나 보조자를 두고, 단단한 바닥 위에서, 다룰 수 있을 만큼의 중량으로, 예기치 않은 힘이 생기지 않도록, 매번 같은 방식으로 정상 가동범위에 걸쳐 동작을 수행해야 한다.

벤치프레스는 치료 범위가 넓다

필요한 경우, 벤치프레스 훈련은 0.5kg도 안 나가는 PVC 파이프로 시작해도 된다. 컨디션이 매우 나쁘고 몸도 허약하고 나이 많은 여성분이라 해도 실제로는 5kg짜리 바로 몇 차례의 반복을 마칠 수 있으며, 정기적이고 꾸준한 훈련도 가능하다. 마스터즈 선수는 장기적인 훈련을 통해 상당한 벤치프레스 중량 향상을 기대할 수 있다.

벤치프레스는 상당히 큰 다관절 운동이다

우리 운동 처방의 포괄성을 충족하는 요소이기도 하다. 다른 기본 바벨 운동보다 짧은 운동 사슬을 가지고 있다고는 하지만, 그럼에도 가슴과 어깨와 팔과 목과 등에 붙은 상당한 양의 조직을 훈련시킨다. 제대로만 한다면 하체에서도 힘을 끌어올 수 있는 운동이다. 벤치프레스는 무거운 물체를 밀어내는 사람의 자연스럽고 유용한 동작 패턴을 그대로 재현하는 운동인 셈이다. 매우 무거운 중량을 다룰 수 있으므로 스트렝스와 순발력을 함께 계발할 수 있으며, 생체에너지 스펙트럼의 고강도 끝자락을 파고드는 운동이기도 하다.

벤치프레스는 병든 노화 표현형을 공격한다

벤치프레스는 고강도 운동으로, 많은 양의 근육을 동원하여 상체의 스트렝스와 순발력을 어마어마하게 길러준다. 따라서 포도당 소모, 인슐린 민감성, 근신경계와 생체에너지 시스템의 적응, 심혈관계 건강, 노쇠와 기능성 등에 이로운 효과를 나타낼 것이다.

벤치프레스는 단순하다

확실히 하는 차원에서 말해두지만, 생각만큼 단순하지는 않다. 생체역학적 특수성과 안전 이슈 때문에 벤치프레스에 요구되는 기술적 특이사항은 반드시 제대로 배우고 제대로 시행해야 한다. 이를 전제로 할 때, 벤치프레스는 우리 운동 처방에 있는 다른 운동만큼 빠르게 배울 수 있을 것이며, 하체 가동성이나 균형능력에 또렷한 제한이 있는 분은 다른 운동을 조금씩 배워나가는 훈련 초반기에도 벤치프레스를 통해 스트렝스와 자신감을 대폭 향상시킬 수 있을 것이다. 신체적인 장애가 있는 마스터즈 선수라면 특히 그렇다. 벤치프레스가 향상됨에 따라 나아진 이들의 자신감과 성취감은 프로그램을 지속시킬 동기가 될 것이며, 나아가 다른 운동을 할 때 찾아오는 난관을 극복하고 훈련을 오랫동안 이어나갈 원동력이 될 것이다.

상황에 맞게 하는 여러 벤치프레스

바벨 벤치프레스를 할 수 없는 사람은 마스터즈 집단에서조차 흔치 않다. 그러나 어깨 가동성이나 만성 요통 같은 문제가 있으면 동작에 방해가 될 수 있다. 이런 분들은 널리 쓰이는 보조 운동을 조심스레 활용함으로써 벤치프레스에서 얻을 수 있는 혜택을 어느 정도 누릴 수 있다.

클로즈 그립 벤치프레스

클로즈 그립(그립 너비가 좁은) 벤치프레스는 중급자와 상급자의 상체 보조 운동으로 큰 가치를 지닐 수 있다.

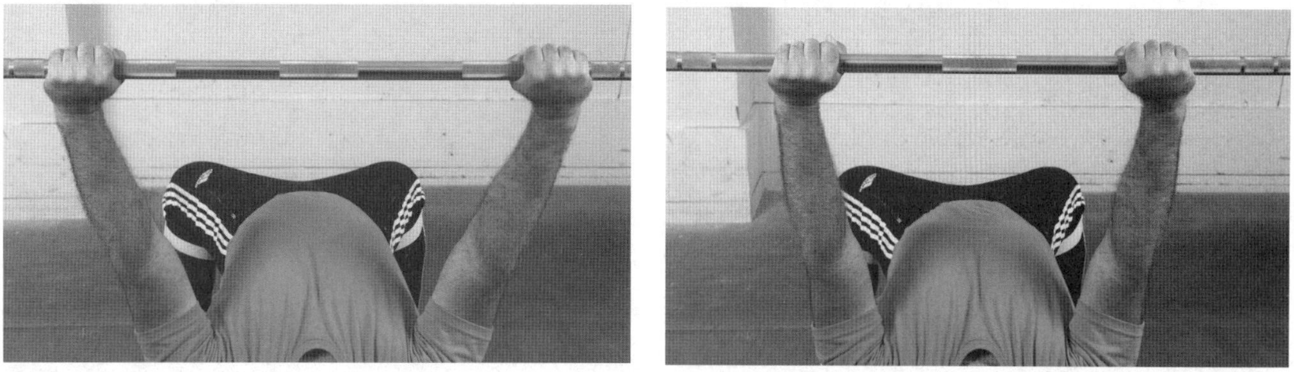

그림 11-2. 벤치프레스 그립 좁히기. 왼쪽: 표준 벤치프레스 그립. 이 선수의 경우 새끼손가락이 바깥쪽 널링 경계선에 있다. 오른쪽: 클로즈 그립. 여기에서는 집게손가락이 바깥쪽 널링의 안쪽 가장자리에 있다. 원한다면 그립은 더 좁힐 수도 있다.

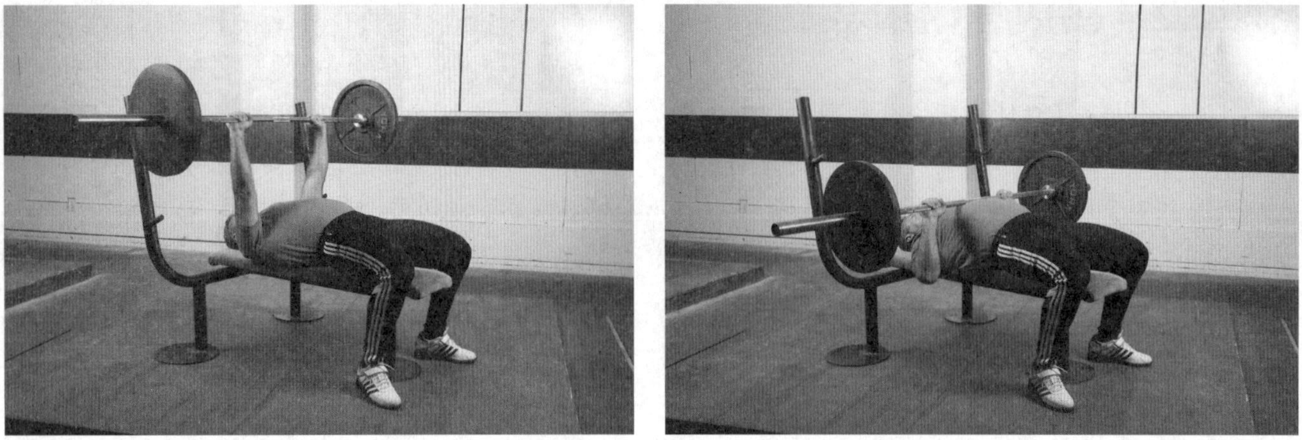

그림 11-3. 팔꿈치 모으기. 이 변형동작의 경우 어깨의 낮은 가동성이나 통증을 보완할 수 있도록 그립을 좁혀 하단에서 팔꿈치를 몸쪽으로 모은다. 그림 11-1과 비교해 보면 알기 쉬울 것이다.

(보통 30~40cm 너비의) 표준 벤치프레스 그립을 조금만 좁혀도 삼두근이 받는 훈련 스트레스는 상당히 커진다. 중급 수준 이상에서 벤치프레스나 프레스 향상에 애를 먹고 있는 사람들에게는 큰 도움이 될 수 있다(그림 11-2).

어떤 분은 벤치 대신 이 운동을 해야 할 수도 있다. 일부 초보 마스터즈는 어깨 문제 때문에 그립이 조금만 넓어져도 통증이 생길 수 있는데, 이런 상황에서 가장 쉬운 교정법은 대개 그립을 좁히는 것이다.

만일 규칙적으로 벤치프레스를 하면서 보조 운동으로 클로즈 그립 벤치프레스를 얹을 요량이라면, 삼두에 가해지는 부하를 높일 수 있도록 손의 위치를 옮겨야 한다. 시작은 바깥쪽 널링$_{\text{knurling}}$*의 안쪽 끝자락에 집게손가락을 얹은 그립으로 한다. 업계 표준을 따르는 바의 경우 양쪽 널링 간격은 약 42cm이다. 덩치가 큰 사람에게는 이 정도가 손목과 팔꿈치에 과도한 부담 없이 손을 둘 수 있는 가장 좁은 그립 너비일 것이다. 몸집이 작은 사람은 이보다 더 작은 그립을 시도해야 할 수도 있는데, 한 번에 손가락 하나 정도씩 그립을 좁혀 나가 본다. 하지만 아무리 몸집이 작아도 그립 너비가 25cm 밑으로 내려가서는 안 된다.

반면, 어깨 통증 때문에 벤치프레스의 자리를 클로즈 그립 벤치프레스로 대신할 요량이라면 그립을 가급적 조금만 좁혀야 한다. 기억하는지 모르겠지만, 우리는 언제나 최대한 많은 근육량을 동원해 최대한 큰 중량을 다룰 수 있는 운동과 그 변형 동작을 활용하려 했다. 벤치프레스에서 그립이 좁아질수록 흉근은 적게 동원되고 다룰 수 있는 중량도 줄어든다. 일단 새끼손가락을 바깥쪽 널링 사이의 틈에 놓은 다음, 바 중심부의 매끈한 면에서 엄지 하나 정도 떨어진 너비로 한번 그립을 잡아 본다. 이 그립이 여전히 넓고 어깨 통증을 유발한다면, 편안한 자세를 찾을 때까지 한 번에 손가락 한두 개 정도 너비씩 천천히 그립을 좁혀 나간다.

어깨 통증이 있는 분들은 좁은 그립을 사용하는 것도 중요하지만, 바가 너무 가슴 위쪽에 닿지 않게 해야 한다. 경험적으로 보면 이런 자세가 어깨를 불편하게 만드는 원흉인 경우가 많았다. 등에 아치를 최대한 많이 만든 다음, (가슴에서 배로 넘어가는 부분인) 흉골 아래쪽까지 바를 내리면 벤치프레스에서 생기는 어깨의 불편감이 해소되는 일이 많다. 팔꿈치를 옆으로 벌리지 않고 '모아 두면' 어깨에 가해지는 스트레스를 더 줄일 수 있다(그림 11-3). 좁은 그립, 배 위쪽에 바 대기, 팔꿈치 모으기라는 세 가지 기술의 조합이 있다면 누구나 안전하고 효과적인 바벨 벤치프레스를 할 수 있다.

* 역주: 마찰력 향상 등을 목적으로 바의 표면을 거칠게 마감한 부분.

덤벨 벤치프레스

바벨을 효과적으로 활용할 수 없는 예외적인 상황에서는 절반 회내pronate 또는 (손바닥이 마주보게 하는) 중립 그립을 쓰는 플랫 덤벨 벤치프레스를 시험해 볼 수 있다. 손바닥을 마주보게 하고 팔꿈치를 몸 옆으로 모으면 어깨 통증 없이 벤치프레스를 할 수도 있다(그림 11-4).

진전이 균일하게 나타나지 않고 작은 중량 변화에도 민감하게 반응하는 덤벨 벤치프레스의 특성상, 프로그램에 수정이 필요하다. 반복수를 고정해 놓은 어크로스 세트(제17장 참조) 방식은 덤벨 운동에 알맞지 않다. 그보다는 범위를 정해 두는 편이 낫다. 덤벨로 할 때는 6~8회씩 3~4세트 정도가 알맞다. 한 워크아웃에서 8회 반복을 성공하는 세트가 하나라도 있으면서, 동시에 6회 밑으로 떨어지는 세트가 없을 경우 중량을 올릴 수 있다. 마이크로로딩microloading(중량을 미세하게 올리는 방식)도 최대한 활용해야 한다. 바벨 벤치프레스로 2.5kg을 올리는 것조차 대부분의 마스터즈에게 버거울 수 있는데, 덤벨로 2.5kg을 올리면 아예 하기 어려울 수도 있다. 덤벨이 1kg 간격으로 구비되어 있는 체육관도 있지만, 그런 체육관에 다니고 있지 않다면 덤벨 양쪽에 붙여서 1kg을 늘릴 수 있게 제작된 0.5kg짜리 자석 부착형 원판 세트를 인터넷으로 사는 편이 좋다.

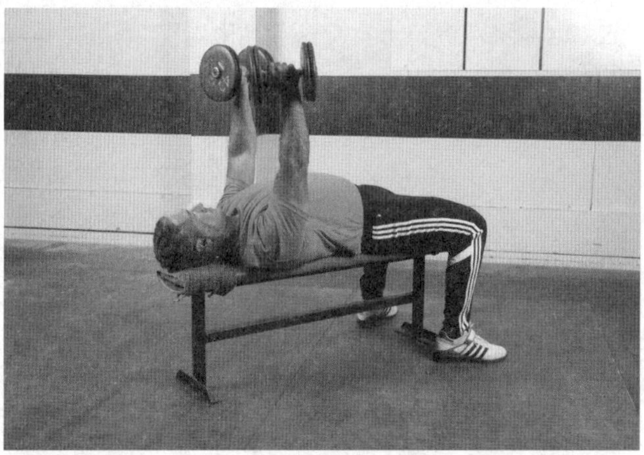

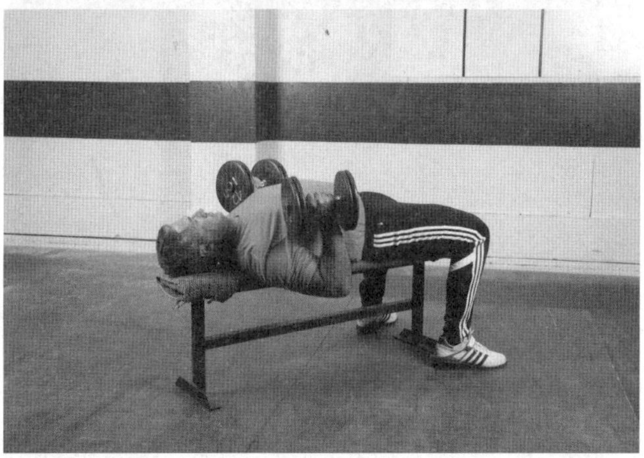

그림 11-4. 덤벨 벤치프레스. 본문에서 설명한 것처럼 중립 그립을 잡고 동작을 시연하고 있다.

요통이 있는 경우: 발판과 인클라인

벤치프레스를 평벤치(플랫 벤치)에서 할 수 없는 사람도 있다. 어깨 이외의 문제가 평벤치를 어렵게 만드는 것이다. (나이와 상관없이) 몸무게가 매우 많이 나가는 사람은 옆에서 도와주지 않으면 평벤치에 눕거나 일어나기 어려울 수도 있고, 그 위에서 균형을 잡기도 힘들 때가 많다. 요추나 흉추 부위에 만성 통증이나 강직이 있는 사람은 단단한 표면을 등지고 똑바로 누워있는 것만으로도 엄청난 고통에 시달릴 수 있다. 이럴 때는 나무 블록이나 고무 매트를 발밑에 대 놓으면 요통이 완화될 수 있다(그림 11-5).

발판은 고관절이나 요추의 통증에는 잘 듣는 것 같지만, 등 중간이나 위쪽의 통증에는 잘 듣지 않는 것으로 보인다. 이런 분들은 인클라인 벤치프레스를 해야 할 수도 있다(그림 11-6). 인클라인 벤치프레스에

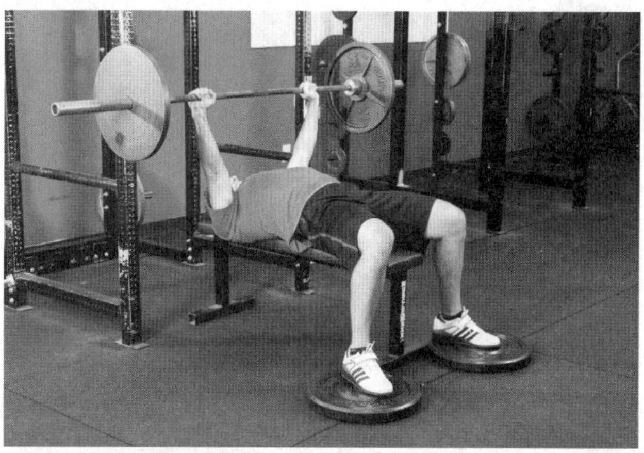

그림 11-5. 원판에 발을 올려놓고 하는 벤치프레스.

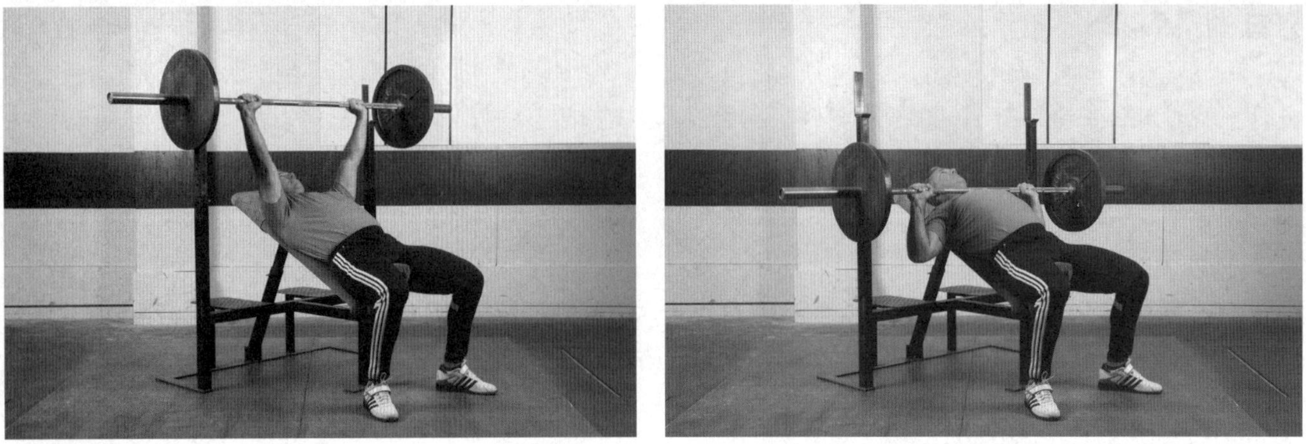

그림 11-6. 인클라인 벤치프레스.

서의 그립은 대개 평벤치에서 하는 벤치프레스와 마찬가지로 표준 그립을 쓰며, 하는 방법도 기본적으로는 비슷하지만, 바벨이 쇄골 바로 밑인 가슴 위쪽에 닿아야 한다는 차이가 있다. 인클라인 벤치프레스의 프로그램은 바벨 벤치프레스와 똑같은 방식으로 설계할 수 있다.

Notes

1. Lombardi and Troxel, "US Deaths and Injuries," S203; Hamill, "Relative Safety of Weightlifting," 53-57.

12

파워클린과 파워스내치

파워클린과 파워스내치는 올림픽 역도 동작인 클린clean과 스내치snatch를 훈련용으로 변형한 동작이다. 이 두 운동은 데드리프트와 매우 비슷한 방법으로 바벨을 바닥에서 당겨 올리면서 시작되지만, 바가 바닥에서 떨어진 다음에는 팔을 쓰지 않고도 바벨이 위로 움직일 수 있도록 동작의 가속을 통해 발목과 무릎과 고관절의 완전한 신전을 만들어 내는 폭발적 점프가 이어져야 한다. 그런 다음 바벨을 어깨로 받거나(클린) 머리 위로 올린다(스내치). 파워클린과 파워스내치의 마무리 동작은 달리 풀 스쿼트 자세나 스플릿 자세로 끝나는 경기용 동작과 다르다. 올림픽 역도 동작은 '스트렝스를 얼마나 빠르게 선보이는가'를 나타내는, 즉 스트렝스의 첫 번째 파생요소인 순발력power을 훈련한다. 이 두 운동은 운동 처방에 포함된 다른 주요 바벨 운동보다 기술적일 뿐만 아니라, 속도와 민첩성과 가동성과 타이밍에 크게 의존하기도 한다. 이러한 올림픽 역도 변형동작은 마스터즈 선수에게 적용할 때 상당한 주의를 기울여야 하며, 이 훈련에 대한 욕구, 적성, 내성, 회복력을 모두 갖추었을 때만 적용해야 한다. 이 장에서는 파워스내치와 파워클린에 대해 간략히 살펴본 다음, 마스터즈 훈련에서의 유용성과 한계에 관해 상세히 알아보도록 하자.

파워클린과 파워스내치는 무엇인가?

올림픽 역도는 인상(스내치)과 용상(클린&저크) 두 종목으로 구성되어 있다. **인상**에서는 바벨을 바닥부터 머리 위로 들어 올리는 동작이 중단 없는 하나의 동작으로 이루어진다. 바를 잡을 때는 팔꿈치를 (완전히 신전하지 않기도 하지만) 곧게 펴고, 무거운 바벨이 움직이는 거리를 줄일 수 있도록 (반드시 그렇지는 않지만) 보통 엉덩이를 최대한 낮춘 오버헤드 스쿼트 자세로 바를 받는다. 그런 다음 몸을 똑바로 세우고 일어나며 동작을 마무리한다. **용상**에서는 바닥에 놓인 바벨을 당기면서, 바벨이 움직이는 거리를 줄일 수 있도록 (항상 그렇지는 않지만) 엉덩이를 최대한 낮춘 프론트 스쿼트 자세를 취하며 어깨로 바를 받는다. 여기까지가 용상의 클린 동작이다. 그런 다음 똑바로 일어나 날카롭고 폭발적인 동작으로 바를 머리 위로 들어 올리며 팔을 완전히 편 채 바벨을 받는다(저크).

파워스내치power snatch는 '경기용' 스내치의 훈련용 변형 동작이다. 스내치처럼 바닥에서부터 바를 당

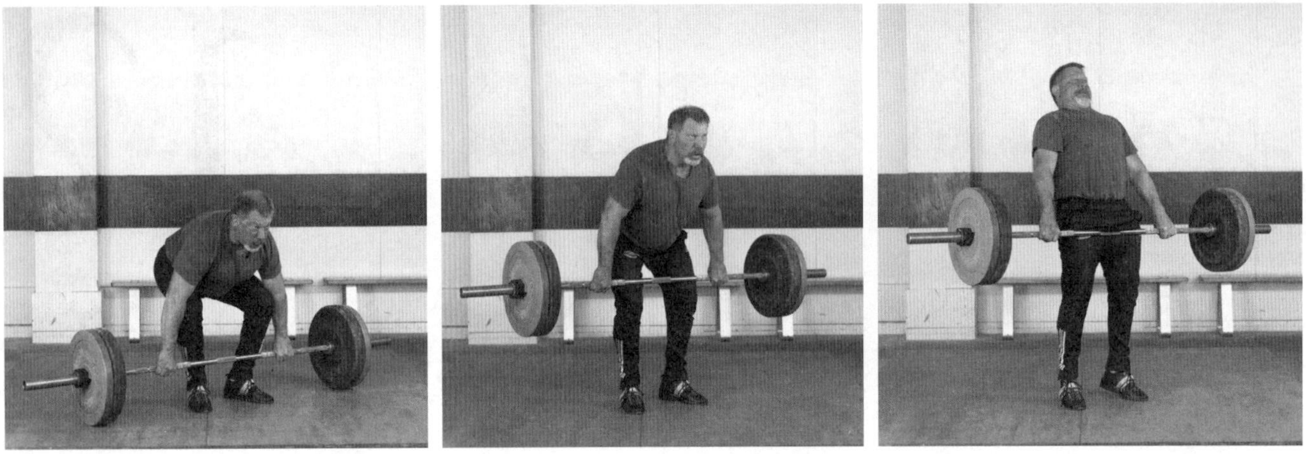

겨서 받지만, 풀 스쿼트 자세로 받지는 않는다. 마찬가지로, **파워클린**power clean은 용상의 클린 부분을 훈련용으로 변형한 동작이다. 바벨을 바닥에서 당겨 어깨로 받지만, 풀 스쿼트 자세로 받지는 않는다. 두 변형 동작 모두 허벅지가 수평 밑으로 내려가지 않는 높은 자세의 부분 스쿼트로 바를 받아야 한다. 그러려면 '경기용' 자세보다 바를 더 높이 당겨 올려야 한다. 따라서 파워 버전의 동작으로는 많은 무게를 다룰 수 없지만, 유연성과 속도와 기술과 가동성은 덜 필요해진다. 아마 무릎에 드는 부담도 다소 적고 회복도 잘 되는 것 같다. 그러므로 파워 변형 동작은 올림픽 역도선수의 전유물을 넘어 모두가 훈련할 수 있는 동작이 되는 것이다.

클린과 스내치로 얻을 수 있는 편익을 생각하면 이 사실이 중요해진다. 두 동작 모두 본질상 폭발적이다. 힘을 빠르게 생산해야 한다는 말은 순발력 생산을 연습하고 표현한다는 말과 같다. 가령 50kg짜리 바벨을 1m 높이로 들어 올리는 경우, 빠르게 드나 느리게 드나 일work의 총량은 약 50줄(J)로 똑같다. 일은 시간에 종속되지 않기 때문이다. 하지만 일률power은 다르다. 50kg의 바벨을 1m 들어 올릴 때, 1초에 들어 올릴 때의 일률은 10초에 들어 올릴 때의 일률의 10배이다 (50N · m/s 대 5N · m/s 또는 50와트 대 5와트).* 파워를 드러내는 능력, 즉 폭발력은 어떤 종목의 선수든 기본적으로 갈구할 수밖에 없는 능력이다.

클린과 스내치에서 바닥에 놓인 바벨은 데드리프트를 할 때처럼 당겨 올려지지만, 바벨이 허벅지의 한 지점에 닿았을 때 고관절, 무릎, 발목을 강하게 완전히 신전시키며 폭발적으로 점프하려면 바벨에 가속을 붙여야 한다. 즉, 바벨이 올라올수록 속도가 더 붙어야 한다. 몸을 앞으로 굽힌 풀(당기기) 자세에서 위로 솟구쳐 오르는 자세로의 전환이 1초도 안 되는 시간 동안 이루어져야 하는 것이다. 바를 수직 방향으로 가속시키는 마무리 단계가 이 격렬한 점프 동작이며, 이때 속도가 빠르면 바벨을 머리 위에서 팔을 펴고 받거나(스내치) 어깨로 받을 수 있다(클린). 점프가 있기에 이 동작에서의 폭발력이 비로소 드러나는 것이다.

여기서, 순발력이 폭발력을 만들어내는 태생적이고 유전적인 요소에 크게 좌우된다는 점은 알아두어야 한다. 신경계의 특성이나 태생적인 근육 조직의 질적 특성 같은 이유로 인해 폭발력을 가지고 태어나지 않은 사람은 (본인이 알 테지만) 폭발력을 향상시키기 어렵고, 따라서 순발력 또한 향상시키기 어렵다. 느린 사람이 빨라질 수 있다면 누구나 다 빠르게 살 수 있겠지만, 현실은 아니지 않은가.

파워 동작은, 순발력이 스트렝스의 증가에 따라 '얼마나' 향상되는지 표현하는 능력을 개선시키기 때문에 중요하다.

* 역주: 중력가속도는 편의상 $10m/s^2$로 두어 환산했다. 'power'는 운동학에서 '순발력'으로, 역학에서 '일률' 또는 '파워'로 번역되므로 해당 분야의 번역어 사용에 준하여 옮겼으나, '파워' '순발력' '일률'의 원어가 같다는 점을 염두에 두고 읽기 바란다.

하지만 이 두 동작이 지닌 폭발적 특성은 양날의 검과 같다. 먼저, 동작의 역동적인 특성상 스트렝스의 증가에 맞는 순발력을 보여주는 소중한 도구가 될 수 있다. 순발력은 스트렝스를 빠르게 표현하는 능력이기 때문에 스트렝스가 커지면 순발력도 커지며, 스트렝스 없이는 순발력도 없다. 이러한 폭발적이고 역동적인 특성은, 그러나 마스터즈 선수에게는 실효성과 안전성 문제로 다가올 수 있다. 클린과 스내치는 노화한 힘줄과 인대와 관절에 부담이 될 수 있다. 마스터즈 선수의 회복력은 이 운동을 감당하기 어려울 수 있고, 때로는 더 중요하고 근본적인 운동의 수행능력과 향상을 방해할 수도 있다. 게다가 기술적으로나 생리학적으로나 덜 어려운 대안으로도 마스터즈 선수의 순발력을 개선할 수 있다.

사정이 이런 관계로, 우리는 마스터즈 집단에 한해 파워클린과 파워스내치를 해도 그만, 안 해도 그만인 운동으로 간주하겠다. 강력하고 아름답고 흥분되는 동작이고, 여기에 홀린 마스터즈 선수도 분명 있다. 하지만 누구나 할 수는 없다. 흥미와 적성과 회복력과 내구성을 모두 갖춘 선택받은 사람이라면 프로그램에 멋지게 끼워넣을 수 있다. 하지만 마스터즈 집단에서 쓸 때는 깊게 주의해야 하며, 경험 많고 현명하고 신중한 코치의 지도가 있을 때만 실시하도록 한다.

동작의 핵심

앞에서도 줄곧 이야기했지만, 파워클린과 파워스내치를 하나부터 차근차근 가르치는 것은 이 책에서 할 일이 아니다. 동작에 대한 정밀한 분석이나 기법상의 교정이 필요한 경우, 『스타팅 스트렝스: 바벨 훈련의 첫걸음』을 참조하기 바란다. 이 동작을 배우고 싶다면, 검증된 스트렝스 컨디셔닝 코치를 찾아가야 한다.

파워클린과 파워스내치 모두 바닥에서 바벨을 당겨 올리는 동작이기 때문에, 아주 근본적인 수준에서는 데드리프트의 역학적 특성이 그대로 재현된다.

파워클린

스타팅 스트렝스에서 파워클린은 데드리프트를 완전히 익힌 다음, 동작을 위에서 아래로 내려가며 배우게 된다. 이 책의 목적이 동작을 가르치는 것이 아닌 만큼, 여기서는 간단히 순서대로 동작을 설명하겠다(그림 12-1).

파워클린의 시작 자세는 데드리프트와 거의 똑같다. 단, 그립이 조금 넓어진다는 차이가 있는데, 이는 바를 어깨에 얹은 랙 자세에서의 상지 길이와 연관이 있다. 데드리프트 시작 자세를 잡고, 데드리프트에서 하던 것처럼 바를 바닥에서 당겨 올린다. 이때 바벨은 다리에 닿아 있어야 한다.

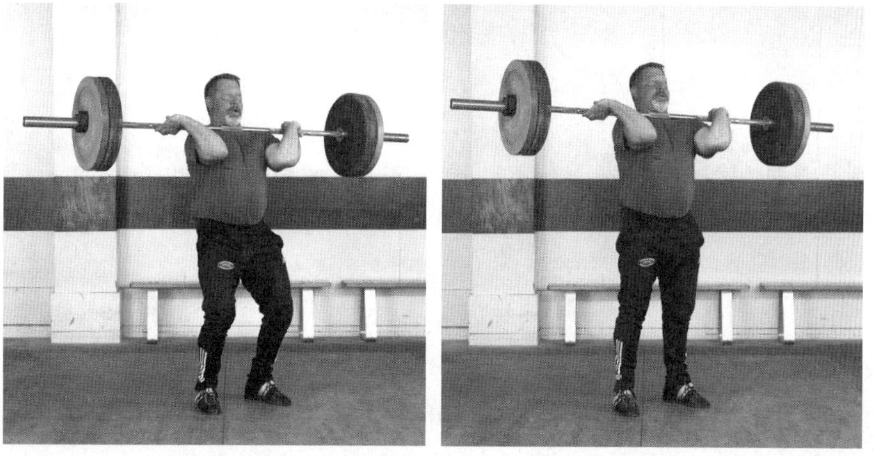

그림 12-1. 파워클린.

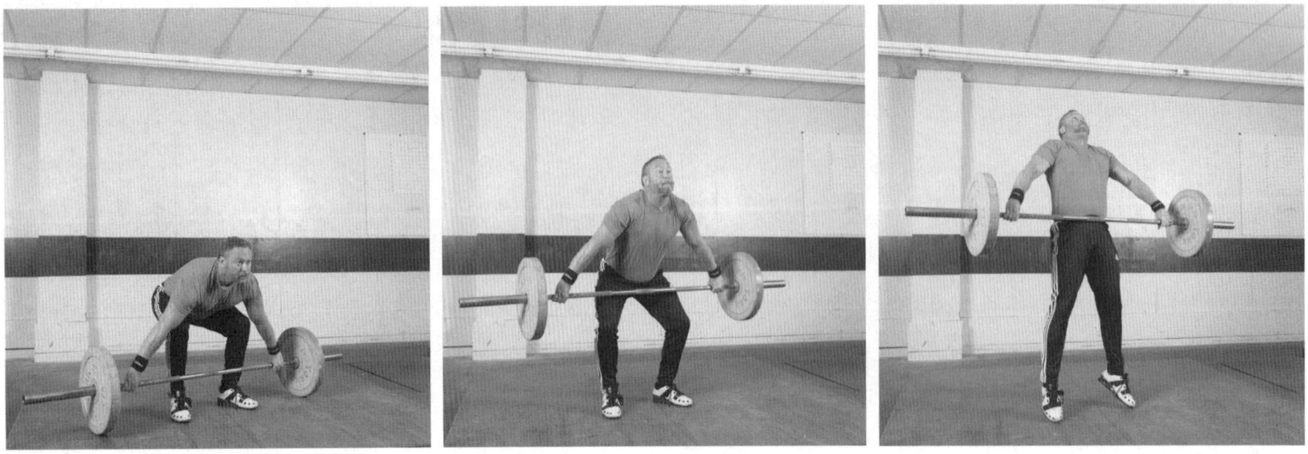

동작 내내 바가 다리에서 떨어지지 않게 하면서, 바가 올라올수록 속도가 빨라지게끔 가속을 붙인다. 바가 허벅지 중간쯤의 특정 지점에 닿는 순간, 바는 최고 속도를 찍으며 허벅지에서 떨어진다. 이 자세가 마치 팔꿈치를 편 채 폭발적으로 '점프'하는 것처럼 보일 텐데, 이 점프가 이루어지려면 바닥에서부터 바의 속도를 점차 올려야 하지만, 동작 자체는 이런 식으로 지도한다.

허벅지에서 떨어진 바는 당겨 올리는 동안 전해진 추진력을 받아 계속 위로 올라간다. 바를 당겨 올리는 것은 팔이 아니다. 팔은 바와 사람을 이어주는 역할만 할 뿐이며, 당겨 올리는 과정에서 고관절과 무릎을 펼 때 생겨난 가속력이 바를 위로 가게 하는 것이다. 점프가 끝난 다음에도 팔은 그저 어깨로 바를 안내하는 역할만 한다.

그 다음 1초도 안 되는 사이에 엄청나게 많은 일이 일어나지만, 우리가 신경 쓸 부분은 없다. 생각을 적게 할수록 좋다. 동작을 하는 사람 입장에서는 점프를 하고, 위쪽으로의 운동량으로 인해 발이 지면에서 떨어지고, 그런 다음 발이 땅에 닿기가 무섭게 어깨로 바를 받는다. 팔꿈치를 위로 힘껏 밀어 앞을 향하게 하면 삼각근에 바가 갇힌다.

바벨은 손이나 흉골이나 쇄골로 받는 것이 아니라, 수축한 삼각근의 근복(토실한 부분) 위에 떨어져야 한다. 바를 받을 때는 무릎과 고관절이 약간 굽혀진 채 서 있는 쿼터 스쿼트 정도의 높은 자세로 받아야 한다. 시작할 때 잡았던 좁은 스탠스는, 바를 어깨로 받을 때 (스쿼트에서와 사실상 같은 너비의) 안정적인 스탠스로 바뀌어야 하며, 받을 때의 자세는 완전히 안정적이고 균형 잡혀 있어야 한다. 바를 어깨에 얹은 채 똑바로 서며 동작을 마무리한다. 그 다음 바를 몸통 앞으로 떨어뜨리며 (데드리프트의 상단 자세처럼) 손으로 잡거나, (범퍼 플레이트를 쓴다면) 플랫폼에 떨어뜨린다.

파워스내치

파워스내치도 파워클린과 마찬가지로 데드리프트를 다 익힌 다음에 동작을 위에서 아래로 가르친다. 스내치의 준비 자세는 데드리프트와 같지만, 그립이 훨씬 더 넓다. 스내치의 경우, 바벨은 똑바로 서서 팔꿈치를 펴고 바를 손에 걸쳐 놓은 행 자세에서 배꼽 양옆의 뾰족한 부분(전상장골극, ASIS)과 치골 사이에 있어야 한다. 스내치 그립을 잡은 데드리프트 시작 자세에서, 바가 다리에서 떨어지지 않게 하며 데드리프트에서와 똑같이 바를 바닥에서 당겨 올린다(그림 12-2).

클린에서와 마찬가지로 풀(당기기) 동작은 바를 바닥에서 떨어뜨리며 가속을 붙여야 하고, 풀의 상단 구간에 다다르면 바는 속도가 붙은 상태로 행 자세에서 닿아 있었던 아랫배에 닿게 된다. 풀로 인한 운동량을 받은 바는 이 지점에서 몸과 떨어져 위로 계속 올

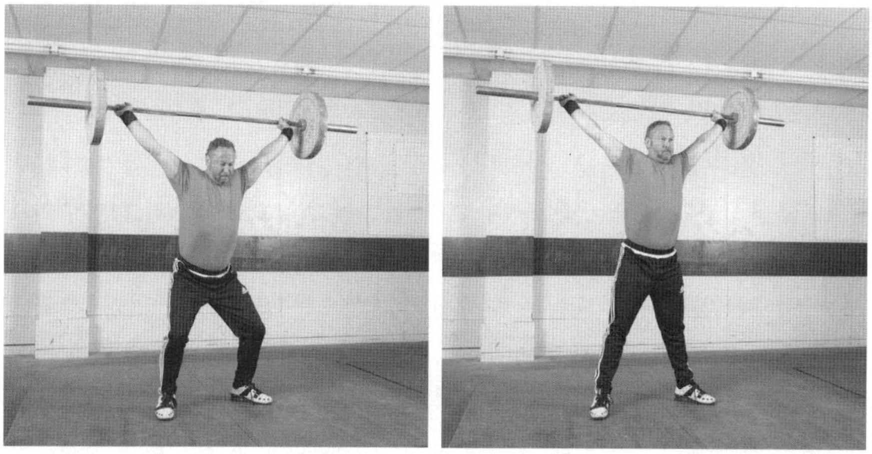

그림 12-2. 파워스내치

라간다. 실상은 가속이 끝난 것이지만, 여기에서도 이 동작은 '점프'로 풀이된다. 당겨 올리는 동작에서 팔꿈치는 내내 펴져 있다가, 바를 머리 위에서 받는 랙 자세로 들어가려는 순간 손목과 함께 굽힌다.

팔이 당기는 도구에서 받는 도구가 되는 순간, 풀에서 생겨난 위쪽으로의 운동량으로 인해 발은 지면에서 떨어지고, 풀 단계에서 좁았던 스탠스가 이때 넓어지면서 안정성을 확보한다. 팔꿈치는 굽히고 손목은 '젖힌다.' 바를 머리 위로 받을 때 팔꿈치와 손목이 펴질 수 있도록 몸통은 밑으로 낮춘다. 팔꿈치를 락아웃 하면서 바를 밀지 않는 것, 삼두와 삼각근을 쓰지 않는 것, 오로지 몸을 낮추면서 팔꿈치와 손목을 펴는 것, 아마 이것이야말로 스내치에서 가장 중요한 부분일 테다. '밖으로 밀어내는' 동작은 이 자세의 특성상 위험할 수밖에 없고, 경기에서 실격 사유일 뿐만 아니라, 훈련할 때도 감당하기 어렵다.

프레스와 마찬가지로, 스내치 상단 자세에서의 균형은 어깨 관절과 미드풋을 이은 직선 위에서 잡힌다. 바를 받는 자세는 무릎과 고관절이 약간 굽혀진 쿼터 스쿼트 자세여야 한다. 이 자세는 반드시 안정적이고 균형적이어야 한다. 팔꿈치를 편 채 바벨이 머리 위에 있는 상태를 유지하며 일어서는 것으로 동작이 마무리된다. 그런 다음 바를 행 자세로 다시 떨어뜨려 잡거나, 범퍼 플레이트를 쓴다면 플랫폼에 떨어뜨린다.

운동 처방: 마스터즈 선수의 올림픽 역도

올림픽 역도 동작이 마스터즈 선수에게 필수 요소는 아니다. 이 책에 제시한 운동 처방의 기준 몇 가지를 충족시키기는 하지만, 그런 기준은 앞서 다루었던 주요 운동들도 만족시킨다. 대부분의 마스터즈, 특히 50세를 넘어선 분들은 클린과 스내치를 빼도 된다. 물론 클린과 스내치를 즐기고 견디고 누릴 수 있는 사람들도 분명 있다. 건강하고 활동적인 마스터즈 가운데 (육상, 격투기, 럭비, 축구, 군대, 경찰처럼) 순발력이 필요한 직업이나 스포츠에 엮인 분들은 이러한 동작으로 생산적인 훈련을 할 수 있을 것이다. 하지만 이들은 일부의 예외로 보아야 한다.

올림픽 역도는 사람에 따라 안전할 '수도' 있다

클린과 스내치는 늙어가는 관절과 힘줄과 인대와 근육은 클린과 스내치로 큰 곤욕을 치를 수 있다. 파워클린을 하려면 어깨와 손목과 팔꿈치의 가동성이 상당히 좋아야 한다. 파워스내치를 하려면 어깨의 유연성과 스트렝스가 좋아야 한다. 두 동작 모두 무거운 바를 부분 스쿼트 자세로 받아야 하는데, 이는 발, 발목, 무릎, 고관절, 척추에 순간적으로 큰 스트레스를 준다. 역동성과 폭발성과 기술적 요구도가 높은 이들 동작의 태생적 특성상, 가벼운 무게에서도 동작에 실패할 가능성이 데드리프트나 스쿼트나 프레스에서보다 크다. 동작에 실패하게 되면 많든 적든 부상의 위험이 생길 수밖에 없다. 올림픽 역도는 훈련에서나 경기에서나 극단에 가까울 만큼 안전한 활동이고,[1] 부상도 자잘한 정도에 그치는 경우가 많다. 하지만 회복이 더딘 마스터즈 선수가 손목이나 어깨에 염좌를 당하면 훈련 프로그램 전체를 망친다. 열망과 기술적 적성과 회복력을 갖춘 분은 클린과 스내치를 해도 되고 또 해야 하지만, 선수와 코치 모두 그 위험성을 각별히 생각해야만 한다.

올림픽 역도는 치료 범위가 '적당히' 넓다

다른 동작과 마찬가지로, 클린과 스내치는 아주 가벼운 무게로 훈련을 시작할 수 있다. 마스터즈 선수는 대개 5~7kg짜리 바벨로 시작한다. 그러나 무게가 올라갈수록 치료 범위는 오히려 줄어든다. 경험적으로 보면 이 동작을 훈련할 능력이 되는 마스터즈의 경우, 느린 리프팅 중량은 계속 향상되는데 역도 동작의 중량 정체기는 상대적으로 빨리 찾아온다. 젊은 친구들과 비교할 때 가동성과 회복력과 운동단위 동원능력과 폭발력의 제한이 큰 탓이다. 하지만 주의를 기울이며 포기하지 않고 규칙적으로 훈련하다 보면, 클린과 스내치로 꽤나 큰 중량을 다루는 마스터즈 선수로 태어날 수도 있을 것이다.

올림픽 역도는 큰 다관절 운동이다

운동 처방의 포괄성에 관련된 사항이다. 둘 모두 상당한 근육량을 동원하는 전신 동작이다. 에너지 스펙트럼에서 보면 거의 전적으로 인원질 시스템을 사용하는 고출력 극단에서 놀기 때문에 순발력 향상에 도움이 된다. 우아함, 균형능력, 가동성, 타이밍이 요구되는 운동이기도 하다.

올림픽 역도는 병든 노화 표현형을 공격한다

생산적으로 훈련한다는 전제 하에, 올림픽 역도 동작은 포도당 대사, 인슐린 민감성, 근신경계와 생체에너지 시스템의 적응, 심혈관 건강, 노쇠와 기능성에 이로운 효과를 보인다.

깊은 수준에서 찾아오는 큰 보상도 있다. 파워클린이나 파워스내치 훈련이 가능한 사람은 우아하고 아름답게 스트렝스를 빠르게 표현하는, 기술적으로 까다로운 운동을 익혔다는 짜릿한 성취감을 필연적으로 얻는다. 이러한 성취가 마스터즈의 자신감과 자아상에 미치는 잠재적 영향을 무시해서는 안 된다.

올림픽 역도는 '비교적' 단순하다

이 동작들이 기술적으로 까다롭다는 사실 하나만으로도 클린과 스내치 훈련이 어려워질 수 있다는 이야기는 귀에 못이 박히도록 했다. 수많은 책에서 이들 동작이 어렵다고 이야기해 왔는데, 그럼에도 하나 짚고 넘어가지 않을 수 없는 것이 하나 있으니, 데드리프트를 배웠고 풀(당기기) 기법을 제대로 선보일 수 있는 동시에 적절한 가동성을 갖추고 있는 사람이라면 한 시간 안에 클린과 스내치를 제대로 잘 배울 수 있다는 점이다. 역동적인 동작의 특성상 느린 운동과 비교하면 약간의 자세 실수만으로도 동작 자체가 망가질 수 있고, 따라서 기술적인 부분에 대한 끊임없는 교정은 필수나 다름없다. 하지만 클린과 스내치의 향상에 필요한 능력을 갖추려면 몇 달에서 몇 년이 걸릴 수 있다는 일각의 주장은 사실과 다르다. 진짜다. 거칠게 말해 클린과 스내치는 바를 랙 자세로 가져가려고 끝에 점프를 하는 데드리프트일 뿐이다.[2]

조심, 또 조심

여러 번 반복했으나 중요하니까 또 말하자면, 대부분의 마스터즈 선수는 올림픽 역도 훈련을 할 필요도 없고 할 의무도 없다. 이 동작은 근본적으로 순발력을 만들어내는 데에 쓸모가 있다. 순발력은 당연히 중요하지만, 굳이 역도가 아니라도 마스터즈가 순발력을 키울 방법은 많다.

컨디션이 떨어진 마스터의 순발력을 가장 잘 키울 수 있는 방법은 스트렝스를 향상시키는 것이다. 앞에서도 보았지만, 설명은 쉽다. 스트렝스는 무거운 바벨 같은 저항에 대해 힘을 만드는 능력이다. 바벨에 맞서 힘force을 내어 움직이게 하면, **일**work을 하는 것이다.

일 = 힘 × 거리

일률(순발력, 파워)은 느슨하게 말하면 일을 빠르게 하는 능력이다. 기술적으로는 일을 하는 속도라고 볼 수 있다.

일률 = 일 / 시간 = (힘 × 거리) / 시간

위의 방정식을 살펴보면 알 테지만, 힘을 생산하는 능력은 스트렝스와 순발력의 근간이다. 파워는 스트렝스의 첫 번째 파생요소이다. 아주 단순하게 얘기하면, 어떤 동작 패턴을 빠르게 하지 않고 스트렝스만 향상시켜도 그 동작 패턴에서의 순발력이 개선된다는 뜻이다. 똑같은 시간에 더 많은 일을 하기 때문이다.

상급자는 스트렝스 운동 동작의 속도를 높임으로써 순발력을 향상시킬 수 있다. 이 간단한 물리적 사실은 다이내믹 에포트dynamic effort 훈련법에 활용되는데, 자세한 내용은 프로그램을 다룬 제3부에서 살펴보기로 하자.

요약하자면, 마스터즈 선수들에게 파워클린과 파워스내치의 쓸모는 제한된다. 기술적 · 생리적 · 현실적 난관이 있고, 회복력도 많이 필요하고, 이 운동으로 얻을 수 있는 건강 특성은 다른 방식으로도 얻을 수 있다. 따라서 우리의 보편 운동 처방에 꼭 필요한 운동은 아니다. 하려는 의지가 있고 생산적으로 훈련할 능력이 되는 마스터즈에게는 크나큰 성취로 이어지겠지만, 이런 경우에도 반드시 제대로 배우고 제대로 훈련해야 하며, 선수와 코치 모두 상당히 많은 주의를 기울여야 한다.

Notes

1. Hamill, "Relative Safety of Weightlifting," 53-57; Calhoon and Fry, "Injury Rates and Profiles," 232-238.
2. 역도 코치분들께서 이 대목을 읽으면 뒷목을 잡으시겠지만.

13
보조 운동

보조 운동은 스트렝스 훈련의 기본 바벨 운동을 보충하거나 대체할 목적으로 쓰인다. 보충 운동의 경우, 훈련을 막 시작한 초보자의 처방에서는 몇 주 동안 구경조차 할 수 없다. 대체 운동의 경우, 주요 바벨 운동을 할 수 있을 때까지 그 운동의 자리를 대신하는 역할을 한다.

보조 운동의 역할

보조 운동은 오해와 오남용에 시달리는 일이 많다. 주요 바벨 운동의 향상을 보충하고 보완하는 것이 보조 운동의 진정한 역할이지만, 이 운동이 스트렝스 훈련 '프로그램'의 상석을 차지하는 일이 너무나도 많다. 보조 운동이 그런 역할에 어울리지 않는다는 점을 생각해 보면 참으로 안타까운 일이다. 이러한 동작은 대개 스쿼트나 데드리프트나 프레스 같은 동작보다 근육을 덜 동원하고, 가동범위를 덜 쓰고, 포괄적인 훈련 스트레스를 덜 주고, 보편 적응을 덜 유발하고, 점진적 향상을 이룰 가능성이 덜하다. 헬스장에서 바벨 컬과 레그프레스와 랫풀다운과 딥스와 벤치프레스로 구성된 워크아웃을 하는 사람은, 짐 웬들러의 말을 빌자면 '부전공을 전공처럼 하고 앉아 있는' 꼴이다.

아래와 같은 상황의 경우, 보조 운동이 올바르게 처방되어야 한다.

1. 특별히 몸이 약하거나 컨디션이 떨어진 사람에게 주요 바벨 운동을 할 수 있도록 스트렝스, 가동성, 운동 능력의 계발을 도우려는 경우. 가령 다리가 약해 스쿼트를 하기 힘든 사람은 레그프레스를 할 수 있다.
2. 주요 바벨 운동을 일시적 · 영구적으로 대체하려는 경우, 또는 완전한 디트레이닝 기간 없이 고중량에서 숨 돌릴 시간을 주려는 경우. 어깨에 문제가 있을 때 표준 그립 벤치프레스 대신 클로즈 그립 벤치프레스를 시키는 것이 전자, 고중량 데드리프트를 오랫동안 훈련한 사람이 정체기를 맞았을 때 SLDL로 대체하는 것이 후자의 좋은 예다.
3. 상급자에서 스트렝스 향상이 미미한 상급자의 스트렝스 향상을 부채질하려는 경우. 클로즈 그립 벤치프레스, 랙 풀, 홀팅 데드리프트, 딥스로 바꾸는 것이 좋은 예가 될 수 있다.
4. 보조 운동이 선수나 코치가 훈련 중에 중점을 두려는 부분에 부합하는 경우. 가령 상체의 근비대에 관심 있는 사람은 바벨 컬을 어떻게 하는지 배우려 할 것이다.

보조 운동을 일일이 나열하고 그 운동이 언제 쓰

여야 하는지 줄줄이 설명하는 것은 이 장의 목적이 아니다. 이 책의 제3부에서 가장 흔히 나오는 보조 운동을 설명하는 것이 목표이다. 보조 운동을 계획하고 프로그램에 넣어 제대로 실시하려면 경험과 판단력이 있어야 하므로, 좋은 코치의 지도를 받는 것이 중요하다.

턱걸이: 친업과 풀업

친업과 풀업은 능력이 되면 반드시 해야 한다. 스트렝스 훈련에 쓰이는 모든 운동을 통틀어 바벨을 쓰지 않는 동작 가운데 가장 가치 있는 운동이 바로 친업과 풀업이다. 스트렝스 코치라면 대부분 필수로 여기는 운동이기도 하다. 턱걸이의 가장 큰 결점은 초보자, 특히 초보 마스터즈가 단 1회도 할 수 없다는 것이다. 이런 분들을 위한 대안은 뒤쪽에 소개해 두었다.

완전한 가동범위에 걸친 턱걸이는 광배, 등 상부, 전완, 이두의 근육군을 골고루 쓴다. 둘 중 무엇을 택해도 큰 차이는 없고, 실제로 친업과 풀업을 섞어서 하는 분도 많다. 전완을 회외supinated하여 손바닥이 얼굴을 마주보게 한 상태로 바를 잡는 것이 친업이고(그림 13-1, 왼쪽 사진 2장), 전완을 회내pronated하여 손등이 얼굴을 마주보게 한 상태로 바를 잡는 것은 풀업이다(그림 13-1, 오른쪽 사진 2장). 친업은 근육을 더 많이 사용하므로 그 스트렝스가 풀업보다 크다. 친업에서는 이두가 더 많이 개입되는 반면, 풀업에서는 전완과 광배에 더 많은 스트레스가 들어간다.

보조 운동이 대개 그렇지만, 턱걸이 프로그램에서 복합 다관절 바벨 운동 같은 정밀도를 기대할 수는 없다. 두 운동의 수행능력은 날마다 바뀌고, 우리 경험상 턱걸이에서는 미래를 예측할 수 있는 선형 그래프가 절대 나오지 않는다. 베이커는 턱걸이가 워크아웃의 '마무리 단계'라고 마스터즈 고객에게 입버릇처럼 말한다. 우리도 그렇게 해야 하는데, 세션마다 몇 개가 늘었는지는 크게 신경 쓰지 않을 테지만, 매 세션이 아니라 매월마다 수행능력을 평가할 것이다.

친업과 풀업을 프로그램에 넣을 때는 **반복수 합산법**repetition totals을 도입하는 것이 매우 좋다. 이때 선수와 코치는 턱걸이 개수만 고르면 되는데, 20회라고 치자. 훈련을 하는 사람은 몇 세트가 되든 총 20회를 채워야 한다. 진전의 척도에는 두 가지가 있는데, 하나는 첫 세트에 성공한 반복수, 다른 하나는 목표 반복수를 달성하기까지 들어간 세트수이다. 턱걸이에서의 진전을 측정하기 어려운 이유 중 하나는 첫 세트가 나머지 세트를 갉아먹어가면서 향상되는 경우가 많기 때문이다. 첫 세트를 턱걸이의 스트렝스의 지표로 쓰는 것은 그 때문이다. 이후에는 한 세트에 몇 개를 했는가

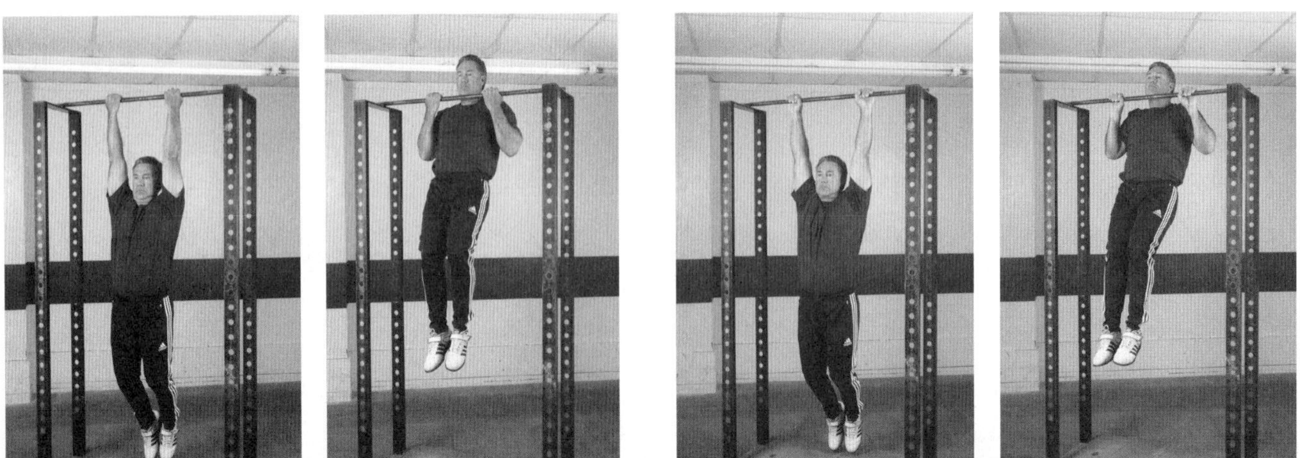

그림 13-1. 친업과 풀업. 왼쪽 2장: 친업은 손을 회외하여 손바닥이 얼굴을 마주보게 한다. 오른쪽 2장: 풀업은 손을 회내한다.

를 따지기보다는 전체 반복수를 달성하기 위해 몇 세트를 했는가를 따지는 것이 더 유용하다. 4세트에 걸쳐 하던 20회짜리 풀업을 3세트만에 끝냈다면 진전이 이루어졌다고 보는 것이다. (사람마다 정도는 다르겠지만) 턱걸이 총 반복수는 수 주에서 수개월에 걸쳐 5~10개씩 늘어난다.

한 워크아웃의 총 반복수가 50회에 도달하면, 반복수를 늘리기보다는 첫 두 세트를 중량 턱걸이로 하는 쪽이 낫다. 첫 20회 정도는 중량 턱걸이로 한 다음, 나머지 세트는 맨몸으로 하여 세트당 반복수를 늘리는 전략을 택하는 것이 좋다.

마스터즈는 상대적으로 고볼륨 훈련에 민감하지만, 턱걸이에 있어서만큼은 고볼륨을 치는 것도 나쁘지 않다. 고중량 바벨 훈련을 그만한 볼륨으로 하면 찾아올 근육통과 염증 또한 턱걸이에서는 잘 나타나지 않는다.

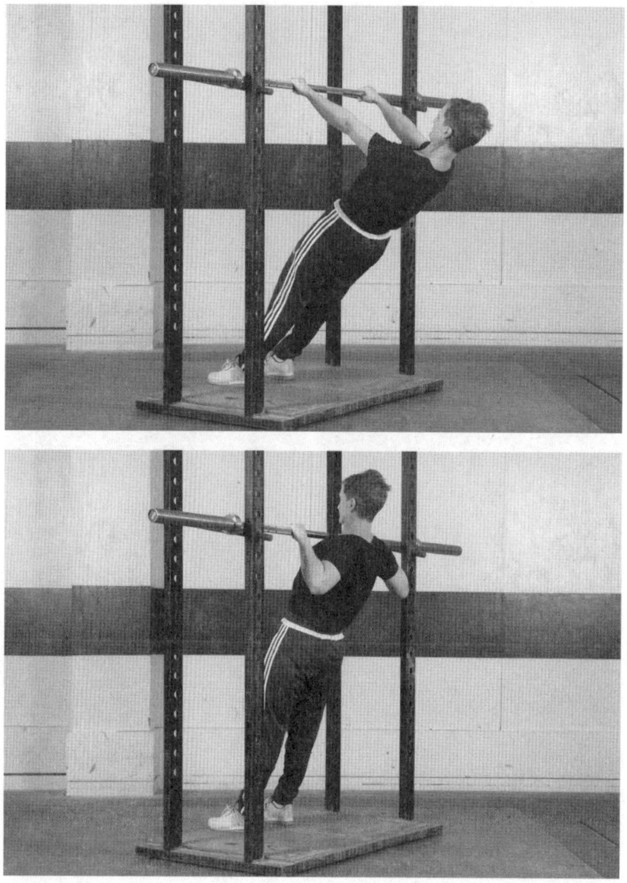

그림 13-2. 맨몸 로우.

맨몸 로우와 랫풀다운

몸무게가 많이 나가거나 스트렝스가 딸려 턱걸이를 할 수 없는 마스터즈 선수에게는 랫풀다운이나 맨몸 로우가 훌륭한 대안이 된다.

맨몸 로우는 밧줄이나 링을 써서 하는 것이 가장 좋은데, 파워랙에 알맞은 높이로 둔 바벨도 괜찮은 대안일 수는 있지만, 그러려면 세트 내내 바벨을 철제 기둥 쪽으로 바짝 붙여 두어야 한다(그래야 바가 걸쇠에서 빠지는 불상사를 막을 수 있다).

몸의 나머지 부분을 완전히 굳힌 다음 손을 향해 몸통을 끌어당기는데, 이때 상단 자세에서 견갑골을 뒤쪽으로 쥐어짜듯 모은다(그림 13-2). 이 운동은 (몸이 좀 더 눕도록) 발을 앞에 놓으면 어려워지고, (몸이 좀 더 서도록) 발을 뒤로 보내면 쉬워진다. 맨몸 로우는 (약 10회 정도의) 고반복 세트로 시행한다. 턱걸이처럼 총 반복수를 향상의 척도로 삼은 프로그램을 짜도 되고, 아니면 세트당 반복수를 고정한 3~4세트의 프로그램으로 짜도 된다. 처방된 볼륨을 다 마치는 동안 세트 사이나 세트 중간에 발의 위치를 바꿀 수도 있다.

랫풀다운(그림 13-3)은 이보다 정밀하며, 선형에 가까운 접근이 가능하다. 이 운동은 턱걸이를 할 만한 힘이 없는 마스터즈 선수에게 처방되는데, 랫풀다운을 장기간 하다 보면 어깨의 가동성이 엄청나게 향상되는 일이 많다.

랫풀다운 머신에서는 다양한 그립을 쓸 수 있다. 우리가 권장하는 그립은 친업 그립을 모방한 리버스 그립reverse grip이다(그림 13-3, 위쪽 사진 2개). 이 그립을 쓰면 가동범위를 극대화할 수 있고, 중량을 최대한 올릴 수 있으며, 근육 또한 최대한으로 동원할 수 있다. 배우고 가르치기 쉬운 그립이기도 하다.

풀업 그립을 모방한 약간 넓은 오버핸드 그립(그림 13-3, 아래 왼쪽)도 유용하지만, 다룰 수 있는 중량이 적고 동원되는 근육도 적다. 이 그립을 쓰면 등 상부가 움직이는 것을 '느끼기' 어렵다고 한다. 운동을

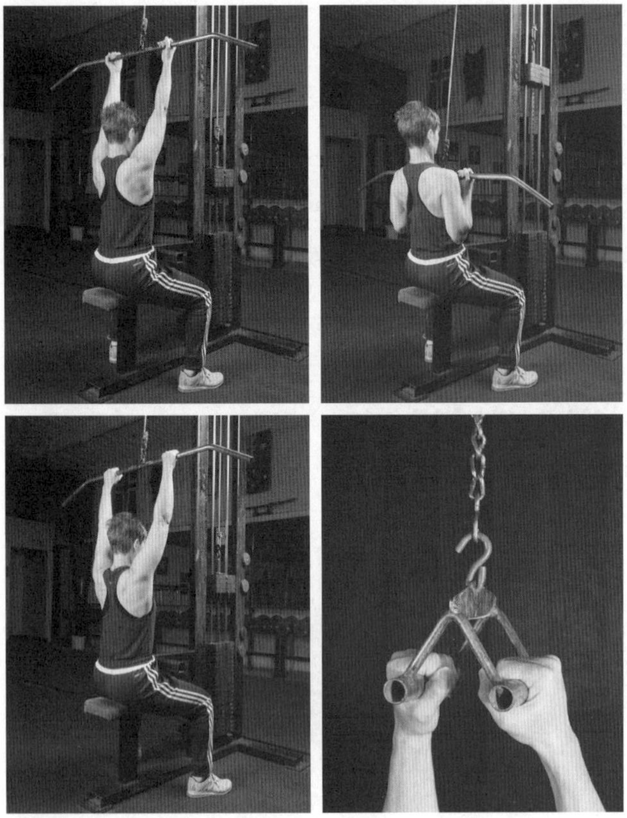

그림 13-3. 랫풀다운. 위쪽 2장: 리버스 그립은 친업 그립을 따온 것으로, 대부분의 마스터에게 권장한다. 아래 왼쪽: 오버핸드 그립. 아래 오른쪽: 패러렐 그립은 손목에 통증이 있는 사람에게 쓸모 있다.

막 시작한 초보자는 등 상부 근육을 통제하는 능력이 모자라므로, 이 근육이 어떻게 움직이는지 모른다. 그로 인해 팔에만 운동 효과를 느끼는 사람이 많다.

좁게 잡은 패러렐(평행) 그립(그림 13-3, 아래 오른쪽)은 리버스 그립에서 손목에 통증이 있는 동시에 넓은 오버핸드 그립을 제대로 다루지 못하는 사람에게 유용하다. 이러한 중립 그립은 손목에 무리를 주지 않으며, 좁게 잡음으로써 쉽게 통제할 수 있다. 다른 두 그립은 손잡이가 길기 때문에 늙고 약한 사람이 할 때는 '흔들거릴' 수 있다. 그로 인해 하강 동작의 균형은 깨지고, 결과적으로 고중량에서 손을 놓치기 쉬워진다.

그립이야 어떻건 간에, 무게보다는 좋은 자세가 더 중요하다. 동작을 제대로 하다 보면 무게도 따라온다. 마스터즈 선수는 세트당 8~12회씩 3~4세트로 하면 괜찮은 진전을 맛볼 수 있을 것이다.

바벨 컬

(특히 젊은 남자에서) 쓸모가 적은데 하는 사람이 많은 운동의 조상님쯤 되는 운동이 바로 바벨 컬이다. 이 운동에서는 매우 제한된 근육을 상대적으로 짧은 가동범위에서 훈련하기 때문에, 우리의 주요 운동에서 얻을 수 있는 어마어마한 기능적 스트렝스를 얻을 수 없고, 건강과 수행능력상의 편익이 매우 적으며, 지나친 사용으로 인한 부상을 초래하기 쉽다. 특히 부상의 경우 불편하고 고질적이고 평생 가는 일이 잦다.

그렇긴 하지만 컬이 아예 쓸모없지는 않다. 컬이 키우는 근육은 제한적이지만, 없는 것보다는 낫다. 컬을 통해 얻을 수 있는 미적인 효과는 마스터즈에서도 나타날 수 있으며, 이 효과가 마스터즈 선수들을 프로그램에 붙잡아둘 수만 있다면 좋지 않겠나. 게다가 제대로 프로그램에 넣어 제대로 실시한 바벨 컬은, 주요 바벨 운동에 제한이 있는 일부 마스터즈 선수에게 훌륭한 보조 운동이 될 수 있다(그림 13-4).

근육군의 관점으로 보면 관계가 없지만, 바벨 컬은 오버헤드 프레스를 못 하는 이들에게 유용한 운동이다. 컬은 벤치나 머신에 앉는 대신 두 발로 서서 하는 바벨 상체 훈련이다. 선 채로 하는 고중량 바벨 컬에는 이두, 어깨, 전완만이 아니라 복근과 등 상부도 어느 정도 개입된다. 첫날에는 복근과 승모근에 의외의 근육통을 겪는 분도 많다. 서서 하는 다른 바벨 운

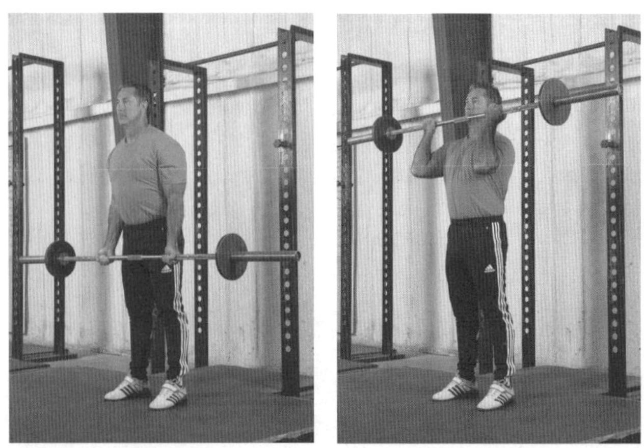

그림 13-4. 바벨 컬.

동과 마찬가지로, 컬 또한 건강 특성 중 하나인 균형능력을 키운다. 운동을 마치려면 넘어지지 않아야 하므로, 컬(이나 데드리프트나 스쿼트)에서는 넘어지지 않는 능력이 좋아지는 것이다. 60세를 넘은 마스터즈에게 중요한 문제다. 선 자세로 의미있는 활동을 많이 하지 못하는 분은 바벨 컬을 프로그램에 추가하는 것이 매우 좋다. 바벨 컬은 거의 누구나 할 수 있으며, 몸이 불편한 마스터즈도 예외는 아니다.

컬은 시간에 따라 점진적으로 중량을 올릴 수 있으며, 친업이나 랫풀다운이 정체기를 맞았을 때 넘어가기 좋은 운동이다.

바벨 컬을 할 때는 전완을 회외하여야 하며, 어깨까지 개입시킨 최대 가동범위를 써야 한다. 바는 턱 밑까지 올려야 하고, 내릴 때 팔꿈치는 완전히 펴져야 하지만 이완되어서는 안 된다. 세트당 8~10회씩 2~3세트 정도면 충분하다.

레그프레스

훈련에서 스쿼트를 할 수 있는 마스터즈 선수에게 레그프레스는 그리 유용한 훈련 방식이 아니다. 그러나 스트렝스가 모자라 전체 가동범위로 스쿼트를 하기 어려운 분들은 스쿼트 전에 레그프레스를 하는 것이 좋다. 트레이너나 물리치료사에게서 수평 아래 깊이로 스쿼트를 할 수 없다고 진단받은 사람의 문제는 대개 스트렝스, 특히 하단에서의 스트렝스인 경우가 많다. 이런 경우 점진적 진전을 전제로 한 레그프레스 프로그램을 도입하면 대부분의 마스터즈 선수가 바벨 스쿼트로 넘어갈 수 있다. 레그프레스 머신은 목적에 맞게 쓰면 안전할 뿐만 아니라, 사용하고 가르치기도 쉽다. 자세한 내용은 스쿼트 보완 프로그램 섹션(제21장)에서 다루도록 한다.

변형 데드리프트

데드리프트는 상당한 회복력을 요하므로, 중급자나 상급자는 수 주에서 수개월 동안 데드리프트를 빼는 것도 때로 도움이 된다. 그러나 데드리프트의 빈자리는 다른 고중량 당기기 운동으로 채워야 한다. 고중량 당기기 운동에서 아예 손을 떼면 동작은 디트레이닝을 거쳐 퇴행으로 치닫는다. 여기 데드리프트 없이도 고중량 당기기를 할 수 있는 방법을 몇 가지 소개한다.

대중적인 방법 중 하나는 『스타팅 스트렝스: 바벨 훈련의 첫걸음』에 자세히 소개되어 있는 것으로, 홀팅 데드리프트와 랙 풀을 매주 번갈아 하는 것이다. 이 두 운동은 약간의 중첩을 제외하면 데드리프트의 가동범위를 둘로 쪼갠 것으로, 똑같이 고중량을 다루지만 쪼개져 있기 때문에 회복력이 덜 요구된다. 각각의 운동은 가동범위를 부분적으로 쓰지만, 합쳐 놓으면 바닥에서부터 락아웃까지 이어지는 완전한 가동범위를 망라할 수 있다. 홀팅 데드리프트에서는 바닥에서 시작해 무릎 바로 위까지 바를 당겼다가 다시 바닥에 놓는다. 랙 풀에서는 (파워랙에 핀을 끼우고) 무릎 바로 아래 높이에서 시작해 락아웃까지 바를 당겨 올린다. 이 두 운동을 번갈아 하면 완전한 데드리프트로 인한 오버트레이닝을 겪지 않고도 주 단위로 고중량 당기기 운동을 할 수 있다.

홀팅 데드리프트

홀팅 데드리프트는 일반적인 데드리프트와 시작 자세가 똑같고, 당기기 기법 또한 데드리프트의 초반부와 똑같다. 이 변형 데드리프트에서는 바가 슬개골 바로 위까지만 올라간다(그림 13-5). 일반적인 데드리프트에서는 바벨이 무릎 위를 지나는 순간부터 락아웃 자세에 도달할 때까지 후면각이 수직으로 치닫는다. 홀팅 데드리프트에서는 바벨이 무릎 높이로 오는 순간까지도 어깨가 바 앞으로 나가 있게 해야 한다. 이렇게 수평인 후면각을 잠시동안 유지함으로써 기립근과 광

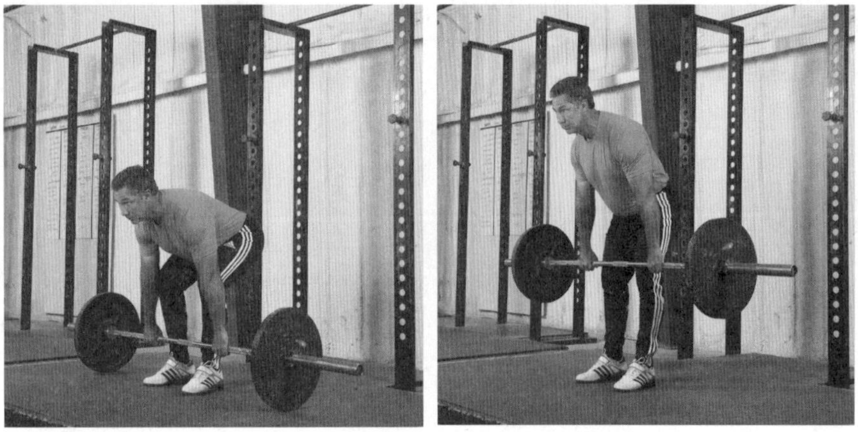

그림 13-5. 홀팅 데드리프트. 시작은 데드리프트와 똑같지만(왼쪽), 슬개골 바로 위에서 끝난다(오른쪽).

배에 유익한 고중량 훈련 스트레스를 줄 수 있다. 바벨을 미드풋 위에 놓는 과정에서 광배를 능동적으로 쓰려면, 동작 내내 다리와 바가 가볍게 붙어서 떨어지지 않게 하면 된다. 홀팅 데드리프트는 더블 오버핸드 그립으로 하는 것이 가장 좋으며, 데드리프트보다 중량을 더 치는 경향이 있으므로, 한 세트에 5~8회를 하려면 스트랩이 필요하다. 홀팅 데드리프트는 구심성 동작으로만 이루어진 리프팅으로 간주해야 한다. 즉, 리프팅의 하강 구간에서 바벨을 의도적으로 천천히 내리면 안 된다. 그랬다가는 허리가 빠르게 오버트레이닝으로 치달을 뿐이다. 원심성 구간은 통제된 낙하 controlled drop, 즉 바가 무릎을 넘어서는 순간 빠르게 땅에 떨어뜨리되 바벨에 대한 통제력을 잃지 않는 것으로 이해해야 한다. 그렇게 하려면 일반적인 데드리프트에서와 마찬가지로 하단 자세에서 매번 자세를 고쳐 잡아야 한다.

랙 풀

랙 풀은 데드리프트의 위쪽 절반을 쪼개놓은 동작으로, 핀을 걸어둔 파워랙이나 블록에 바를 높이 올려두고 시작한다(그림 13-6). 랙에서 하든 블록에 올려놓고 하든, 바벨의 높이는 슬개골보다 5cm 정도 아래에 있어야 한다. 바벨을 너무 높은 곳에 올려두는 실수를 하는 일이 많다. 무릎보다 높아도 높고, 무릎 높이도 높다. 그렇게 하면 데드리프트의 위쪽 절반을 대체할 만큼 능동적인 햄스트링과 둔근의 개입이 일어나지 않는다. 무릎을 적당히 굽히고, 어깨가 바벨보다 앞에 나간 자세에서 시작한다. 어깨는 바벨이 허벅지에 다다를 때까지 줄곧 바벨보다 앞에 있어야 한다. 바가 올라가는 동안 무릎이 앞으로 움직이지 않게 해야 한다. 그렇게 하면 후면각이 수직이 되어 대퇴사두가 다시 동작에 개입되는데, 바가 락아웃까지 가다가 허벅지 중간에 '걸린' 것처럼 보이는 것은 이 때문이다. 초 고중량에서 햄스트링이 고관절을 신전시키도록 강제하는 것이 랙 풀의 핵심이다. 무릎이 바벨 밑에서 앞으로 나가며 때이르게 몸통을 세우다 보면 햄스트링의 개입이 풀리게 되고, 따라서 운동의 목적을 달성할 수 없게 된다.

랙 풀은 세트당 5회씩 초 고중량으로 해야 하며, 더블 오버핸드 그립을 잡되 손목 스트랩을 쓰는 것이 좋다.

랙 풀과 홀팅 데드리프트를 매주 번갈아 수 주 동안 하다 보면, 실제로 데드리프트를 하지 않아도 실력이 녹슬지 않는다. 프로그램이 제대로 먹히고 있는지 확인하려면 4~12주마다 고중량 데드리프트를 한 세트 당겨볼 수도 있는데, 그런 다음에는 다시 홀팅 데드리프트와 랙 풀을 번갈아 한다.

둘 모두 웜업을 제외하면 워크세트는 한 세트로 끝나도록 프로그램을 짜야 한다. 세트당 5회씩 몇 세트를 하는 훈련법도 있지만, 홀팅은 가동범위가 짧아서 반복수를 조금 늘리는 편이 낫다. 홀팅에서는 세트

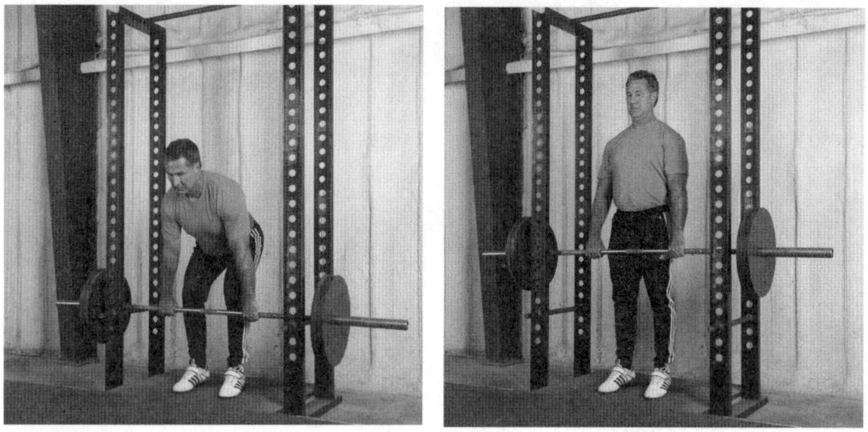

그림 13-6. 랙 풀. 바벨은 슬개골 바로 아래 높이로 랙에 얹혀 있는데, 이 부분이 홀팅 데드리프트와 가동범위 면에서 겹친다(왼쪽). 끝날 때는 데드리프트와 같다(오른쪽).

[예 13-1]
홀팅 데드리프트와 랙 풀 프로그램

1주차:	60×5, 100×3, 120×2, 140×1, 160×1, **175×8**	홀팅 데드리프트
2주차:	60×5, 100×3, 140×1, 165×1, **185×5**	랙 풀
3주차:	160×5, 100×3, 120×2, 140×1, 165×1, **177×8**	홀팅 데드리프트
4주차:	60×5, 100×3, 140×1, 165×1, **188×5**	랙 풀
5주차:	60×5, 100×3, 120×2, 140×1, 165×1, **179×8**	홀팅 데드리프트
6주차:	60×5, 100×3, 140×1, 175×1, **192×5**	랙 풀
7주차:	60×5, 100×3, 120×2, 140×1, 165×1, **182×8**	홀팅 데드리프트
8주차:	60×5, 100×3, 140×1, 165×1, 180×1, **197×5**	랙 풀

당 8회까지 올릴 수 있다.

예 13-1은 데드리프트를 165×5로 하던 중급자 마스터즈의 8주 훈련 계획안이다.

스티프 레그드 데드리프트와 루마니안 데드리프트

스티프 레그드 데드리프트(SLDL)는 데드리프트 대신 해도 되고, 데드리프트와 병행해도 된다. SLDL은 데드리프트보다 다루는 중량이 가벼워 스트레스가 덜하지만, 특히 프로그램에 처음 넣은 날에는 햄스트링에 뼈저린 근육통이 찾아올 수 있다.

SLDL은 데드리프트처럼 바닥에서 시작한다. SLDL을 시작할 때는 무릎을 완전히 펴지 말고 살짝 굽혀야 한다. 잘 모르는 사람들은 SLDL의 S를 '곧게 편다'는 뜻의 'straight'로 알고 있지만, 틀린 생각이다. 무릎을 완전히 펴고 하는 데드리프트는 위험하고 비효율적이다.

SLDL에서 무릎을 굽히는 정도는 사람마다의 신체계측치와 가동성에 따라 다르다. SLDL을 할 때는 엉덩이가 최대한 높이 있어야 하고, 후면각은 최대한 수평으로 치달아 있어야 한다. 이 운동은 반드시 허리를 단단히 신전시킨 상태로 해야 한다. 무릎은 허리를 완전히 펴서 군힐 수 있는 선에서 굽히되, 거기서 더 굽히면 안 된다. 이렇게 하면 정강이는 거의 수직이 될 텐데, 바벨이 미드풋 균형점 위에 있다면 가동범위의 하단에서 위로 올라갈 때 정강이에는 닿지 않다가 무릎을 지나면서 허벅지에 닿을 것이다. 따라서 바를 바닥에서 떨어뜨릴 때 사두의 개입이 아주 적어진다(그림 13-7).

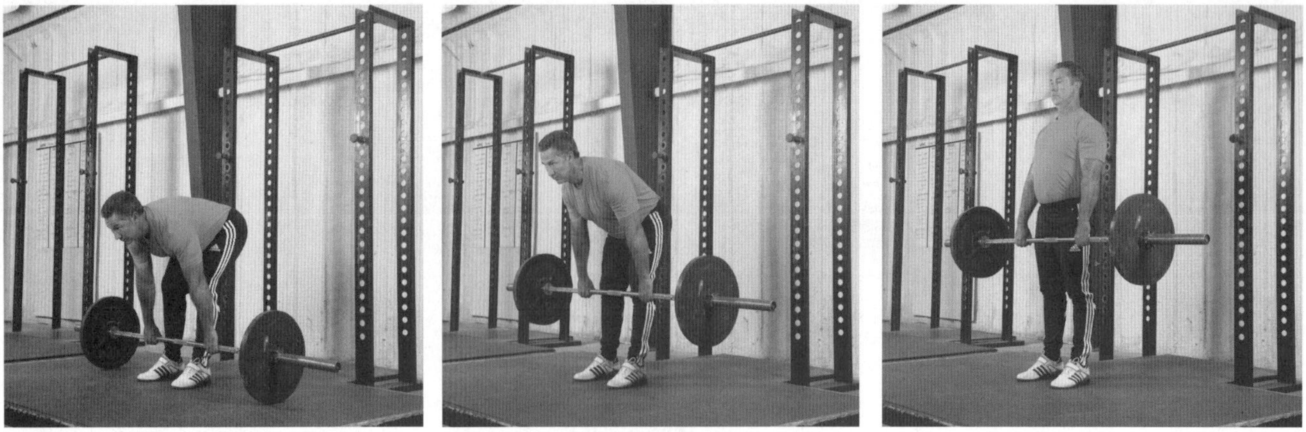

그림 13-7. 스티프 레그드 데드리프트.

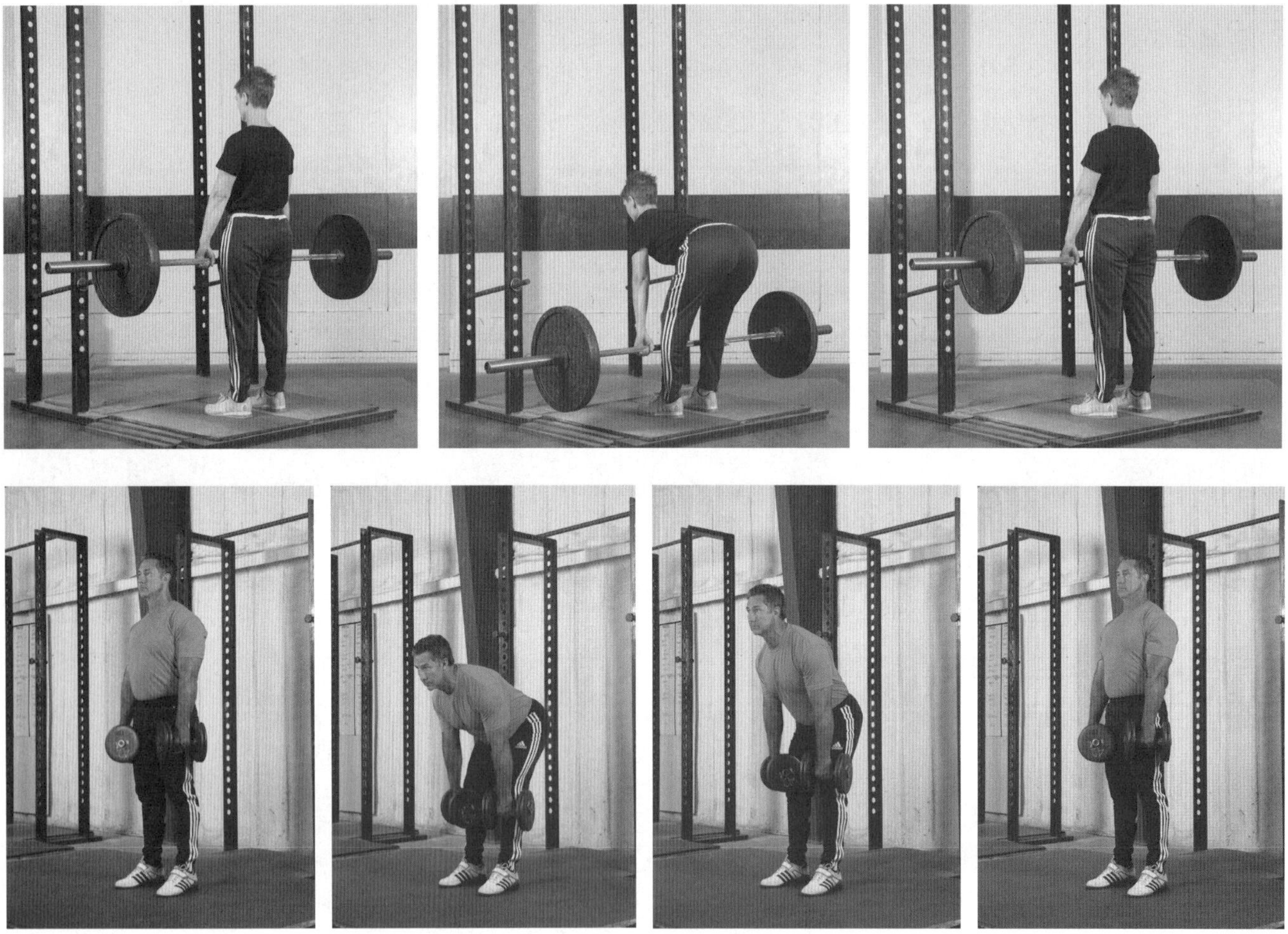

그림 13-8. 바벨(위 사진들)과 덤벨(아래 사진들)로 하는 루마니안 데드리프트.

SLDL은 데드리프트와 격주로 번갈아가며 할 수 있다. 이렇게 되면 상대적으로 무거운 중량을 다루면서도 더 고중량의 컨벤셔널 데드리프트에서 오는 스트레스 없이 햄스트링과 기립근을 단련할 수 있다. 랙풀이나 홀팅 데드리프트와 달리, SLDL은 보통의 데드리프트보다 적은 중량을 다룰 가능성이 크다. 시작할 때의 중량은 데드리프트 5회 워크세트 중량의 60~70% 정도로 맞추는 것이 좋다. SLDL은 세트당 5~8회를 엄격히 지켜 총 1~3세트 범위로 하는 것이 효과적이다.

루마니안 데드리프트(RDL)는 또 다른 변형 데드리프트로, SLDL과 혼동되는 경우가 많다. 그러나 RDL은 바닥이 아니라 행 자세에서 시작된다. RDL은 의도적으로 매우 제어된 원심성 하강 구간을 가질 뿐만 아니라, 바벨을 상단 자세로 돌려놓을 때 햄스트링의 신장반사를 이용한다는 차이가 있다. 원심성 하강과 신장반사로 인해 햄스트링에 근육통이 생길 수 있으니 주의를 기울여야 한다. RDL의 가동범위는 대개 짧은데, 바벨은 무릎 바로 아래나 정강이 중간 정도까지만 내려간다(그림 13-8).

SLDL과 RDL 모두 햄스트링을 효과적으로 단련하는 운동이다. 나이가 많고 유연성이 떨어지는 사람은 SLDL보다 RDL이 안전할 수 있다. 동작의 하단에서 완벽한 자세를 취하기 전까지는 SLDL을 하면 안 된다. RDL은 허리를 펴서 굳힌 자세를 유지할 수 없는 순간의 직전까지 바벨을 낮출 수 있다는 장점이 있다. 따라서 상대적으로 유연성이 떨어지는 마스터즈 선수도 할 수 있는데, 가동범위는 개개인의 유연성 정도에 따라 달라질 수 있다.

바쁘게 여행을 하다 보면 바벨 훈련 설비가 되어 있지 않은 싸구려 호텔에서 묵게 되는 일도 더러 있는데, 덤벨 두 개로 RDL(그림 13-8, 아래쪽)을 하면 장비에 구애받지 않고도 햄스트링과 기립근을 단련할 수 있다. 덤벨 RDL은 여러 제한이나 장애로 인해 바벨 데드리프트를 하기 어려운 고령의 마스터즈에게도 유용하다.

제3부

어떻게?

스트렝스 컨디셔닝 프로그램의 실제

14

프로그램 설계

늙어가는 성인에게 스트렝스가 얼마나 중요한지, 이 목표의 달성에 바벨 운동이 얼마만큼의 우위를 차지하고 있는지 확인했으니, 이제는 바벨 운동이 어떻게 바벨 훈련이 되는가를 따져볼 차례다. 보편 건강 특성의 점진적인 향상은 시간에 따라 합리적이고 체계적으로 훈련 변수를 통제하는 명시적 운동 계획인 프로그램을 따라야만 얻어질 수 있다. 프로그램은 다양한 운동을 끊임없이 뒤섞는 것도 아니고, 같은 운동 루틴을 무한정 반복하는 것도 아니다. 프로그래밍의 목표와 방법론은 항상 명시적이어야 하며, 지도 경험, 데이터, 훈련과 관련된 생물학적 지식을 기반으로 해야 한다.

이 장에서 우리는 프로그램 설계의 기본 개념을 살펴본 다음, 제3부의 전체적인 내용과 함께 이를 어떻게 활용할지를 알아보고, 프로그램 설계의 기본 원칙을 간단히 알아볼 것이다.

프로그램은 처방이다

제1부에서 설리번은 스트렝스 훈련에서 점진적인 바벨 기반의 접근법이 왜 적합한지, 나이 든 사람에게 얼마나 필요한지에 대해 근거 중심으로 꼼꼼하고 확실히 설명했다. 제2부에서 우리는 바벨 훈련에 무엇이 들어가 있는지 개괄적으로 살펴보면서 장비, 도구, 기본 원칙 같은 것을 간단히 소개했다. 여기 들어가는 운동을 어떻게 하는지, 이 운동들이 마스터즈 선수를 대상으로 한 보편 운동 처방의 요건에 얼마나 아름답게 들어맞는지도 확인했다.

제3부의 목적은 '왜'와 '무엇'을 '어떻게'로 전환하는 것이다. 스트렝스 향상은 건축과 같아서, 알맞은 재료와 알맞은 도구와 알맞은 계획이 필요하다. 스트렝스와 새로운 조직을 왜 만들어야만 하는지는 앞에서 살펴보았다. 이 작업에 무엇이 필요한지, 도구함에 어떤 도구가 있으며 각각의 도구가 왜 알맞은 도구인지도 살펴보았다. 스쿼트, 프레스, 데드리프트는 망치, 톱, 드릴이나 마찬가지다. 체육관이 당신의 공방인 셈이다.

이제 어떻게 이 도구를 써서 집을 짓는지 알려줄 차례다. 제3부에서는 스트렝스 훈련의 관점에서 수행능력 상의 특정 목표를 달성할 수 있도록 매 워크아웃과 훈련기간을 명시하여 훈련 변수를 통제하는, 합리적이고 장기적인 계획인 **프로그램 설계**에 대해 상세히 다룬다. 프로그램은 앞으로 지어질 건물의 청사진이나 다름없다. 즉, 벽을 세우고 지붕을 얹기 전에 콘크리트를 부어야 한다는 사실을 알려주는 것이다. 프로그램이 있기에 우리는 우리가 체육관에서 할 일의 구조와 계획과 근거를 알 수 있다. 매 세션, 매주, 매월,

매년 밟아 올라갈 단계가 마련되어 있는 셈이다. 청사진 없이 도구에 무슨 쓸모가 있겠는가.

프로그램이 있기에 훈련은 운동과 구별된다. 프로그램은 우리가 체육관에서 보내는 시간에 목적과 효과를 불어넣어 주는 계획이다. 스쿼트 중량이 20kg에서 90kg이 되게 하는 것도 프로그램이다. 프로그램이 있기에 우리는 어떻게 성장할지, 얼마나 빨리 성장할지, 성장이 멈추면 무엇을 해야 할지를 알 수 있다. 매우 중요한 사실이 아닐 수 없다. 좋은 계획이 다 그렇듯, 효과적인 프로그램에는 만일의 사태나 난관을 마주쳤을 때의 대비책도 갖춰져 있다. 누구나 살다 보면 정체기를 맞이하니까. 프로그램이 어떻게 굴러가는지 이해하면 정체기도 끝난다.

설리번은 운동요법 또한 다른 약처럼 조합법과 투여 경로와 복용량과 빈도를 명시하여 처방해야 한다고 했다. 조합되는 약은 스트렝스 훈련이다. 투여 경로는 바벨이다. 보편 건강 특성 중 목표로 삼은 항목의 개선을 이끌어낼 수 있게 짜인 계획 일부로 훈련 변수를 통제하는 행위는 복용량과 빈도와 연관되어 있다.

한 마디로, 프로그램이 곧 처방인 것이다.

프로그램이 아닌 녀석들

유행을 따르는 멍청하고 위험한 운동일수록 그런 편인데, 끊임없는 변화가 프로그램으로 오인되는 경우가 왕왕 있다. 하지만 장기간의 프로그램에서 변화가 끊임없이 이어지면 훈련 변수를 합리적으로 통제할 수 없다. 좋은 프로그램은 다양성 자체를 위한 다양성이나 변화 자체를 위한 변화를 추구하지 않는다. 세션마다 새롭고 신나는 루틴으로 근육에 '충격'과 '혼돈'을 주는 것은 프로그램이 아니다. 효과적인 스트렝스 훈련에는 향상을 목표로 하는 강력하고 포괄적인 몇 개의 운동이 변치 않고 들어가야 한다. 초보자도 중급자도 상급자도 모두 같은 도구함에서 스쿼트와 데드리프트와 벤치프레스와 프레스와 몇 가지 보조 운동을 꺼내 쓸 뿐이다. 초보자와 중급자의 프로그램은 어떤 운동을 하느냐로 갈리는 것이 아니라, 훈련 변수를 어떻게 체계적으로 통제하느냐로 갈린다. 운동은 그대로지만 프로그램은 필요한 경우에 한해 가끔 바뀔 수도 있으며, 프로그램의 복잡성은 가급적 항상 최소화되어야 한다. 프로그램이 가장 효과적이려면 향상에 필요한 변수의 조작이 최소한으로 이루어져야 한다. 실제로 초보자는 중급자나 상급자보다 빠르게 강해지는데, 이는 이들이 전체 프로그램에서 바의 중량이라는 단 하나의 변수만 조작하기 때문이다.

끊임없는 변화는 그 자체만으로도 훈련이 될 수 없다.

즉, 프로그램을 끊임없이 수정하거나 프로그램을 자주 갈아타는 것이 전혀 생산적이지 않다는 뜻이다. 강해지는 동안은 프로그램에 변화를 줄 필요가 없다. 어설프게 손보거나 갈아탈 생각은 말고, 향상의 파도 위에 올라타 있기만 하면 된다.

프로그램은 같아도 사람은 다르다

프로그램은 과학이자 기술이다. 생물학적 적응이 무엇인지, 훈련 스트레스와 회복이 어떻게 이러한 적응을 유도하는지 깊이 있게 알고 있어야 한다. 어떤 약이 다양한 임상 상황에 유용하게 쓰이듯, 주어진 훈련 상황에 일반적으로 써먹을 수 있는 **프로그램 견본**program template은 이러한 이해가 있어야 비로소 짤 수 있다. 생초보 프로그램(1A, 19장)이나 HLM 프로그램(6A, 24장) 같은 표준 프로그램 견본은 적절한 훈련 상황이라면 거의 모든 사람에게 먹히는데, 이는 사람이 기본적으로 똑같은 생물학적 특성을 지니고 있기 때문이다. 우리를 이루는 분자 구성요소도 모두 같고, 전반적인 해부학적 구조와 생리학적 작용도 같고, 같은 에너지원을 쓴다. 다음 장에서 확인하겠지만, 훈련 스트레스에 대한 우리의 반응은 원시 시대의 생물학적 반응과 똑같다.

하지만 사람은 저마다 다르다. 우리가 제가끔 지닌 유전형과 표현형의 다양성으로 인해, 시간이 지남에 따라 프로그램은 개별 맞춤형으로 바뀌어야 한다. 서로 다른 개개인의 특별한 요구를 모두 만족시키는 하나의 프로그램 따위는 세상에 없다. 코치와 선수는 프로그램 견본에 익숙해져야 하고 그 밑에 깔린 원칙을 이해해야 하지만, 동시에 선수 고유의 요구와 능력과 제한과 잠재력을 조율할 수 있어야 한다. 그래야만 일반적인 의약품을 쓸 때 환자 상황에 맞게 용량을 조절하듯, 일반적인 프로그램 견본을 훈련받는 사람의 상황에 맞게 적용할 수 있다. 이것이 프로그램의 기술이며, 이는 훈련의 진척이 개개인의 시간대 안에서 일어난다는 사실을 이해하는 것으로부터 시작된다.

이 원칙은 마스터즈 선수들에게 특히 중요하게 적용된다. 수십 년의 경험과 질병과 부상과 영양과 운동 패턴을 비롯해 수많은 시간 의존적 변수가 태생적인 유전적 차이와 뒤섞인다. 마스터즈 집단은 특성 자체가 균일할 수 없는 집단인 것이다. 유전적 차이뿐만 아니라 생물학적 특성과 행동양식이 삶의 경험에 영향을 받을 시간이 많기에, 마스터즈 백 명이 훈련 프로그램에 반응하는 양상은 젊은이 백 명보다 다양하다.

이어지는 장에서는 훈련 단계와 상황에 알맞은 여러 프로그램 견본을 살펴볼 것이다. 독자분께서는 가장 끌리는 훈련 프로그램을 하나 골라잡아 세트와 반복을 지칠 때까지 따라가고 싶은 마음이 들 수도 있다. 그러나 여기 깔린 프로그램을 맹목적으로 따라가기보다는, 프로그램 견본과 그 변형을 볼 때 제시된 개념이 어떻게 적용되는지에 대한 예시로 받아들이는 편이 낫다.

제3부에서 다룰 내용

제3부 초반 몇 개의 장에서는 스트렝스 프로그램 설계의 기본 원칙을 안내할 것이다. 15장에서는 생명체가 스트레스에 반응하는 기적적인 능력인 적응을 살펴본 다음, 이러한 능력을 훈련에서 수행능력과 스트렝스와 건강의 향상에 어떻게 활용할 수 있는지 알아볼 것이다. 16장에서는 적응 과정에서 가장 무시하기 쉬운 요소인 회복을 집중적으로 다룬다. 여기서 훈련 빈도, 휴식, 수면, 수분 섭취, 식사, 스트레스 감소 같은 요소를 알아볼 것이다. 17장에서는 세트, 반복수, 휴식, 웜업 같은 프로그램의 기초 부품을 살펴볼 것이다. 18장에서는 초보자, 중급자, 상급자를 비롯한 프로그램 분류의 개념을 소개하는 동시에, 이 낱말이 세간의 인식과 어떻게 다른지 알아볼 것이다.

나머지 장은 개별 프로그램의 구조를 설명하고 예시를 통해 이를 어떻게 고쳐 쓸 수 있는지 알아볼 것이다. 19~21장에서는 초보자 프로그램의 기본 구조를 살펴본 다음, 나이를 비롯한 여러 제한 요인에도 불구하고 이 프로그램이 어떻게 활용되는지, 수정을 할 것인지 말 것인지를 다룰 것이다. 프로그램 수정안은 연령대에 따라 나누어 두었으며, 각각의 일정과 보완 형태의 수정안도 간단히 다루었다.

22~24장에서는 연령대별로 다양하게 구성된 중급자 프로그램을 알아볼 것이다. 마스터즈 선수에서 프로그램의 진행은 느려지고 진전은 수년에 걸쳐 더디게 일어나므로, 50세 이상에서는 중급자 수준을 넘어선 프로그램이 거의 필요치 않을 것이다.

하지만 재능과 열정으로 무장하여 중급자 이상으로의 도약을 원하는 일부 마스터즈를 위해, 25장에서는 중급자를 넘어 상급자로 향하는 프로그램 샘플을 다루었다. 이 프로그램은 운동요법의 목적을 넘어서고 있다. 50이 넘었다면 소화해낼 수 있는 사람도 많지 않은 이 프로그램은, 오로지 마스터즈 경기에 출전할 목적으로만 쓰여야 한다.

26장에서는 컨디셔닝에 대해 알아볼 텐데, 삶이라는 경기에 출전하는 마스터즈가 만반의 준비를 할 수 있도록 생체에너지 스펙트럼에서 적응을 촉발하는 고강도 운동을 중점적으로 다룰 것이다.

이 책은 27장에서 끝나는데, 이 짧은 단원은 여성 마스터즈가 특별히 고려해야 할 사항을 다루었다. 마지막에 있고 길이가 짧다 해서 여성 마스터즈를 무시한다고 받아들이지 않기 바란다. 사실 마스터즈 전담 코치의 회원은 남성보다 여성이 많고, 마스터즈 연령대에서 훈련을 통해 얻는 효용이 남성보다 여성이 더 많다는 근거도 수두룩하다. 하지만 여성과 남성의 훈련은 거의 똑같고, 대다수의 여성은 훈련을 시작할 때 이 책에 나온 프로그램을 수정 없이 활용할 것이다. 여성은 남성과 똑같은 방식으로 훈련 스트레스에 적응하며, 마스터즈 연령대에서는 더더욱 그렇다. 그럼에도 불구하고 생리적 차이나 스트렝스 분포의 차이가 없지는 않으므로, 훈련 수준이 높아질수록 자잘한 프로그램 수정이 필요한 일이 많아질 것이다.

요리책과 다른 제3부 활용법

자기 나이와 상황(또는 자기 고객의 나이와 상황)에 맞는 것 같은 프로그램으로 건너뛸 속셈인 독자분이 분명 계실 테다. 마음은 알겠지만 그러면 안 된다. 계획에 어떤 원칙이 있고 기초공사가 어떻게 돼 있는지도 모르는 채로 집을 짓는다고 생각해 보라. 계획이 아무리 좋아 봐야 무슨 소용인가.

짧은 장 몇 개를 읽은 다음, 초보자와 중급자 사이에 실제로 어떤 차이가 있는지 배우고, 적응과 회복과 훈련 변수와 훈련 프로그램의 구성요소를 통달한 후에야 19~27장의 내용이 이해될 것이다. 각자의 훈련 요구에 가장 알맞은 프로그램을 현명하게 고르고 수정하려면 이렇게 다져진 기초가 있어야 한다.

이 책은 요리책이 아니다. 일단 전부 읽어야 그중 하나를 시도할 수 있다.

스트렝스 프로그램은 진화다. 이 생각이 항상 마음에 있어야 한다. 진전을 거두려면 프로그램을 완전히 갈아엎기보다는 조금씩 '조율'하고 조금씩 수정하는 방향을 택하는 편이 좋다는 뜻이다. 훈련을 대하는 자세는 실험을 대하는 자세와 같아야 한다. 한 번에 너무 많은 변인(변수)을 끌어들이는 것은 과학적 방법론의 기본 구조를 해치는 일이다. 진전을 얻으려면 방법과 순서를 전부 익힌 다음에, 적절한 시점에 하나씩 적용해야 한다. 무엇이 효과적이고 무엇이 무의미한지 알아보려면 이 방법밖에 없다. 프로그램의 기본 원칙은 모든 사람에게 거의 똑같이 적용되나, 진전의 속도와 정도는 사람마다 다르게 나타난다. 나이, 유전적 요인, 훈련 이력, 정신적 태도 모두 당신의 성장에 영향을 미치는 요소이다.

주요 프로그램의 경우 일반적인 프로그램 견본과 함께 하나 이상의 실행 방안을 들어 설명해 두었다. 각각의 예시는 1~21주 기간의 표로 이루어져 있다. 각 프로그램 예시에 넣어둔 시간대는 지시가 아니라 예시일 뿐이다. 텍사스 메소드만 해도 12주짜리 표로 되어 있지만, 반드시 12주 안에 해결하라는 뜻은 아니다. 표에 나와 있는 중량 또한 딱 맞게 지킬 필요는 없다.

다시 강조하지만, 모든 이에게 다 먹히는 하나의 프로그램 따위는 없다. 오로지 원칙과 개념만이 존재하며, 이를 응용해 맞춤형 프로그램을 만들어 나가야 한다. 이어지는 여러 개의 장에서 같은 원칙이 계속 반복된다는 사실을 확인할 수 있을 것이다. 그 원칙을 아래에 간단히 나열해 두었다. 앞에서 읽었던 내용이나 상식 덕분에 몇 가지 원칙은 금방 이해할 수 있을 것이며, 나머지 원칙은 읽다 보면 선명해질 것이다. 그때까지 정신을 놓지 말기 바란다.

마스터즈 선수를 위한 스트렝스 프로그램의 원칙

1. 스트렝스 프로그램의 본질은 스트레스-회복-적응 주기를 활용하는 것이다.
2. 훈련을 통한 성장은 사람마다 다른 속도로 나타난다. 마스터즈 선수는 특히 그렇다.
3. 프로그램이 잘 듣는다면, 갈아타지 말라.
4. 할 수 없는 것보다는 할 수 있는 것에 집중하자.
5. 프로그램의 조정이 필요할 때는 한 번에 하나의 훈련 변수만 바꾼다.
6. 인내와 노력과 꾸준함이야말로 탐욕과 조바심을 이겨내게 한다.
7. 마스터즈 선수는 볼륨에 민감하고 강도에 의존적이다.

8. 훈련받는 사람의 수행능력이 잠재력의 한계에 가까워질수록 프로그램은 복잡해지고 스트렝스의 향상 폭도 줄어든다.

9. 회복이라는 변수는 가장 중요하지만 가장 무시하기 쉽다. 적절한 휴식과 수면과 영양과 수분 섭취 없이는 향상이 이루어지지 않는다. 마스터즈 선수라면 더더욱 그렇다. 잘 짜인 프로그램을 돌리는데도 향상이 이루어지지 않으면, 회복이 제대로 되고 있는지 확인하는 게 우선이다.

10. 마스터즈 선수는 다른 이유 때문이 아니라 살기 위해 훈련을 한다.

마지막 당부:
시작은 지금의 자리에서

누구나 자신의 시간을 살며 나이를 먹는다. 남보다 많은 것을 삶에 빼앗긴 사람도 분명 있다. 이게 중요하다. 자신의 성장을 남과 비교해 봐야 얻는 것은 거의 없다. 마스터즈 선수라면 특히나 그렇다. 그 시간에 무엇을 할 수 있는지, 무엇을 하면 안 되는지 고민해야 한다. 훈련은 우리 자신의 최선을 다하는 것이다. 자신만의 출발선에서 시작해, 자신만의 여정에서 앞으로 나아가기 바란다.

15

적응

이 장에서는 생물학적 적응의 개념을 소개한다. 먼저 스트레스에 맞서 유기체가 보이는 다양한 반응에 관한 고전적 모델인 셀리에의 보편 적응 증후군에 대해 간단히 살펴볼 것이다. 이 과정에서 훈련과 연관된 보편 적응 증후군의 정수인 스트레스-회복-적응 주기의 개념을 도출해낼 것이다. 이 주기는 모든 스트렝스 훈련 프로그램의 기반을 이룬다. 모든 프로그램은 훈련 수준이나 복잡성과 관계없이 훈련 스트레스를 가하고 회복을 유도하여 스트렝스가 향상된 적응 상태를 만듦으로써 더 큰 훈련 스트레스를 받아들일 수 있게 하고 나아가 새로운 훈련 주기를 시작하게 하는 방식으로 구성되어 있다. 적응이 끝났을 때 새로운 훈련 스트레스가 주어지지 않으면 우리는 디트레이닝에 빠지게 되어 결코 강해지지 못한다. 훈련 스트레스가 너무 과하거나 너무 빈번하게 들어오는 경우, 스트레스-회복-적응 주기를 이탈해 셀리에의 보편 적응 증후군 제3단계인 오버트레이닝(과훈련) 상태에 접어들게 된다. 어떠한 훈련 프로그램에서도 회복이 가장 중요하다는 점을 강조하며 이 장을 마칠 것이다.

보편 적응 증후군

스트렝스를 목적으로 한 프로그램의 기술을 이해하고 적용하려면, 그 전에 적응의 과학을 이해해야 한다.

합리적인 훈련 프로그램이라는 것은, 방식이나 목표와 관계없이 결국 신체적 스트레스를 주고, 회복한 다음, 스트레스에 적응하고, 향상이 일어나도록 스트레스를 늘리는 것에 불과하다.

즉, 프로그램은 **보편 적응 증후군**General Adaptation Syndrome을 활용하는 것이다.

한스 셀리에가 1936년에 처음 발표하고[1] 여러 학자를 통해 점차 확장된[2] 보편 적응 증후군은, 생명체가 스트레스에 반응하는 여러 방식에 대한 고전적 모델이다. 스트레스의 특성, 주기, 강도와 생명체의 반응 능력은 보편 적응 증후군을 거치며 스트레스에 적응하는 방식으로 끝날 수도 있고, 기력을 다하여 망가지는 방식으로 끝날 수도 있다. 특정 스트레스 요인에 반복적으로 노출되다 보면 생명체는 스트레스 상황에서 즉시 살아남고자 여러 가지 호르몬 · 세포 · 분자 반응을 일으키며, 나중에 같은 스트레스가 가해졌을 때 더 잘 견딜 수 있도록 구조와 기능에 빠른 재배치를 일으킨다. 스트레스 요인의 강도나 빈도가 너무 크면 생명체는 적응에 실패한다.

스트레스에 대한 생물학적 반응에 관한 셀리에의 모델은 크게 세 단계로 나뉜다.

제1단계: 경고alarm 단계로, 스트레스가 생리적 균형인 **항상성**homeostasis을 교란하며 시작된다. 이러한 스트레스는 나쁜 소식을 듣고, 질병을 앓고, 굶주린 맹수를 맞닥뜨리는 것처럼, 감정과 육체 어느 쪽에서나 올 수 있다. 제1단계에서 생명체는 즉각적인 위협에서 살아남을 수 있도록 대사나 내분비의 조율 같은 빠른 생리적 반응을 이끌어낸다. 고전적인 관점에서 이 단계는 혈압과 심박수와 호흡수와 주의집중력과 혈당과 근신경계의 효율을 모두 높이는 에피네프린의 방출과 연관이 있다. 간단히 말해, 이 단계는 '싸움이냐 도망이냐'의 단계이다.

스트레스 요인이 (생명체를 죽일 만큼은 안 되지만) 항상성을 교란할 만큼 강도가 높다면, 생명체는 스트레스가 주어지기 전보다 분명히 약해지고 저항력이 떨어져 있을 것이다. 충분한 교란 상태에 놓인 항상성은, 그러나 생명체를 다음 단계로 나아가게 한다.

제2단계: 저항resistance 단계이다. 스트레스가 즉시 사라지지 않거나 항상성이 현저히 교란되면, 우리 몸은 호르몬 생성, 에너지 대사, 구조 · 대사 단백질 합성 같

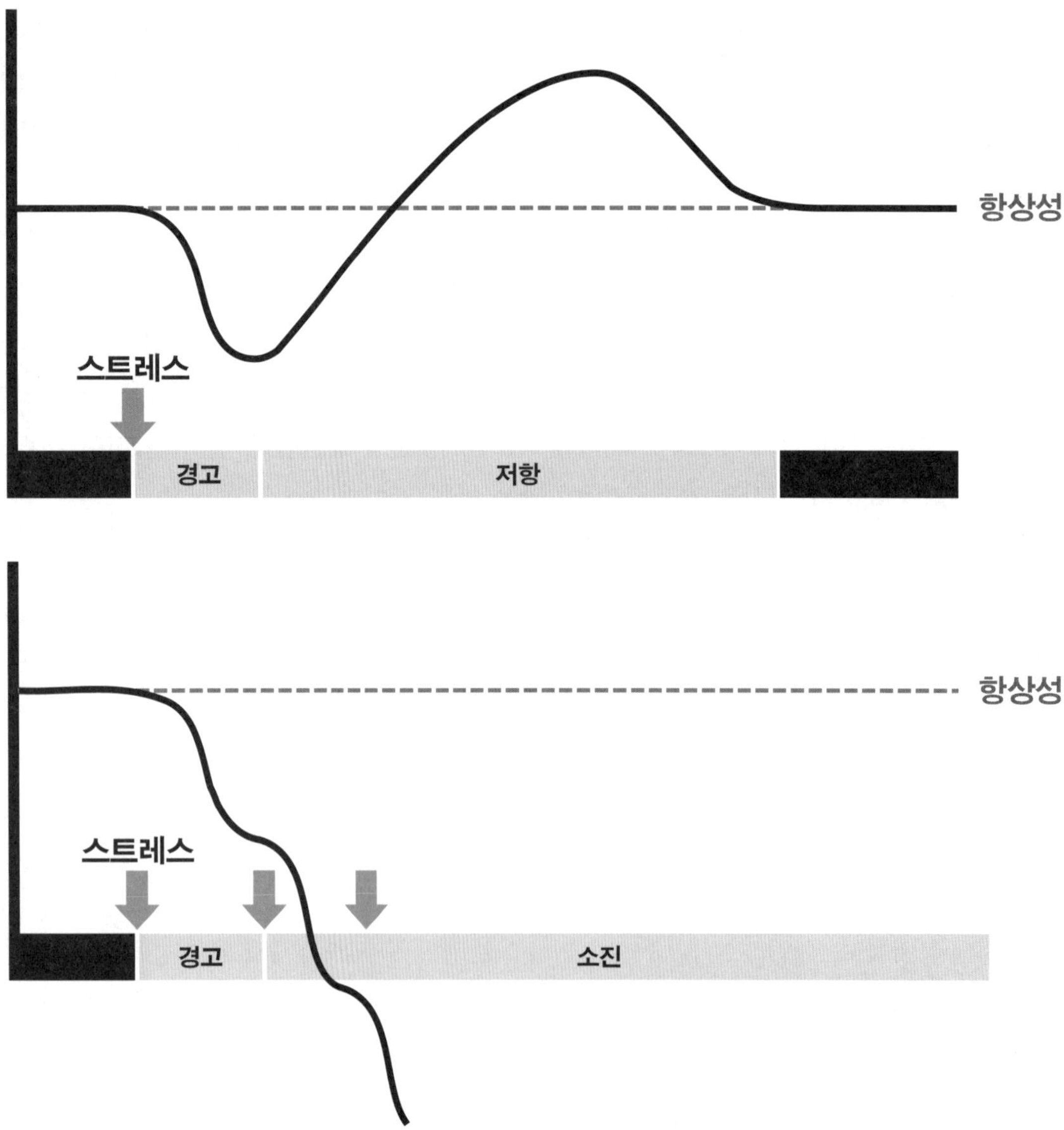

그림 15-1. 셀리에의 보편 적응 증후군. 위: 1단계인 경고 단계는 2단계인 저항으로 넘어간다. 아래: 반복된 스트레스가 적응 반응을 압도하면 3단계인 소진 단계로 넘어간다.

은 또렷한 변화를 시작한다. 이러한 반응은 세포와 조직의 손상을 복구하는 동시에, 생명체가 같은 스트레스에 노출되었을 때(나 스트레스가 사라지지 않았을 때 이를 해소하고) 버티게 하는 능력을 빠르게 향상시킨다. 결과적으로 제2단계는 스트레스가 없었던 상태로 돌아가는 단계가 아니라, 이전보다 나은 회복탄력성 resilience을 갖춤으로써 실제로 스트레스에 더 잘 적응할 수 있게 만드는 단계이다.

즉, 스트레스에서 회복되고 이에 적응하는 과정은 생명체를 더 강하게 만든다.

제3단계: 소진exhaustion 단계로, 보편 적응 증후군의 불행한 결말이다. 스트레스 요인이 생명체의 항상성을 너무 많이 교란하면, 생리적 · 구조적 파탄이 적응적 반응을 압도하고 만다. 스트레스 요인이 생명체의 적응 범위 내에 있다 해도 너무 자주, 너무 오래 적용되다 보면, 유기체는 적응에 실패하여 점차 약해질 뿐만 아니라 스트레스에 적응하는 능력도 줄어들게 된다.

예를 통해 알아보도록 하자. 여기 고급 스카치위스키가 있다. 이 술을 마시면 어떻게 될까? 지금까지 술을 한 방울도 마시지 않았던 사람이 어떤 이유로든 밤마다 석 잔씩 마신다고 생각해 보자. 알코올을 대사하려면 간에서 나오는 특수한 효소의 작용이 있어야 한다. 습관적으로 술을 마시기 전에는 이 효소가 아주 낮은 수준으로 만들어지기에, 초반에는 숙취가 어마어마할 수 있다. 항상성에 또렷한 교란이 온 것이다. 죽을 맛일 테고, 어쩌면 고통스러울 수도 있다. 첫 번째 음주가 1단계 경고반응을 일으킨 것이다.

그렇지만 죽지는 않는다. 다음날 몸은 시원찮을 테지만, 이미 2단계에 들어가 있기 때문에, 이 스트레스에 적응하고자 알코올 탈수소효소라는 효소의 생성이 늘어날 것이다. 이 짓을 1~2주에 걸쳐 매일 반복하다 보면, 취하는 일도 숙취에 시달리는 일도 없이 기분 좋게 술을 마시는 자신을 발견할 것이다. 스트레스 요인은 그대로지만, 적응이 일어났기 때문이다.

물론 매일 위스키를 예닐곱 잔씩 마시는 식으로 스트레스 요인의 강도와 빈도를 높이면 결국에는 간이 망가진다. 간이 망가지는 게 좋을 리 없으니, 적당히 마시자.

급성 바이러스 감염도 예로 들 수 있다. 1단계에서는 아프다. 목이 칼칼하고, 재채기가 나고, 콧물이 나오고, 근육통이 온다. 감기약 광고에 나온 증상이 한꺼번에 찾아온 것이다. 몸은 어제보다 확실히 약해져 있다. 감염으로 인해 일어난 염증 반응은 누구에게나 불편한 느낌을 준다. 하지만 이에 맞서 2단계에 진입하면 면역계가 침입자에 저항하기 시작하고, 2단계가 끝날 무렵에는 같은 바이러스에 노출되었을 때 스스로를 보호할 항체 반응이 형성된다. 2단계를 통해 스트레스에 대한 적응이 일어난 것이다. 물론 몸이 약하거나 면역력이 떨어진 경우, 또는 (에볼라나 스페인 독감처럼) 병원체의 독성이 강한 경우에는 항상성의 교란이 너무 심해서 회복하지 못하고 3단계(소진 단계)로 접어들 수밖에 없다.

스트레스-회복-적응 주기

수많은 코치와 선수에게 각광받아 온[3] 셀리에의 모델은, 그러나 원래 운동생리학이나 근육의 적응이라는 맥락에서 탄생한 것이 아니고, 훈련과 어떤 연관이 있는지에 대해서도 논란이 없지는 않았다.[4] 그러나 생물학적 적응에 관한 이 지배적인 모델을 도입함으로써 거둔 성취는 엄청났다. 셀리에가 쓴 용어를 약간만 바꾸면 보편 적응 증후군을 우리 목적에 맞게 훈련에 적용하기가 더 쉬워진다. 생물학적 현상은 똑같으나, 낱말만 우리 목적에 맞게 사용함으로써 모든 훈련 프로그램에서 찾을 수 있는 3단계의 훈련 주기를 설명할 수 있게 되는 것이다.

1단계인 경고 단계는 항상성을 파괴할 만큼 강력한 훈련 자극으로 시작된다. 훈련 주기에서 이 부분을 **스트레스**stress라고 할 것이다. 훈련 스트레스는 항상성과 평형을 교란하기 위해 필요한 일인 **과부하 사건** overload event의 형태로 도입된다. 훈련 주기에서 과부하 사건을 구성하는 데 필요한 일의 규모와 분포는 개개인의 운동 이력, 나이, 성별, 영양 상태, 호르몬 상태에 따라 달라진다. 2단계인 저항 단계는 생명체가 스트레스에서 회복되기 시작한 시점부터 항상성이 회복되는 지점까지, 또는 소진 단계로 접어드는 내리막이 시작되는 지점까지이다. 훈련 주기에서 생명체가 항상성을 재확립하는 부분을 가리켜 **회복**recovery이라고 할 것이다. 충분하지만 지나치지 않은 스트레스가 주어지고, 회복이 적절하게 이루어지면, 이 단계를 거치는 동안 생명체는 **적응**adaptation을 일으켜 예전과 같은 능력을 회복할 뿐만 아니라 미래의 스트레스에 반응할 수 있는 능력의 향상을 보이며 더 높은 상태로 나아갈 것이다. 이렇게 되려면 과부하 사건이 올바르게 적용되어야 한다는 전제가 있어야 한다.

모든 운동 프로그램의 기본 구조에는 이 **스트레스-회복-적응 주기**가 있다.

위스키나 바이러스보다 직접적인 연관이 있는 상황을 보자. 초보자인 당신이 체육관에 들어가서 고중량 바벨 운동을 하는 것이다. 운동시간은 한 시간에서 한 시간 반쯤 들 것이다. 이 시간이 훈련 주기의 스트레스 단계로, 셀리에의 1단계인 경고 단계에 해당한다. 당신이 느끼기에는 경고 상황이 아닐 수 있지만, 몸의 입장에서는 경고 상황이다. 고중량 리프팅에는 어마어마한 에너지 대사가 필요하고, 심혈관계와 근골격 구조물에도 큰 부담이 된다. 워크아웃으로 인해 근섬유는 미세손상을 받고, 뼈와 인대 또한 스트레스를 받는다. 에피네프린 수치가 상승하고, 혈당을 높게 유지하기 위해 간의 동물성 탄수화물인 글리코겐이 분해되고, 대사를 보조할 수 있도록 미토콘드리아가 늘어나고, 혈압이 올라가고, 심박수가 올라간다.

생물학적 관점에서 보면 전투 상황이나 다를 바 없는 것이다.

이러한 항상성 교란은 운동이 끝난 후에도 지속된다. 바벨 훈련을 한다고 죽지는 않겠지만, 피곤하고, 뻣뻣하고, 근육통도 있고, 체육관에 도착했을 때보다 약해진 것 같은 느낌이 들기도 한다. 리프팅 경험이 많은 사람은 훈련 후에 밀려오는 이 피로와 근육통과 '후들거림'에 이미 익숙해져 있다.

이러한 항상성 교란과 조직의 미세손상은 (우리가 막지 않는 이상) 회복과 적응을 유도한다. 근육과 간의 에너지원은 회복될 것이고, 인대와 힘줄의 콜라겐 섬유와 근육 조직에 가해진 손상은 치유될 것이며, 근육 단백질은 합성이 자극될 것이다.

회복 과정에서 우리 몸은 자원을 모으고 손상을 치유하고 기준점을 새로 설정한다. 이 과정들은 모두 능동적인 휴식과 수면과 영양 공급과 수분 섭취를 통해 촉진되며, 적응 상태에 도달하면서 끝날 것이다. 스트레스를 처음 받기 전보다 강해지는 것이다.

이제 어마어마하게 간단하고 어마어마하게 강력한 일을 시작할 기회가 눈앞에 주어졌다. 또 다른 훈련 스트레스를 받으며 새로운 훈련 주기를 개시하는 것이다. 적절한 시점에 훈련 스트레스를 가하게 되면, 새로운 기준선에서 이전과 다른 수준의 스트렝스로 새로운 주기를 시작하게 될 것이다. 이전에 받았던 것보다 더 큰 훈련 스트레스를 견딜 만큼 강해졌다는 뜻이다. 그런 다음 다시 회복과 적응을 거치며 더 큰 훈련 스트레스를 감당할 수 있는 더 높은 수준의 수행능력을 향해 나아가는 것이다.

프로그램이 어떻게 굴러가는지 이해하려면 스트레스-회복-적응 주기의 적용을 반복해서 적용한다는 것을 이해해야 한다. 초보자에서 엘리트에 이르는 모든 수준에서, 프로그램 설계는 코치와 선수가 과부하 사건을 올바르게 적용하고, 적절한 회복과 적응이 일어나게 하고, 선수가 적응할 만큼 강해졌다고 판단되는 올바른 타이밍에 늘어난 훈련 스트레스를 적용하는 것에 달려 있다. 선수의 스트렝스가 늘고 쇠질을 하는 시간이 늘어날수록 스트레스-회복-적응 주기는 길어지고, 과부하 사건을 이루는 요소는 하나의 훈련 스트레스에서 다수의 훈련 스트레스로 더욱 복잡해지며, 세부적인 사항에는 더 엄격한 주의를 기울여야 한다. 그러나 그 근간을 이루는 스트레스-회복-적응의 구조는 스트렝스와 프로그램의 향상 정도와 관계없이 그대로 유지된다.

이제 막 훈련을 시작한 사람은 스트레스를 적게

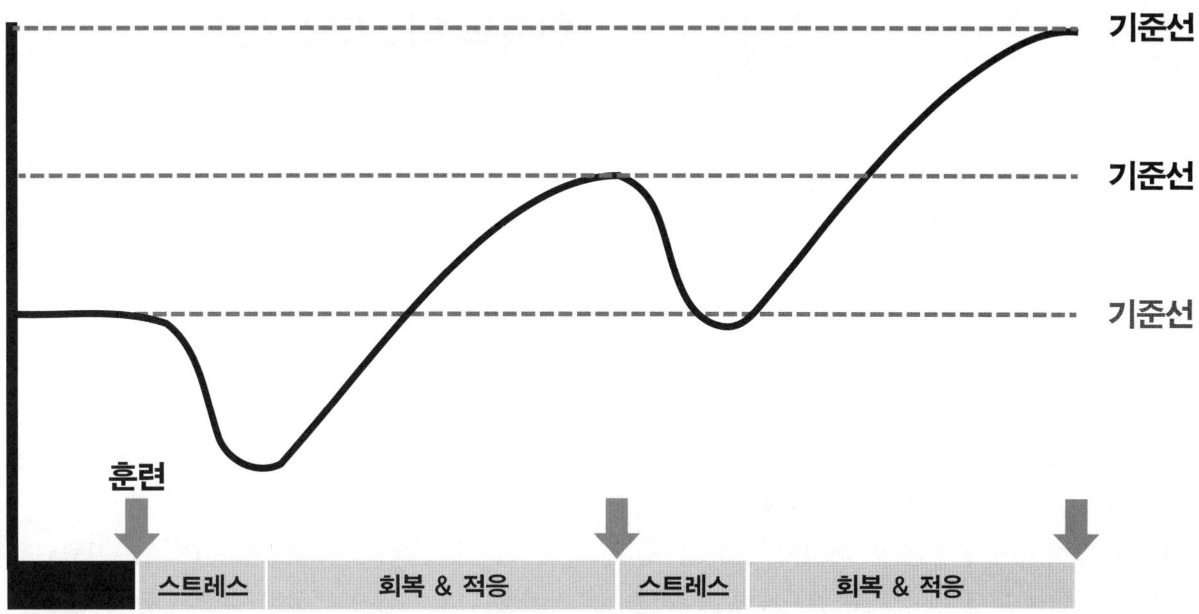

그림 15-2. 셀리에의 보편 적응 증후군을 바탕으로 한 스트레스-회복-적응 주기. 스트레스에서의 회복을 켜켜이 쌓아 점진적 적응으로 연계하는 능력은 제대로 설계된 모든 신체 훈련의 기본을 이룬다.

받아들이고 휴식 기간을 짧게 가져가는 것이 좋다. 하루의 운동과 하루나 이틀의 휴식을 반복하는 것이다. 이것이 스트레스-회복-적응 주기를 매 워크아웃마다 반복하게 하는 가장 단순한 형태의 프로그램이다. 이러한 훈련법은 이미 강한 탓에 다음 훈련까지 회복과 적응이 어려울 정도로 훈련 스트레스가 큰 사람에게 눈부신 결과를 가져올 것이다. 과부하 사건은 일주일 이상의 훈련 기간에 걸쳐 스트레스를 누적시킴으로써 하나의 주기가 완성될 수 있게 한다. 선수의 능력이 향상되면 여러 번의 워크아웃에 걸쳐 과부하 사건이 일어나게 될 텐데, 이때 각각의 워크아웃은 자체적인 회복과 적응 구간을 두어야 하며, 여기에는 한 달 이상의 시간이 들 수 있다. 노력과 책임과 프로그램 복잡성이 이만큼 필요한 상급자 엘리트 훈련 수준에 다다르는 사람은 남녀노소를 불문하고 흔치 않다. 게다가 이제 막 스트렝스 훈련을 시작한 마스터즈 선수라면 이 정도로 복잡한 훈련 수준은 평생 구경할 일조차 없을 테다. 마스터즈를 포함한 대부분의 선수가 다다를 수 있는 단계는 스트레스-회복-적응의 한 주기가 완료되는 데에 1주일에서 한 달 정도 걸리는 수준일 것이다. 명심해야 할 중요한 사실은, 스트레스-회복-적응이라는 기본 구조가 수행능력의 수준이나 훈련의 복잡성과 무관하게 똑같다는 점이다.

디트레이닝과 오버트레이닝

물론 셀리에의 이론(과 우리의 경험)에 비추어 보면, 위와 같은 결과만 나오지는 않는다. 적응이 일어난 뒤에 새로운 훈련 스트레스를 주지 않으면, 우리 몸은 더 강력한 수준의 적응을 유지하는 데에 필요한 자원을 더 이상 공급하지 않을 것이다. 그 결과 출발선이 적응 이전으로 돌아가는 현상이 일어나는데, 이를 **디트레이닝** detraining이라고 한다.

즉, 설계나 실행 단계가 엉망인 프로그램은 셀리에의 3단계인 '소진' 상태로 우리를 끌고 갈 수 있다. 훈련 세션 동안 너무 큰 스트레스가 주어지거나 부적절한 휴식이나 영양 공급 때문에 회복이 제대로 이루어지지 않아서 적응 능력의 한계를 넘어서면, 완전한 회복과 적응이 일어나지 않는다. 이렇게 셀리에의 3단계로 추락하는 현상을 **오버트레이닝(과훈련)** overtraining이다. 오버트레이닝은 운동을 잠깐 쉬면 나아지는 경도의 수행능력 저하부터 프로 선수 경력을 망칠 수 있는 만성 부상뿐만 아니라 완전한 장애로 이어지기도 하는 다양한 스펙트럼에 걸친 적응 실패 상태이다. 오버트레이닝 상태로 빠져드는 일은 선수라면 반드시 피해야 하며, 스트렝스, 프로그램의 복잡성, 나이가 늘어날수록 더더욱 주의해야 한다.

어린 초보자들이 오버트레이닝의 문턱을 밟는 이유는 제대로 못 배웠거나 겁이 없거나 멍청해서다. 이 친구들은 매우 높은 수준의 스트레스를 감당할 만큼의 스트렝스나 기술이 없지만, 회복력 하나만큼은 압도적이다. 동화 호르몬의 반응도 아직은 좋다. 스트렝스와 체력이 좋아져서 일정 수준 이상의 스트레스를 일정 수준 이상의 빈도로 부여할 수 있는 중급자 수준 이상이 되기 전까지는, 셀리에의 3단계로 접어드는 오버트레이닝을 걱정할 필요가 없다.

그러나 똑같은 초보자라도 마스터즈 선수는 오버트레이닝에 훨씬 취약하다. 훈련 프로그램의 초기 단계에서는 마스터즈 선수도 젊은 친구들과 마찬가지로 스트레스를 많이 만들어내지 못하지만, 회복 능력이 떨어져 있으므로 약간의 스트레스마저도 회복력이 따라가지 못한다. 스트레스가 자주 주어지는 경우 특히 그렇다. 마스터즈 선수의 오버트레이닝은, 정체기 선에서 그치는 편이 그나마 가장 낫다. 수행능력이 실제로 떨어져 원래의 출발점으로 돌아가기까지 훈련 시간을 버리는 일이 훨씬 흔하다.

프로그램이 적절하고 회복에도 주의를 기울였는데도 수행능력이 떨어진다면, 오버트레이닝을 가장 먼저 의심해 보아야 한다. 실제로 오버트레이닝이 문제로 확인되면 훈련 스트레스를 줄이는 동시에 휴식을 늘려야 한다. 훈련 세션당 운동량과 훈련의 빈도를 동시에 줄여야 한다는 뜻이다. 단백질, 칼로리, 수분 섭취, 수면의 질을 높이는 것도 빼놓을 수 없다. 회복은 모든 훈련 변수 가운데 가장 무시당하기 쉽지만, 마스터즈 선수에게 가장 중요한 변수이기 때문이다.

회복과 마스터즈 선수

나이 든 사람과 젊은 사람의 휴식 과정에는 훈련에 영향을 미칠 정도로 큰 차이가 하나 있다. 훈련하는 사람의 나이가 많을수록 회복의 효율이 떨어지는 것이다. 마스터즈 선수는 훈련의 양과 빈도를 젊은 사람과 똑같이 가져갈 경우, 그 스트레스를 견뎌내지 못한다. 마스터즈 선수의 잦은 훈련이 왜 생산적이지 않은지, 스트렝스의 향상이 왜 빠르게 일어나지 않는지는 이처럼 회복의 효율이 상대적으로 낮다는 사실로 어느 정도 설명할 수 있다.

테스토스테론, 성장호르몬(HGH), 인슐린유사성장인자-1(IGF-1)를 비롯한 수많은 동화 호르몬은 회복 과정에서 조직을 복구하고, 단백질 합성을 촉진하고, 근육량을 늘리는 역할을 한다. 나이 든 사람은 이러한 동화 호르몬이 젊은 사람 수준으로 나오지 않는다. 즉, 회복의 효율이 낮고 스트레스에 대한 적응도 그렇게 극적으로 일어나지 않는다. 가령 25세의 젊은이는 스트렝스 프로그램을 시작한 직후 48시간마다 스쿼트의 중량을 5~10kg씩 늘릴 수 있지만, 55세의 마스터즈는 72시간마다 2.5kg을 늘리는 게 고작일 것이다. 그러나 스트레스-회복-적응 주기 자체는 두 사람에게 모두 똑같이 적용되고 있으므로, 둘 모두 진전을 이룰 수 있다.

나이 든 성인이 훈련 스트레스에서 회복하는 데에 영향을 미치는 요소는 이외에도 많다. 근성장(**동화**)을 일으키는 영양 자극에 대한 저항성, 노인일수록 흔히 생기는 수면장애, 노화와 질병과 의약품 등에서 오는 여러 스트레스, 노인에게서 전반적으로 높게 측정되는 스트레스 자체의 수준 같은 것들이 여기 포함된다. 나이 든 성인은 회복의 효과를 높이려면 양질의 단백질을 더 많이 섭취해야 한다. 수면위생에도 각별한 관심을 기울여야 하고, 삶에서 오는 내적 · 외적 스트레스를 줄일 수 있도록 노력해야 하며, 병원에 정기적으로 찾아가 약의 종류를 제어해야 하고, 무엇보다도 훈련을 너무 자주 하려는 유혹을 떨쳐버릴 수 있어야 한다.

마스터즈 선수는 회복 단계에서 훈련 스트레스에 적응하기 시작하며, 회복 단계에서 강해질 수 있고, 회복 단계에서 영양과 수면과 건강한 습관이 훈련과 융합되어 건강한 삶의 방식을 만들어낸다. 그러니 훈련 스트레스를 어떻게 적용하는지, 웜업과 워크세트와 반복이 무엇인지, 언제 스쿼트를 하고 언제 데드리프트를 해야 하는지 알아보기 전에, 가장 중요하지만 가장 무시당하기 쉬운 훈련 변수에 대해 다음 장에서 상세히 알아보도록 하자.

Notes

1. Selye, "Syndrome Produced by Diverse Nocuous Agents," 32.
2. Selye, "Physiology and Pathology of Exposure to Stress"; Szabo, Taeche, and Somogyi, "Legacy of Hans Selye," 472-478.
3. Kraemer and Ratamess, "Fundamentals of Resistance Training"; Rippetoe and Baker, *Practical Programming for Strength Training;* Verkoshansky, "General Adaptation Syndrome and its Applications."
4. Matveev, "The Problem of Periodization."

16

회복: 잊혀진 훈련 변수

훈련을 통한 진전이 있으려면 스트레스-회복-적응 주기의 모든 요소를 구체적으로 다루어야 한다. 회복은 체육관에서 벌어지는 일도 아니고, 여러 행동이 복합적으로 얽혀 있는 일인 데다가, 어떻게 해야 한다고 명시되는 경우가 많지 않은 탓에, 프로그램을 이루는 요소 가운데 가장 잊어버리기 쉽다. 훈련을 건강한 생활양식 안으로 융합하려면, 나아가 훈련 주기에서 진전을 거두려면 회복에 대한 각별한 관심을 두어야 한다.

효과적인 회복의 주요 구성요소는 능동적 휴식, 적절한 식사, 양질의 수면, 수분 섭취, 스트레스 감소이다. 마스터즈 선수의 스트렝스 훈련에는 동화 적응 과정이 촉진될 수 있도록 양질의 단백질 섭취 증가를 포함한 칼로리 초과섭취가 필요한 경우가 많다. 보충제는 아주 가끔 도움이 될 때도 있지만, 대부분은 검증되지 않았고 해롭기까지 하다.

훈련과 훈련 사이의 능동적 휴식에는 가벼운 활동이 포함된다. 이를 통해 에너지 활용이 촉진되고, 가동성과 생기가 유지되고, 양질의 수면이 이어질 수 있다. 적절한 수분 섭취는 매우 중요하고 또 쉽게 달성할 수 있다. 수면위생과 스트레스 감소에 대한 각별한 관심이 있으면 훈련을 통해 최고의 성과를 얻을 수 있을 뿐만 아니라, 삶의 질도 동시에 개선될 것이다.

회복의 무게

> "우리를 강하게 만드는 것은 쇠질이 아니다. 쇠질 이후의 **회복**이야말로 우리를 강하게 만드는 것이다."
>
> - 마크 리피토

스트렝스 프로그램의 기술과 과학이 저 문장 안에 녹아 있다. 보편 적응 증후군에 대한 깊은 이해가, 회복에 대한 명시적인 강조가 저 격언에 흐르고 있는 것이다. 스트렝스 훈련의 알맹이나 다름없는 말이니, 머릿속에 새겨 넣자.

스트렝스 훈련을 이루는 요소 중 대부분의 선수와 코치가 눈여겨보는 것은 볼륨과 강도, 세트와 반복수, 바벨의 무게, 세트간 휴식, 운동의 종류와 수행능력, 루틴 쪼개기처럼 눈에 잘 들어오는 것들이다. 이들 모두 당연히 중요한 훈련 변수지만, 회복 없이는 아무짝에도 쓸모없다. 잘 설계된 프로그램을 가지고도 고전하고 있다면, 가장 먼저 확인해야 할 녀석이 바로 회복이다. 훈련 요소 중 가장 무시당하기 쉬운 녀석이 회복이기 때문이다.

더 정확히 말하자면, 회복은 훈련 변수의 집합이다. 하루나 이틀 체육관을 빼먹는 일은 물론 회복 과정에 필수적이긴 하나, 회복은 단지 이 정도에 그치지 않는다. 휴식에는 고중량 훈련을 쉬는 날은 물론이고, 영양, 수분 섭취, 수면, 워크아웃 사이의 신체활동에 세심한 주의를 기울이는 것도 포함된다. 훈련은 운동과 달라서 이러한 여러 생활양식의 변수가 프로그램의 필수 구성요소로 들어오기 때문에, 결국 훈련을 통한 건강상의 편익을 실제로 누리려면 회복에 이토록 많은 관심을 기울일 수밖에 없다.

운동은 우리가 어떤 식으로든 신체활동을 하기만 하면 된다. 하지만 훈련은 프로그램에 따른 신체활동뿐만 아니라 능동적 휴식, 양질의 영양, 적절한 수면, 스트레스 감소 같은 요소를 요구하며, 나쁜 음식, 과음, 흡연을 포함한 독성 물질을 피하는 일도 요구한다.

운동은 '건강한 생활양식의 하나'일 수 있다. 하지만 모든 것을 망라하는 회복의 중추적인 역할을 감안하면, 훈련은 건강한 생활양식 그 자체다.

능동적 휴식

뒤에서 설명할 프로그램에는 모두 훈련이 없는 날이 들어가 있다. 훈련 스트레스에 적응하고, 근육과 콜라겐 섬유에 가해진 미세손상을 수복하고, (글리코겐, 지방, 크레아틴 인산 같은) 근육의 에너지원을 충전하고, 대사 부산물을 제거하고, 항상성을 되찾고, 새로운 조직을 만들려면 이러한 날들이 절대적으로 필요하다. 초보자 마스터즈의 프로그램은 대개 주 2~3회 빈도로, 회복과 적응에 충분한 시간을 들일 수 있다. 상급 초보자와 중급자 프로그램에서는 (주 4회 등으로) 훈련 빈도가 높아지지만, 하나의 주기가 끝날 때마다 며칠 정도의 휴식을 취할 수 있으며, 훈련 세션의 볼륨은 낮아진다. 마스터즈 선수가 주 5일 이상 훈련하는 짓은 역효과만 가져올 뿐이다.

그렇다고 해서 쉬는 날에 시체처럼 퍼져 있으라는 말은 아니다. 엄밀히 말해, 마스터즈 선수는 운동을 매일 하는 것이 낫다.

훈련을 매일 해야 한다는 뜻이 아니다. 능동적 휴식은 개를 데리고 숲으로 산책을 나가는 것, 친구와 자전거를 타는 것, 창고를 치우는 것, 태극권이나 춤이나 골프 같은 것을 즐기는 것처럼, 프로그램에 없는 가벼운 신체활동이다.

이러한 가벼운 운동, 즉 **능동적 휴식**은 근육과 결합조직이 굳지 않게 하는 한편 혈액과 영양분을 받을 수 있게 함으로써 실제로 회복을 촉진시킬 수 있다. 강력한 회복 요소인 수면의 질은 능동적 휴식을 통해 나아질 것이며, 덕분에 삶의 질도 물론 좋아질 것이다. 가벼운 활동은 훈련이 없는 날에도 우리 몸에 움직일 준비를 하라는 신호를 보내기 때문에, 마스터즈 선수는 자신이 훈련하는 목적인 삶의 끈을 놓지 않을 수 있다.

능동적 휴식의 강도와 볼륨은 반드시 낮아야 한다는 것이 핵심이다. 초보 단계에서는 특히나 그렇다. 초보자가 일생동안 단 한 번 찾아오는 선형 진전linear progression의 가능성을 그대로 실현하려면 회복능력을 최대한 끌어다 써야 하는데, 그런 사람이 능동적 휴식이랍시고 15km를 뛰고 암벽등반을 4시간 동안 하는 것은 이치에 맞지 않는다. 그래도 다시 하고 싶다면, 초보자 단계가 끝난 다음에 하자. 능동적 휴식에 새로운 활동을 끌어들이지 않는 것도 중요하다. 가령 예전에 무용이나 골프를 한 적이 있다면 능동적 휴식으로 써먹어도 괜찮지만, 해본 적 없는 활동이라면 무용이나 골프는 물론이고 설령 집안 대청소라고 해도 자제해야 한다. 능동적 휴식은 말 그대로 능동적 휴식이어야 한다. 상식선에서 생각하자.

영양 섭취

마스터즈 선수를 대상으로 한 포괄적인 영양학적 치료는 이 책에서 다룰 내용이 아니지만, 식사를 다루지 않고 회복을 이야기할 수는 없다. 스트렝스와 근육량을 점진적으로 늘리려면 에너지와 단백질을 적절히 섭취해야 한다. 소모하는 것보다 더 많은 칼로리를 섭취하지 않는 한, 새로운 조직을 만드는 데에 필요한 일일 단백질 섭취량을 채우지 못하는 한, 마스터즈 선수는 스트렝스 프로그램에서 진전을 거둘 수 없다. 스트렝스 훈련은 궁극적으로 체성분 개선과 내장지방 감소로 이어질 테지만, 강조하건대 우리의 운동 처방은 체중 감량 프로그램이 아니다. 칼로리가 모자란 경우는 물론이고, 칼로리 균형이 (마법처럼) 완벽히 맞아떨어지는 경우에도 지방 없는 새 조직을 만드는 일은 불가능하다.

대안은 없다. 스트렝스 훈련에서는 잉여 칼로리가 있어야만 하며, 단백질 섭취량은 일일 섭취 권장량을 넘어서야 한다.

노파심에 말하지만, 대량의 잉여 칼로리가 있어야 한다는 소리가 아니다. 젊은이와 늙은이의 차이를 여기서 하나만 더 짚고 넘어가자. 바벨 훈련을 처음 하는 열일곱 살짜리 꼬마는 대량의 잉여 칼로리가 엄청난 도움이 될 수 있다. 성장 속도가 너무 빨라서 실제로 하루에 8,000칼로리까지도 해치울 수 있다. 젊은 선수가 매일 우유 4리터를 마시라는 소리를 듣는 것도, 동네 뷔페 식당에 매주 한두 번 가라는 소리를 듣는 것도 결국은 영양학적 전략의 일부인 것이다. 십대에서 이십대 초반의 젊은이들은 이렇게 넘쳐나는 음식을 강력한 근육 조직으로, 손대면 묻어나올 정도의 성호르몬으로, 나쁘고 치기 어린 행동으로 즉시 바꿔놓을 수 있다. 젊음을 낭비하는 것도 젊은이의 특권 아니겠는가.

마스터즈에게 그런 대량의 잉여 칼로리는 득이 되지 않는다. 마스터즈 선수들은 훈련과 식이에 대한 근육 조직의 반응에 장애가 온 **동화 저항**anabolic resistance[1] 상태와 씨름하기도 바쁘다. 이러한 장애를 넘어 근육을 새롭게 만들어내려면 일반적으로 약간의 칼로리가 더 필요하며, 단백질이 특히 더 필요하다. 하지만 이것도 정도가 있다. 마스터즈가 섭취한 대량의 잉여 칼로리는 고작해야 머리카락이나 뱃살로 갈 뿐이다. 정체기가 왔을 때 젊은이는 음식을 양껏 먹어서 벗어날 수 있지만,[2] 예순쯤 되면 그럴 수조차 없는 것이다. 이러한 이유로 인해 마스터즈 선수는 신중하고 정밀한 영양 섭취 계획을 짜야 한다.

마스터즈 선수의 칼로리

그렇다면… 얼마나 먹어야 할까?

일일 칼로리 필요량을 계산할 때 누구에게나 똑같은 공식을 적용하는 것은 위험한 짓이다. 한 사람의 영양학적 필요에는 체성분, 전반적 건강상태, (생활양식과 직업에 따라 결정되는) 일일 활동 수준을 비롯해 영향을 미치는 요인이 상당히 많고 사람마다 그 차이도 큰데, 마스터즈 집단에서는 그 차이가 더욱 벌어진다. 그렇지만 어느 정도의 위험부담을 떠안고서라도 두루뭉술한 가이드라인을 제시하자면, 마스터즈는 체중 1kg당 약 2.5g의 단백질, 약 2g의 탄수화물, 1g 전후의 지방을 섭취해야 한다.

따라서 체중 100kg에 체지방율 25% 정도로 훈련 경험이 없는 '평균적인' 55세 남성은 시작 단계에서 단백질 250g, 탄수화물 200g, 지방 90g으로 이루어진 총 2,600칼로리 정도의 열량을 매일 섭취하는 것이 좋다.

체중 60kg에 체지방율 30% 정도로 훈련 경험이 없는 '평균적인' 55세 여성이라면 시작 단계에서 단백질 150g, 탄수화물 130g, 지방 70g으로 이루어진 1,740칼로리의 열량을 매일 섭취하는 것이 좋다.

하지만 우리가 만나는 사람은 '평균적인' 노인이 아닐 테고, 위에 나열한 숫자 또한 대강의 값에 불과하다. 정확히 얼마나 필요한지 시행착오를 통해 확인하는 일 또한 운동을 시작하는 사람의 여정에 포함된 과정의 하나이다. 위의 가이드라인은 처방이 아니라 길잡이일 뿐이고, 장기적으로 지켜야 할 권고안이 아니라 시작할 때나 써먹을 수 있는 지침일 뿐이다.

칼로리 섭취에 대한 반응은 식사 일지(반드시 써야 한다), 체중, 배꼽을 기준으로 한 허리둘레를 통해 쉽고 간단히 확인할 수 있다. 이 척도는 간단하지만 유용하고, 영양학적 계획이 얼마나 효과적으로 먹히고 있는가를 선수와 코치가 파악하는 과정에서 체육관에서의 수행능력과 함께 양질의 자료 역할을 한다. 체중이 올라가는데 허리둘레가 줄어드는 것이 가장 이상적이다. 체중 증가분이 대부분 지방이 아니라 근육덩어리라는 뜻이기 때문이다. 전기저항 체성분 분석기나 피하지방 두께 측정용 캘리퍼를 비롯한 정교한 방식으로 체성분을 분석하려는 시도는 대부분의 마스터즈에게 필요치 않다. 체성분의 주관적 변화가 당하는 사람이 받아들일 수 없을 정도로 크지 않은 한, 관리법 자체는 달라지지 않을 가능성이 높다. 캘리퍼, DEXA*, 수중 체밀도 측정법을 비롯한 체성분 분석 수단에는 경험 많은 의사와 함께 바탕이 되는 자료가 있어야 하지만, 그렇게 해서 얻을 수 있는 것이라고는 운동 프로그램과 식이에 대한 안내일 뿐이다. 허리둘레가 얼마인지, 체중이 얼마인지, 운동 전후 사진이 어떻게 달라졌는지, 팬티가 얼마나 잘 맞는지 알아보는 것처럼 더 간단한 방법으로도 얼마든지 같은 것을 얻을 수 있다.

인구집단 전체의 통계 분석을 위해 고안된 체질량지수(BMI)는, 개인에게 적용하기에는 특히나 좋지 않은 척도이다. BMI는 건강이나 기능과의 연관성이 떨어질 뿐만 아니라, 근육과 지방의 무게를 구별하지 않고, 마스터즈 선수의 스트렝스 훈련에서 체성분을 측정하기에도 적합하지 않다.[3]

굳이 복잡하게 할 필요가 없다. 훈련을 통한 진전이 확연하면서도 체중과 허리둘레가 건강하게 바뀌고 있는 사람은 체육관에서나 식탁 앞에서나 할 일을 제대로 하고 있을 테니까.

단백질

최선의 영양 계획은 단백질을 중심으로 한 식사를 짜는 것부터 시작된다. 마스터즈 선수가 노화 과정에서 일반적으로 나타나는 동화 저항성을 이겨내려면 양질의 단백질이 젊은이보다 많이 필요하다는 강력한 근거도 있다.[4] 체중 1kg당 양질의 동물성 단백질 2g 정도가 좋다.[5] 닭고기, 생선, 소고기, 계란, 우유 모두 좋은 단백질 공급원이다. 콩류, 견과류, 두유는 이보다 수준이 한참 낮다. 이 책에서 권장하는 단백질 섭취량은 일일 섭취 권장량보다 높지만, 마스터즈 선수가 동화 저항성을 이겨내려면 이 정도의 단백질 섭취가, 그중에서도 (아래에 제시할) 특정 아미노산이 풍부한 단백질 섭취가 필요하다. 보통의 미국인에게는 많은 양인 것처럼 보이고 실제로도 그렇지만, 보통의 미국인은 집에 앉아서 하루를 보내지 격렬한 바벨 훈련을 하지는 않는다.

일일 단백질 필요량은 물에 타먹는 유청 단백질 보충제로 꾸준히 채울 수 있다. 널리 판매되는 유청 단백질 보충제에는 대개 2스쿱당 양질의 단백질 40~50g이 포함되어 있다. 단백질 쉐이크를 하루 두 번씩 마시면 체중 1kg당 2g의 단백질을 훨씬 쉽게 섭취할 수 있다. 유청에는 여러 가지 유익한 단백질 성분이 많은데, 이른바 BCAA branched-chain amino acids로도 불리는 류신, 이소류신, 발린 또한 풍부하다. 하루 두 잔의 유청 단백질 쉐이크로도 필요한 BCAA는 모두 채워진다.

고도비만인 사람에게는 잉여 칼로리가 당연히 필요치 않다. 이런 분들이 스트렝스와 근육량을 높이고 허리둘레를 줄이면서 진전을 보이려면, 보통은 칼로리 부족 상태에 있어야 한다. 과체중인 분들은 보통 체중 1kg당 1.5g 정도의 단백질을 섭취하는 것이 좋다. 다시 말하지만, 식습관에 변화를 주고 싶다면 영양 섭취, 수행능력, 체중, 허리둘레 등을 면밀히 관찰하는 게 먼저다.

예 16-1은 단백질 섭취를 적절하게 하는 80kg 남성의 예시이다. 단백질 이외의 영양소는 같이 적지 않았다.

이 경우 섭취하는 단백질의 총량은 최대 약 200g으로, 최소 단백질 요구량을 약간 웃도는 수준이다. 근육 단백질 합성이 회복에 필수적이라는 사실을 명심

* 역주: 이중 에너지 방사선 흡수법(Dual-Energy X-ray Absorptiometry). 임상에서는 주로 골다공증 등의 진단을 위해 사용되나, 체성분의 정확한 값을 알아내는 데에도 쓰인다.

[예 16-1] 80kg 남성 마스터즈의 일일 단백질 섭취량

> **아침:** 스크램블드에그 4개 (약 25g)
>
> **아점:** 유청단백질 쉐이크 (약 50g)
>
> **점심:** 닭가슴살구이 (약 30~40g)
>
> **점저:** 유청단백질 쉐이크 (약 50g)
>
> **저녁:** 등심 스테이크 150g (약 40g)

하는 것이 중요하다. 훈련에서의 적응과 회복은 세션과 세션 사이에 일어나는데, 워크아웃 당일만, 때로는 워크아웃 직후에만 적절한 영양 섭취를 하는 실수를 하는 사람이 많다. 제대로 회복하려면 적절한 단백질과 칼로리가 매일 입에 들어와야 한다. 가령 한 주의 마지막 워크아웃이 금요일 아침에 있는 사람은 일요일 오후의 식사를 생각하지 못할 수도 있다. 훈련 루틴이 없는 주말에 체육관 밖에서 시간을 보내다 보면, 금요일의 워크아웃에서 아직 회복되고 있다는 사실을 잊어버릴 수 있는 것이다. 단백질은 일주일 내내 꾸준히 빼먹지 말고 섭취해야 한다.

탄수화물

근육의 단백질 합성을 촉진하고 훈련에 쓰일 연료를 공급하려면 지방과 탄수화물이 있어야 한다. 운동 중에, 특히 고강도 운동 중에 우리 몸이 선호하는 에너지원은 포도당(과 함께, 포도당으로 쪼개질 수 있는 이른바 '동물성 탄수화물'이라고도 하는 저장형 탄수화물인 **글리코겐**glycogen)이다. 즉, 고강도 훈련 세션에서 근육은 탄수화물 형태의 연료를 공급받아야 한다. 하지만 과도한 탄수화물은 지방 축적뿐만 아니라 대사증후군과 인슐린 저항성으로 이어지는 지름길이 될 수도 있다. 식품을 통해 섭취한 전분과 당분을 훈련 세션 전후로 소모하는 것이 탄수화물 관리의 첫걸음으로 좋다. 이를 **탄수 묶기**bracketing라고 한다. 훈련 직전과 직후에는 빵, 감자, 밥을 비롯한 전분성 탄수화물을 먹고, 다른 시간에는 이러한 탄수화물을 조금만 먹는 것이다. 여기에 저녁부터 '탄수 제한'을 걸면 과도한 탄수화물 섭취로 인한 효과가 어느 정도 줄어드는 분도 더러 있다. 저녁과 야식은 단백질 중심으로 콩, 시금치, 아스파라거스, 브로콜리 같은 '섬유성 탄수화물'을 곁들이는 형태여야 한다.

예 16-2는 앞에서 본 것과 같은 예시로, 훈련 전후의 탄수 묶기를 나타내고 있다. 이 예시에서는 늦은 아침에 워크아웃을 한다고 가정한다.

이 예시에서 아점으로 먹는 단백질 쉐이크는 운동 전과 운동 후로 나뉜다. 이렇게 하면 운동 중이나 후에도 근육에 BCAA를 최대한 빠르게 공급할 수 있다. (유청단백질에 있는) 고농도의 BCAA를 단당류와 함께 섭취하는 것이 근육 단백질 합성에 더 효과적이라고 하는 연구도 있고, 이러한 전략이 그리 효과가 없다는 연구도 있다.[6] 자료가 다소 애매하기는 하지만, 전문가로서의 지식과 개인적인 경험으로 미루어보면 이러한 방식은 효용이 있다.

체지방 축적을 최소로 줄이고 싶다면, 훈련이 없는 날의 식사뿐만 아니라 세션과 가깝지 않은 훈련 당일의 식사에서도 채소와 과일 같은 섬유성 탄수화물을 섭취해야 한다. 훈련하는 사람에게 필요한 (비타민과 미네랄 등의) 미량영양소를 채우려면, 다양한 채소와 과일을 골라서 (다양한 종류의 고기와 함께) 먹는 것이 좋다. 진부하지만 실용적인 권고를 하자면, 과일과 채소를 고를 때는 다양한 '색깔'을 정기적으로 즐기는 것이 좋다. 그렇게 함으로써 우리 몸의 건강과 수행능력에 필요한 미량영양소의 섭취량이 크게 늘어날 테니.

[예 16-2] 80kg 남성 마스터즈의 훈련 당일 식사 계획

> **아침:** 달걀 4개, 오트밀 반 컵(건조부피 기준), 바나나 1개
>
> **운동 전:** 단백질 쉐이크 한 스쿱(25g)을 섞은 게토레이 반 병
>
> **운동 후:** 단백질 쉐이크 한 스쿱(25g)을 섞은 게토레이 반 병
>
> **점심:** 닭가슴살구이와 작은 감자 1개
>
> **점저:** 단백질 쉐이크 (50g)
>
> **저녁:** 등심 스테이크, 구운 아스파라거스나 샐러드

지방

지방은 우리가 쉴 때와 운동할 때 핵심적으로 쓰이는 에너지원이다. 스트렝스 훈련을 포함한 고강도 '무산소' 훈련에서는 효율적인 연료로 쓰이지 않는 지방은, 그러나 (건강한 호르몬 수치의 유지를 포함한) 회복뿐만 아니라 저강도 신체활동과 일상생활에 필수적이다. 따라서 지방은 적이 아니다. 하지만 지방을 피하라는 오래된 관념은 쉽사리 바뀌지 않고 있다. 지난 수십 년 동안 우리는 "지방을 먹으니 지방이 붙지" 같은 말을 들어 왔다. 지방이 같은 무게의 단백질이나 탄수화물보다 칼로리가 높은 것은 맞다. 하지만 식이 지방을 적당한 양으로 먹는 일 자체가 본질적으로 나쁘지는 않다. 달걀 노른자와 붉은색 고기는 훌륭한 단백질 공급원이기도 하지만, 식이 지방 공급원으로도 우수하고, 건강을 최적으로 이끌어 주는 비타민과 미네랄 또한 풍부하다. 그러나 의료계와 영양학계와 식품산업계와 대중문화에서는, 허술하고 앞뒤가 맞지 않는 근거를 대면서 이 좋은 음식들을 악의 축으로 만들어 왔다.[7]

대부분의 마스터즈는 체중 1kg당 지방 1g 정도를 매일 섭취하는 것이 좋다. 대강 60~120g 언저리일 것이다.

보충제와 자양강장제

일반적으로 영양보충제는 이를 제조하고 판매하는 사람들에게나 의미가 있을 뿐이다. 하지만 우리는 앞에서 유청단백질 보충제가 지닌 효용을 짚어보며, 필요 단백질 섭취량 유지 차원에서 이를 권고하기도 했다. 이 꼭지에서는 근거자료가 매우 제한적이지만, 스트렝

	월요일 (훈련)	화요일 (능동적 휴식)	수요일 (능동적 휴식)	목요일 (훈련)
아침	체다 오믈렛, 베이컨, 구운 토마토, 블랙커피	치즈를 얹은 스크램블드 에그, 소시지, 베이컨, 멜론, 홍차	꿀과 견과를 곁들인 그릭 요거트, 햄구이, 블랙커피	스테이크, 달걀, 염소유 치즈, 블랙커피
간식	사과, 단백질 쉐이크	당근, 단백질 쉐이크	오렌지, 단백질 쉐이크	혼합 견과류
점심	치킨 샌드위치, 풋콩, 오렌지, 아이스티	가스파초 수프, 구운 연어, 채소 샐러드, 탄산수	회, 밥(반 공기), 단무지, 미소시루, 군만두, 일본식 닭꼬치, 녹차	미트로프, 당근, 으깬 감자, 육즙 소스, 홍차
운동 전	바나나와 그래놀라를 곁들인 단백질 쉐이크	×	×	바나나와 그래놀라를 곁들인 단백질 쉐이크
운동 후	단백질 쉐이크, BCAA 보충제	×	×	단백질 쉐이크, BCAA 보충제
저녁	드레싱을 얹은 샐러드, 안심 스테이크, 구운 아스파라거스, 리소토, 적포도주	닭다리와 닭가슴살 구이, 치즈 소스 얹은 브로콜리, 크림 프레슈를 얹은 과일	양갈비, 파마산 치즈를 뿌린 옥수수 수프, 단호박 구이, 고추, 아스파라거스, 적포도주	돼지갈비, 고구마, 사과잼을 얹은 채소
칼로리	2,480	2,208	2,290	2,522
단백질(g)	236	207	186	235
탄수화물(g)	175	85	158	160
지방(g)	130	105	68	108

스 훈련을 하는 마스터즈 선수에게 어쩌면 유용할 수도 있는 아주 일부의 영양보충제를 다뤄보고자 한다.

피시오일(어유, 魚油): 마스터즈 선수는 대부분 필수 지방산이 함유된 보충제 섭취를 고려해 보아야 한다. 체내에서 합성되지 않고 오로지 음식에서만 얻을 수 있는 오메가-3 지방산도 이러한 필수 지방산의 하나이다. 오메가-3 지방산은 심혈관질환의 위험성을 낮추는 효과가 있다.[8] 뿐만 아니라 오메가-3 지방산은 아이코사노이드eicosanoid의 생성과 연관되어 있는데, 이 분자는 대부분 전신의 염증 조절과 연관되어 있으므로 마스터즈 선수에게 매우 중요하다. 피시오일과 같은 오메가-3 보충제는 훈련 후의 근육통을 줄이는 것으로 보이는데,[9] 연구마다 결과가 다소 다르게 나오기는 한다.[10] 연어처럼 지방이 많은 냉수어(冷水魚)를 평소에도 규칙적으로 먹는 분은 오메가-3 보충제가 필요치 않다. 하지만 일주일에 적어도 두 번 이상 생선을 먹지 않는다면, 오메가-3에 쓰는 돈이 아깝지 않을 것이다.

비타민 D와 칼슘: 비타민 D는 단일 화합물이 아니라 세코스테로이드secosteroid, 흔히 칼시페롤calciferol이라고 하는 분자군(群)의 총칭이다. 이 화합물은 지방에 녹는 성질을 가지고 있지만 음식에 함유되어 있는 양은 많지 않으며, 보충제가 아니고서는 적절한 양의 비타민 D를 먹기 어렵다. 비타민 D는 햇빛에 노출된 피부에서 합성됨으로써 대부분이 공급된다. 이렇게 새로 합성된 비타민 D가 활성형이 되려면 간에서 화학적 변형을 거쳐야 한다. 실내에서 지내는 현대인의 생활양식이 이 중요한 과정에 어떠한 영향을 미치는지는

금요일 (능동적 휴식)	토요일 (능동적 휴식)	일요일 (능동적 휴식)
시금치 치즈 오믈렛, 베이컨, 블랙커피	소시지 스트라타, 캐나다식 베이컨	단백질 바
그릭 요거트, 아몬드, 단백질(쉐이크 또는 바)	혼합 견과류, 단백질 쉐이크	풋콩, 당근, 브로콜리, 단백질 쉐이크
참치 샌드위치, 사과, 탄산음료	돼지고기 엔칠라다, 치킨 몰레, 스페인식 밥 (반 공기), 살사 소스, 맥주(반 잔)	양고기 케밥, 타불리 샐러드, 후무스, 팔라펠, 그리스식 커피
×	×	×
×	×	×
디너 샐러드, 채끝, 새우구이, 치즈 납작빵, 깍지콩, 적포도주	양지머리 숯불구이, 채소구이, 텍사스식 토스트, 맥주(반 잔)	농어, 채소구이, 백포도주
2,281	2,333	2,307
207	198	213
140	105	194
80	115	81

표 16-1. 주 2회 훈련 프로그램을 실시하고 있는 56세 고령 초보자의 식사일지. 한때 활동적이었지만 스트렝스 훈련을 해본 적은 없다. 훈련을 시작할 때 체중이 약 85kg이었으며, 16주 초보자 프로그램을 끝낼 무렵에는 근육이 상당히 붙고 지방도 조금 붙어서 95kg 정도가 되었다. 이 표에서 훈련 당일에 칼로리 섭취량, 단백질 섭취량, 탄수화물 섭취량이 많다는 사실을 눈여겨보자. 일주일 동안 평균 2,345칼로리, 단백질 211g, 탄수화물 145g, 지방 98g을 섭취했다. 물론 음식의 크기나 브랜드에 따라 칼로리와 대량영양소의 수치는 다르게 측정될 수 있다.

깊이 생각해 보지 않아도 쉽게 알 수 있다.

비타민 D는 음식에서 오는 무기질의 흡수, 특히 칼슘과 마그네슘과 철과 아연과 인의 흡수에 결정적인 역할을 한다. 골격계의 건강에 필수적인 칼슘을 흡수하는 역할이 그중에서도 가장 중요하다. 비타민 D 결핍은 골다공증뿐만 아니라 구루병까지도 이어질 수 있다. 비타민 D 결핍이 2형 당뇨의 발병과 연관되어 있을지도 모른다는 연구도 요새 나온 바 있다.[11] 최근에는 중년 이후의 비타민 D 결핍이 노화의 이환율에 핵심적인 역할을 한다는 사실도 주목받고 있다.[12] 골다공증 치료를 받고 있는 여성의 절반에서 비타민 D가 불충분하다는 사실을 밝혀낸 연구도 있다.

보충제로 섭취하는 비타민 D와 칼슘 보충제가 대개 부작용이 적고, 뼈의 손실을 늦추거나 심지어 반전시킬 수 있다는 연구도 일부 있다.[13] 물론 자료에 애매한 구석이 없지는 않고, 후속 연구도 필요하다. 하지만 분명한 사실은, 비타민 D 보충제를 섭취할 때 운동을 병행하지 않으면 훨씬 덜 효과적이라는 점이다.

뿐만 아니라, 비타민 D는 콜레스테롤 관리 차원에서 의사의 권고(나 고집)에 따라 스타틴을 복용하는 분에게 도움이 될 수 있다. 기대만큼의 효과가 있는지는 둘째치고서라도, 스타틴이 근육통과 근육 손상, 나아가 인슐린 저항성을 악화시킬 수 있다는 근거 있는 우려가 분명히 있다. 일부 연구자들은 비타민 D가 이러한 효과를 줄일 수 있다고 믿는다. 우리가 보기에는 자료가 적어서 아직 결론을 내릴 수는 없다.

카페인: 카페인은, 신을 믿는 사람에게는 주님께서 우리를 사랑하셔서 커피와 차를 마시기 바라셨다는 근거로 들어도 좋을 만큼 훌륭한 분자이다. 지난 수십 년 동안 생명과학 분야에서는 카페인 섭취가 건강에 미치는 전반적인 영향을 알아내고자 했지만, 결과는 언제나 꽝이었다.[14] 이 글을 쓰는 시점에서만 해도, 카페인이 끔찍한 질병을 일으킨다거나 치료한다는 근거는 없다.[15] 건강에 좋지도 나쁘지도 않다는 뜻이다.

카페인은 그저, 그저 좋을 뿐이다.

훈련에서도 좋게 쓰일 수 있다. 비록 규모가 작고 설계가 허술한 연구가 대부분이었지만, 강장제와 수행능력 향상 보조제로서 커피가 어떠한 역할을 하는지에 관한 연구는 광범위하게 이루어져 왔다. 그러나 균형적인 시각으로 보면 카페인은 운동 중의 수행능력을 향상시키는데,[16] 이는 근신경계 기능,[17] 기분 상태,[18] 근수축 중의 칼슘 방출, (에피네프린과 노르에피네프린을 비롯한) 혈중 카테콜아민 증가[19]에 미치는 카페인의 효과 때문인 것으로 보인다.

대중의 상식에서 커피와 차의 이뇨 효과는 크게 뻥튀기되어 있다. 같은 양의 물을 마셨을 때보다 소변의 양이 많아지지도 않고, 건강한 사람의 수분 공급 상태에 부정적인 효과를 주시도 않는다.[20] 사실, 우리는 커피와 차가 가벼운 운동 자극제 역할과 수분 공급이라는 두 가지 역할을 동시에 한다고 본다. 초고령인 분, 카페인에 민감한 분, 일부 약품을 복용하고 계신 분은 커피를 포함한 카페인 음료 섭취에 신중을 기해야 하며, 어쩌면 영영 먹지 말아야 할 수도 있다. 회복의 중요한 구성요소인 수면에 미칠 수 있는 잠재적인 영향이야말로 마스터즈에서 카페인 음료가 지닌 진짜 단점이라고 할 수 있을 것이다.

크레아틴: 4장의 생체에너지론 꼭지에서 에너지 스펙트럼의 고강도 극단에 있는 인원질 시스템을 소개한 바 있다. (스쿼트 같은) 고강도 무산소 운동은 인원질 시스템에 크게 의존한다. 이러한 고출력 저용량 무산소 시스템은 근육에 이미 존재하나 지속시간이 몇 초에 불과한 ATP와 함께, 중간 대사 과정 없이 ADP를 즉시 ATP로 재충전할 때 쓰일 수 있는 고에너지 인산의 저장고인 크레아틴 인산으로 이루어져 있다. 크레아틴 인산의 개입을 통해 인원질 시스템은 용량도 커지고 최대 부하에서의 작동 지속시간도 길어진다.

크레아틴 인산은 우리가 섭취한 크레아틴에서 만들어져 근육으로 넘어간다. 크레아틴은 고기에 특히 많이 함유되어 있다. 뇌나 고환에도 엄청나게 많이 함유되어 있는데, 먹을지 말지는 선택에 맡기겠다. 크레아틴 보충제는 가루, 알약, 물약, 캔디 등의 다양한 제형으로 시판되고 있으며, 무산소 훈련에 중등도의 효과를 보이는 것으로 밝혀져 있다.[21] 훈련된 사람이 보충제로 섭취하는 크레아틴은 근육에 빠르게 흡수되며, ATP-PC 회로에 쓰일 수 있는 근육 크레아틴 인산으로 전환될 수 있다.

크레아틴 보충제가 당신의 스트렝스를 늘려주지는 않는다. 다만, 인원질 시스템의 용량을 키워줌으로써 마지막 반복을 제대로 끝낼 수 있게 한다. 요컨대 당신이 스스로 스트렝스를 늘릴 수 있게 해 주는 셈이다. 크레아틴이 근세포의 핵을 늘리고 근육 위성세포의 활성화를 촉진함으로써 근비대를 촉진한다는 근거도 있다.[22]

수많은 코치와 트레이너와 피트니스 전문가에 따르면 처음 1주 정도는 크레아틴을 매일 15~20g씩 설탕과 함께 섭취하여 '로딩'을 하는 것이 좋고, 그 후에는 강장효과를 유지하려면 유지용량으로 매일 5g씩만 섭취해도 충분하다고 한다. 그러나 이처럼 크레아틴을 로딩하는 관행은 그 우월성이 증명된 바 없으므로, 유지용량 정도의 저용량으로 시작하는 것이 합리적이다.[23] '버퍼'나 혼합형처럼 특수하게 제조된 크레아틴은 비용과 오염을 제외하고는 늘어날 것이 없으므로 피하는 것이 좋다. 흔해빠진 구식 모노크레아틴creatine monohydrate만으로도 충분하다.[24]

신경계의 퇴행성질환을 비롯한 여러 질병의 예방과 치료에 크레아틴이 효과적이라는 말을 어디서 들은 분도 계시겠지만, 이런 주장에는 결정적인 근거가 없다. 비슷한 맥락에서, 크레아틴이 건강한 신장(腎臟)을 손상시킨다는 근거는 없고, 보충제 정도로 사용하면 오히려 매우 안전한 것으로 나타났다.[25] 크레아틴이 훈련에 미치는 효용은 사람마다 다를 뿐만 아니라, 개개인을 대상으로 평가하기도 어렵다.

수분 섭취

적절한 수분 섭취는 최적의 수행능력과 회복에 있어 매우 중요하다. 수분은 근육의 단백질 합성과 성장은 물론이고, 칼로리 초과섭취나 적절한 단백질 섭취에도 필수적이다. 전반적인 건강은 물론이거니와, 혈액과 간질액의 부피를 적절히 유지하고 노폐물 제거를 촉진한다는 점에서도 중요성이 크다. 영양과 마찬가지로, 모두에게 맞는 수분 섭취량을 정하기는 어렵다. 체격이 좋은 분의 수분 필요량은 왜소한 분보다 많고, 활동적으로 사는 분은 정적으로 사는 분보다 물을 더 많이 마셔야 하지 않겠나.

수분 섭취에 관한 가이드라인을 제시하기 전에, 합리적으로 이를 두 그룹으로 나누어 볼 수 있다. 바로 유지 그룹과 교체 그룹이다. 유지 그룹은 매일 훈련이나 신체활동에 몇 시간을 투자하는 분, 운동 중에 수분이 땀이나 호흡으로 빠져나가는 불감손실insensible loss의 증가 경향이 또렷하지 않은 분에 해당하며, 문자 그대로 좋은 수분 섭취 상태를 유지하는 것이 핵심이다. 이런 분들은 매일 2~3리터 정도의 물을 마시는 것을 권장한다. 교체 그룹은 땀을 매우 많이 흘려서 불감손실이 확연해지는 분들이다. 이런 분들은 하루에 4리터 이상의 물을 마셔야 할 수도 있다.[26] 보통 물 8잔 정도를 추천하는 일이 많은데, (잔의 크기에 따라 차이는 있겠지만) 이 정도면 대략 2리터에 해당하므로 '평균적인' 마스터즈에게 딱히 나쁠 일은 없다.

운동 중에는 자유로이 마실 수 있도록 마실 것을 미리 준비해 두어야 한다. 목이 마르면, 마시자. 목이 타오를 때는 이미 늦은 것이나 다름없다. 운동 중에 전해질과 탄수화물이 함유된 (이른바 '스포츠 음료' 같은) 것을 마셔도 무방하다. 단, 영양 계획을 짤 때 이 음료에 포함된 칼로리를 계산하는 것은 빼먹지 말아야 한다.

진통제와 소염제

'고생 끝에 낙이 온다'는 말이 있다. 다른 옛말이 그렇듯, 이 말은 똥덩어리를 예쁘게 감싸 둔 습자지 같은 진실에 불과하다. 진실 안에 감춰진 똥덩어리의 속살에 들어 있던 것은, 힘든 훈련이 근육통과 뒤틀림과 염좌를 만들어낸다는 사실이다. 근육통이 적응을 만들어내고 스트렝스를 향상시키는 근육의 구조적 · 화학적 변화를 반영하는 것은 사실이다. 그러나 통증 자체는 훈련 목표의 달성과 전혀 무관하다. 운동을 하다 보면 '성장을 방해한다'는 이유로 이부프로펜 같은 비스테로이드성 소염제(NSAID)나 아세트아미노펜 같은 진통제를 피해야 한다는 말을 종종 들을 수 있을 것이다. 예쁘게 봐줘야 무식한 소리고, 나쁘게 보면 마음이 비뚤어져서 고통으로 쾌감을 얻는 변태나 할 소리다. 임상적인 근거가 전혀 없기 때문이다.

훈련에 대한 회복이나 동화 반응을 NSAID가 억제한다는 생물학적 근거는 없다고 해도 무방한 수준이고, 근거라고 들이미는 것조차도 현미경으로 본 근세포나[27] 몸을 망가뜨린 실험용 생쥐를 대상으로 한[28] 기초과학 연구, 또는 운동생리학을 배우는 학생들이나 할 만한 기괴한 실험[29]을 끌고 오는 수준에 불과하다. 그러나 훈련 프로그램에서 향상을 거두는 능력의 관점으로 이러한 이슈를 본다면, 실제 사람에서 NSAID의 사용이 스트렝스의 향상에 실질적으로 눈에 띄는 차이를 실제로 만들어내지 않는 것이 확실해진다. 통증이 줄어들수록 훈련 프로그램을 더 잘 따라오는 것처럼 보이는 고령의 선수라면 더더욱 그렇다.[30]

이 문제에 대해서는 설리번이 상세히 다루었으니,[31] 생물학이나 연구 내용에 관심 있는 독자분은 해당 글을 참조하기 바란다. 결론적으로 NSAID나 (아세트아미노펜 같은) 비마약성 진통제를 잠깐 쓰는 것은 훈련을 통한 성장에 부정적인 영향을 일으키지 않는 것으로 확인되며, 오히려 훈련하는 사람의 불편감을 최소로 줄이면서 훈련과 능동적 휴식을 지속할 수 있게 한다는 점에서 긍정적인 영향을 가지고 있다고 볼 수도 있다. 이러한 약에도 제가끔의 부작용이 있으므로, 필요한 경우에 한해 처방에 따라 반드시 가끔씩만 사용해야 한다. 의약품과 질병 중에는 NSAID를 쓰면 안 되는 것들도 있다. 하지만 일반적으로 통증이 있는 마스터즈 선수는 통증을 잡아야 한다. 효과적인 진통제와 소염제를 이토록 쉽고 싸고 안전하게 구할 수 있는 세상에 살고 있다는 사실에 새삼 고마운 마음이 들지 않는가. 기술 문명에 사는 덕분이다.

수면

회복 중에 일어나는 동화 과정의 대부분은 잘 때 시작된다. 이 과정 가운데 마스터즈의 회복에 가장 중요한 과정이 바로 동화 호르몬의 분비이다. 마스터즈 선수의 호르몬 생성량은 최상이라고 보기 어려운데, 잠이 방해받거나 모자라면 그 생성량은 더더욱 줄어든다.

테스토스테론 수치는 잠에 빠지는 순간 상승하기 시작하며, 약 90분 후에 시작되는 중요한 REM 수면 주기 동안 정점에 이른다. 이렇게 올라간 수치는 잠에서 깰 때까지 유지된다. 또 다른 동화 호르몬인 인간성장호르몬(HGH)도 잘 때 상승한다.[32] HGH의 수많은 효과 가운데 주목해야 하는 것은 바로 성장인자의 신호전달과 코티솔cortisol 효과에 대한 조절능력이다. 코티솔은 웨이트 트레이닝처럼 극심한 신체적 스트레스가 주어지는 동안 분비되는 이화 호르몬이다. 코티솔 수치가 계속 올라가 있는 상태에서는 셀리에의 3단계인 소진 단계, 즉 오버트레이닝 상태에 빠지기 쉬워지는 것으로 보인다. 이러니 수면이 여러 방면으로 회복에 영향을 미칠 수밖에 없다.

여러 가지 이유로 마스터즈 선수들은 잠을 설칠 일이 많을 텐데, 특히 REM 수면이 교란당하는 일이 많다. 일찍 깨거나 밤중에도 몇 시간에 한 번씩 깨게 되면 깊은 REM 수면 시간이 줄어들거나 방해받게 마련이고, 그러다 보면 상승한 동화 호르몬의 자극을 오래 누릴 수 없게 된다.

잠은 여덟 시간 정도를 목표로 하는 것이 합리적이다. 침대에 누워 두 시간은 딴짓을 하다가 여섯 시간만 자는 것이 아니라, 잠만 여덟 시간 동안 자라는 뜻이다. 한편 밤에 서너 번씩 깨는 여덟 시간의 잠은 깨지 않고 여덟 시간을 자는 것과 다르다.

마스터즈 선수들은 훈련이 수면에 확연한 도움이 된다는 것을 알 수 있을 것이다. 하지만 노화하는 성인에게 있어 규칙적이고 지속적인 잠은 자주 방해를 받게 마련이고, 운동을 해도 해결되지 않는 경우가 많다. 여기에는 정서적인 스트레스나 긴장, 약, 관절통, (전립선비대증 등의) 배뇨 문제 같은 여러 원인이 있을 수 있다. 개중에는 의학적인 검사와 치료가 필요한 것도 더러 있지만, 대부분의 마스터즈는 식사의 양과 시간, 카페인과 알코올 조절, 수면환경의 최적화를 포함한 몇 가지 간단한 행동 변화만으로도 큰 효과를 거둘 수 있다. 꼭 필요하다면 저용량의 수면제를 가끔 복용하는 것도 좋다.

카페인, 술, 음식

카페인은 몸이 지쳤을 때에도 정신을 깨어있게 한다. 커피 같은 카페인 제품을 규칙적으로 섭취하는 사람이 밤에 잠을 설친다면, 마지막으로 섭취한 시간을 기록해 두어야 한다. 이를 세심히 관찰하다 보면 특정한 패턴을 찾을 수도 있다. 특정 시간 이후로 카페인을 섭취를 멈추면 나중에 잠을 편하게 잘 수 있다.

잠들기 전 걸치는 술 한 잔은 유난히 피곤하고 스트레스 심한 날일수록 우리를 편안하게 만들어 주는 것 같은 효과가 있는 것으로 인식되곤 한다. 저녁에 한 잔 하면 잠에 들기는 쉬워질 수 있겠지만, 몇 시간 지나면 잠이 깬다고 하는 분이 많다. 알코올은 정상 수면 주기의 구조를 교란하고, 서파 수면(3단계와 4단계) 시간을 줄인다. 카페인과 마찬가지로, 패턴을 찾게 된다면 침대에 눕기 전 언제쯤 술잔을 내려놓아야 하는지 결정하기 수월해질 수 있다.

특정 유형의 음식도 수면 패턴을 방해할 수 있다. 저녁에 아주 매운 음식을 먹으면 잠을 설치기 쉬운데, 60대 이후의 마스터즈는 특히 더 그렇다. 커피, 담배, 고지방 음식, 초콜릿, 술은 모두 하부 식도 괄약근의 이완을 유도하므로 역류와 흉통이 생기게 하는데, 이로 인해 수면이 교란당할 뿐만 아니라 다른 문제도 생길 수 있다. 훈련하는 사람은 음식과 음료 섭취가 수면의 질과 어떠한 관계가 있는지 파악해야 하고, 납득할 만한 결론이 나오면 저녁식사와 음료와 잠의 루틴을 만들어 나가야 한다.

* 역주: 한국에서 멜라토닌은 처방이 필요하다.

수면 환경

수면 환경은 매우 중요하다. 근거로 보나 경험으로 보나 상식으로 보나, 수면 환경은 편안하고 어둡고 조용해야 한다. 온도가 다소 시원한 방에서 잘 자는 사람이 많다. 정숙은 필수다. 가족과 아이와 애완동물은 당신이 방해 없이 조용하게 잘 수 있도록 협조해야 하며, 그렇게 못하면 따로 살아야 한다. 화이트노이즈는 수면에 도움이 된다고 하는 분이 많고, 없으면 못 잔다고 하는 분도 더러 있다. 저렴한 화이트 노이즈 발생기도 물론 있지만, 탁상용 선풍기도 비슷한 효과를 내곤 한다. 회복을 최적으로 끌어올리려는 마스터즈는 침대에 누워 TV를 보거나 밥을 먹거나 웹서핑을 하거나 일을 하지 말아야 한다. 침대는 섹스(회복과 생활에 정말 중요하다!)할 때와 잠잘 때만 써야 한다.

핵심은 일관성이다. 침대, 베개, 온도, 조명, 고요함, 화이트 노이즈 같은 녀석들은 오늘 밤도 내일 밤도 같아야 한다. 통합적인 수면 루틴은, 신경계와 몸에 강력한 신호를 보내는 조건화 자극의 복합체는, 근육을 키우려면 이제는 자야 한다는 신호는, 이러한 요소가 한데 어우러져야 비로소 태어날 수 있는 것이다.

수면제와 수면유도제

입면(入眠)이나 수면 유지에 곤란을 겪는 마스터즈는 수면제를 가끔 쓰는 것이 좋을 수도 있지만, 이러한 약물을 상습적으로 쓰는 행위는 그 자체로 문제로 간주되므로 자제해야 한다. 처방이 필요한 수면제의 경우 약효가 강하고 뜻밖의 부작용을 가져올 수 있으므로 특히 주의해야 한다. 위에서 이야기한 수면위생의 요건을 지켰음에도 불면증이 지속되는 분은 병원에 가 보아야 하며, 수면제 또한 의사의 지시에 따라 복용해야 한다.

멜라토닌, 길초근, 디펜히드라민을 포함해 처방전 없이 약국에서 구할 수 있는 의약품은 가끔 먹는다면 도움이 될수 있다.* 멜라토닌은 효과가 크지 않으나 부작용이 적다. 대다수는 아니지만 길초근으로 효과를 보는 분도 있다. 디펜히드라민은 효과적일 때가 많지만 다른 약물과의 상호작용 위험성이 있고, 벨라도나나 흰독말풀* 보다는 매우 약하지만 항콜린 효과를 내기도 한다. 보통은 매우 안전하지만, 일부 마스터즈의 경우 금기에 해당할 수 있다. 다시 말하지만, 수면과 관련된 약품은 처방전의 필요와 상관없이 의사의 지시에 따라서만 사용해야 하며, 반드시 수면위생과 관련된 요건이 올바르게 적용된 다음에 써야 한다.

스트레스 줄이기

만성 스트레스는 모든 수준에서 회복에 악영향을 미친다. 업무적, 가정적, 재정적, 심리적 스트레스는 생리적인 수준에서 고통을 가져올 뿐만 아니라, 훈련에서의 회복과 전체적인 건강에도 영향을 미친다. 만성 스트레스는 동화를 억제하고 심혈관계 건강에 나쁜 영향을 미친다. 스트레스 감소에 관한 포괄적인 치료법은 이 책에서 다룰 만한 내용이 아니지만, 우리는 옛날 사람들이 상상조차 할 수 없을 만큼의 정보와 풍요와 상대적 안락함과 의학적 지식이 깔린 시대를 살고 있다. 삶에서 오는 스트레스를 발견하는 법, 적게 받는 법, 받은 스트레스를 완화하는 법에 관한 자료는 많다. 훈련은 그 자체만으로도 강력한 스트레스 치료제가 될 수 있지만, 생산적인 훈련을 방해할 정도의 스트레스는 훈련에서의 성취를 더디게 하는 정도로 그치지 않기 때문에 반드시 해결해야 한다. 지나친 스트레스와 걱정과 절망은 건강을 해치고 때로는 삶을 위협할 수도 있으며, 내분비나 정신적 교란으로 이어질 수도 있다. 이러한 문제를 겪고 있다면 부디 병원에 가 보기 바란다.

* 역주: 벨라도나와 흰독말풀은 모두 항콜린 효과가 있는 아트로핀 성분을 포함하고 있다.

Notes

1. Churchward-Venne, Breen, and Phillips, "Alterations in Muscle Protein Metabolism," 199-205.
2. Davis and Aykroyd, *Coneheads: The Life and Times of Beldar Conehead.*
3. Eknoyan, "Average Man and Indices of Obesity," 47-51; Schneider et al., Predictive Value of Measures of Obesity," 1777-85.
4. Dickinson, Volpi, and Rasmussen, "Exercise and Nutrition to Target Protein Synthesis," 216-223.
5. Bilsborough and Mann, "Dietary Protein Intake," 129-152; Kreider and Campbell, "Protein for Exercise and Recovery," 13-21.
6. Schoenfeld, Aragon, and Krieger, "Effect of Protein Timing."
7. Taubes, "What if it's All Been a Big Fat Lie?"; Harcombe et al., "Evidence from Randomised Controlled Trials"; Schwab et al., "Effect of the amount and type of dietary fat"; Hooper et al., "Reduced or Modified Dietary Fat"; Siri-Tarino et al., "Association of Saturated Fat with Cardiovascular Disease," 535-546.
8. Kris-Etherton, Harris, and Appel, "Fish Consumption, Fish Oil, Omega-3 Fatty Acids," 2747-2757.
9. Tartibian, Maleki, and Abbasi, "Effects of Ingestion of Omega-3 Fatty Acids," 115-119.
10. Lenn et al., "Effects of Fish Oil and Isoflavones,"1605-1613.
11. Pittas et al., "Vitamin D and Calcium in Diabetes."
12. Grant and Holick, "Benefits and Requirements of Vitamin D," 94-111; Erikson and Glerup, "Vitamin D Deficiency and Aging," 73-77; Holic, "High Prevalence of Vitamin D Inadequacy," 353-373.
13. Tang et al., "Calcium in Combination with Vitamin D," 657-666; Bunout et al., "Vitamin D Supplementation," 746-752; Dawson-Hughes et al., "Calcium and Vtamin D supplementation," 670-676; Stockton et al., "Effect of Vitamin Supplementation on Muscle Strength," 859-871.
14. Palmer, "Coffee is Neither Good nor Bad."
15. Higdon and Frei, "Coffee and Health," 101-123; Ranheim and Halverson, "Coffee Consumption and Human Health," 274-284.
16. Del Coso et al., "Effects of a Caffeine-containing Energy Drink," 21; Duncan et al., "Acute Effect of a Caffeine-Containing Energy Erink," 2858-2865.
17. Mora-Rodriguez et al., "Caffeine Ingestion Reverses the Circadian Rhythm," e33807.
18. Duncan and Oxford, "Effect of Caffeine Ingestion," 178-85.
19. Smits, Pieters, and Thien. "Role of Epinephrine in Effects of Coffee," 431-437; Nehlig and Debry, "Caffeine and Sports Activity," 215-223.
20. Maughan and Griffin, "Caffeine Ingestion and Fluid Balance," 411-420; Wemple, Lamb, and McKeever, "Caffeine vs. Caffeine-free Sports Drinks," 40-46; Grandjean et al., "Effect of Beverages on Hydration," 591-600.
21. Zuniga et al., "Creatine Monohydrate Loading," 1651-1656; Jagim et al., "Buffered Form of Creatine"; Spradly et al., "Ingesting a Pre-workout Supplement," 28; Favero et al., "Creatine but not Betaine Supplementation."
22. Tarnopolsky and Safdar, "Potential Benefits of Creatine and Conjugated Linoleic Acid," 213-27.
23. Zuniga et al., "Creatine Monohydrate Loading," 1651-1656.
24. Jagim et al., "Buffered Creatine Does not Promote Greater Changes."
25. Panel members, "Opinion on Food Additives," 1-12; Gualano et al., "Effects of Creatine Supplementation on Renal Function," 33-40; Kreider et al., "Long-term Creatine Supplementation," 95-104.
26. Sawka et al., "Exercise and Fluid Replacement," 377-90.
27. Mendias, Tatsumi, and Allen, "Role of Cyclooxygenase-1 and -2," 497-500.
28. Novak et al., "COX-2 Inhibitor Reduces Skeletal Muscle Hypertrophy," R1132-1139.
29. Mikkelson et al., "NSAID Infusion Inhibits Satellite Cell," 1600-11; Trappe et al., "Effect of Ibuprofen and Acetaminophen," E551-56.
30. Trappe et al., "Acetaminophen and Ibuprofen on Skeletal Muscle Adaptations," R655-62.
31. Sullivan , "Stopping Spread of Misinflammation."
32. Takahashi, Kipnis, and Daughaday, "Growth Hormone Secretion During Sleep," 2079-90.

17

프로그램 설계와 실행의 기본 요소

훈련 프로그램은 과부하 사건 동안 스트레스를 만들어내고 회복을 유도하여 적응 반응을 이끌어낼 수 있게끔 통제되는 훈련 변수로 이루어져 있다. 프로그램의 종류를 막론하고 가장 도드라지는 변수는 볼륨과 강도일 것이다. 강도는 훈련하는 사람의 최대 스트렝스를 기준으로 한 상대적 부하이다. 볼륨은 한 운동을 얼마나 많이 했는가에 관한 척도이며, 세트 및 반복수와 함수 관계를 이룬다. 세트와 반복수를 어떻게 짜는가에 따라 훈련에서 중점적으로 다루어지는 특성이 달라지고, 스트레스-회복-적응 주기의 요소 또한 달라진다. 강도와 볼륨은, 따라서 훈련 프로그램의 설계에 있어 중요한 구성 요소가 된다. 나이 든 사람과 젊은 사람은 볼륨과 강도에 대한 반응이 다르게 나타나므로, 마스터즈를 대상으로 한 프로그램을 짤 때는 이러한 변수에 대한 특별한 고려가 있어야 한다. 이 장에서는 이러한 구성 요소에 대해 자세히 살펴본 다음, 전형적인 워크아웃의 전반적 구조를 알아보고, 기록 관리법과 그 중요성에 대해 파악하고자 한다.

강도와 볼륨

훈련 프로그램은 신체적 수행능력이 장기적으로 향상될 수 있게 하는 훈련 변수의 통제로 이루어져 있다. 그렇게 태어난 프로그램에는 매 워크아웃이 어떠한 구조를 이루고 있는지, 각각의 워크아웃이 언제 시행되어야 하는지, 성장은 어떻게 평가하고 추적관찰할지가 명시되어 있어야 한다.

프로그램 설계에는 수많은 훈련 변수가 개입될 수 있는데, 여러 변수를 동시에 조작하는 프로그램은 때로 우스꽝스러울 정도로 불필요하게 복잡해질 수도 있다. 손에 꼽을 정도로 적은 훈련 변수를 조작하는 프로그램만으로도 마스터즈 선수는 훌륭한 훈련 결과를 얻을 수 있다. 훈련 커리어에서 어느 때보다 빠르게 강해질 수 있는 시기에 시행하는 초보자 프로그램에서 확실히 조작하는 훈련 변수는 단 하나에 불과하다.

스트렝스 프로그램을 이해하려면 훈련 변수가 무엇인지, 이것이 스트레스-회복-적응 주기에 어떻게 적용되는지, 훈련 목표를 달성하려면 이러한 변수를 어떻게 조작해야 하는지에 대한 이해가 기본적으로 깔려 있어야 한다. 훈련 변수들을 알아가는 과정에서, 우리가 익혀야 할 기초적인 용어 또한 살펴볼 것이다.

지금까지 살펴본 바에 따르면, 훈련을 할 때 가장 중요한 두 가지 훈련 변수는 강도와 볼륨이다. 이 둘은 역함수 관계에 있다. 한쪽이 올라가면 다른 쪽은 내려가야 한다.

강도는 간단히 말해 훈련하는 사람의 절대 스트렝스를 기준으로 한 상대적 부하(저항)이다.[1] 1RM(1회 최대 반복)의 90%를 넘으면 고강도high-intensity로 본다. 1RM의 75~85%는 중강도medium-intensity로, 스트렝스 계발은 대부분 이 구간에서 일어난다. 1RM의 60~70%는 저강도low-intensity로, 근비대를 목적으로 한 훈련이나 순발력을 기반으로 한 훈련 방식은 이 구간을 이용한다.

이 변수에는 주관성이 개입되지 않는다. 얼마만큼의 '강도'로 느끼고, 얼마나 힘들게 보이고, 얼마나 땀을 흘리고, 얼마나 신음을 했는지와 전혀 무관한 것이다. 강도와 난이도는 같은 말이 아니다. 1RM의 70%로 12회의 스쿼트를 쉬지 않고 하기란 힘들다. 95%로 2회의 스쿼트를 하는 것도 힘들기는 마찬가지다. 둘 다 힘들지만 전자는 저강도로, 후자는 고강도로 보아야 한다.

1RM을 기준으로 상대적 강도에 관한 이야기를 하고는 있지만, 이는 강도 자체의 개념을 설명하기 위해서일 뿐이다. 1RM 테스트는 초보자에게 절대 권고되지 않는다. 초보자 프로그램에서는 그러한 테스트의 쓸모가 없으며, 오히려 불필요한 부상의 위험만 늘어난다. 중급자나 상급자 수준에 도달해야 1RM의 진면목을 찾을 수 있다.

볼륨은 간단히 말해 어떤 운동의 총 반복수이다. 한 워크아웃에서 어떤 운동을 시행한 횟수가 많으면, 강도와 관계없이 고볼륨high-volume으로 분류한다. 저볼륨low-volume 워크아웃은 어떤 운동을 조금만 하는 워크아웃을 뜻한다. 볼륨과 강도가 역수 관계라는 사실은 쉽게 알아차릴 수 있다. 고볼륨 워크아웃을 고강도로 할 수야 없지 않겠나. 초보자 단계 이후에는 과부하 사건에서의 훈련 스트레스를 만들어낼 목적으로 두 가지 변수를 모두 조작하기도 하는데, 고볼륨/중강도와 저볼륨/고강도 같은 워크세트가 여기 포함된다. 후자의 경우 훈련 기간 동안 향상된 스트렝스를 시험하거나 평가할 목적으로 널리 활용된다. 저볼륨/저강도 워크아웃은 회복 세션에 쓰인다.

볼륨은 반복과 세트로 이루어져 있다. **반복**repetition은 쉽게 말해 어떤 운동을 한 회 시행하는 것이다. **세트**set는 연달아서 하는 반복의 묶음을 뜻한다. 가령 바벨을 5회 들어 올린 다음 랙에 돌려놓고 1분간 쉰 다음 다시 5회를 한다면, 2세트를 시행한 것이다. 볼륨은 일, 주, 월 단위로 계산할 수 있다. 볼륨을 주나 월 단위로 계산할 때는 단위 기간 동안의 운동 **빈도**frequency도 포함해야 한다. 빈도는 마스터즈 선수의 훈련 프로그램을 설계하고 수정할 때 중요한 변수다.

세트 이론

하나의 프로그램과 그 안의 개별 워크아웃에 있어 세트와 세트간 휴식은, 말하자면 건물의 벽돌과 시멘트나 다름없다. 프로그램을 설계할 때는 성취하려는 목표에 따라 여러 유형의 세트가 활용될 수 있다.

참고: 이 책에서는 훈련 부하를 '중량×반복수×세트수' 형태로 표기한다. 가령 '20×5×2'는 '20kg으로 5회씩 2세트'이다. 별도의 지시가 없는 한 중량은 킬로그램(kg)이다. 중량을 표기하지 않는 경우에는 '세트수×반복수'로 표기한다. 가령 '3×10'은 '10회씩 3세트'이다.

워크세트work set는 한 워크아웃의 핵심 목표이다. 워크세트는 5회짜리 한 세트로 끝날 수도 있지만, 보통은 '5회씩 3세트(3×5)'처럼 '세트 묶음'이 되는 경우가 많다. 훈련 세션의 목표는 처방된 워크세트를 수행함으로써 실현된다. 가령 어떤 중급자의 당일 워크아웃 목표가 볼륨 스트레스 생성이라면, 1RM의 85%로 5회씩 5세트(5×5)의 고볼륨/중강도 워크아웃을 하면 된다. 세션의 목표가 회복이라면, 워크세트는 1RM의 70%로 5회씩 2세트로 꾸릴 수도 있다. 적응을 확인하고 새로운 수준의 스트렝스를 선보이는 것이 세션의 목표라면, 새로운 5RM 중량으로 5회씩 1세트(1×5)의 저볼륨/고강도 워크아웃을 시행한다. 초보자의 경우, 새로운 훈련 스트레스를 제공하고 적응이 일어날 수 있도록 세션마다 부하를 늘려 나가되, 볼륨과 강도는 손대지 말아야 한다.

워크세트는, 프로그램에서 오늘 하라고 명시된 것이다.

이 책에 제시한 프로그램의 워크세트는 **어크로스 세트**set across로 수행하여야 한다.* 특정 운동의 워크세트를 시행할 때 그 운동의 세트만 연속으로 하고, 워크세트 내의 모든 반복을 같은 중량으로 실시하는 것이 어크로스 세트이다. 즉, 한 운동의 워크세트에 다른 운동의 워크세트가 섞이지 않아야 한다. 가령 스쿼트를 할 때는 워크세트를 모두 마치고 나서야 프레스나 데드리프트로 넘어갈 수 있다.

웜업 세트warm-up sets는 조직과 신경계가 다가올 고중량 세트에 대비할 수 있도록 저강도로 실시하는 세트를 뜻한다. 웜업 세트는 훈련 스트레스를 만들어낼 만큼의 볼륨과 강도를 갖추고 있지 않으므로, 워크아웃의 목표가 될 수 없다. 웜업은 (원판을 끼우지 않은) 빈 바를 가지고 시작하는 것이 일반적이며, 수 세트에 걸쳐 중량은 올리고 볼륨은 줄여 가며 워크세트를 맞이할 준비를 해야 한다. 상세한 내용은 이 장의 뒷부분에서 알아볼 것이다.

어센딩 세트ascending sets는 초보자를 대상으로 한 일부 변형 프로그램과 중급자를 대상으로 한 일부 프로그램에서 활용된다. 세트마다 중량이 늘어나고 (항상 그렇지는 않으나) 반복수가 줄어드는 (일명 '피라미드 세트') 형태의 워크세트가 특징이다. 제21장과 제22장에 예시를 실어 두었다.

백오프 세트back-off sets는 워크세트가 끝난 다음 필요한 경우에 한해 강도를 낮추어 시행하는 방식이다. 백오프 세트는 코치나 경험 많은 선수가 주어진 워크세트만으로 필요한 볼륨이나 기술적 요소를 충족할 수 없다고 판단하는 경우에 유용하다. 가령 선수가 워크세트 동안 특정 기술 요소를 제대로 소화해내지 못하고 있는 경우 백오프 세트를 활용할 수 있다. 중량을 낮추게 되면 다음 워크아웃까지 기다릴 필요 없이 코치가 실시간으로 교정을 해 줄 수 있다. 마지막 워크세트의 마지막 반복에 실패했을 때도 쓸 수 있다. 코치가 보기에 볼륨이 조금 더 있어야 다음 세션 워크세트의 목표를 달성하기에 충분한 적응을 이끌어낼 수 있다고 판단하는 경우, 중강도의 백오프 세트를 권고할 수 있다. 프로그램 설계에서 백오프 세트를 활용하는 이유와 그 방법에 대해서는 다음 장에 상세히 설명해 두었다.

운동이라고 다 똑같지 않기에, 어떤 운동은 다른 운동보다 많은 스트레스를 만든다. 데드리프트 같은 운동은 특히나 많은 훈련 스트레스를 만들어낸다. 좋은 일이라고는 하지만, 스트레스는 세심하게 관리되어야 한다. 워크세트 중량에서 스쿼트나 프레스나 벤치프레스는 3세트가 적절하지만, 데드리프트는 일반적으로 1세트가 적절하다. 예외가 있다면 선수가 운동능력을 키우고 올바른 기법을 배울 수 있도록 가벼운 중량을 다루는 (1~2주차의) 훈련 초기 단계 정도일 것이다. 이 시기에 코치는 선수가 자세를 연습하고 기법을 교정받게 할 요량으로 데드리프트를 여러 세트 시켜볼 수 있다. 하지만 운동을 다 익히고 중량이 정말로 무거워지고 나면, 데드리프트는 한 번의 워크세트로 제한되어야 한다.

시간이 지남에 따라 선수의 기량과 스트렝스가 향상되다 보면 회복능력이 모자라는 시점이 찾아온다. 이러한 상황에 맞닥뜨리면, 선수와 코치는 스트레스 관리 차원에서 48~72시간에 걸쳐 회복이 이루어질 수 있도록 워크세트의 수를 줄이는 것도 고려해 보아야 한다. 다음 장에서 여러 가지 예시를 통해 그 방법을 살펴볼 것이다.

보조 운동에서 오는 스트레스는 대개 스쿼트나 데드리프트에서보다 한참 작다. 이러한 운동은 필요한 경우 세트를 늘릴 수도 있다.

* 역주: 'sets across'의 번역어 중 현장에서 가장 널리 쓰이는 것은 '어크로스 세트'이며, 본문에서도 이를 채택하였다. 어크로스 세트, 세트 어크로스, 세트 횡단은 모두 같은 뜻으로 받아들여도 무방하다.

세트-반복의 구성과 구체적인 훈련 목표

세트와 반복을 어떻게 구성하는가에 따라 적응의 형태가 달라지기 때문에, 세트와 반복은 프로그램 설계의 기본이라고 할 수 있다. 훈련 목표가 무엇인가에 따라 세트와 반복과 적절한 강도가 달라진다.[2] 1~3회의 고강도 세트는 예로부터 순수한 스트렝스와 순발력의 생성을 목적으로 활용되어 왔다. 8~12회의 중강도 세트는 근육의 양과 크기를 늘리는 (근비대) 용도로 활용된다. 보디빌딩 선수나 빠른 근육량 증가를 목표로 하는 선수의 프로그램에서는 이러한 세트가 중요하게 취급된다. 저강도로 시행할 수밖에 없는 (15~20회 정도의) 초고반복 세트는 근지구력 훈련 목적으로 활용되며, 이러한 세트는 긴 시간 동안 극단적인 피로를 견디면서 상대적으로 적은 힘을 만들어내야만 하는 선수에게 효과적이다.

위에 나열한 세트-반복 범위는 초보자에게 어울리지 않는다. 궁극적인 목표가 순발력이든 근비대든 지구력이든 뭐든 간에, 초보자가 이러한 세트-반복 구성을 활용하는 것은 때이르고 비효율적이다. 순발력도 지구력도 근비대도, 효과적인 훈련을 하려면 스트렝스가 기반이 되어야 한다. 순발력은 스트렝스를 빠르게 드러내는 것이기에, 스트렝스가 증가하면 순발력도 증가한다. 비슷한 맥락에서, 근비대든 근지구력이든 간에 스트렝스의 기반이 없으면 훈련에 필요한 최적의 스트레스를 만들어낼 수 없다.

이상적인 세트수-반복수의 범위에 관한 운동과학 분야의 논쟁은 오래전부터 이어져 왔지만,[3] 무수한 실전 지도 경험에 따르면 5회씩 여러 세트를 실시하는 것이 전반적인 스트렝스 계발에 매우 효율적이다. 초보자 프로그램의 기본 바벨 운동은 모두 5회짜리 세트를 목표로 한다. 초보자의 두 가지 핵심 목표인 스트렝스와 근육량을 확실히 잡기 위한 최적의 범위가 바로 5회짜리 세트이다. 5회짜리 세트는 스트렝스 훈련 스펙트럼에서 '대사적으로 중간 지점'에 해당한다. 이러한 세트를 통해 생성된 스트레스는 적응을 유발할 정도로 강력하면서도 48~72시간 이내에 회복될 수 있다.

반복수 1~2회짜리 고중량 세트는 절대 스트렝스를 직접적으로 훈련하는 방식이지만, 5회짜리 세트보다는 근비대 효과가 떨어지고, 각 운동의 기술적 측면을 다 익히지 못한 초보자에게는 효율적이지도 안전하지도 않다.

반복수 3~4회짜리 세트는 초보자용 변형 프로그램 일부에서 활용된다. 이러한 변형 프로그램이 무엇이고 누가 써야 하는지는 뒤에서 자세히 다루겠다. 준비 단계로 보조적 · 치료적 운동을 하는 경우나 신체적 제한 때문에 기본 바벨 운동을 다른 운동으로 대체하는 경우 반복수 5회 이상의 세트를 활용한다.

기본 바벨 운동으로 하는 훈련에서 (8~20회의) 고반복은 초보 마스터즈에게 쓸모가 없다. 고령일수록 고볼륨 운동은 해롭다. 실제로 고령의 초보자는 저중량 고반복으로 안전하게 훈련 목표를 성취할 수 있다는 통념이 있다. 이러한 추측이 반영된 연구 결과도 더러 있다. 이러한 연구는 저강도의 머신 기반 저항 훈련을 바탕으로 한 경우가 많은데, 우리로서는 이런 연구자들이 60세의 초보자가 저강도의 바벨 스쿼트를 10~15회 했을 때 어떤 일이 일어나는지 구경조차 해본 적 없다는 결론을 내릴 수밖에 없다. 마스터즈 선수는 볼륨에 극도로 민감하다. 고볼륨의 바벨 워크아웃은 마스터즈 선수가 일주일 넘도록 근육통과 전신 염증과 관절통과 피로에 시달리게 할 가능성이 크며, 그 때문에 훈련이 방해받거나 끝나버릴 수도 있다.

코치라면 해서는 안 될 것이고, 이런 일이 일어나는 것 또한 절대로 내버려두면 안 된다. 초보 마스터즈는 중~고강도 이상의 바벨 훈련에서 절대 (8회 이상의) 고볼륨을 실시하지 않아야 하며, 친업처럼 바벨을 쓰지 않는 보조 운동에서도 반복수는 15회 이하를 유지해야 한다. 스트렝스와 컨디셔닝의 기초가 잘 닦인 중급 마스터즈는 세트-반복의 구성을 어느 정도 조정해야 할 수도 있지만, 그러한 경우에도 볼륨은 늘리는 것이 아니라 줄이는 방향으로 가야 한다.

세트간 휴식

세트 사이에는 앉아 있어도 게으르다고 보지 않는다. 고된 워크세트를 한 세트 마쳤다면, 온전한 회복을 위해 무조건 휴식이 필요하다. 이렇게 쉬는 동안, 늘어난 산소 소비(미토콘드리아 대사)를 통해 근육의 ATP, PC, 칼슘이온 농도, 포도당이 복구된다.

세트간 휴식 또한 다른 요인과 마찬가지로 특정한 적응을 이끌어낼 목적으로 조작할 수 있다. 근비대와 지구력 향상이 목적인 경우 휴식 시간은 보통(30~120초 정도로) 짧으며, 이때 각각의 세트는 실패지점까지 반복을 이어나가는 경우가 많으므로 세트당 반복수에 편차가 생길 수 있다. 그러나 스트렝스 훈련에서는 주어진 워크세트 중량을 주어진 볼륨만큼 들어 올리는 것을 목표로 한다. 피로가 심하거나 이전 세트로부터의 회복이 불완전하다면 불가능한 일이다. 적응을 촉발하는 자극은 세트간 휴식이 아니라 운동이다. 훈련의 목적이 스트렝스라면, 세트와 세트 사이에는 최소 3~5분의 휴식이 있어야 한다. 스트렝스가 증가하고 워크세트의 중량이 커지다 보면 경우에 따라 8~10분의 세트간 휴식이 필요해질 수도 있다.

하나 강조하자면, 워크세트에서의 세트간 휴식은 온전한 휴식이어야 한다. 일부 건강 관련 단체에서 주장하는 능동적 휴식과 혼동해서는 안 된다. 세트간 휴식 중에 카디오 인터벌 따위의 다른 운동이 끼어들면 안 된다. (물론 이러한 짓거리가 실제로 컨디셔닝 적응을 유도하기는 하나.) 우리는 컨디셔닝이 아니라 스트렝스 훈련을 하고 있다. 한 시간 내내 심박수를 유지하고 끊임없이 움직이는 일은 우리 관심사가 아니다. 스트렝스 훈련에서는 오히려 앉아 있는 시간과 바벨을 드는 시간이 비슷해질 수도 있다는 사실을 미리 알고 있어야 한다. 쉬는 시간에 잠깐 일어나 어슬렁거리며 '몸을 푸는' 정도는 효과가 있을 수도 있으니 괜찮지만, 이보다 힘든 활동은 완전히 비생산적이다. 우리의 목표는 워크세트를 완수하는 것이다. 스트렝스 프로그램에서 향상에 실패하는 이유 중 우리가 가장 흔히 접할 수 있던 원인이 바로 보장되어야 하는 세트간 휴식을 준수하지 않는 것이다.

성장이 아주 더뎌서 스트렝스의 유지 정도가 적절한 목표일 정도로 고령인 일부 마스터즈를 위해, 서킷 트레이닝의 개념에 관해 뒤에서 간단히 짚고 넘어갈 것이다. 서킷 트레이닝은 대개 2~4가지 정도의 여러 가지 운동을 다닥다닥 붙여 휴식 없이 연속으로 다음 운동을 시행하는 것인데, 이렇게까지 해야 하는 분은 매우 드물다. 이러한 유형의 훈련은 인기가 좋고, 혹하는 분도 더러 있을 테다. 하지만 스트렝스와 근육의 계발에 초점을 두는 대다수의 마스터즈에게 이런 활동은 상대적 금기이다.

마스터즈에서의 볼륨과 강도: 투여량과 주의사항

마스터즈 선수는 볼륨에 민감하고 강도에 의존적이다. 마스터즈 선수의 프로그램을 짤 때 이 점을 가장 중요하게 고려해야 한다. 볼륨만 늘려도 마스터즈 선수는 쉽사리 오버트레이닝 상태에 빠진다. 한 세션에 너무 많은 운동을 하거나(볼륨 과잉) 한 주에 너무 자주 훈련 세션을 잡으면(빈도 과잉) 마스터즈는 금세 소진 단계에 접어든다. 한편 일정 기간 동안 중량을 낮춘 상태를 지속할 경우, 마스터즈는 젊은 친구들보다 상대적으로 매우 빠르게 디트레이닝에 빠진다.

선수가 잘 설계된 프로그램에서 휴식도 잘 관리하고 있는데 정체기에 접어든다면, 가장 먼저 손봐야 하는 변수는 강도가 아니라 볼륨이나 빈도이다. 현명한 사람이라면 세트수를 줄일 수도 있고, 세트당 반복수를 줄일 수도 있고, 운동을 하나 뺄 수도 있고, 중량이 하향곡선을 그리기 전에 아예 주간 훈련 일정에서 하루를 통째로 뺄 수도 있다.

초보자 프로그램의 후반 단계에 접어들면 마스터즈 선수는 스쿼트를 '가벼운 날'에 하게 될 것이다. 볼륨 민감성과 강도 의존성이라는 원칙을 역행하는 것으로 보기보다는 중급자 프로그램의 예고편이라고 보아야 한다. 아울러, 마스터즈 선수는 젊은 친구들보다 가벼운 날('약' 요일)light day의 강도를 높게 유지해야 한다.

워크아웃의 구조

준비

충분한 휴식과 영양, 경쟁으로부터의 자유, 술에 취하지 않은 몸과 마음. 훈련 세션이 시작되기 전에 이러한 준비를 갖추어야 한다는 사실은 굳이 말하지 않아도 알 것이다. 탄수화물이 적당히 들어있는 단백질 쉐이크 같은 운동전 식사를, 아무리 늦어도 운동 시작 한 시간 안에는 챙겨야 한다. 복장은 깔끔하고 적절하게 갖추어야 한다. 운동을 하다 보면 끝날 때쯤에는 냄새가 날 수도 있고 더러워질 수도 있지만, 시작하기 전부터 더럽고 냄새나는 몰골로 나타나는 것은 타인에 대한 예의도 아닐뿐더러 쫓겨날 이유가 될 수도 있다. 운동일지는 항상 지니고 있어야 하며, 어떤 운동을 몇 세트 할 것인지처럼 그날 운동의 목표가 무엇인지도 확실히 알고 있어야 한다. 과거의 워크아웃을 복기해 보는 것도 좋다. 널찍한 화이트보드에 그날의 웜업 세트와 워크세트를 적어 두면 빠르게 확인할 수 있어서 좋다. 이렇게 하면 워크아웃의 진행 효율이 높아지는데, 특히 코치와 체육관과 랙을 같이 쓰는 사람이 여럿이라면 더욱 그렇다. 칠판, 스마트폰, 엑셀로 대신해도 좋다. 워크아웃의 진행 효율을 높일 수만 있다면 무엇을 써도 상관없다.

웜업

워크아웃 세션에 명시된 운동은 웜업으로 시작된다. 웜업은 곧 쓰이게 될 동작 패턴을 몸에 바르고 근육의 혈류와 온도와 탄성을 높이는 데에 필수적이다. 웜업 세트의 중량을 올리는 과정에서 우리 몸의 분자와 세포와 계통은 워크세트에서의 중량을 받아들일 준비를 갖추게 된다.

특수 웜업specific warm-up과 일반 웜업general warm-up을 구별해 두면 좋다. 일반 웜업에는 체온을 높이고 근육과 관절의 전체 혈류를 높이는 모든 활동이 해당된다. 일반 웜업이 꼭 필요하지는 않으나, 50세 이상의 마스터즈라면 딱히 나쁘다고 할 수 없다. 혈액순환을 돕고 쑤시는 근육과 뻣뻣한 관절을 풀어주는 5~10분 정도의 활동이면 된다. 실내 자전거나 일립티컬 머신이나 로잉 머신을 몇 분 타는 것도 좋고, 주변을 힘차게 걷는 것도 좋다. 컨디션이 저하된 사람의 훈련에 투입되는 코치는 워크아웃이 시작되기도 전에 웜업으로 인해 탈진하는 일이 없도록 주의해야 한다. 줄넘기나 달리기 같은 고강도 형태의 유산소 활동은 피해야 한다. 피로가 쌓이지 않는 선에서 혈류와 근육의 온도와 가동성을 높이는 것이 웜업의 핵심이다. 쉬엄쉬엄 할 수 있는 상황이라면 그렇게 해야 한다.

특수 웜업은 일반 웜업을 끝낸 다음에 한다. 그날의 운동을 시작하기 전에 (보통은 빈 바로) 운동마다 가볍게 한두 세트 하는 것이 바로 특수 웜업이다. 세트당 최소 5회를 하는데, 유난히 쑤시고 뻐근한 날에는 세트당 최대 20회까지도 늘릴 수 있다. 이전에 다친 적이 있는 부위는 추가적인 웜업이 필요할 수도 있다. 각 세션의 첫 번째 운동은 그 이후의 운동보다 웜업이 더 필요하다. 모든 세션이 스쿼트로 시작되는 초보자 프로그램에서는 특히나 그렇다. 하체는 상체보다 굳어 있을 가능성이 크므로 웜업이 더 필요하다. 그러나 일단 스쿼트를 끝내고 나면 몸이 전체적으로 달궈져 있게 되므로, 뒤에 이어지는 (프레스나 벤치 같은) 운동의 웜업을 비교적 쉽게 해낼 수 있다.

빈 바로 하는 웜업에 정해진 규칙은 없다. 내키는 대로 하자. 느낌대로 하면 된다. 몸이 나긋나긋하게 풀리도록 충분히 한다. 그날그날의 느낌에 따라 웜업의 총량은 달라질 수 있다.

웜업은 부상을 예방할 수 있을 만큼 해야 하지만, 그렇다고 지칠 정도로 하면 안 되기 때문에, 특수 웜업에서 바에 원판을 끼우기 시작하면 운동을 처음 하는 사람은 혼란에 빠질 수 있다. 웜업과 관련된 실수는 흔한 문제로, 대개 아래와 같은 유형으로 나타난다.

세트수가 많은 경우: 선수(나 코치)가 자신감이 없을 때 특히 자주 생기는 실수이다. 웜업 세트의 중량이 워크세트에 근접할수록 '돌다리도 두드려 보고 건너자'는 식으로 중량을 조금씩만 올리는 것이다. 이러다 보면 웜업 세트의 세트수가 많아지는 것은 둘째치고, 워크세트 중량에 근접한 웜업 세트가 너무 많아진다.

예 17-1에 138×5×3의 워크세트에 대한 웜업의 틀린 예와 옳은 예가 있다. 틀린 웜업(좌측)에서 선수는 자신이 그날 무엇을 하고 싶은지 잘 몰랐거나, 아니면 계획을 수행할 자신의 능력에 확신이 없었을 것이다. 기록을 제대로 관리하지 못하거나, 계획을 잘못 잡았거나, 아예 계획을 세우지조차 않고 있었기에 벌어진 일이다. 훈련 계획을 잘 잡고 성실히 기록한 사람은 그날의 운동에 대한 확신이 없을 수가 없다. 워크세트의 준비를 프로그램이 해 주었을 테니, 134kg와 136kg의 웜업 세트는 하지 않았어야 한다. 좋은 웜업(표의 우측)에 관해서는 뒤에서 더 이야기하도록 하자.

워크세트 중량에 근접한 반복이 많은 경우: 볼륨 누적을 목적으로 한 고반복 어센딩 세트라고 명시되지 않은 프로그램에서는 후반 웜업 세트의 반복을 중량당 1회 초과로 할 이유가 없다. 웜업 세트에 있어 세 번째 이후의 세트는, 사실 다가올 고중량에 대비해 신경계와 근육의 생화학작용을 준비시키는 효과가 클 뿐 '몸을 덥히는' 효과는 크지 않다. 이러한 신경생화학적 준비는 단계를 밟아 올라가야 하지만, 반복수를 늘려 과도한 피로가 쌓이게 할 필요는 없다.

가령 워크세트가 5회씩 138kg인 분의 경우, 웜업 세트는 빈 바로 10회(2×5), 60kg로 5회, 80kg로 3회 한다. 몸이 데워지고 피가 돌고 유연해졌겠지만, 80×3에서 갑자기 138×5를 할 수는 없다. 워크세트를 받아내기 전에 근육과 신경계에 조금씩 맛을 보여주는 단계가 필요하다. 세트당 한 번이면 충분하다. 그러니 80×3 다음에 100×1, 다음에 115×1, 마지막으로 130×1을 하면 훌륭하다. 반복수가 이보다 많아지면 워크세트를 시작하기도 전에 에너지는 에너지대로 낭비되고 피로는 피로대로 쌓인다.

[예 17-1] 웜업

틀린 방법	옳은 방법
20×5×2	20×5×2
60×5	60×5
80×3	80×3
100×1	100×1
115×1	115×1
125×1	130×1
130×1	138×5×3
134×1	
136×1	
138×5×3	

웜업 세트가 모자란 경우(중량 증가폭이 큰 경우): 미숙하고 호승심 가득한 젊은 친구들이 흔히 저지르는 실수로, 대개 첫 웜업을 마치고 힘이 넘친다는 기분이 들 때 발생한다. 몸이 웬지 나긋나긋하고 강해진 느낌에 80kg를 마치고 무모하게 138kg으로 건너뛰어 5RM에 도전했다가 바벨에 깔려 버리는 것이다. 웜업을 제대로 했다면 138×5로 **개인 신기록(PR)**을 세웠을지도 모른다는 점을 생각하면 비극이다. 이 친구는 아마 80×3 이후의 중량당 1회짜리 웜업이 그저 워크세트 전에 기운을 빼놓는다는 흔한 오해에 사로잡혀 있었는지도 모른다. 충분히 쉬면서 이후의 1회짜리 웜업을 제대로 했다면 이토록 가슴 아픈 일은 벌어지지 않았을 것이다.

일반적인 웜업 세트 설계법: 사람마다 운동 종목과 훈련 수준과 특수한 상황이 있기에, 이 모두를 아우를 수 있는 공식 따위는 없다. 하지만 위에서 살펴본 원칙을 적용하면 웜업 세트 설계를 잘하는 법은 찾아낼 수 있다.

1. **마지막 웜업 세트부터 정한다.** 워크세트보다 5~10% 정도 가벼운 중량으로 1회만 해야 한다.
2. **역순으로 정한다.** 마지막 웜업 세트를 기준으로 빈 바가 될 때까지 15~20%씩 중량을 빼 나간다.

3. **빈 바로 하는 세트는 몸이 풀리는 느낌이 들 때까지 최대한 많이 한다.** 몇 번이 될지는 때마다 다를 것이다.
4. **원판을 끼운 첫 번째 웜업 세트는 5회씩 한다.**
5. **그 다음 세트(와 가능하다면 그 다음 세트까지)는 3회씩 한다.**
6. **나머지 웜업 세트는 1회씩 한다.**

이 설계법은 개개인의 특성에 맞게 달라질 수 있고, 또 그래야만 한다. 사람마다 다를 수 있고, 같은 사람도 날마다 다를 수 있으며, 컨디션에 따라서도 웜업의 구조가 다를 수 있다. 어떤 날에는 굳고 시린 관절 때문에 마지막에 웜업 세트를 추가로 해야 할 수도 있고, 또 어떤 날에는 느낌이 썩 좋지 않아서 첫 세트의 양을 늘릴 수도 있다. 선수와 코치는 일반적인 웜업 세트 설계에 대한 합리적 접근법을 숙지하고 있어야 하지만, 촉에 따라 달라질 수도 있음을 알고 있어야 한다.

워크세트와 세트간 휴식

1회짜리 마지막 웜업 세트가 끝나면 3~5분 정도 쉬어야 한다. 그런 다음 첫 번째 워크세트를 시작하고, 끝나면 다시 쉰다. 이때 쉬는 시간은 5분, 8분, 때로는 10분이 될 수도 있다.

워크세트 사이의 휴식은 필수이다. 워크세트를 서둘러 진행해서 얻을 수 있는 것이라고는 실패뿐이다. 기억하자. 워크세트가 모든 워크아웃의 목적임을. 좋은 자세로 워크세트를 완수하려면 세트 사이에 충분히 오래 쉬어야 한다. 세트간 휴식 시간에는 운동일지를 적거나 물을 마실 수도 있고, 코치나 훈련 파트너와 기법에 관한 이야기를 할 수도 있고, 하다못해 음악이 왜 이따위냐고 투덜거릴 수도 있다.

워크아웃의 완수

마지막 워크세트로 워크아웃은 끝나지만, 아직 할 일이 남아있다. 워크아웃이 끝나자마자 단백질 쉐이크나 그 비슷한 것을 최대한 빨리 섭취하는 것이 좋다. 바와 원판을 비롯한 잡동사니 또한 제자리에 돌려놓아야 한다. 시설과 장비에 대한 예의이기도 하지만, 안전에도 중요한 사안이기 때문이다. 코치나 훈련 파트너에게 그날 워크아웃이 어땠는지에 관한 이야기를 듣는 것도 좋고, 다음 워크아웃의 계획을 짜는 것도 좋다.

마지막으로, 훈련일지를 다 썼는지 확인해야 한다. 그날 관찰하거나 느낀 것 가운데 다음번에 염두에 두어야 할 만큼 중요한 것이 있다면 기록해 두어야 한다. 우리가 그토록 강조했던 기록 관리의 중요성은 이러한 과정을 통해 이루어진다.

훈련일지

운동만 하는 사람은 일지를 쓰지 않아도 된다. 그런 분들은 달력, 운동 루틴, 일어나서 움직일 의지, 예쁜 헤드밴드만 있으면 된다.

하지만 선수가 하는 것은 운동이 아니라 훈련이다. 선수는 보편 건강 특성의 개선이라는 목표를 달성하기 위해 하나 이상의 훈련 변수를 조작하는 '프로그램'을 받아들이고 있으며, 따라서 훈련의 진척에 영향을 줄 수 있다면 무엇이든 세심하게 기록하는 습관을 들여야 한다.

요즘 세상에는 기록을 관리할 수 있는 수많은 방법이 있다. 엑셀로 관리를 하거나 스마트폰 앱을 쓸 수도 있고, lookhowstrongiam.com 사이트를 활용할 수도 있다. 다들 괜찮은 수단인 만큼 쓰고 싶다면 써도 좋지만, 노땅인 우리가 보기에는 공책에 쓰는 것이 최고다. 문구점에 널려있는 천 원짜리 연습장 하나면 충분하다. 운동가방에 잘 들어가고, 쉽고 빠르고 편하게 쓸 수 있고, 충전기가 없어도 되고, 정신이 제대로 박힌 사람이라면 훔칠 생각조차 하지 않을 것이다. 엑셀이나 온라인 일지도 물론 훌륭하지만, 공책을 쓰면 서버가 다운되는 것을 걱정하지 않아도 된다.

공책에 훈련 일지를 적는 방식에는 여러 가지가 있지만, 여기에서는 그림 17-1에 제시한 형식을 채택한다. 딱히 대단한 방식은 아니다. 한 세트에 한 줄씩 적으며 위에서 아래로 하나의 워크아웃을 채운다. 해보면 얼마나 좋은지 알 수 있다. 선수와 코치에게 필요한 자료는 훈련의 진행상황을 추적하고 향후 계획을 짤 때 쉽고 빠르게 찾아볼 수 있는 형태를 갖추고 있어야 한다. 그림을 보면 알겠지만, 워크세트뿐만 아니라 모든 세트를 기록해야 하며, 메모와 감상도 빼놓지 않고 적어야 한다. 프로그램이 정체기에 들어서거나 휴일이 필요한 상황에서 이러한 정보는 매우 귀중한 자료가 될 수 있다.

훈련일지 작성은 매우 중요한 일이다. 훈련은 우리의 건강을 최고조로 끌어올릴 수 있도록 생리현상과 수행능력을 조율하는, 고도로 구조화된 장기간의 프로젝트이다. 가방에 넣어둔 작은 공책을 치료일지나 의무기록으로 받아들이고 꾸준히 써 보자.

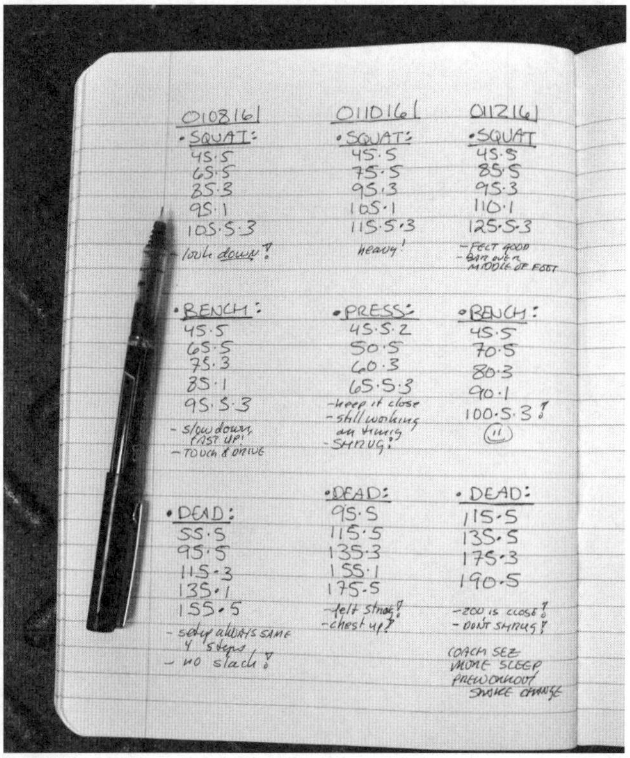

그림 17-1. 훈련일지. 이 일지를 쓴 선수는 세트와 반복수도 전부 적었고 워크아웃마다 메모도 남겼다. 이 예시에서는 각 훈련 세션이 수직 1열로 정리되어 있지만, 코치와 선수가 다르게 하고 싶다면 형식은 어떻게 해도 무방하다.

Notes

1. 운동 과학 분야에서 **강도**는 논쟁의 한복판에 있는 용어였지만, 굳이 그럴 필요가 있나 싶다. 이 용어가 혼란스럽거나 불분명하다는 분도 있다. 맞는 말이다. 스트렝스 훈련 분야에서 쓰는 **강도**와 달리기나 수영에서 쓰는 강도가 가리키는 바가 다르므로. 그러나 어떠한 상황에서나 강도는 항상 일의 총량(볼륨)과 대비되는 뜻으로 쓰이며 파워 출력의 크고 작음을 나타내 왔다. 다양한 범주의 훈련 상황에 곧잘 적용할 수 있다는 될 수 있다는 점만 놓고 보면 이 용어는 쓸모가 있다. 헷갈리고 있지 않다.
2. Campos et al., “Muscular Adaptations in Resistance-training Regimens,” 50-60.
3. Carpinelli and Otto RN, “Strength Training,” 73-84; Baggenhammar and Hansson, “Repeated Sets or a Single Set,” 154-160.

18

수준별 맞춤 프로그램: 초보자, 중급자, 그 너머까지

훈련 프로그램의 구조는 그 프로그램을 활용하는 선수가 스트레스-회복-적응 주기를 거치며 얼마나 빠르게 향상되는가에 달려 있다. 선수의 스트렝스가 강해질수록 훈련 스트레스는 커지고, 이에 따라 회복과 적응에 드는 시간뿐만 아니라 프로그램의 복잡성도 커진다. 프로그램 설계와 선수의 등급을 구분하는 일은, 결국 적응에 얽힌 생물학적 원리를 반영하고 활용하는 일이라 할 수 있다.

선수와 훈련 프로그램은 초보자, 중급자, 상급자로 나눌 수 있다. 이러한 용어를 사용함으로써 우리는 한 선수가 스트레스-회복-적응 주기 전체에 걸쳐 성장할 수 있는 능력뿐 아니라, 그 선수에게 알맞은 프로그램이 어떤 유형인가를 확실히 드러낼 수 있다. 마스터즈 선수의 적응 능력은 나이, 성별, 유전적 자질을 포함한 여러 변수와 함수 관계를 이룬다. 선수의 최대 잠재능력에 가까워질수록 훈련 기간이 길어지고 과부하 사건의 복잡성이 늘어난다. 선수로서 우리는 모름지기 스트렝스를 가장 빠른 속도로 만들어내는, 기간이 가장 짧은, 복잡성이 가장 적은 훈련 프로그램을 택해야 한다. 이런 관점에서 보면 초보자만큼 부러운 사람도 없다.

프로그램 설계와 적응 능력의 반영

이 책에서는 선수와 프로그램을 구분함에 있어 리피토의 기준을 따라 초보자, 중급자, 상급자라는 용어를 쓰고자 한다. 이러한 분류는 개개인의 절대 스트렝스나 선천적 운동능력과 전혀 무관하다. 이 낱말들은 기술이나 경험이 어떤 수준인가를 나타내는 말로 흔히 쓰이곤 하나, 여기서 우리는 스트레스-회복-적응 주기 전체에 걸쳐 성장할 수 있는 능력이 얼마만큼인지, 그러한 선수에게 알맞은 프로그램이 어떤 유형인지를 확실히 드러낼 목적으로 이러한 용어를 썼다. 때로 초보자의 스트렝스가 중급자나 상급자를 압도할 수도 있다. 각각을 구분짓는 것은 절대 스트렝스가 아니라 적응 능력이기 때문이다.

스트렝스 훈련을 막 시작한 63세 여성 마스터즈 한 분의 예를 들어보겠다. 건강하고 컨디션도 그리 나쁘지 않은 그녀는, 능동적 휴식이나 영양이나 수면 같은 회복 요소도 잘 따라와 주었다. 스쿼트는 어땠을까? 훈련 첫날 그녀는 22.5kg로 5회씩 3세트의 워크세트를 해냈다. 이틀 뒤에 체육관에 다시 온 그녀는 25kg

으로 5회씩 3세트를 할 수 있음을 깨달았다. 3일 뒤 그녀는 27.5kg으로 워크세트를 해낼 수 있게 되었다.

이분의 예시를 통해 우리는 세션마다 늘어나는 훈련 스트레스에 대한 적응 능력이 어떻게 표현되는지 확인할 수 있는데, 이 경우 워크아웃은 매번 과부하 사건으로 작용했다. 그녀는 상당 기간에 걸쳐 이 패턴을 지속적으로 활용하면서 워크세트의 중량을 올리고 스트렝스를 늘린다. 해야 할 일은 프로그램이 결정하기에, 그녀는 자신의 적응 능력을 극한까지 활용하게 된다.

뒤집어 말하면, 그녀가 자신의 적응 능력을 초과하여 다음 훈련 세션까지 회복되지 않을 만큼 커다란 훈련 스트레스에 노출될 정도로는 강하지 않다는 뜻이다.

그녀는 빠르게 강해지고 있지만, 언젠가 그 속도는 느려지다가 멈추고 말 것이다. 특정 기법을 통해 워크아웃마다 성장하는 패턴을 얼마간 이어나갈 수야 있겠지만, 그 또한 한계는 있다. 이런 방식의 성장을 영원히 지속할 수는 없다. 언젠가는 다음 훈련 세션까지 적응도 회복도 불가능할 만큼 큰 훈련 스트레스를 받아낼 정도로 그녀가 강해질 테니.

그런 상황이 도래했다 해서 그녀가 자신의 최대 스트렝스에 도달했다거나 스트렝스 훈련을 끝낼 때가 왔다는 뜻은 아니다. 당연히 훈련을 중단할 필요도 없고, 스트렝스를 '유지'하는 프로그램을 도입할 필요도 없다. 이러한 현상에는 생물학적 현실이 반영되어 있을 뿐이다. 즉, 훈련 스트레스에서 회복하고 적응하는 데 시간이 더 필요해진 것이며, 이에 따라 훈련 프로그램의 복잡성이 커져야 한다.

한 워크아웃을 마치고 다음 워크아웃까지 회복하고 적응할 수 없다는 말은, 곧 스트레스-회복-적응 주기를 여러 번의 워크아웃에 걸쳐 더 긴 시간으로 끌고 가야 한다는 말과 같다. 이때의 과부하 사건은 고볼륨/중강도나 저볼륨/고강도로 이루어진 하나 이상의 워크아웃을 통해 훈련 스트레스를 도입한다. 볼륨과 강도가 낮은 세션은 회복되는 동안 동작을 훈련할 수 있게 하는 동시에, 적응을 보조하는 세포와 호르몬 시스템을 자극한다. 프로그램의 진행 정도는 새로운 수준으로 적응을 마친 스트렝스를 보여줄 수 있는가로 판단할 수 있는데, 보통은 저볼륨/고강도 워크세트를 통해 측정한다. 이 새로운 수준의 스트렝스는 새로운 훈련 스트레스를 산출하는 지표로 쓰이고, 이내 하나의 주기가 다시 시작된다. 전에는 워크아웃끼리의 간격인 48~72시간 안에 완료되었던 스트레스-회복-적응 주기는 이제 일주일이 걸린다. 그 사이에 여러 번의 워크아웃이 지나갈 테다. 이 새롭고 길고 정교한 프로그램은 우리의 스트렝스가 오랫동안 커질 수 있게 하지만, 그 대가로 성장 속도는 느려지고 훈련의 복잡성은 커진다. 스트렝스의 수준이 높아질수록 적응 능력의 한계는 더 자주 찾아올 테고, 프로그램이 복잡해지다 보면 한 달 넘는 기간이 필요해지는 경우도 더러 있다.

각각의 단계에서 프로그램은 선수의 적응 능력을 반영하여 이를 최대한 활용해야 한다. 앞서 이야기했던 여성분의 훈련을 더 길고 복잡한 프로그램으로 시작할 수도 있었겠지만, 귀중한 훈련 시간을 낭비하는 일일 뿐이었기에 그러지 않았다. 그녀가 워크아웃마다 강해질 수 있다면 그렇게 해야 하며, 그녀의 스트렝스가 변화를 요구하기 전까지는 프로그램에 이러한 적응 능력을 반영해야 한다.

한 사람의 적응 능력에는 수많은 요인이 관여하는데, 가장 중요하고 기초적인 요인은 바로 날 때부터 정해진 수행능력의 이론적 상한선인 **유전적 잠재력**, 즉 유전형이다. 누구나 강해질 수 있지만, 유전적 자질 덕분에 남들보다 '날 때부터 힘이 좋은' 분들이 있다. 예술이라고 할 만큼 잘 설계된 맞춤형 프로그램으로 부지런히 훈련하고 성실히 회복 요소를 준수하는 선수조차도, 유전적 자질로 인해 스트렝스(나 순발력, 가동성, 지구력 같은 건강 특성)에는 넘어서기 어려운 생물학적 한계가 생긴다. 따라서 한 선수의 적응 능력은 절대 스트렝스뿐만 아니라 유전적으로 결정된 잠재력에 얼마나 가까이 다다랐는지도 관여한다.

앞서 살펴본 예시에서, 그녀가 훈련의 매 워크아웃마다 중량을 늘리다가 더 이상 중량을 늘릴 수 없을 때까지 넉 달이 걸렸다고 치자. 이 간단하고도 어마어마하게 강력한 프로그램에서 벗어나 더 복잡하고 시간이 오래 걸리는 프로그램으로 갈아탈 때가 온 것이다. 이 시점에서 그녀는 52.5kg으로 5회의 스쿼트를 할 수 있게 되었다. 성별과 나이와 체성분과 체중과 의지가 똑같은 다른 선수가 프로그램을 바꾸기 전까지 65kg을 들 수 있었다고 치자. 두 사람의 절대 스트렝스는 상당히 다르지만, 유전적 잠재력을 기준으로 한 상대 스트렝스 수준은 같다. 즉, 두 사람 모두 더 성장하려면 훈련 주기에 드는 시간을 늘리고 프로그램의 복잡성을 높여야 하는 수준의 스트렝스에 다다른 것이다.

시간에 따라 늘어나는 훈련 기간과 프로그램 복잡성

훈련 주기에 걸리는 시간이 늘어나면 프로그램의 복잡성도 늘어날 수밖에 없다. 앞서 예시를 통해 보았던 여성분이 훈련 프로그램을 시작했을 때 그녀의 프로그램은 가장 기초적인 수준으로 설계되어 있었다. 워크아웃마다 같은 세트수와 반복수를 통해 볼륨을 고정한 상태를 유지했으며, 유일하게 조작한 변수라고는 매 세션마다 올린 바벨의 중량, 즉 부하뿐이었다. 기이하고 질투 나는, 거의 마법이나 다름없는 상황이지만, 훈련을 이제 막 시작한다는 점을 고려하면 이만큼 합리적인 출발점이 없다. 피트니스 산업은 물론이고 수많은 퍼스널 트레이너와 대다수의 의사가 지닌 통념과 달리, 간단한 프로그램만으로 강해질 수 있는 사람이라면 그렇게 해야 한다는 사실은 자명해 보인다.

하지만 세상 무엇도 영원하지는 않다. 늘어난 스트렝스로 인해 훈련 주기가 길어지면, 프로그램의 복잡성도 늘어나야만 한다. 이제는 스트레스-회복-적응 주기가 여러 워크아웃에 걸칠 정도로 길어질 텐데, 그 자체만으로도 프로그램의 복잡성을 늘리는 원인이 된다. 훈련하는 사람이 스트렝스 훈련에서 오는 스트레스에 적응할수록, 즉 강해질수록, 과부하 사건의 성격은 스트레스-회복-적응 주기를 따라잡아 간다. 강해질수록 더 높은 강도의 스트레스를 받아내게 될 텐데, 그로 인해 회복에는 더 많은 시간이 요구된다. 그러나 이미 일정 수준의 적응에 다다른 몸이 높은 수준의 적응을 이뤄내려면 더 많은 스트레스가 필요해진다.

단지 바벨의 중량을 높이는 것만으로는 이 목표를 달성할 수 없으므로, 또 다른 결의 복잡성이 요구된다. 프로그램에 포함된 각각의 워크아웃이 제 소임을 다하려면 세트수, 반복수, 빈도, 운동의 종류, 강도를 모두 조절해야 하는 것이다.

훈련을 처음 시작하는 생초보는 유전적 잠재력의 상한선에서 한참 멀리 떨어져 있으므로, 상상할 수 있는 가장 간단한 프로그램, 사실상 단 하나의 훈련 변수만을 조절하면서 워크아웃과 워크아웃 사이에 스트레스-회복-적응 주기가 완료되는 프로그램만으로도 어마어마하게 강해질 수 있다. 그러나 유전적 잠재력에 가까워질수록 스트렝스의 증가 속도는 느려지고, 훈련 주기는 길어지고, 프로그램의 복잡성은 늘어날 것이다. 상급자와 엘리트 선수의 경우 한 달에서 길게는 수개월에 걸친 훈련 프로그램을 필요로 하며, 그러다 보면 프로그램 또한 매우 복잡해질 수 있다.

이러한 내용을 짚고 넘어가는 까닭은, 마스터즈 선수에게 그토록 복잡한 프로그램이 필요하기 때문이 아니라(그럴 일 없을 것이다), 두 가지 중요한 원칙을 강조하기 위해서다.

첫째, 선수가 유전적 잠재력의 상한선에 가까워질수록 훈련 주기와 복잡성은 늘어난다.

둘째, 훈련 기간이나 복잡성과 관계없이, 합리적인 프로그램은 모두 스트레스-회복-적응 주기를 활용한다. 세상에서 제일 강한 최고의 선수가 쓰는 길고 복잡한 훈련 프로그램의 정교한 구조 밑바닥에서도, 우리는 필연적으로 셀리에의 적응 증후군이 지닌 근본적인 단순성을 찾아낼 수 있어야 한다.

프로그램의 주기와 복잡성은 우리가 원해서 늘어나는 것이 아니라, 늘어날 수밖에 없어서 늘어나는 것이다.

앞의 내용을 이해하고 있는 선수와 코치라면, 중

급이나 상급이라는 낱말을 좋다거나 빠르다는 뜻으로 잘못 받아들인 나머지 다음 단계의 프로그램으로 섣불리 넘어가는 참담한 실수를 피할 수 있을 것이다. 이러한 낱말은 사실 완전히 반대의 뜻을 지니고 있다. 중급자와 상급자 수준의 프로그램은 초보자용 프로그램보다 느리고, 복잡하고, 효율이 낮다. 편하고 빠른 길이 있는데 굳이 복잡하고 느린 길로 갈 이유가 없다.

초보자

여기에서는 훈련 스트레스에서 48~72시간(일부 마스터즈는 최대 96시간) 내에 회복될 수 있으면서 다음 워크아웃 때 훈련 스트레스를 늘릴 수 있는 사람을 우리는 **초보자**novice로 정의한다. 초보자 프로그램에서는 적응 능력을 반영하고 활용함에 있어, 매 훈련 세션마다 바벨의 중량을 높이는 동시에, 볼륨을 비롯한 다른 훈련 변수는 고정한다.

이러한 방식을 통해 초보자는 스트렝스를 빠르게 키워나갈 것이다. 프로그램이 정교하고 세심하게 설계되었기 때문은 아니다. 프로그램은 오히려 극도로 단순하고 일반화되어 있다. 그럼에도 잘 먹히는 것은, 초보자의 경우 훈련 프로그램의 종류와 상관없이 효과를 볼 수 있기 때문이다. 잠깐 동안은. 초보자의 스트렝스는 유전적 잠재력에서 워낙 멀리 떨어져 있기에, 힘을 만들어내는 저항이라면 종류와 무관하게 훈련 스트레스로 작용하여 적응으로 이어질 가능성이 크다. 자전거도, 팔벌려뛰기도, 잡스러운 운동기구도, 심지어 매일 나가는 산책도 초보자의 스쿼트 스트렝스를 높여줄 수 있다. 이런 것으로 시작된 성장은 금세 멈출 테지만, 쓰잘데 없는 운동기구를 팔아먹거나 덜떨어진 운동생리학 논문에 자료로 쓸 정도로는 지속된다. 생초보는 종류와 상관없이 신체활동의 증가 자체만으로도 스트렝스가 단기간이나마 무조건 향상된다. 훈련 경험이 전혀 없는 성인이 최소한의 힘과 노력만으로 해낼 수 있는 신체활동으로도 어느 정도 긍정적인 효과를 얻게 되는 이 현상은, **초보자 효과**novice effect로 알려져 있다. 홈쇼핑에서부터 운동생리학 논문에 이르기까지, 신체활동에 얽힌 수많은 혼란의 중심에는 이 초보자 효과가 있다.

초보자 효과는 훈련 경험이 없는 이들에게 자연이 주는 선물이다. 이를테면 공짜 사은품, 패자부활전, 정부 보조금 같은 것이다. 그러나 이를 오해하거나 올바르지 않게 쓰다 보면 의미 없이 사라지게 마련이다. 초보자 효과를 제대로 받아먹으려면, 생명체가 특수한 스트레스에 특수하게 적응한다는 훈련 특수성training specificity의 원칙을 받아들여야 한다. 삽질을 할 때 굳은살이 손 전체가 아니라 필요한 곳에만 생기고, 저글링 묘기를 배운다고 해서 골프 스윙이 좋아지지 않고, 독감에 걸렸다고 해서 한센병 항체가 생기지 않는 것과 같은 원리다.

요컨대, 스쿼트 스트렝스를 키울 요량으로 자전거를 타면 안 된다. 스쿼트 스트렝스를 키우려면 스쿼트를 해야 한다. 처음에야 둘 다 효과가 있겠지만, 초보자가 초보자 효과의 효험을 제대로 보려면 특성화된 훈련 방식을 끌고 들어와야 한다.

실전으로 들어가 보자. 초보자 프로그램은 주 2~3회 형태로 되어있으며, 목표 반복수 · 세트수(볼륨)가 고정된 채 매 워크아웃마다 바벨의 중량이 올라간다. 초보자는 훈련이 없는 날 능동적 휴식(16장 참조)을 하되, 컨디셔닝 운동이나 고된 신체활동을 하면 안 된다. 훈련 기간 중 이 결정적인 시기만큼은 초보자의 적응 능력을 모조리 스트렝스 계발을 극대화하는 방향으로 쏟아부어야 한다. 그렇게 하지 않으면 스트렝스 향상 속도에 제동이 걸리거나 초보자 구간의 지속기간이 짧아진다. 중량을 신중하게 올리고 회복 요인을 제대로 준수한다면, 초보자 프로그램은 빠르고 꾸준한 스트렝스의 향상을 적어도 수 주, 길게는 6개월까지 이끌어낼 것이다. 늙어서 회복능력이 떨어진 일부 마스터즈는, 비록 장기간의 스트렝스 향상 속도가 다소 떨어질 수는 있겠지만 초보자 프로그램을 약간 변형하여 평생 써먹을 수 있다. 초보자 프로그램과 그 변형은 19~21장에서 자세히 살펴보겠다.

중급자

초보자 프로그램을 통해 마스터즈 선수가 유전적 잠재력에 빠르게 가까워지고 바벨의 중량이 늘어남에 따라, 훈련 스트레스에서 회복되고 적응하는 능력도 점차 한계에 가까워질 것이다. 초보자 프로그램을 제대로 이행하고 회복에 주의를 기울였음에도 스트렝스 향상이 다음 워크아웃까지 나타나지 않는 선수를, 우리는 **중급자**intermediate로 정의한다.

중급자 프로그램에서는 과부하 사건 동안 스트레스가 누적될 수 있도록 훈련 기간과 훈련의 복잡성을 한층 늘릴 것이다. 이 단계에서는 보조 운동의 활용을 포함해 여러 가지 훈련 요소를 도입함으로써 보다 유연하게 각각의 요소에 집중할 수 있다. 예컨대 중급 구간에 접어든 선수는 적절한 운동을 끼워넣음으로써 순발력, 컨디셔닝, 근비대, 가동성, 균형 같은 각각의 요소에 원하는 만큼 집중도를 높일 수 있다. 훈련 기간이 길어지고, 회복에 드는 시간이 늘어나고, 스트렝스 증가 속도가 느려졌기 때문에, 스포츠 활동을 포함한 여타 신체활동의 추가가 초보자 시절처럼 훈련에 방해가 되지는 않을 것이다.

중급자 프로그램의 훈련 기간은 구간당 약 1~2주 정도로, 이때 HLM, 분할법, 텍사스 메소드와 그 변형 프로그램이 도입된다. 이 프로그램들에 포함된 워크아웃과 각각의 세트는 모두 각각 과부하 사건의 특정 부분만을 겨냥하고 있으며, 훈련 기간 동안 볼륨과 강도가 함께 조작될 것이다. 중급자 프로그램에 관한 내용은 22~24장에 자세히 다루었다.

상급자

중급자를 뛰어넘어 '상급 중급자'로 향하는 마스터즈 선수는 거의 없다. 중급자 이상의 훈련에는 극도로 세심한 관찰뿐만 아니라, 복잡한 프로그램과 구역질 나는 노력이 요구된다. **상급자**advanced 마스터즈의 훈련 목적은 건강이 아니라 대회 출전이다. 유전적 잠재력에 최대로 접근하여 '한계를 초월하려는' 훈련을 하는 탓에 오버트레이닝과 부상에 빠질 가능성은 훨씬 커진다. 스트렝스 훈련을 통한 건강상의 효용을 극대화한다는 점에서 보면 상급자 수준의 프로그램은 필요치 않으며, 이를 견뎌내지 못하는 마스터즈 선수가 대부분일 것이다.

이 책에서는 상급자 프로그램의 세세한 내용을 다루지 않겠지만, 일반적인 원칙과 구조 정도는 25장에서 간략히 살펴볼 것이다.

19

초보자 프로그램

한 사람의 훈련 역사에서 주 2~3회씩 바벨의 중량을 높이며 빠르게 성장해 나갈 수 있는 시기는 초보자 구간뿐이다. 이 장에서는 스타팅 스트렝스식 초보자 프로그램을 살펴본 다음, 이를 마스터즈 선수에게 적용하려면 어떠한 조정을 거쳐야 하는지 알아볼 것이다. 이러한 조정은 대부분 볼륨이나 훈련 빈도를 줄이는 형태로 이루어져 있으며, 훈련 강도를 낮추는 일은 가급적 피해야 한다. 정체기를 맞이했을 때 이를 올바르게 평가하고 관리하는 방법도 설명할 것이다. 상급 초보자 단계에 접어들면 선형 진전을 끝까지 뽑아먹을 수 있도록 '경량 스쿼트' 같은 여러 가지 수정을 가할 수 있지만, 젊은 친구들만큼 훌륭한 성과를 보이기는 어려울 것이다. 초보자 구간의 끝이 다가오면 더 이상 워크아웃마다 성장하기 어려울 텐데, 그때부터는 중급자 훈련을 시작해야 한다.

초보자 프로그램의 개요

자신이 초보자인지 아닌지 모르겠다면 초보자다. 앞서 이야기했듯, 초보자는 훈련 스트레스에서의 회복과 적응을 다음 훈련 세션 전까지 이뤄내는 동시에 매 워크아웃마다 스트렝스의 향상을 보이는 사람이다. 따라서 30년 동안 매주 한 번꼴로 체육관에 가서 머신과 바벨로 운동을 하는 사람도 초보자일 수 있다. 오래 전에 스트렝스 훈련에 매진했거나 경기에 출전했던 적이 있는 사람도 초보자일 수 있다. 그런 경험이 있는 분은 생전 처음으로 훈련을 시작한 사람보다 다소 유리할 수도 있지만, 초보자라는 사실에는 변함이 없다.

체육관에 오는 사람들이 하는 것은 대개 운동일 뿐 훈련이 아니다. 스트레스-회복-적응 주기를 세심히 활용해서 실제로 강해지기보다는, 그저 그날그날의 워크아웃에 집중할 뿐이다. 스트레스-회복-적응 주기라는 것이 존재하는지조차 모른 채 수십 년 동안 프로그램 하나 없이 비효율적인 운동을 했다는 사실은, 가상하기는 해도 비극적인 시간낭비일 뿐이다. 스트렝스와 근육량의 증가는 있으나 마나 한 수준이었을 테고, 초보자 효과를 활용해 유전적 잠재력과 적응 능력의 한계까지 강해져 본 적도 없었을 테다. 이런 분들은 볼륨과 종목을 그대로 두고 바벨의 중량을 워크아웃마다 조금씩 높여도 훈련할 때마다 스트렝스를 향상시킬 수 있다. 요컨대 체육관을 몇 년 다녔든 간에, 선형 진전을 최대로 활용하지 않았다면 초보자다.

선형 진전linear progression은 성공적으로 완수한 훈련 세션에서의 워크세트 중량 증가가 오랜 기간에 걸쳐 지속적으로 있을 때 발생한다. 초보자는 워크아웃마다 바벨의 중량을 늘리고 있으므로 이러한 진전에 놓여 있다고 할 수 있다. 대다수의 초보자에서 이러한 선형 진전은 '하루 운동 하루 휴식 루틴'이겠지만, 초보자 마스터즈에게는 '하루 운동 2~3일 휴식 루틴'이 될 수 있다.

워크세트의 중량이 적절한 경우, 초보자는 훈련 스트레스에서의 회복과 적응에 48~72시간이 걸린다. 나이 든 분의 경우 이 기간이 길어져야 할 수도 있다. 하지만 20~40대의 초보자의 경우, 월요일에 운동하고 화요일에 쉬면 수요일에는 새로운 스트레스를 받아내면서도 향상된 수행능력을 선보일 수 있다. 목요일을 수요일의 스트레스에서 회복되는 날로 잡으면, 금요일에는 수행능력을 또 한 번 향상시킬 수 있다. 진전이 이토록 빠르게 일어나는 것은 초자연적인 회복능력 때문이 아니라, 초보자가 향후 48~72시간 동안 회복되지 않을 만큼 큰 훈련 스트레스를 만들어낼 정도로 강하지 않기 때문이다.

주 3회의 훈련은 어떠한 연령대에서나 빠른 성장을 기대할 수 있는 방식이다. 마스터즈 선수에서는 그 속도가 다소 느릴 테지만, 원칙은 똑같이 적용된다. 나이 때문에 회복이 더뎌 주 3회를 채우지 못한다 해도, 앞서 내린 정의로 볼 때 초보자의 성장은 워크아웃마다 일어나기만 하면 된다.

여기서 우리는 가장 단순하면서도 가장 효과적인 스트레스-회복-적응 주기를 살펴볼 것이다. 초보자용 프로그램은 일반적으로 단순한 구조를 지니고 있으며, 실질적으로 단 하나의 훈련 변수만 조작한다. 바로 부하load이다. 워크아웃을 거듭하며 바벨의 중량이 서서히 올라가는 동안, 볼륨과 회복 간격과 운동 종목은 모조리 '묶어 놓아야' 한다.

스타팅 스트렝스 모델

이 책을 읽고 계신 분은 어쩌면 마크 리피토가 『스타팅 스트렝스: 바벨 훈련의 첫걸음』과 『스트렝스 트레이닝을 위한 현실적 프로그램』에 제시한 초보자 훈련 모델을 본 적이 있을지도 모른다. 이 모델은 매 워크아웃마다 초보자가 훈련을 거치며 적응할 수 있는 능력을 기준으로 명쾌하게 다듬어진 덕에 엄청난 성공을 거두었다. 일반적으로 적용할 수 있는 스타팅 스트렝스 모델을 소개하는 것이 이 꼭지의 목적이다. 물론 개인별 편차를 고려하는 것도 빼놓을 수 없기에 수정이 필요한 분도 간혹 계시겠지만, 50세 이하의 초보자에게는 이 프로그램이 거의 다 통한다. 이 장 후반부에서는 이 모델을 50세 이상의 마스터즈에게 어떻게 적용해야 하는지 알아볼 것이며, 60대 이상의 마스터즈에 대한 적용법은 이후의 장에서 살펴보기로 하자.

여기서 하나 짚고 넘어갈 사실이 있다. 나이에 따른 조정은 부득이하게 임의적일 수밖에 없으며, 이러한 조정이 맞지 않는 분도 계실 수 있다. 연령대와 무관하게 성인에서는 사람마다의 신체적 차이가 커질 수 있다. 제시된 프로그램을 모두가 똑같이 따라할 수는 없고, 어떤 분은 초반부터 프로그램을 수정해야 할 수도 있다. 하지만 스타팅 스트렝스 모델은 나이와 능력의 넓은 스펙트럼을 아우르는 동시에 원하는 대로 수정할 수 있는 만능 열쇠 같은 기초를 제공한다. 지금부터 설명할 접근법은 시간의 시험대에 올라 수천 명의 선수에게 생산적으로 적용되며 수십 년 동안 발전되어 왔다.

스타팅 스트렝스 초보자 프로그램의 기본 구조

스타팅 스트렝스 모델은 전통적으로 월요일, 수요일, 금요일의 주 3일 프로그램으로 정해져 있는데, 화요일, 목요일, 토요일로 해도 무방하다.

훈련이 진짜 처음인 **생초보**rank novice는 A와 B의 두 가지 워크아웃으로 구성된 가장 단순한 프로그램(1A)으로 훈련을 시작한다. 1주차에 ABA, 2주차에 BAB, 3주차에 ABA 식으로 워크아웃을 교대로 계속 돌리는 것이다. 두 워크아웃의 차이는 '미는' 동작 하나뿐인데, 워크아웃 A에서는 벤치프레스를 하고 B에서는 프레스를 한다. 스쿼트와 데드리프트는 매 세션마다 한다. 스쿼트, 벤치프레스, 프레스는 모두 5회씩 3세트로 하되, 데드리프트는 5회짜리 한 세트만 한다.

프로그램 1A: 생초보 프로그램

워크아웃 A	워크아웃 B
스쿼트 3×5	스쿼트 3×5
벤치프레스 3×5	프레스 3×5
데드리프트 1×5	데드리프트 1×5

*숫자: 세트수×반복수

처방내용: 워크아웃 A와 B를 월-수-금 또는 그에 상응하는 패턴에 맞게 번갈아 실시한다.
(예: 1주차 ABA, 2주차 BAB, 3주차 ABA)

처방대상: 40세 미만(가능), 40~49세(가능), 50~59세(가능), 60세 이상(재량껏)

처방상의 주의: 훈련을 시작했을 때만 사용 가능. 데드리프트 중량이 스쿼트 중량을 넘어서거나 회복에 제한이 걸릴 경우 초기 초보자(1B) 프로그램으로 넘어가야 함.

지난 수십 년간의 시행착오와 지속적인 개선 끝에 찾아낸 볼륨과 강도의 이 균형은, 48~72시간 안에 회복되면서도 적응을 유도할 만큼 충분한 스트레스를 만들어내게 함으로써 더 많은 중량을 들 수 있게 한다는 사실을 보여주었다. 세트수나 반복수가 이보다 많아지면 더 진전 자체는 더 커질 수도 있겠지만, 그만큼 회복 능력에 부담을 주기 때문에 48~72시간이 지나도 수행능력의 개선을 확인하기 어려울 수 있다. 결국 워크아웃 간의 간격이 더 벌어져야 할 테고, 빠르게 성장할 여력이 있는 선수에게도 불필요하게 느린 성장으로 이어질 수밖에 없다.

여러 번의 워크아웃을 (1~3주차 동안) 해내다 보면 데드리프트 중량이 스쿼트 중량을 저만치 앞지르게 될 것이다. 이 시점에서 3회씩 5세트의 파워클린을 도입하는 동시에, 워크아웃 A와 B에도 변화를 주어야 한다. 이것이 바로 초기 초보자 프로그램(1B)이다.

초기 초보자 프로그램에서는 매 워크아웃마다 당기기 운동(데드리프트와 클린)을 할 텐데, 이 단계에서는 계속 무거워지는 데드리프트 중량에서의 회복이 용이해야 하는 만큼, 클린의 중량이 아직은 가벼울 것이다. 하지만 1~3주 안에 클린도 중량이 붙으며 더 많은 스트레스를 만들어낼 것이므로, 고중량 당기기 세션 사이의 회복 기간 확보 차원에서 프로그램이 다시 한 번 바뀌어야 한다. 이때 제한적인 보조 운동이 처음으로 도입되는데, 바로 백 익스텐션과 친업이다.

이 단계에서도 초보자는 워크아웃 A와 B를 계속 번갈아 할 텐데, 이때 워크아웃 A 안에서도 데드리프트와 파워클린을 번갈아 한다. 즉, 이제는 고도의 훈련 스트레스를 만들어내는 데드리프트를 워크아웃 네 번에 한 번 꼴로 한다는 뜻이다. 초보자 구간에서의 성장은 대부분 이 초보자 프로그램(1C)을 통해 이루어진다.

예 19-1은 초보자의 10주치 성장 기록이다. 활동량이 거의 없고 컨디션이 떨어져 있다는 점을 제외하면 가동성이나 회복 능력 따위에 문제가 없는 건강한 42세 남성이 이 일지를 썼다고 가정해 보자. 눈에 잘 들어오도록 백 익스텐션 없이 친업만 넣었다.

초보자 프로그램을 제대로 해내면 이렇게 된다. 각 운동의 진전 속도를 눈여겨보자. 스쿼트의 중량 증가폭은 처음에 5kg였지만 빠르게 2.5kg가 된다. 벤치와 프레스는 몇 주 동안 2.5kg씩 늘렸으나 이후에는 1~2kg로 더뎌진다. 벤치프레스의 1주차 시작 중량을 보자. 스쿼트보다 더 나가고 데드리프트와 맞먹는다. 하체는 거들떠본 적도 없지만 상체 훈련, 특히 벤치프레스 훈련을 해본 적 있는 젊은 남자에게서는 비교적 흔한 일이다. 처음에 10kg이었던 데드리프트 중량 증가폭은 5kg이 되었다가 결국은 2.5kg이 된다. 파워클린은 기술적인 부담이 크기 때문에 진전이 빠를 수 없다. 프로그램의 초반에는 워크아웃마다 1~2.5kg씩 증량하는 것이 합리적이다. 여기서 핵심은 중량 증가폭을 확실히 정하는 것이 아니라, 처음에는 컸던 폭이 점차 줄어드는 것이다. 진전은 사람마다 제가끔의 속도로 일어날 수밖에 없다.

40대 초반 남성에게는 이 정도 진전이 현실적이다. 고작 한 달 만에 스쿼트 중량이 두 배가 되는 것인데, 이렇게 빠른 성장은 아마 살면서 다시 찾아오지 않을 것이다.

물론 영원히 그럴 수는 없다. 이분은 향후 몇 달 동안 계속 진전을 보이겠지만, 중량 증가폭은 조금씩 줄어들다가 끝내 멈추고 말 것이다.

프로그램 1B: 초기 초보자 프로그램

워크아웃 A	워크아웃 B
스쿼트 3×5	스쿼트 3×5
벤치프레스 3×5	프레스 3×5
데드리프트 1×5	파워클린 5×3

*숫자: 세트수×반복수

처방내용: 워크아웃 A와 B를 월-수-금 또는 그에 상응하는 패턴에 맞게 번갈아 실시한다.
(예: 1주차 ABA, 2주차 BAB, 3주차 ABA)

처방대상: 40세 미만(가능), 40~49세(가능), 50~59세(재량껏), 60세 이상(재량껏)

처방상의 주의: 프로그램 1A에서 2~3주간 진전을 거두며 데드리프트 중량이 스쿼트 중량을 넘어선 이후에 사용 가능. 대개 1~3주 후 초보자 프로그램(1C)으로 넘어가야 함.

프로그램 1C: 초보자 프로그램

워크아웃 A	워크아웃 B
스쿼트 3×5	스쿼트 3×5
벤치프레스 3×5	프레스 3×5
데드리프트 1×5 또는	백 익스텐션
파워클린 5×3	친업

*숫자: 세트수×반복수

처방내용: 워크아웃 A와 B를 월-수-금 또는 그에 상응하는 패턴에 맞게 번갈아 실시한다.
(예: 1주차 ABA, 2주차 BAB, 3주차 ABA)

워크아웃 A에서 데드리프트와 파워클린은 교대로 실시한다.

처방대상: 40세 미만(가능), 40~49세(가능), 50~59세(재량껏), 60세 이상(재량껏)

처방상의 주의: 프로그램 1B로 2~4주간 진전을 보인 경우에 사용 가능. 프로그램 1D의 주의사항에 해당할 경우 넘어갈 수 있음.

[예 19-1] 초보자 프로그램을 제대로 실행한 경우

(프로그램 1A)	월요일	수요일	금요일
1주차	스쿼트 30×5×3 벤치 40×5×3 데드리프트 40×5	스쿼트 35×5×3 프레스 25×5×3 데드리프트 50×5	스쿼트 40×5×3 벤치 42.5×5×3 데드리프트 60×5
2주차	스쿼트 45×5×3 프레스 27.5×5×3 데드리프트 70×5	스쿼트 50×5×3 벤치 45×5×3 데드리프트 80×5	스쿼트 55×5×3 프레스 30×5×3 데드리프트 87.5×5
(프로그램 1B)			
3주차	스쿼트 60×5×3 벤치 47.5×5×3 데드리프트 92.5×5	스쿼트 65×5×3 프레스 32×5×3 파워클린 43×3×5	스쿼트 70×5×3 벤치 50×5×3 데드리프트 97.5×5
4주차	스쿼트 72.5×5×3 프레스 34×5×3 파워클린 45×3×5	스쿼트 75×5×3 벤치 52.5×5×3 데드리프트 102.5×5	스쿼트 77.5×5×3 프레스 36×5×3 파워클린 47.5×3×5
5주차	스쿼트 80×5×3 벤치 55×5×3 데드리프트 105×5	스쿼트 82.5×5×3 프레스 37×5×3 파워클린 50×3×5	스쿼트 84×5×3 벤치 56×5×3 데드리프트 110×5
6주차	스쿼트 86×5×3 프레스 38×5×3 파워클린 52.5×3×5	스쿼트 88×5×3 벤치 57×5×3 데드리프트 115×5	스쿼트 90×5×3 프레스 39×5×3 파워클린 55×3×5
(프로그램 1C)			
7주차	스쿼트 92.5×5×3 벤치 58×5×3 데드리프트 120×5	스쿼트 95×5×3 프레스 40×5×3 친업 5,3,3	스쿼트 97.5×5×3 벤치 59×5×3 파워클린 56.5×3×5
8주차	스쿼트 100×5×3 프레스 41×5×3 친업 5,4,3	스쿼트 102×5×3 벤치 60×5×3 데드리프트 122.5×5	스쿼트 104×5×3 프레스 42×5×3 친업 6,5,4
9주차	스쿼트 107×5×3 벤치 61×5×3 파워클린 58×3×5	스쿼트 109×5×3 프레스 43×5×3 친업 6,5,5	스쿼트 111×5×3 벤치 62×5×3 데드리프트 125×5
10주차	스쿼트 113×5×3 프레스 44×5×3 친업 7,5,5	스쿼트 115×5×3 벤치 63×5×3 파워클린 59×3×5	스쿼트 118×5×3 프레스 45×5×3 친업 7,6,5

정체기 탈출법: 초보자 프로그램과 백오프

초보자의 선형 진전은 언젠가 정체기를 맞이할 수밖에 없고, 프로그램에 있는 운동의 진전은 더 이상 나타나지 않게 될 것이다. 나이가 많을수록 그 시점은 더 빨리 찾아온다. 진전 속도가 느려지거나 정체기에 돌입했다면, 반드시 조정을 거쳐야 한다. 만일 훈련하는 사람이 스타팅 스트렝스 (또는 아주 비슷한 변형) 모델을 쓰고 있었다면, 앞으로 나아가기 위해 프로그램에 뭔가 더 얹을 필요는 거의 없다. 표준 초보자 프로그램에서 진전이 잘 안 되고 있다면, 원인은 다음 셋 중 하나일 것이다.

1. 워크아웃 도중의 **과도한 훈련 '스트레스'**
2. 세션과 세션 사이의 **불충분한 '회복'**
3. **욕심**

1과 2는 동전의 양면이나 다를 바 없다. 선수와 코치는 워크아웃 도중의 스트레스를 줄일지, 아니면 세션간 휴식의 양을 늘릴지 결정해야 한다. 둘을 동시에 하는 것은 필요하지도 생산적이지도 않다. 상황에 맞게 적용한다면, 둘 다 지친 선수를 북돋울 수 있는 접근법이다. 욕심 때문에 정체기에 돌입했다면 좀 더 극단적인 방법이 필요하다.

상황을 올바르게 진단하는 한편 어떠한 접근법을 쓸지 결정하려면, 선수와 코치는 지난 수 주 동안의 훈련을 되짚어보면서 경향을 확인해야 한다. (아래의 내용은 성공적인 훈련에 필수적인 기록 관리가 세심하게 이루어졌다는 전제로, 전체 중 일부만 서술하였다.)

시나리오 1. 에너지 고갈: 이 경우, 선수는 처방된 볼륨으로 워크아웃을 완료하기 힘들어 할 것이다. (대개 고중량 데드리프트나 까다롭고 스트레스 심한 파워클린 같은) 그날의 마지막 운동이 퇴보를 시작하거나 최소한 정체기에 들어서고 있을 것이다. '당 떨어진' 느낌이 든다는 분도 있을 텐데, 이때 고관절과 허리의 극심한 피로가 동반되는 경우도 있다. 이런 상황에서는 스쿼트나 프레스 · 벤치프레스의 마지막 세트에서 세트간 휴식을 늘려도 반복에 실패하는 패턴이 드러나는 경우도 있다. 워크아웃 다음날 다리와 허리의 근육통이 심해지는 경우도 있으며, 훈련 초반에는 좋아졌던 수면의 질이 나빠지는 경우도 있다.

이는 각 훈련 세션 안의 스트레스가 선수의 역량을 초과하기 시작한 시나리오이다. 이 경우 회복 요소가 모두 올바르게 적용되었다는 가정하에 훈련 볼륨을 줄여야 한다. 3×5모델로는 지금의 중량이 과해진 것인데, 범인은 (벤치)프레스보다 스쿼트일 가능성이 높다. 처음에야 5회씩 3세트가 잘 들어맞았겠지만, 스트렝스와 중량이 모두 늘어난 지금은 감당할 수 있는 선을 넘은 것이다. 워크세트의 중량이 늘어난 지금은 웜업 세트가 몇 개 더 들어가 있을 테니 총 훈련 볼륨도 따라서 늘어나 있을 수밖에 없다.

가장 좋은 해결책은 그날 해야 할 최대 중량 스쿼트의 훈련 볼륨을 줄이는 것이다. 강조하건대, 절대 바벨의 무게를 줄이라는 뜻이 아니다. 강도가 아니라 볼륨이 문제이기 때문이다. 스트렝스는 볼륨이 전체적으로 줄어도 유지될 수 있지만, 중량을 낮추면 퇴보한다. 자세가 흐트러지지 않는 이상, 워크세트 중량 향상에 모든 노력을 기울여야 한다.

세션의 볼륨을 줄이고 싶다면, 아래의 세 가지 간단한 방식을 활용해 보자.

1. 한 세트 빼기: 가장 단순한 방법이다. 현 단계에서 3세트가 너무 많은 것이 확실할 경우, 워크세트의 목표를 5회씩 2세트로만 잡아도 초보자 구간 후반의 진전을 유도하기에 충분하다. 고중량 스쿼트를 주 3일 동안 6세트만 하는 것이다.

2. 반복수 줄이기: 이번 전략은 3세트를 유지하되 반복수를 3회로 줄이는 것이다. 이 전략 또한 초보자 구간 후반에 잘 들어맞으며, 선형 진전을 몇 주 쥐어짜듯 연장시킬 수 있다. 이 방법을 쓰면 회복과 진전의 개선 효과가 즉각적으로 나타날 테지만, 그리 오래 가지는 않는다. 세트당 3회씩

의 워크아웃을 몇 주 정도 활용하다가, 어느 시점에 이르면 상급 초보자(프로그램 1D)나 중급자 프로그램으로 넘어가야한다.

3. 워크세트 하나, 백오프 세트 둘: 이 전략에서는 목표 중량의 워크세트를 한 세트 마친 다음, 중량을 5~10% 정도 줄인 백오프 세트를 두 세트 실시한다. 가령 오늘 목표 중량이 90kg라면, 90kg으로 5회 1세트를 수행한 다음, 81kg으로 5회씩 2세트를 실시한다. 이렇게 하면 전체 볼륨은 (5회씩 3세트로) 변하지 않되 최고 중량에서의 볼륨만 줄어든다.

시나리오 2. 텅 빈 시작: 워크세트의 마무리에 난항을 겪는 시나리오 1과 달리, 시나리오2에서는 워크아웃의 시작부터 문제다. 에너지가 '고갈되어' 가는 것이 아니라 아예 '텅 빈' 채로 시작하는 것이다. 지난번 훈련 세션을 마치고 뻣뻣해진 몸이, 이제는 빈 바로 몸을 풀고 가볍게 웜업을 해도 풀리지 않는다. 게다가 웜업 중량에서조차 바의 속도가 느려지고 자세가 무너지는 것이 느껴진다. 전에는 가볍게 느꼈던 중량이 이제는 무겁다. 마지막 운동의 마지막 세트만 삐끗하는 것이 아니라, 그날의 첫 번째 워크세트부터 실패로 시작해 워크아웃 전체가 나락으로 떨어지는 것이다.

여기서 범인은 충분치 못한 휴식이며, 세션간 휴식을 더 많이 줌으로써 해결할 수 있다. 월-수-금 스케줄에서는 48~72시간의 세션간 휴식이 있을 텐데, 초반 몇 주 동안은 상당히 긴 휴식일 테다. 하지만 시간이 지나면 표준 초보자 프로그램으로 지도하는 코치는 월-수-금 스케줄에서 언제나 월요일이 최고의 훈련 세션이라는 점을 알아차린다. 주말에 하루를 더 쉬었으니 당연한 일이다. 이 시나리오를 해결하는 간단한 방법은, 매 훈련 세션이 끝날 때마다 '주말'처럼 이틀을, 때로는 3일을 쉬게 하는 것이다.

이렇게 하면 보통은 훈련 일정을 어떻게 잡아야 하는지에 대한 고민이 뒤따른다. 휴식 기간을 하루 늘리면 선수는 '하루 하고 이틀 쉬는' 불규칙한 일정을 받아들여야 한다. 이 프로그램의 세부적인 내용은 다음 장에서 다룰 텐데, 예 19-2와 비슷할 것이다.

[예 19-2] 초보자의 '하루 하고 이틀 쉬는' 훈련 스케줄

월요일	**목요일**	**일요일**
스쿼트 3×5	스쿼트 3×5	스쿼트 3×5
벤치 3×5	프레스 3×5	벤치 3×5
데드리프트 1×5	랫풀다운 3×10	파워클린 5×3
수요일	**토요일**	**화요일**
스쿼트 3×5	스쿼트 3×5	스쿼트 3×5
프레스 3×5	벤치 3×5	프레스 3×5
랫풀다운 3×10	데드리프트 1×5	랫풀다운 3×10
금요일	**월요일**	**목요일**
스쿼트 3×5	스쿼트 3×5	스쿼트 3×5
벤치 3×5	프레스 3×5	벤치 3×5
파워클린 5×3	랫풀다운 3×10	데드리프트 1×5

표준 프로그램과 비교하면 세션 사이의 시간이 늘어나 있다. 이 불규칙한 일정은 일이나 직장 문제, 체육관이나 코치의 업무 시간, 가족 행사 따위를 감안할 때 현실성이 떨어질 수 있다. 그런 경우 일정을 주 2회로 고정하는 것이 탁월한 선택이다. 월/목, 화/금, 월/금, 수/토 중 하나를 골라 매주 같은 요일에 훈련하면, 다음 세션까지 2~3일의 완전한 휴식을 취할 수 있다. 스케줄을 화/목 같이 잡는 방식은 일주일을 기준으로 운동과 휴식의 균형이 한쪽으로 어그러지기 때문에 좋지 않다. 초보자 프로그램에서 볼륨을 줄인 이러한 변형 프로그램에 대해서는 앞에서도 언급했듯 다음 장에서 자세히 다루도록 하겠다(프로그램 3B).

세션마다의 운동 종목 수를 줄이는 것도 방법이다. 가령 주 3일 프로그램을 4일 동안 하는 것이다. 체육관에는 더 자주 오겠지만, 같은 운동을 다시 하기까지의 시간이 3~4일로 늘어나고, 각 세션에서의 운동량도 줄일 수 있다. 이러한 4일식 접근법의 여러 가지 변형은 20장에서 자세히 살펴보자.

프로그램이 주 2일이든 4일이든 간에, 여기 적용된 원칙과 방식은 기준이 되는 3일 프로그램에 적용된 것과 같다. 세션간 휴식은 늘어났지만 여전히 선형 진전을 보이고 있다. 회복 요소가 모두 충분히 갖춰져 있다면, 훈련 스케줄을 이렇게 간단히 바꾸는 것만으로도 거의 항상 엄청난 수행능력의 향상을 거둘 수 있다. 휴식, 영양, 잠, 수분 섭취가 엉망이라면 프로그램을 아무리 손봐도 의미가 없다.

시나리오 3. 욕심: 욕심부리면 패가망신하는 건 체육관이라고 다르지 않다. 이 시나리오에서는 너무 공격적으로 중량을 올려댔다. 초반의 빠르고 성공적인 선형 진전으로 대담해진 선수(와 코치)가 비현실적인 기대에 빠지고 만 것이다. 초반의 성취는 자세와 자신감과 근신경계 효율의 개선, 다소간의 근육량 증가에서 비롯된다. 후반의 성취는 스트렝스와 근육량 증가에 의존적인데, 이는 초보자 단계에서도 어쩔 수 없이 느리게 일어난다. 첫 2주 동안 세션마다 스쿼트 중량을 5kg씩 올리는 분은 그 증가폭이 지속되리라는 기대를 버려야 한다. 그랬다가는 불가피하게 정체기를 맞이할 테고, 소중한 훈련 시간을 쓸데없이 낭비하게 될 테다.

이러한 상황은 훈련일지를 현실적인 관점에서 투명한 눈으로 살피다 보면 쉽게 진단할 수 있다. 정체기가 찾아오기 전에 바벨의 중량 증가폭에 대한 조정이 없었다는 사실이 조사 과정에서 드러날 것이며, 때로는 그 증가폭이 커지는 경우도 드러나곤 한다.

강도를 실질적으로 줄이는 처방을 내는 일은 드문데, 이 시나리오는 거기에 해당한다. 이런 수렁에 빠진 분은 워크세트 중량을 아무리 못해도 10%는 줄여야 한다. 그런 다음 프로그램을 전과 같이 재개할 텐데, 이때 워크아웃 간의 중량 증가폭을 적절하게 줄여 놓아야 한다. 그렇게 하면 오래지 않아 탐욕에 사로잡혀 정체기에 빠졌던 중량을 지나쳐 한층 더 성장할 수 있을 것이다. 더 강하고, 더 현명한 모습으로.

상급 초보자 프로그램

상급 초보자advanced novice는 꾸준히 훈련하며 수 주 동안 문제없이 선형 진전(프로그램 1C)의 길을 걸어 온, 그러나 이제는 앞에서 본 과도한 워크아웃 볼륨이나 부적절한 회복의 교정을 목적으로, 하나 이상의 조정이 필요한 사람을 가리킨다. 중량은 지금까지 신중하게 올려 왔을 것이다(욕심부리면 상급 초보자 실격이다). 이제 중량 증가폭은 매우 작아져 있을 테다(개인차는 있지만, 스쿼트 2.5kg, 데드리프트 5kg, 벤치프레스 · 프레스 1kg 이하). 상급 초보자 프로그램은 이 단계에서 처방한다. 스타팅 스트렝스 모델에서는 이때 고중량 당기기 운동의 빈도를 줄이는 한편, 표준 주3일 프로그램의 중간 요일에 경량 스쿼트를 배치한다.

초보자는 나이와 상관없이 주 3회의 고중량 스쿼트에서 꾸준한 진전을 유지하기 어렵다. 프로그램에서 중간 요일의 스쿼트 강도를 5~20% 줄이면 이 현상을 간단히 해결할 수 있다. 정확한 경량화 비율은 사람마다 다르다. 누구에게나 맞는 고정 비율 따위는 없다. 마스터즈 선수는 강도를 줄이면 매우 빠르게 디트레이닝에 빠질 수 있음을 반드시 명심해야 한다. 나이가 많을수록 경량화 비율은 줄여야 한다. 때로는 경량 스쿼트에서 중량은 5%만 줄이고 볼륨을 줄여 딱 한 세트만 하는 게 나은 분도 있다. 이 단순한 전략을 통해 진전이 이후 몇 주 동안 지속되는 경우가 많다. 이제껏 힘들게 운동하며 빠르게 스트렝스를 키워 온 분들의 몸과 마음에 위로가 되지 않겠나. 이 시점에 이르면 대다수의 상급 초보자는 고중량 데드리프트를 일주일에 단 한 번만 하게 될 텐데, 이때 스쿼트와 데드리프트의 고중량 스트레스가 몰리지 않게 하려고 경량 스쿼트가 있는 날에 고중량 데드리프트를 넣는 게 좋다는 분도 있다. 데드리프트가 정체기에 들어서고 있다면 매우 훌륭한 전략이다.

마스터즈와 초보자 프로그램

초보자에게 적용되는 프로그램의 원칙은 젊은이에게나 늙은이에게나 똑같다. 젊었을 때 생기는 문제는 늙어서도 생기게 마련이다. 단지 작은 규모로 느리게 발생할 뿐. 어쨌거나 초보 마스터즈도 다른 초보자들처

프로그램 1D: 상급 초보자 프로그램

1주차

월요일	수요일	금요일
스쿼트 3×5	경량 스쿼트 3×5(80~95%)	스쿼트 3×5
벤치프레스 3×5	프레스 3×5	벤치프레스 3×5
백 익스텐션	데드리프트 1×5	백 익스텐션
친업		친업

2주차

월요일	수요일	금요일
스쿼트 3×5	경량 스쿼트 3×5(80~95%)	스쿼트 3×5
프레스 3×5	벤치프레스 3×5	프레스 3×5
파워클린 5×3	백 익스텐션	데드리프트 1×5
	친업	

*숫자: 세트수×반복수

처방내용: 1주차와 2주차를 번갈아 실시한다. 경량 스쿼트는 월요일 워크세트 중량의 80~95%로 실시한다.

처방대상: 40세 미만(가능), 40~49세(가능), 50~59세(재량껏), 60세 이상(재량껏)

처방상의 주의: 프로그램 1C에서 정체기를 맞이한 경우, 또는 코치의 재량에 따라 사용 가능함. 중급자 프로그램의 대상이 되는 경우 종료 가능함.

럼 세션 사이에 48~96시간의 휴식을 취하면서 워크아웃마다 바벨의 중량을 올리는 선형 진전을 거둘 수 있다. 60세 이하의 초보 마스터즈 대다수는, 적어도 초반만큼은 매주 두세 번씩 바벨의 중량을 올릴 수 있다.

비현실적인 소리로 들릴 수도 있다. 하지만 프레스 0.5kg, 벤치프레스 1kg, 스쿼트와 데드리프트 2.5kg처럼 수행능력의 향상이 매우 조금씩 일어날 수도 있지 않은가. 일반적으로 보면, 나이가 많을수록 적절한 중량 증가폭은 줄고 세션간 회복 시간은 길어진다. 여성과 저체중 남성 또한 세션 사이의 중량 증가폭이 적을 것이다.

마스터즈의 훈련은 초보자에서도 신중하고 보수적이어야 하지만, 동시에 진전을 확인할 수 있어야 한다. 초보자 마스터즈와 코치는 다음 워크아웃의 중량을 상대적으로 적고 신중하게 올리는 데에 집중해야 한다. 그렇게 꾸준히 훈련하다 보면 몇 주 몇 달 뒤에는 스트렝스가 엄청나게 늘어나 있음을 확인할 수 있을 것이다. 무엇보다도 중요한 사실 하나. 세월이 우리 몸을 뒤로 잡아당기는 순간에도 굴하지 않고 밀어붙이며 나아갈 수 있어야 한다. 태평하게 서 있는 선택지 따위는 없다.

40대 초보자

40대 마스터즈는 방금 설명한 스타팅 스트렝스 표준 초보자 모델로 시작하되, 필요한 경우에만 조정을 가한다. 중량 증가폭을 엄격히 잡고 회복 요소에 적절히 신경 쓴다는 전제하에, 하루에 핵심 운동 3종목씩 주 3회면 무리가 없을 것이다. 이 프로그램에서 선형 진전을 얼마나 오래 유지할 수 있는가가 40대와 20대의 가장 큰 차이일 것이다. 밥 먹고 훈련만 하는 20대 초보자는 선형 진전을 대강 6~9개월 정도 유지할 수 있겠지만, 40대 초보자는 선형 진전이 고작 3~6개월 지속된 다음에는 큰 조정을 가해야 한다. 상급 초보자 단계는 더 힘들 테고, 고된 훈련 세션에서 회복되려면 더 긴 시간이 필요할 테다. 그 시점이 되면 중급자 프로그램으로 갈아타야 한다.

50대 초보자

50대는 매우 고된 훈련에서 회복되는 능력이 나이 때문에 감퇴하는 양상을 보인다. 이러한 양상은 고볼륨 훈련에서 특히 도드라진다. 이 나이대는 초보자 프로그램을 시작할 때부터 상당한 조정을 가해야 한다. 여기에는 경험, 기존의 신체 활동 정도, 건강, 유전을 비롯한 수많은 개인적 요소가 관여한다.

운동이나 스트렝스 훈련을 해본 적이 전혀 없는 55세의 마스터즈가 있다고 쳐 보자. 수십 년 동안 정적으로 살아온 이분의 컨디션은 극도로 나빠져 있지만, 바벨 운동을 할 수는 있다. 그렇다면 마스터즈용 생초보 프로그램(2A)으로 시작하는 편이 안전하다.

눈치 빠른 독자는 이 프로그램이 표준 생초보 프로그램(1A)과 완전히 똑같음을 바로 알아차릴 것이다. 앞에서도 이야기했지만, 차이는 시작 중량과 그 증가폭이다. 초보자 마스터즈는 젊은이들보다 적은 무게로 신중하게 중량을 올려야 한다.

표준 초보자 프로그램에서의 그랬던 것과 마찬가지로, 생초보 마스터즈는 데드리프트의 진전이 정체기를 맞아서 다른 운동을 끼워넣어야 하는 상황이 오기 전까지 이 패턴을 지속해야 한다. 그런 시점이 오면 표준 스타팅 스트렝스 프로그램에서 파워클린을 뺀 마스터즈용 변형 프로그램으로 갈아타야 한다.

훈련 경험 없이 55세를 맞이한 마스터즈는 폭발적인 순발력을 키우는 클린을 안전하고 생산적으로 하기에는 너무 늦었다. 세월과 부상에 시달리며 결합조직의 탄력도 많이 사라졌을 것이다. 고중량 파워클린을 받아냄으로써 생겨날 어마어마한 훈련 스트레스는 스쿼트와 고중량 데드리프트를 위해서라도 아껴두는 편이 낫다. 게다가 파워클린은 기술이 많이 들어간다는 특성상 숙달 과정에서 훈련 볼륨이 커질 수밖에 없는데, 그러다 보면 근육량과 순수 스트렝스 형성에 필요한 회복자원을 소진해야 한다. 순발력을 훈련하지 말라는 소리가 아니다. 마스터즈 선수는 스트렝스만 좋아져도 순발력을 상당한 수준으로 끌어올릴 수 있기 때문이다.[1]

그런 관계로 마스터용 초기 초보자 프로그램(2B)에서는 파워클린 대신 등 운동을 한다. 할 수만 있다면 친업과 풀업이 가장 좋다. 턱걸이가 안 되면 스트랩이나 링이나 바를 갖고 하는 맨몸 로우나 랫풀다운 머신으로도 효과적인 등 운동을 할 수 있다(13장 참조). 둘 다 괜찮은 운동이고, 워크아웃마다 두 운동을 번갈아 하는 게 좋다는 분도 계실 테다.

1~3주 정도 지나면 데드리프트의 빈도를 더 줄여야 할 수도 있다. 초보자 프로그램의 핵심 구간을 맡은 마스터즈용 초보자 프로그램(2C)이 등장할 때가 온 것이다. 이때 워크아웃 A에서는 랫풀다운을 비롯한 등 상부 운동 중에 무리 없이 해낼 수 있는 운동을 골라 데드리프트와 번갈아 실시한다.

예 19-3은 초보자 마스터즈가 이 모델을 잘 활용하면 어떻게 되는지를 드러내는 사례이다. 이 사례는 이 책의 모든 예시가 그렇듯 설명을 도울 목적으로 넣어둔 것이며, 실제 상황에서의 진전 속도는 사람마다 다를 수밖에 없다. 이 예시의 주인공은 첫날부터 스쿼트를 20kg으로, 데드리프트를 40kg으로 했는데, 최대로 했다면 아마 이보다 더 들 수 있었을 것이다. 중증의 DOMSdelayed-onset muscle soreness(지연성 근육통)에 시달리고 싶지 않다면, 마스터즈의 하체 훈련은 최대치보다 다소 낮은 강도로 시작하는 것이 좋다. 이 예시의 또 다른 특징은 데드리프트의 빈도가 점차 줄어든다는 점이다.

마스터즈 인구집단에서 프로그램을 예정대로 수행할 때 가장 문제가 되는 것은 프레스다. 생초보 마스터즈 집단에서 여성은 상체의 근력이 너무 약한 경우가 많고, 남성은 어깨 가동성에 문제가 있는 경우가 많다. 대부분의 마스터즈 선수가 초보자 프로그램에서 프레스를 할 수는 있지만, 그 전에 시작 단계부터 프로

프로그램 2A: 마스터즈용 생초보 프로그램

워크아웃 A	워크아웃 B
스쿼트 3×5	스쿼트 3×5
벤치프레스 3×5	프레스 3×5
데드리프트 1×5	데드리프트 1×5

*숫자: 세트수×반복수

처방내용: 워크아웃 A와 B를 월-수-금 또는 그에 상응하는 패턴에 맞게 번갈아 실시한다.
(예: 1주차 ABA, 2주차 BAB, 3주차 ABA)

처방대상: 40세 미만(가능), 40~49세(가능), 50~59세(가능), 60세 이상(재량껏)

처방상의 주의: 훈련을 시작했을 때만 사용 가능. 데드리프트 중량이 스쿼트 중량을 넘어서거나 회복에 제한이 걸릴 경우 마스터즈용 초기 초보자(2B) 프로그램으로 넘어가야 함.

프로그램 2B: 마스터즈용 초기 초보자 프로그램

워크아웃 A	워크아웃 B
스쿼트 3×5	스쿼트 3×5
벤치프레스 3×5	프레스 3×5
데드리프트 1×5	랫풀다운 3×8~10 또는
	맨몸로우 3×10 또는
	친업

*숫자: 세트수×반복수

처방내용: 워크아웃 A와 B를 월-수-금 또는 그에 상응하는 패턴에 맞게 번갈아 실시한다.
(예: 1주차 ABA, 2주차 BAB, 3주차 ABA) 워크아웃 B의 경우, 자신의 능력에 맞게 나열된 등 운동 가운데 '하나만' 골라서 실시한다.

처방대상: 40세 미만(재량껏), 40~49세(재량껏), 50~59세(가능), 60세 이상(재량껏)

처방상의 주의: 프로그램 2A를 몇 주 동안 실시하며 데드리프트 중량이 스쿼트 중량을 넘어선 이후에 사용 가능. 대개 1~3주 후 마스터즈용 초보자 프로그램(2C)으로 넘어가야 함.

프로그램 2C: 마스터즈용 초보자 프로그램

워크아웃 A	워크아웃 B
스쿼트 3×5	스쿼트 3×5
벤치프레스 3×5	프레스 3×5
데드리프트 1×5 또는	맨몸로우 3×10 또는
랫풀다운 3×8~10	친업

*숫자: 세트수×반복수

처방내용: 워크아웃 A와 B를 월-수-금 또는 그에 상응하는 패턴에 맞게 번갈아 실시한다.
(예: 1주차 ABA, 2주차 BAB, 3주차 ABA)
워크아웃 A에서 데드리프트와 랫풀다운은 번갈아 실시한다.

처방대상: 40세 미만(재량껏), 40~49세(재량껏), 50~59세(가능), 60세 이상(재량껏)

처방상의 주의: 프로그램 2B를 1~3주간 실시한 다음 사용 가능. 조정이나 재시작 이후에도 진전이 더딘 경우 마스터즈용 상급 초보자 프로그램(2D)으로 넘어가야 함.

프로그램 2D: 마스터즈용 상급 초보자 프로그램

	월요일	수요일	금요일
1주차	스쿼트 3×5 벤치프레스 3×5 랫풀다운 3×8~10	경량 스쿼트 3×5(80~95%) 프레스 3×5 데드리프트 1×5	스쿼트 3×5 벤치프레스 3×5 맨몸로우 3×10 또는 친업
2주차	스쿼트 3×5 프레스 3×5 랫풀다운 3×8~10	경량 스쿼트 3×5(80~95%) 벤치프레스 3×5 데드리프트 1×5	스쿼트 3×5 프레스 3×5 맨몸로우 3×10 또는 친업

*숫자: 세트수×반복수

처방내용: 1주차와 2주차를 번갈아 실시한다. 경량 스쿼트는 월요일 워크세트 중량의 80~95%로 실시한다.

처방대상: 40세 미만(가능), 40~49세(가능), 50~59세(재량껏), 60세 이상(재량껏)

처방상의 주의: 프로그램 2C에서 정체기를 맞이한 경우, 또는 코치의 재량에 따라 사용 가능함. 중급자 프로그램의 대상이 되는 경우 종료 가능함.

그램을 손봐야 하는 분이 많다.

마스터즈 선수용 설비를 갖춘 체육관이라면 가벼운 바벨이 있게 마련이다. 체구가 작거나 컨디션이 저하된 분이 오버헤드 프레스 훈련을 시작하려면 5~10kg 정도의 가벼운 바벨이 필요할 수도 있다. 가벼운 바벨이 없거나 5~10kg로 프레스를 할 수도 없을 만큼 상체 근력이 약한 분의 경우, 체육관에 있는 바벨로 오버헤드 프레스를 할 수 있을 때까지는 프레스를 빼고 벤치프레스를 주 3회 실시하여 가슴과 삼각근과 삼두근의 스트렝스를 키워야 한다. 일단 오버헤드 프레스를 할 수 있게 되면 프레스와 벤치프레스를 A와 B에 맞추어 번갈아 실시해야 한다.

예 19-4에 있는 6주간의 기록을 보면 어떤 과정을 거쳐 벤치프레스를 통해 프레스를 할 수 있을 만큼의 근력을 얻었는지 알 수 있다. 자, 이 표의 주인공은 두 번째 시도에서도 6kg짜리 바로 실시한 프레스에서 5회씩 3세트라는 목표를 달성하지 못했다. 하지만 6kg짜리 바로 프레스를 번갈아 실시하며 훈련 세션마다 반복수를 늘린 끝에, 5주차 중반에는 5회씩 3세트라는 목표를 성공적으로 달성할 수 있었다. 어떠한 단계의 훈련에서나 만능에 가까운 효험을 내는 이 **반복수 향상법**repetition progression에 대해서는 뒤에서 다시 다루도록 하겠다.

회복에 세심한 주의를 기울이며 바벨의 중량을 신중히 올린다면, 마스터즈용 초보자 프로그램(2C)을 통해 몇 주, 길게는 5개월 이상의 진전을 지속적으로 거둘 수 있을 것이다. 진전이 더뎌지거나 정체기에 들어선다면 표준 초보자 모델에서 설명한 진단법과 프로그램 조정법을 똑같이 활용한다. 이러한 조정의 효력은 얼마간 지속될 텐데, 경량 스쿼트의 도입이 필요해지면 마스터즈용 상급 초보자 프로그램(2D)으로 넘어가야 한다.

[예 19-3] 마스터즈용 초보자 프로그램을 제대로 실행한 경우

(프로그램 2A)	월요일	수요일	금요일
1주차	스쿼트 20×5×3 벤치 37.5×5×3 데드리프트 40×5	스쿼트 25×5×3 프레스 25×5×3 데드리프트 45×5	스쿼트 30×5×3 벤치 40×5×3 데드리프트 50×5
2주차	스쿼트 35×5×3 프레스 27.5×5×3 데드리프트 55×5	스쿼트 40×5×3 벤치 42.5×5×3 데드리프트 60×5	스쿼트 45×5×3 프레스 30×5×3 데드리프트 65×5
3주차	스쿼트 50×5×3 벤치 45×5×3 데드리프트 70×5	스쿼트 55×5×3 프레스 31×5×3 데드리프트 75×5	스쿼트 60×5×3 벤치 47.5×5×3 데드리프트 80×5
(프로그램 2B)			
4주차	스쿼트 62×5×3 프레스 32×5×3 데드리프트 82.5×5	스쿼트 64×5×3 벤치 50×5×3 랫풀다운 3×8~10	스쿼트 66×5×3 프레스 33×5×3 데드리프트 85×5
5주차	스쿼트 68×5×3 벤치 51×5×3 랫풀다운 3×8~10	스쿼트 70×5×3 프레스 34×5×3 데드리프트 87.5×5	스쿼트 72×5×3 벤치 52×5×3 랫풀다운 3×8~10
6주차	스쿼트 74×5×3 프레스 35×5×3 데드리프트 90×5	스쿼트 76×5×3 벤치 53×5×3 랫풀다운 3×8~10	스쿼트 78×5×3 프레스 36×5×3 데드리프트 92.5×5
(프로그램 2C)			
7주차	스쿼트 80×5×3 벤치 54×5×3 친업	스쿼트 82×5×3 프레스 37×5×3 데드리프트 95×5	스쿼트 84×5×3 벤치 55×5×3 친업

[예 19-4] 프레스를 못 하는 초보자 마스터즈의 프로그램 조율

상체 근력이 너무 약한 분이다. 첫날 프레스를 시도해 봤지만, 6kg짜리 바벨을 들지도 못했다.

	월요일	수요일	금요일
1주차	벤치 6×5×3	벤치 7×5×3	벤치 8×5×3
2주차	벤치 9×5×3	벤치 10×5×3	벤치 11×5×3
3주차	벤치 12×5×3	벤치 13×5×3	벤치 14×5×3
4주차	프레스 6×3×3	벤치 15×5×3	프레스 6×4×3
5주차	벤치 16×5×3	프레스 6×5×3	벤치 17×5×3
6주차	프레스 6.5×5×3	벤치 18×5×3	프레스 7×5×3

초보자 프로그램 끝내기

초보자 구간에서는 다음 워크아웃까지 회복되지 않을 만큼 큰 훈련 스트레스가 적응 능력을 필연적으로 잠식한다. 이 현상은 앞에서도 언급했듯 젊은 친구들보다는 마스터즈에서 더 빠르게 일어난다. 젊은 선수들은 이 단계에 다다르면 볼륨과 강도와 휴식을 미세하게 조절하여 쥐어짜듯 진전을 거둘 수 있지만(『스트렝스 트레이닝을 위한 현실적 프로그램』 6장 참조), 50대 이상의 마스터즈는 그렇게 해도 효과가 떨어질 가능성이 크다. 훈련 초반부터 진전 속도가 확연히 떨어진다면, 선수와 코치는 위에 설명한 세 가지 시나리오(스트레스, 회복, 욕심)의 가능성을 염두에 두고 어떤 시나리오가 현재 상황과 맞아떨어지는지 확인한 다음, 해당 꼭지에서 설명한 방법으로 틀린 부분을 바로잡아야 한다. 상급 초보자 구간(프로그램 2D)에서 진전이 멈출 경우, 진전을 유도할 요량으로 최대 세 번까지 프로그램을 수정해볼 수 있다. 프로그램을 손볼 때는 강도를 줄이는 것이 아니라 회복시간을 늘리거나 볼륨을 줄이는 데에 집중해야 한다. 하지만 마스터즈 선수에게 이러한 개입은 고작해야 잠깐의 성과만을 안겨줄 것이다. 이 시점에 온 이상, 스트레스-회복-적응 주기가 여러 번의 워크아웃에 걸칠 수 있도록 훈련 기간을 늘려야 한다. 제22~24장에 설명해 둔 중급자 프로그램으로 갈아탈 때가 온 것이다.

Notes

1. 50세 이상의 마스터즈도 파워식 역도 동작을 훈련할 수 있다. 이는 코치와 선수가 (신중히!) 결정해야 할 개인적인 문제이다. 중급자의 경우 중급자 프로그램에서 다룬 다이내믹 에포트 세트로 순발력 훈련을 할 수 있다.

20

60대 초보자와 변형 프로그램

60대의 마스터즈는 떨어진 회복 능력에 발맞추어 초보자 프로그램을 광범위하게 수정해야 하는 경우가 많다. 앞에서 본 주 3일짜리 표준 초보자 프로그램으로 시작할 수 있는 분도 많지만, 주 3일 프로그램의 수정판이나 저(低)빈도 모델로 갈아타지 않으면 진전은 금세 멈춘다. 저빈도 모델은 활용도가 매우 높고, 60대 마스터즈의 어떠한 요구에도 맞춤형으로 대응할 수 있다. 이 장에서는 역도 동작을 훈련에 넣고자 하는 분들을 대상으로 한 주 4일 변형과 주 2일 모델을 포함하여 여러 가지 변형 모델을 상세히 다룰 것이다.

60대 초보자

60대를 맞이한 초보자 마스터즈의 회복 능력은 능동적 휴식, 수면, 영양, 수분 섭취에 세심한 주의를 기울인다 해도 대부분 크게 떨어져 있다. 비슷한 한계에 봉착한 50대 마스터즈도 있겠지만, 60세 이하에서는 중량 증가폭을 엄격하게 잡고 세심한 관찰과 함께 앞에서 본 맞춤형 프로그램을 동원하면 대부분 주 3일의 초보자 프로그램을 따라갈 수 있다. 그러나 60세 이후로는 생초보 단계부터 회복 기간도 72시간 이상으로 늘어나고 훈련 볼륨도 줄여야 할 가능성이 크다.

60대 이후의 인구집단이 선형 진전의 효용을 누릴 수 있게끔 프로그램을 수정할 때는 회복 기간을 늘리고 볼륨을 줄이는 것이 합당하고 효과도 좋다. 프로그램 수준에서 강도를 낮추는 것은 마스터즈 선수에게 높은 확률로 역효과를 불러오므로 권장되지 않는다. 기억하자. 마스터즈는 볼륨에 민감하고 강도에 의존적이다. 훈련 빈도와 볼륨을 줄이면 휴식의 질이 좋아지고, 따라서 훈련 부하에 더 완벽히 적응할 수 있게 된다. 회복을 촉진하고 진전을 유지할 목적으로 아주 제한적인 수준에서 강도를 낮출 수도 있지만(자세한 내용은 아래에 있다), 강도를 낮추는 기간이 조금만 길어져도 디트레이닝에 빠지고 스트렝스가 줄어든다. 마스터즈 선수가 운동을 통해 일정 수준의 스트렝스를 얻었다면, 그 이상의 강도에 더 자주 노출되어야 이를 유지할 수 있다.

이런 원칙을 바탕으로 해야 비로소 60대 마스터즈에게 알맞은 수정형 초보자 프로그램을 만들 수 있다. 단, 훈련은 저마다의 생애에 맞게 진행되어야 한다는 점을 명심해야 한다. (다른 나이도 마찬가지지만) 60세를 기준으로 잡은 것은, 그런 의미에서 임의적이라는 점을 다시금 강조하겠다. 60대 중에는 나이에 걸맞지 않게 건강한 분도, 유전적으로 회복과 적응이 빠른 분도, 회복에 쓸 시간과 자원을 넉넉히 가진 분도 더러 있다. 반대로 50대, 심지어 40대나 30대 중에도 이 장에서 다루는 수정형 초보자 프로그램이 필요한 분이 계실 수 있다.

이 장(을 비롯한 제3부 전체)의 목적은 빠르고 강력한 연령대 특화 처방을 내놓는 것이 아니라, 스트레스-회복-적응 주기와 프로그램 설계의 원칙이 어떻게 사람마다 맞춤형으로 적용될 수 있는지, 훈련 스트레스를 받아내는 역량과 여기에서 회복되고 적응되는 능력을 어떻게 보충할 수 있는가이다.

생초보 프로그램으로 시작하는 법

60대도 대개는 마스터즈용 생초보 프로그램(2A)으로 시작할 수 있다.

60세 이상인데 이 프로그램을 따라갈 수 있는 분은 가능한 오래 이 프로그램을 따라가다가, 능력과 때가 되면 2B와 2C(19장 참조)로 넘어가야 한다. 회복 요소에 세심한 주의를 기울이면서 바벨의 중량을 보수적으로 두고 그 증가폭을 작게 잡으면 잠재력을 극대화할 수 있다. 60세 이상이라면, 좀 거칠게 보일 수는 있어도 시작 단계에서만큼은 중량 증가폭을 스쿼트와 데드리프트에서 2.5kg 이하, 프레스와 벤치프레스에서 1.25kg 이하로 잡은 다음 그 폭을 점차 줄여나가야 한다. 능력이 되는 분은 증가폭을 좀 더 크게 잡아도 괜찮을 수 있겠지만, 중량을 올릴 때는 코치와 선수 모두 언제나 보수적으로 접근해야 한다.

이 나이대의 주 3일 프로그램은, 그러나 이렇게까지 해도 결국 정체기를 맞이할 수밖에 없다. 프로그램의 수정이 불가피한 것이다.

주 3일 모델의 변형

회복이 원활하지 않음에도 훈련 스케줄을 (월/수/금처럼) 주 3일로 유지하고 싶다면, 세션당 스트레스의 양을 줄여 예전처럼 48~72시간 사이에 회복이 이루어질 수 있도록 워크아웃 자체를 뜯어고쳐야 한다. 진전이 일어나는 종목에 한해서는 주 3일 빈도를 유지하는 것이 바람직하나, 나머지 종목은 아니다. 그렇다고 주 2일로 일정을 바꿔버리면 멀쩡한 운동의 진전을 늦출 수 있을 뿐만 아니라, 진전을 유도할 만큼의 주간 볼륨 할당량을 채우지 못할 수도 있다. 주 3일 프로그램에서, 번갈아 하는 프레스와 벤치프레스는 대개 꾸준히 좋아지지만, 스쿼트와 데드리프트는 정체되는 일이 많다. 스쿼트와 데드리프트에서 다루는 중량이 크기도 하거니와, 두 운동에 겹치는 부분이 많기 때문이다. 나이 든 마스터즈의 고관절과 다리와 허리는 주 3일의 스쿼트와 데드리프트에서 오는 스트레스에 취약할 수 있다. 물론 프레스와 벤치프레스도 겹치는 부분은 있지만 스쿼트와 데드리프트만큼은 아니고, 가벼운 중량을 다루는 특성상 스트레스가 적어 회복이 쉽다. 자, 이제 프로그램을 어떻게 수정해야 워크아웃의 스트레스를 전체적으로 줄이면서 주 3일 훈련을 유지할 수 있는지 알아보자.

중간 요일의 스쿼트를 손보는 경우: 주 3일 스쿼트 일정에 회복 능력이 따라가지 못하는 마스터즈 선수는, 빈도를 줄이면 한결 나은 결과를 얻을 수 있다. 이런 분들은 경량 스쿼트를 도입하면 효험을 볼 텐데, 중간 요일의 스쿼트를 아예 빼 버릴 수도 있다.

예 20-1에서는 표준 주 3일 프로그램으로 출발한 60세 이상의 초보자가 훈련 세션을 거듭하며 스트렝스를 향상시키고 더 많은 훈련 스트레스를 받게 됨에 따라 어떻게 표준안을 수정하는지 확인할 수 있다. 이분은 로우바 스쿼트를 할 수 없었으므로 하이바 스쿼트로 진전을 거두었다. 여기 제시한 6주치의 표는 이해를 돕기 위한 것으로, 각각의 '구간'은 2주 이상이 될 수도 있다. 마스터즈용 초보자 프로그램(2C)의 마지막 두 주가 이 예시의 출발점이다.

이러한 주 3일 프로그램은 사람에 따라 초보자 구간을 졸업하고 중급자 프로그램으로 갈아탈 때까지 약간의 수정만 가한 채 유지될 수도 있다.

프로그램 2A: 마스터즈용 생초보 프로그램

워크아웃 A	워크아웃 B
스쿼트 3×5	스쿼트 3×5
벤치프레스 3×5	프레스 3×5
데드리프트 1×5	데드리프트 1×5

*숫자: 세트수×반복수

처방내용: 워크아웃 A와 B를 번갈아 실시한다.
(예: 1주차 ABA, 2주차 BAB, 3주차 ABA)

처방대상: 40세 미만(가능), 40~49세(가능), 50~59세(가능), 60세 이상(재량껏)

처방상의 주의: 훈련을 시작했을 때만 사용 가능. 데드리프트 중량이 스쿼트 중량을 넘어서거나 회복에 제한이 걸릴 경우 마스터즈용 초기 초보자(2B) 프로그램으로 넘어가야 함.

[예 20-1] 중간 요일 스쿼트의 조정

	월요일	수요일	금요일
9주차	스쿼트 38×5×3 벤치 18×5×3 데드리프트 50×5	스쿼트 39×5×3 프레스 15×5×3 친업	스쿼트 40×5×3 벤치 19×5×3 랫풀다운 3×10
10주차	스쿼트 41×5×3 프레스 15.5×5×3 친업	스쿼트 42×4,3,3! 벤치 20×5×3 데드리프트 52.5×4!	스쿼트 42×4,4,4! 프레스 16×5×3 친업

초보자 프로그램에서 몇 주 정도 진전을 거두고 나면 회복은 더뎌지고 스쿼트는 정체기에 들어서기 시작한다. 주 3회의 고중량 스쿼트 세션에서 온 피로는 데드리프트와 프레스에도 영향을 미친다. 이 프로그램을 수정할 때 가장 먼저 해야 할 일은 중간 요일에 경량 스쿼트를 도입하는 것이다.

	월요일	수요일	금요일
11주차	스쿼트 42×5,4,4! 벤치 21×5×3 랫풀다운 3×10	경량 스쿼트 36×5×3 프레스 16.5×5×3 친업	스쿼트 42×5×3 벤치 22×5×3 데드리프트 52.5×5
12주차	스쿼트 43×5×3 프레스 17×5×3 친업	스쿼트 38×5×3 벤치 23×5×3 랫풀다운 3×10	스쿼트 44×5×3 프레스 17.5×5×3 친업

일주일에 9세트씩 하는 하이바 스쿼트에서 오는 스트레스가 쌓이는 것이 느껴진다. 지금이야 경량 스쿼트를 도입하여 워크세트를 모두 완수하고 있지만, 스쿼트의 볼륨이 무릎과 등에 피로를 주고 있기에, 중간 요일의 스쿼트를 몽땅 빼야 한다.

	월요일	수요일	금요일
13주차	스쿼트 45×5×3 벤치 24×5×3 데드리프트 55×5	프레스 18×5×3 친업	스쿼트 46×5×3 벤치 25×5×3 랫풀다운 3×10
14주차	스쿼트 47×5×3 프레스 18.5×5×3 친업	벤치 26×5×3 데드리프트 57.5×5	스쿼트 48×5×3 프레스 19×5×3 친업

저빈도 모델

60대에 접어든 마스터즈는 주 3일의 프로그램을 지속하다 보면 스쿼트를 경량으로 바꾸거나 아예 빼 버려도 회복 능력이 따라오지 못하고 있음을 깨닫곤 한다. 다른 일정이 잡혀 있다거나 하는 현실적인 한계로 훈련을 주 3회씩 해낼 수 없는 분도 많다. 이런 상황에 놓인 초보자분들을 위해 **저빈도 모델**reduced frequency model을 소개한다. 여기 소개할 몇 가지 모델은 전부 훈련 스트레스에 대한 적응이 이루어질 수 있도록 회복 시간을 늘리는 동시에, 일정 계획 단계에서 선수와 코치 모두에게 실질적인 편의를 제공할 것이다.

이렇다 할 질병이 없는 60대 여성 마스터즈가 있다고 치자. 이분은 예전에 머신 기반의 웨이트 트레이닝 프로그램도 좀 해 봤고 벤치프레스도 좀 해 봤지만, 스쿼트와 프레스와 데드리프트는 아예 처음이다. 평생 취미 삼아 운동만 해 온 분은 이런 경우가 많다. 이제 그녀는 전반적인 건강과 기능을 향상시킬 수 있도록 스트렝스와 근육량의 증가를 목표로 한 훈련을 시작한다. 3일짜리 마스터즈용 생초보 프로그램(2A)을 수정 없이 시작한 그녀는 마스터즈용 초기 초보자 프로그램(2B)을 거쳐 마스터즈용 초보자 프로그램(2C)까지 진전을 거둔다. 꾸준한 성취는 몇 달 정도 이어졌지만, 이제 진전 속도는 느려지고 정체기를 맞이한다. 회복 요소에 문제가 있나 싶어 훈련 일지를 검토해 보니 흥미로운 패턴이 보인다. 언제나 워크세트를 완수하는 월요일과 달리, 수요일과 금요일에는 목표 달성을 힘겨워하고 있던 것이다. 더 생각할 필요도 없다. 이제는 훈련 세션마다 만들어진 스트레스를 회복하는 데 48시간으로는 모자라게 된 것이다. 이 상황의 모범답안은 강도 감소가 아니라 회복 증가이다. 저빈도 프로그램이 필요해진 것이다.

하루 하고 이틀 쉬는 초보자 프로그램: 하루 하고 이틀 쉬는 훈련 스케줄을 '어르신용 초보자 프로그램'이라고 하는 분들도 있다. 효과도 뛰어나고 활용도 간편한 덕분에, 이 프로그램은 마스터즈 선수 전담 코치들의 사랑을 받아 왔다. 주 3일 일정에서 정체기를 맞은 초보자 마스터즈는 훈련 세션이 끝날 때마다 휴일을 하루씩 더 받으면 다시금 진전을 거두는 경우가 많다. 수정 자체는 단순하지만, 그 효과는 단지 정체기에서의 탈출에만 국한되지 않는다. 몇 주, 길게는 몇 개월의 새로운 진전이 이 수정 하나만으로 가능해진다. 실제로 선수의 역량과 일정상의 제약 등으로 인해 전통적인 주 3일 일정보다 이 방식으로 훈련을 시작하는 마스터즈 선수와 코치가 많다.

하루 하고 이틀 쉬는 모델(프로그램 3A)에서는 마스터즈용 초보자 프로그램(2C)의 워크아웃 A와 B를 번갈아 실시한다. 요일을 고정해 놓고 A와 B를 번갈아 하는 대신, 지친 선수가 쉴 수 있도록 워크아웃이 끝날 때마다 '주말'을 제공하는 것이 차이점이다. 그 결과 엇갈린 형태의 훈련 일정이 나오게 된다.

이 프로그램으로 갈아탈 때는 훈련의 빈도만 바뀐다는 점을 숙지해 두어야 한다. 하루 하고 이틀 쉬는 모델을 도입해도 워크아웃 자체에는 변화가 없다. 초보자 시절에는 프로그램의 변화에 직면했을 때 다른 것까지 덩달아 바꾸는 우를 범하기 쉽다. 한 번에 여러 변화를 줘 봐야 프로그램이 실패할 가능성만 커질 뿐이다. 이 프로그램과 표준 초보자 프로그램의 차이는 오로지 빈도라는 변수 하나뿐이고, 나머지는 전부 똑같다. 선수와 코치는 훈련에 대한 반응을 세심히 관찰하다가, 필요한 경우에만 다른 변수를 변경해야 한다.

2일 고정 생초보 프로그램: 초보자 프로그램에서 빈도를 낮추고자 하루 하고 이틀 쉬는 방식으로 프로그램을 손보면, 효과가 좋은 것은 둘째치고 훈련 스케줄이 복잡해진다. 이로 인해 2일 고정 방식으로 빈도를 줄이려는 코치와 선수가 많다. 2일 고정 초보자 프로그램(2B)은 프로그램 3A와 마찬가지로 주 3일 모델 기반의 훈련이 끝난 다음에 해도 되지만, 선수나 코치의 판단 하에 훈련 극초반부터 도입해도 무방하다. 다시 강조하지만 워크아웃의 구조나 A-B 교대는 달라지지 않아야 한다. 변하는 것이라고는 오로지 훈련 세션 사이의 휴식뿐이다. 이 모델에서는 워크아웃 사이

프로그램 3A: 하루 하고 이틀 쉬기 ('현실적 프로그램' 모델 1)

워크아웃 A	워크아웃 B
스쿼트 3×5	스쿼트 3×5
벤치프레스 3×5	프레스 3×5
데드리프트 1×5 또는	맨몸로우 3×10 또는
랫풀다운 3×8~10	친업

*숫자: 세트수×반복수

처방내용: 워크아웃 A와 B를 번갈아 하되, 세션마다 이틀의 휴식을 준다.
(예: 월 A, 목 B, 일 A, 수 B, 토A)

처방대상: 40세 미만(재량껏), 40~49세(재량껏), 50~59세(재량껏), 60세 이상(가능)

회복이나 일정상의 문제로 주 3일 프로그램을 할 수 없는 자에게 처방함.

처방상의 주의: 훈련을 시작할 때, 또는 초보자 구간의 어느 시점에서나 필요한 경우에 한해 사용 가능.

프로그램 3B: 2일 고정 생초보 프로그램

워크아웃 A	워크아웃 B
스쿼트 3×5	스쿼트 3×5
벤치프레스 3×5	프레스 3×5
데드리프트 1×5	데드리프트 1×5

*숫자: 세트수×반복수

처방내용: 워크아웃 A와 B를 같은 요일에 실시하되, 세션간 최소 이틀의 간격을 둔다.
(예: 월-목, 월-금, 화-금, 수-토)

처방대상: 40세 미만(재량껏), 40~49세(재량껏), 50~59세(재량껏), 60세 이상(가능)

회복이나 일정상의 문제로 주 3일 프로그램을 할 수 없으면서 훈련 스케줄의 고정이 필요한 자에게 처방함.

처방상의 주의: 훈련을 시작할 때, 또는 초보자 구간의 어느 시점에서나 필요한 경우에 한해 사용 가능.

에 이틀이나 사흘이 빈다. 6~70대의 마스터즈 선수는 주 3회의 전신 훈련을 몇 주 이상 버티기 어려운 경우가 많고, 초장부터 과이탈overreaching*을 피하는 쪽이 나을 때도 있다. 인내의 결실은 언제나 탐욕보다 값진 법이다. 우리 경험상 2일 고정 프로그램은 60대 마스터즈 절대다수에게 안전하고 효과적이고 현실적이다.

표준(주 3일) 초보자 프로그램(1A, 2A)과 마찬가지로, 주 2일 프로그램(3B)을 시작할 때는 중량을 보수적으로 설정하고 그 증가폭을 신중하게 잡아야 한다. 시작 단계에서는 데드리프트에 사용되는 중량이 가벼우므로 과훈련에 빠질 위험이 낮고, 프로그램 초

* 역주: 과도한 훈련으로 인해 단기간 수행능력이 감소된 상태. 누적되면 과훈련에 빠진다.

프로그램 3C: 2일 고정 초기 초보자 프로그램

워크아웃 A	워크아웃 B
스쿼트 3×5	스쿼트 3×5
벤치프레스 3×5	프레스 3×5
데드리프트 1×5	랫풀다운 3×8~10 또는
	맨몸로우 3×10

*숫자: 세트수×반복수

처방내용: 워크아웃 A와 B를 같은 요일에 실시하되, 세션간 최소 이틀의 간격을 둔다.
(예: 월-목, 월-금, 화-금, 수-토)

처방대상: 40세 미만(재량껏), 40~49세(재량껏), 50~59세(재량껏), 60세 이상(가능)
회복이나 일정상의 문제로 주 3일 프로그램을 할 수 없으면서 훈련 스케줄의 고정이 필요한 자에게 처방함.

처방상의 주의: 1단계(프로그램 3B)에서 데드리프트 중량이 주 2회로 감당할 수 없을 만큼 늘어난 경우 사용 가능.

반에는 매주 두 번씩 데드리프트를 하는 관계로 자세의 숙련도를 높일 수도 있다. 그러나 데드리프트 중량은 머지않아 매우 높아질 테고, 그러면 훈련을 주 1회로 줄일 필요를 느끼게 될 것이다. 그때 2일 고정 초기 초보자 프로그램(3C)으로 갈아타야 한다. 여기에서 랫풀다운이나 맨몸 로우 같은 등 운동이 둘째 날의 데드리프트를 대신한다.

프로그램 3C에서 어느 정도 진전을 거두고 나면 각 주의 2일차 스쿼트 세션은 진전이 더뎌지거나 멈춘다. 고중량 스쿼트와 데드리프트로 누적된 피로가 2일차 세션을 망치고 있다. 피로와 근육통 탓에, 2일차의 수행능력 향상은 이제 점차 힘들어진다. 주 3회 초보자 프로그램(1C)을 2일짜리로 손볼 때가 온 것이다.

2일 초보자 프로그램(3D)에서는 두 번째 세션에 경량 스쿼트를 한다. 이렇게 해도 강도의 원칙이 깨지지 않는다는 사실이 매우 중요하다. 경량으로 운동하면 비교적 복잡한 동작 패턴에 필요한 운동 경로를 유지할 수 있고, 동시에 새로운 스트레스를 너무 많이 받지 않는 선에서 회복을 촉진할 수 있다. 훈련 부하는 최소 5%에서 최대 10%까지만 줄여야 한다. 중량 감소폭은 젊고 강한 사람일수록 일반적으로 크다. 적절한 균형을 찾아내기까지는 약간의 시행착오가 필요할 수도 있다. 마스터즈 선수의 경우, 강도를 너무 크게 줄이면 디트레이닝에 빠지기 쉬워지나, 너무 조금 줄이면 회복을 촉진하기는커녕 스트레스만 늘리기 쉽다. 처음에는 5% 정도만 줄여 보고, 워크아웃을 진행하며 볼륨을 조정해 보는 것이 좋다. 5%를 줄였는데도 5회씩 3세트를 하기가 여전히 버겁다면, 5회씩 한두 세트나 2~3회씩 3세트로 볼륨을 줄여야 한다. 그래도 힘들면 중량을 아주 조금만 더 줄여본다. 경량 스쿼트는 '쉽게'느껴지지 않아야 한다. 1일차에서 완전히 회복되지 않았기 때문에 중량을 줄였는데, 그래도 반복수를 채우지 못한다면 중량이 너무 무거운 것이다.

프로그램 3D에서 데드리프트는 2일차로 간다. 고중량 데드리프트를 경량 스쿼트와 함께 놓는 편이 좋다는 분이 많다. 경량 스쿼트는 다리와 엉덩이에 대한 웜업 역할을 훌륭히 해내면서도, 고중량 스쿼트 수준의 피로를 만들어내지는 않는다. 프로그램을 이렇게 손보고 나면 데드리프트의 수행능력이 향상되는 경우가 많다. 덜 피로한 상황에서의 데드리프트 훈련은 몇 주 동안 지속적인 진전을 촉진할 수 있다.

프로그램 3D: 2일 고정 초보자 프로그램

워크아웃 A	워크아웃 B
스쿼트 3×5	경량 스쿼트 3×5
벤치프레스 3×5	프레스 3×5
랫풀다운 3×8~10 또는	데드리프트 1×5
맨몸로우 3×8~10	

*숫자: 세트수×반복수

처방내용: 워크아웃 A와 B를 같은 요일에 실시하되, 세션간 최소 이틀의 간격을 둔다.
(예: 월–목, 월–금, 화–금, 수–토)
워크아웃 A에서 랫풀다운과 맨몸로우는 번갈아 실시한다.

처방대상: 40세 미만(재량껏), 40~49세(재량껏), 50~59세(재량껏), 60세 이상(가능)
회복이나 일정상의 문제로 주 3일 프로그램을 할 수 없으면서 훈련 스케줄의 고정이 필요한 자에게 처방함.

처방상의 주의: 2단계에서 정체기를 맞이하여 경량 스쿼트의 도입이 필요해지는 경우 사용 가능.

프로그램 3E: 2일 고정 초보자 프로그램 (강–약)

워크아웃 A	워크아웃 B
스쿼트 3×5	경량 스쿼트 3×5
벤치프레스 3×5	프레스 3×5
데드리프트 1×5	랫풀다운 3×8~10 또는
	맨몸로우 3×8~10

*숫자: 세트수×반복수

처방내용: 워크아웃 A와 B를 같은 요일에 실시하되, 세션간 최소 이틀의 간격을 둔다.
(예: 월–목, 월–금, 화–금, 수–토)
워크아웃 B에서 랫풀다운과 맨몸로우는 번갈아 실시한다.

처방대상: 40세 미만(재량껏), 40~49세(재량껏), 50~59세(재량껏), 60세 이상(가능)
회복이나 일정상의 문제로 주 3일 프로그램을 할 수 없으면서 훈련 스케줄의 고정이 필요한 자에 한하여, 코치와 선수가 워크아웃을 강–약으로 번갈아 실시하고자 할 경우 처방함.

처방상의 주의: 2단계에서 정체기를 맞이하여 경량 스쿼트의 도입이 필요해지는 경우 사용 가능.

하지만 데드리프트를 고중량 스쿼트와 같은 날에 하는 분도 더러 있다(프로그램 3E). 이렇게 되면 (스쿼트, 벤치프레스, 데드리프트를 하는) 1일차는 '고중량 치는 날', (경량 스쿼트, 프레스, 랫풀다운/맨몸 로우를 하는) 2일차는 '저중량 치는 날'이 된다. 하루는 약하게 하루는 세게 하는 식으로 전체적인 변화를 주는 쪽을 좋아하는 분도 계시기 마련이니, 선수와 코치는 두 방식을 모두 실험해 보는 편이 좋다.

3단계에 걸친 2일 고정 초보자 프로그램의 전환이 구체적으로 어떻게 일어나는지 예 20-2에서 확인할 수 있다. 각 단계는 이해를 도울 목적으로 3주씩만 나열해 두었다. 현실에서 각 단계는 훨씬 더 길다. 각 단계를 마구잡이로 3주 안에 끼워넣으라는 뜻이 절대 아니다.

이 예시에는 두 가지 중요한 특징이 있다. 첫째는 3B의 끝자락에 이르자 주 2회의 훈련에서 누적된 피로로 인해 데드리프트의 중량 증가폭이 줄어들었다는 점이다. 데드리프트의 빈도를 줄이자 다시 세션마다 5kg씩 중량을 올릴 수 있게 되었다. 흔히 일어나는 일이다.

둘째는 랫풀다운이 반복수 향상을 활용하는 첫 경험이 된다는 점이다. 머신으로 하는 운동은 고반복일수록 꾸준한 선형 진전을 거두기 어렵다. 랫풀다운에서는 2~3주간 같은 중량으로 볼륨만 올리는 것이 최선이다. 반복수 향상의 활용에 관해서는 중급자 훈련을 다룬 장에서 상세히 알아볼 것이다.

초보자에게 흔히 쓰이는 기타 변형 프로그램

초보자 프로그램이 실제로 무엇인지, 이에 대한 이해를 바탕으로 어떻게 초보자 프로그램을 각자의 요구와 한계에 맞추어 손볼 수 있는지, 스트레스-회복-적응 주기가 초보자 단계에서 어떻게 적용되는지 이제 확실히 알 것이다. 이러한 지식으로 무장한 사람에게는 마스터즈 선수가 워크아웃마다 중량을 올리며 선형 진전을 거두게 하는 프로그램을 설계할 때 나이와 스트렝스와 일정의 제약이 더 이상 방해가 되지 않을 것이다. 개별 선수의 요구에 부응할 수 있도록 이러한 원칙을 창의적이고 효과적으로 활용하는 것이 프로그램 설계의 기술이다.

이제, 이 모든 것을 염두에 두고 초보자 모델의 다른 변형 방식을 살펴보자. 지금부터 살펴볼 프로그램은 특정 연령대에 국한된 것도 아니고, 절대 손보지 말

[예 20-2] 2일 고정 초보자 프로그램의 활용 사례

	월요일	목요일
3B(생초보)		
1주차	스쿼트 20×5×3	스쿼트 22.5×5×3
	벤치 32.5×5×3	프레스 22.5×5×3
	데드리프트 35×5	데드리프트 40×5
2주차	스쿼트 25×5×3	스쿼트 27.5×5×3
	벤치 35×5×3	프레스 25×5×3
	데드리프트 45×5	데드리프트 50×5
3주차	스쿼트 30×5×3	스쿼트 32.5×5×3
	벤치 37.5×5×3	프레스 27.5×5×3
	데드리프트 55×5	데드리프트 57.5×5
3C(초기 초보자)		
1주차	스쿼트 35×5×3	스쿼트 37.5×5×3
	벤치 40×5×3	프레스 28.5×5×3
	데드리프트 60×5	**랫풀다운 45×8×3**
2주차	스쿼트 40×5×3	스쿼트 42.5×5×3
	벤치 41×5×3	프레스 29.5×5×3
	데드리프트 65×5	랫풀다운 45×10×3
3주차	스쿼트 45×5×3	스쿼트 47.5×5×3
	벤치 42×5×3	프레스 30.5×5×3
	데드리프트 70×5	랫풀다운 47.5×8×3
3D(초보자)		
1주차	스쿼트 50×5×3	**경량 스쿼트 45×3×3**
	벤치 43×5×3	프레스 31.5×5×3
	랫풀다운 47.5×10×3	**데드리프트 75×5**
2주차	스쿼트 52.5×5×3	경량 스쿼트 47.5×3×3
	벤치 44×5×3	프레스 32.5×5×3
	랫풀다운 50×8×3	데드리프트 80×5
3주차	스쿼트 55×5×3	경량 스쿼트 50×3×3
	벤치 45×5×3	프레스 33.5×5×3
	랫풀다운 50×10×3	데드리프트 85×5

(굵은 글씨: 각 단계에서 변하는 항목)

아야 하는 것도 아니다. 프로그램 처방의 또 다른 옵션이기도 한 이들 프로그램은, 그러나 각자의 요구에 맞추어 프로그램의 원칙을 어떻게 적용할 수 있을지 폭넓게 알아본다는 점에서 더 큰 중요성을 지니고 있다. 아래의 프로그램은 앞에서 살펴본 초보자 모델보다도 개인화되어 있으므로, 견본 프로그램 형태로 제공하지는 않을 것이다.

초보자용 4일 프로그램

이들 프로그램은 초보자 프로그램을 4일로 쪼개놓은 것으로, 회복이 더딘 마스터즈 선수에게 각 세션의 부담을 덜어주는 훌륭한 방식이다. 주 3일 프로그램보다는 체육관에 더 자주 오지만, 각 운동 종목 사이의 휴식 시간은 실제로 더 많아진다.

이 방식으로 훈련을 하게 되면 각 훈련 세션에 드는 전체 시간이 25~50% 정도 줄어들 수밖에 없다. 몹시 바쁜 직업과 일상에 놓인 이들이 훈련 일정의 균형을 잡기 좋은 방식인 셈이다. 체육관에 들어오면 한 시간 안에 나가게 될 테니. 아래의 세 가지 옵션에는 각각의 장단점이 있다.

4일 초보자 모델 1형: 이 옵션에서는 스쿼트와 프레스/벤치프레스를 묶어 이틀로 배치하고, 데드리프트나 역도 같은 바닥에서의 당기기와 기타 등 운동을 묶어 또 다른 이틀로 배치한다. 데드리프트가 등에 상당한 부담을 준다는 점을 감안하면, 턱걸이나 맨몸 로우 같은 등 상부와 광배 운동을 이날 추가하는 것이 합리적이다. 이렇게 하면 프로그램에서 가장 고된 운동인 스쿼트와 데드리프트 세션 사이에 휴식을 더 취할 수 있다. 이 옵션에는 스쿼트 다음날 하는 고중량 당기기가 스쿼트 한 시간 뒤에 하는 것보다 힘들 수 있다는 잠재적 단점이 있다. 스쿼트 다음날 근육과 관절이 쑤시기 시작하면 데드리프트나 클린을 하기 어려울 수도 있다. 하지만 스쿼트 다음날 근육통이 썩 심하지 않으면 마음 편히 데드리프트를 시작해도 된다. 어떤 훈련 스케줄이 맞는가는 결국 각자의 회복 능력에 달려 있다.

이 기본 구조에는 다양한 변화를 줄 수 있다. 예 20-3은 선형 진전의 초반 단계에서 주 2회의 데드리프트를 소화해낼 수 있는 회복 능력을 갖춘 분의 사례이다. 40대에서 50대 초반의 마스터즈 중 파워클린 훈련을 하고 싶은 분은 예 20-4처럼 하면 된다.

한 주의 마지막 세션에 데드리프트 워크아웃이 있다는 점을 눈여겨보자. 이 방식은 목요일에 경량 스쿼트를 하는 경우 특히 효과적이다. 고중량 스쿼트 다음날인 화요일보다 다리가 한결 가벼워져 있을 것이다. 예 20-4에서도 볼 수 있듯, 가벼운 당기기 동작은 고중량 스쿼트 다음날 하는 것이 알맞다. 데드리프트를 금요일에 하면 월요일의 고중량 스쿼트를 앞두고 주말 이틀 동안 허리를 쉬게 할 수도 있다.

주 4일 일정에서 초보 마스터즈는 경량 스쿼트의 중량 감소폭이 5~10% 선을 넘지 않게 해야 한다. 나이 든 사람은 강도에 의존적이다. 너무 낮춘 강도를 오

[예20-3]
4일 초보자 모델 1형

월요일	화요일	목요일	금요일
스쿼트 3×5	데드리프트 1×5	스쿼트 3×5	데드리프트 1×5
프레스 3×5	랫풀다운 3×10	벤치 3×5	맨몸로우 3×10

[예 20-4]
4일 초보자 모델 1형(역도 포함)

월요일	화요일	목요일	금요일
스쿼트 3×5	파워클린 5×3	경량 스쿼트 3×5	데드리프트 1×5
프레스 3×5	랫풀다운 3×10 또는 친업	벤치 3×5	맨몸로우 3×10 또는 친업

[예 20-5] 4일 초보자 모델 1형에서의 경량 스쿼트

월요일	목요일(경량 스쿼트)
스쿼트 100×3×5	스쿼트 92.5×5 또는 스쿼트 92.5×3×2

[예 20-6] 4일 초보자 모델 1형(프레스-벤치프레스 교대)

	월요일	화요일	목요일	토요일
1주차	스쿼트 3×5 벤치 3×5	파워클린 5×3 랫풀다운 3×10 또는 친업	스쿼트 3×5 프레스 3×5	데드리프트 1×5 벤치 3×5
2주차	스쿼트 3×5 프레스 3×5	파워클린 5×3 랫풀다운 3×10 또는 친업	스쿼트 3×5 벤치 3×5	데드리프트 1×5 프레스 3×5

래 내버려두면 디트레이닝이 온다. 스쿼트가 주 2회인데 한 번이 경량 스쿼트라면, 그 주의 고강도 스쿼트 세션은 결국 한 번밖에 남지 않는다. 이러한 접근법이 나이로 인한 회복력 저하에 최적화되어있다고는 하나, 초보자치고도 빈도가 낮기에 강도는 높게 유지해야 한다. 그런 맥락에서, 때로는 경량 스쿼트의 총 볼륨을 줄여야 할 수도 있다. 중량을 5% 낮춘 5회씩 3세트의 경량 스쿼트가 힘들게 느껴지면, 5회씩 단 한 세트만 하거나 3회씩 2~3세트를 하는 편이 낫다. 예 20-5에서 (스쿼트 한정으로) 두 옵션을 모두 확인할 수 있다.

목요일에 경량 스쿼트 대신 고중량 스쿼트를 하는 경우, 세션간 휴식 시간을 더 벌 수 있도록 금요일 워크아웃을 토요일로 옮겨야 할 수도 있다. 이 시나리오를 따라가면 예 20-6처럼 스쿼트와 당기기는 주 2일의 빈도를 유지하는 동시에, 프레스와 벤치프레스는 A-B 형태로 돌리며 주 3회 훈련할 수 있게 된다(월/목/토).

4일 초보자 모델 2형(분할법): 이 모델에서는 하체 운동을 하루에 몰아넣고, 다른 날에 상체 운동을 몰아넣는다. 이 모델에서는 한 세션과 다음 세션에서 쓰이는 근육군이 거의 겹치지 않으므로, 각 부위에 최대의 휴식 시간이 제공된다. 그러나 (벤치와 오버헤드) 프레스를 같은 날 하기 때문에, 그날 하는 첫 번째 운동에서 온 피로가 두 번째 운동의 진전을 늦출 수 있다는 잠재적 단점이 있다. 훈련 프로그램의 큰 틀에서 보면 사실 별 문제는 아니다. 이 옵션을 택할 요량이라면, 벤치프레스를 먼저 하고 프레스를 나중에 하는 것을 추천한다. 우리가 확인한 바로는 벤치가 프레스에 미치는 영향이 프레스가 벤치에 미치는 영향보다 적은데, 프레스가 벤치보다 삼두를 혹사시키기 때문에 그렇지 않나 싶다. 삼두가 털리고 나면 벤치프레스의 꿈은 물거품처럼 사라질 수밖에 없다. 프레스가 벤치프레스 뒤에 와야 하는 이유는 이것만으로도 충분하지만, 몇 마디만 더 얹어 보자. 워크아웃 초반부터 고중량 벤치프레스로 한바탕 홍역을 치른 신경계는, 상대적으로 가벼운 프레스에 '밑밥을 깐' 상태가 된다. 삼각근과 삼두는 다소 지쳐 있겠지만, 그래도 가벼운 중량의 프레스 동작을 잘 해나갈 수 있을 것이다.

훈련일의 순서는 바꿀 수 있다. 직접적으로 겹치는 부분이 없어도 스쿼트와 데드리프트에서 비롯된 온몸의 전반적인 피로가 이튿날의 상체 운동에 부정적인 영향을 미친다는 분도 더러 있다. 이런 분들이 상체를 월/목에, 하체를 화/금에 한다면 완전 찬성이다. 시간과 에너지가 있는 분은 상체 날이나 하체 날 끝에 턱걸이, 랫풀다운, 맨몸 로우 같은 등 상부 운동을 더 해도 된다.

4일 초보자 모델의 두 가지 버전을 여기 수록해

[예 20-7]
4일 초보자 모델 2형(기본)

월요일	화요일	목요일	금요일
스쿼트 3×5	벤치 3×5	스쿼트 3×5	벤치 3×5
데드리프트 1×5	프레스 3×5	데드리프트 1×5	프레스 3×5

[예 20-8]
기본 4일 초보자 모델 2형
(역도와 경량 스쿼트 포함)

월요일	화요일	목요일	금요일
스쿼트 3×5	벤치 3×5	경량 스쿼트 2×3	벤치 3×5
파워클린 5×3	프레스 3×5	데드리프트 1×5	프레스 3×5

두었다. 처방된 반복수와 세트수로 4가지 기본 운동을 매주 2회씩 훈련하면서 회복을 해낼 수 있는 초보자 마스터즈 가운데 파워클린 훈련을 원하지 않는 분은 예 20-7이 알맞을 것이다. 가장 간단한 4일 초보자 프로그램이다.

예 20-8은 목요일에 경량 스쿼트도 도입하고 파워클린도 열심히 훈련할 만큼의 스트렝스와 경험을 갖춘 40대의 초보자에게 알맞은 방식이다. 앞에서도 이야기했지만, 데드리프트는 경량 스쿼트가 있는 날에 하는 것이 어울린다.

4일 초보자 모델 3형: 프로그램 전체를 놓고 보았을 때 대부분의 마스터즈 선수에게 가장 까다로운 요소는 어크로스 세트일 텐데, 스쿼트만 놓고 보면 더욱 그렇다. 스쿼트는 웜업에 시간을 들여야 하고, 워크세트 사이에 긴 휴식이 있어야 하고, 고중량 세트에서 온 피로로 인해 그날 해야 할 다음 운동이 영향을 받는다. 4일 초보자 모델 3형에서는 훈련이 잡힌 4일 동안 오로지 스쿼트에만 이틀을 투자할 수 있다. 체육관에서 보내는 시간을 줄여 주는 효과도 있다. 웜업을 마치고 워크세트를 3세트 하는 데에 한 시간도 걸리지 않는다. 스쿼트에 드는 시간이 짧아진 만큼, 밀고 당기는 운동을 하는 다른 날의 시간도 짧아진다.

이 방식이 그저 편리할 뿐이라고 생각할 수도 있겠지만, 훈련 세션이 짧아지면 전체적으로 회복이 쉬워진다. 마스터즈 선수가 늘 염두에 두어야 하는 부분 아니겠는가. 이 모델은 1형과 같은 단점을 지니고 있다. 즉, 전날의 스쿼트 덕분에 근육통과 관절통이 오면 데드리프트를 하기가 상대적으로 힘들어진다.

3형의 기본 구조는 아래와 같이 변형할 수 있다. 가장 간단한 방식이 예 20-9에 나와 있다.

예 20-10은 3형의 구조에 두 가지 수정을 가한 것이다. 먼저 5%를 줄인 경량 스쿼트를 목요일에 배치했다. 이렇게 하면 훈련 시간이 줄어들기 때문에 프레스나 벤치프레스 세션을 한 번 더 얹을 수 있다. 금요일 워크아웃을 토요일로 옮겨서 화/목/토에 미는 운동을 할 수 있게 되는 것이다. 어크로스 세트로 실시하는 고중량 스쿼트만 월요일에 남겨두면, 웜업도 꼼꼼히 할

[예 20-9]
4일 초보자 모델 3형(기본)

월요일	화요일	목요일	금요일
스쿼트 3×5	벤치 3×5	스쿼트 3×5	프레스 3×5
	데드리프트 1×5		데드리프트 1×5

[예 20-10]
4일 초보자 모델 3형
(경량 스쿼트 포함)

	월요일	화요일	목요일	토요일
1주차	스쿼트 3×5	벤치 3×5	경량 스쿼트 2×3	벤치 3×5
		데드리프트 1×5	프레스 3×5	데드리프트 1×5
2주차	스쿼트 3×5	프레스 3×5	경량 스쿼트 2×3	프레스 3×5
		데드리프트 1×5	벤치 3×5	데드리프트 1×5

수 있고 세트간 휴식 시간도 충분히 가질 수 있다.

4일 일정을 시작할 요량이라면 세 가지 모델을 모두 실험해 볼 수 있다. 특히 고중량 스쿼트 훈련에 대한 반응을 중심으로, 각자의 회복 능력에 가장 잘 맞아떨어지는 모델을 택하는 것이 바람직하다. 프레스나 벤치프레스의 빈도를 얼마나 잡고 싶은지(주 2일이나 3일), 업무와 일상에 훈련 스케줄을 맞출 수 있는지 등의 요인도 고려에 넣어야 한다. 체육관에서 보내는 시간은 누구에게나 소중하다. 훈련에 들일 수 있는 시간이 매일 한 시간 남짓이라면, 시간 절약 차원에서 3일 모델 대신 4일 모델을 택하는 편이 훨씬 나을 것이다.

역도 포함 2일 모델

조금은 걱정도 되고 망설여지기도 하지만, 역도성 리프팅을 포함한 저빈도 모델도 한번 알아보기로 하자. 이 방식은 역도 동작을 하고 싶어 하는 마스터즈 가운데 능력이 되는 분에게 쓰일 수 있지만, 여기서 어쩔 수 없이 한 번 더 강조하자면, 여기 해당하는 마스터는 극소수이다. 마흔이 넘은 마스터즈가 역도 동작을 할 때는 극도의 주의를 기울여야 하며, 들여야 하는 주의는 해가 갈수록 기하급수적으로 커지게 마련이다. 역도 동작을 훈련함으로써 굉장한 희열과 자신감을 얻는 마스터도 더러 있고, 이들 운동에서 괄목할 만한 진전을 거두는 분도 드물지만 있다. 그러나 선수와 코치는 이러한 리프팅을 훈련 프로그램에 넣었을 때 얻을 수 있는 잠재적 효용과 부상에 대한 상대적 위험을 냉정하게 저울질할 수 있어야 한다.

역도성 리프팅은 건강을 위한 보편 운동 처방의 필요조건이 아니며, 마스터즈의 삶에서 이러한 동작은 테니스, 암벽등반, 유도 같은 스포츠나 취미생활과 같은 위치를 차지한다. (설리번처럼) 역도 없이 못 살겠다면 해도 되지만, 실제로는 역도 없이도 살 수 있다는 사실을 알고 있어야 한다.

경고는 할 만큼 했으니 이제 프로그램을 살펴보자. 아래에 나열한 세 가지 모델은 모두 파워 형태의 역도성 리프팅을 2일짜리 프로그램으로 해 보고 싶은 (예외도 있지만) 60세 이하의 건강하고 활동적인 사람을 대상으로 한 예시이다. 가령 저중량 파워클린과 저중량 파워스내치를 안전하게 할 만큼의 숙련도를 갖춘 분이 두 운동을 모두 훈련하고 싶어 하는 상황이라고 치자.

예 20-11에서 이분은 매주 한 번씩 고중량 데드리프트를 하며 당기기의 절대 스트렝스를 계속 키워나가고 있다. 파워클린과 파워스내치는 저중량 당기기의 일환으로 매주 한 번씩 번갈아 실시한다. 클린과 스내치 중 하나만 하기로 마음먹은 분도 계실 수 있다. 관절염에 시달리는 어깨 때문에 스내치를 제대로 받을 수 없는 분도 계실지 모른다. 그런 경우 목요일마다 원하는 역도성 리프팅 한 종목만 실시하면 된다.

스트렝스가 향상됨에 따라 데드리프트가 회복 능력을 잠식해 나가는 경우, 일주일에 한 번 하던 고중량 데드리프트의 빈도를 워크아웃 세 번에 한 번꼴로 줄일 수도 있다. 지속적으로 두 가지 역도성 리프팅을 배우고 익혀나갈 요량이라면, 예 20-12처럼 이틀 훈련 일정에 맞추어 세 가지 당기기 동작을 번갈아 실시할 수도 있다.

예 20-13은 바닥부터 당겨올리는 동작(데드리프트와 역도성 리프팅)을 일주일에 한 번 정도만 감당할 수 있는 고관절과 허리를 가진 분이, 그럼에도 클린과 스내치를 배우고 싶어하는 경우이다. 이 시나리오에서는 선수 자신의 우선순위가 무엇인지 진지하게 곱씹어 보아야 한다. 그럼에도 역도성 리프팅 훈련에 대한 열망이 사그라들지 않는다면 이 모델이 적합할 것이다. 이 모델에서는 고중량 데드리프트를 격주로 할 것이고, 클린과 스내치도 격주로 할 것이다. 클린과 스내치를 같이 하고 싶다면, 각 운동의 워크세트는 (클린 반복수 3회, 스내치 반복수 2회 기준으로) 2~3세트를 넘지 않아야 한다.

초보자 프로그램 끝내기

이전 장의 결말부에서도 이야기했듯, 초보자 프로그램을 효과적으로 실시하다 보면 스트렝스의 향상으로 인해 다음 워크아웃까지 회복되지 않을 만큼 큰 훈련 스트레스에 노출되는 시점이 온다. 60세 이상의 마스터즈에서는 볼륨을 줄이고 회복 시간을 늘림으로써 이 지점에 다다른 후에도 얼마간 초보자 프로그램을 더 끌고 갈 수 있지만, 젊은 친구들만큼 오래 끌고 가지는 못한다. 초보자 훈련을 시작하고 최대 3~6개월이 지나면 대다수의 마스터즈는 과부하 사건을 늘리고 스트레스-회복-적응 주기를 여러 워크아웃에 걸쳐 놓을 수 있도록 훈련 기간을 길게 가져갈 필요성을 느낄 테다. 중급자 마스터즈가 된 것이다. 22~24장에서 이러한 중급자 프로그램을 확인해 보자.

[예 20-11] 역도 포함 2일 모델

	월요일	목요일
1주차	스쿼트 3×5 벤치 3×5 데드리프트 1×5	스쿼트 3×5 프레스 3×5 파워클린 5×3
2주차	스쿼트 3×5 벤치 3×5 데드리프트 1×5	스쿼트 3×5 프레스 3×5 파워스내치 5×2

[예 20-12] 역도 포함 2일 모델(저빈도 데드리프트)

	월요일	목요일
1주차	스쿼트 3×5 벤치 3×5 데드리프트 1×5	스쿼트 3×5 프레스 3×5 파워클린 5×3
2주차	스쿼트 3×5 벤치 3×5 파워스내치 5×2	스쿼트 3×5 프레스 3×5 데드리프트 1×5
3주차	스쿼트 3×5 벤치 3×5 파워클린 5×3	스쿼트 3×5 프레스 3×5 파워스내치 5×2

[예 20-13] 역도 포함 2일 모델(저빈도 당기기)

	월요일	목요일
1주차	스쿼트 3×5 벤치 3×5 데드리프트 1×5	스쿼트 3×5 프레스 3×5 랫풀다운 3×8
2주차	스쿼트 3×5 벤치 3×5 파워클린 5×3 또는 파워스내치 5×2 또는 파워클린 3×3 다음에 파워스내치 3×2	스쿼트 3×5 프레스 3×5 랫풀다운 3×8

21

70세 이상의 초보자와 보완 운동 프로그램

특히나 컨디션이 떨어져 있고 몸이 약한 70대 이상의 마스터즈를 대상으로 한 초보자 프로그램은 매우 보수적으로 접근해야 한다. 이러한 프로그램의 볼륨과 빈도는 전반적으로 낮지만, 강도만큼은 높게 유지할 수 있어야 한다. 이 장에서는 저빈도 모델인 3/2 프로그램과 주 1회 프로그램을 살펴볼 것이다. 아울러 몸이 약해 스쿼트 깊이가 제대로 나오지 않거나 어깨 가동성 문제로 스쿼트와 프레스를 빼야 하는 분들을 위한 보완 운동 프로그램도 알아볼 것이다.

70대 초보자

70대 이상의 선수에게는 회복 요소에 비중을 두고 오버트레이닝과 부상 예방에 면밀한 주의를 기울여 세심하고 보수적으로 설계한 프로그램이 절실하다. 악화된 동화 저항, 강한 염증 반응 경향, 노화로 인한 식욕 감퇴, 불면증, 과거 · 현재 · 미래에 대한 근심이 뒤섞여 짙어진 고도의 스트레스로 인해 이분들의 회복 능력은 예전만큼 빠릿빠릿하지 않다.

종심(從心)의 나이가 되면 누구나 힘들지만, 죽는 것보다 대개는 낫다.

일흔에 선수가 되는 건 더럽게 힘들지만, 운동을 않는 것보다는 항상 낫다.

70세 이상의 마스터즈나 그와 비슷한 수준으로 컨디션이 떨어져 있거나 신체적인 문제를 가지고 있는 분의 경우, 앞에서도 줄곧 비슷한 이야기를 해 왔듯 프로그램을 손볼 때 볼륨 조정, 강도 유지, 회복 최적화, 보수적이고 신중한 중량 설정에 집중해야 하며, 할 수 없는 것보다는 할 수 있는 것에 초점을 맞추어야 한다. 알맞은 프로그램, 세심한 운동 선택, 꼼꼼하고 신중한 코치와 함께라면 이 나이대의 선수들도 스트렝스와 근육을 안전하게 얻고 유지할 수 있으며, 신체적 기능과 삶의 질 또한 크게 향상될 수 있다.

다시 강조하지만 10년 단위의 연령대 구분은 순전히 임의적이며, 훈련은 반드시 각자의 생활사에 맞게 이루어져야 한다. 주 3회 표준 생초보 프로그램(2A)로 시작할 수 있는 70세 이상의 마스터즈도 당연히 있다. 그러나 이들 중 대다수는 스케줄에 있는 것보다 긴 회복 시간이 필요하고, 설령 처음에는 주 3회 프로그램을 잘 버텨낸다 해도 얼마 지나지 않아 정체기를 맞이할 것이다. 나가떨어지지 않고 지속적인 진전을 유지하려면, 70~80대 초반의 마스터즈가 오랫동안

프로그램 4A: 3/2 초보자 프로그램

워크아웃 A	워크아웃 B
스쿼트 3×5	스쿼트 3×5
벤치프레스 3×5	프레스(또는 벤치) 3×5
데드리프트 1×5	데드리프트 1×5

*숫자: 세트수×반복수

처방내용: 2주 동안 총 워크아웃이 3번이 되도록 A와 B를 번갈아 실시한다. (예: 1주차 AB, 2주차 A, 3주차 BA, 4주차 B)

처방대상: 50세 미만(재량껏), 50~59세(재량껏), 60~69세(가능), 70세 이상(가능)

회복이나 일정상의 문제로 주 3일 프로그램을 할 수 없으면서 훈련 스케줄의 고정이 필요한 자에게 처방함.

처방상의 주의: 훈련을 시작할 때, 또는 초보자 구간의 어느 시점에서나 필요한 경우에 한해 사용 가능.

지속적인 진전을 거두려면, 시작 단계에서 생초보 프로그램을 선택할 때 (제20장에 나온) 저빈도 프로그램을 고르는 것이 가장 합리적이다. 데드리프트가 주 1회 이하인 프로그램, 경량 스쿼트를 도입하거나 스쿼트 빈도를 낮추는 프로그램으로 갈아타는 시점도 머지않아 찾아올 것이다.

말이야 이렇지만, 이 연령대에 속하는 대다수의 마스터즈는 주 2일 프로그램의 훈련 스트레스로도 회복 능력이 압도될 만큼 스스로의 스트렝스가 강하다는 사실을 깨닫게 될 것이다. 좀 더 보수적인 저빈도 모델이 필요해지는 것이다. 3/2 모델은 주 2회 모델보다 보수적인 방식으로, 주 2일 프로그램을 잘 따라오고는 있으나 워크아웃마다 적응을 이뤄내기 어려워지기 시작하는 분들께 쓰일 수 있다. 주 1일 모델은 가장 보수적인 방식으로, 초고령의 마스터즈 선수분들께서 스트렝스를 키우거나 유지할 목적으로 활용한다.

3/2 초보자 모델

3/2 프로그램은 훈련을 시작할 때도 쓰이지만, 공격적인 방식으로 시작한 이후에 그 진전을 유지할 목적으로 더 많이 쓰인다. 3/2 구조의 모델은 부상이나 피로에서 회복 중인 선수를 위한 단기 솔루션으로도 쓰일 수 있다. 한 달 남짓 훈련 빈도를 줄이고 나면, 선수는 에너지가 회복되고 몸이 가뿐해진 상태로 더 공격적인 프로그램에 복귀하게 될 것이다.

3/2 모델에서는 핵심 바벨 운동을 각기 2주에 3번씩 실시한다. 이 프로그램에는 크게 두 가지 접근법이 있다. 첫째는 프로그램 4A에 나온 것처럼 4~5일에 한 번씩 체육관에 가 세 가지 전신 운동을 연달아 하는 방식이다. 이 방식은 훈련에 쓸 수 있는 동작이 제한적일 때 특히 효과적이다. 가령 어깨 가동성 제한 때문에 프레스를 할 수 없는 경우, 이 프로그램에서는 벤치프레스와 프레스를 번갈아 실시하지 않는다. 워크아웃 간의 휴식이 길어진 3/2 프로그램에서는 주 2~3회의 훈련 프로그램에서보다 벤치프레스의 진전을 유지하기가 더 쉬워진다(예 21-1).

프로그램 4B는 최근에 개발된 3/2 모델의 변형으로, 상체와 하체가 나뉜 (분할) 구조를 가지고 있다. 각각의 운동을 2주 동안 세 번 한다는 점에서는 각 운동의 빈도가 같고, 체육관에는 더 자주 가겠지만 각 훈련 세션의 길이는 훨씬 짧아진다. 체육관에 4~5일씩 안 가는 게 싫은 분에게 좋은 옵션이다(안 오는 날이 길어질수록 안 오기 쉬우니까!). 회복 등의 사유로 전신 워크아웃이 곤란한 분에게도 훌륭한 선택이다.

1주차에는 하체를 두 번, 상체를 한 번 훈련하고, 2주차에는 반대로 한다.

[예 21-1] 3/2 프로그램(프레스 없음)

1주차

월요일	수요일	금요일
스쿼트 3×5	–	스쿼트 3×5
벤치 3×5		벤치 3×5
데드리프트 1×5		데드리프트 1×5
랫풀다운 3×10		랫풀다운 3×10

2주차

월요일	수요일	금요일
–	스쿼트 3×5	–
	벤치 3×5	
	데드리프트 1×5	
	랫풀다운 3×10	

3주차

월요일	수요일	금요일
스쿼트 3×5	–	스쿼트 3×5
벤치 3×5		벤치 3×5
데드리프트 1×5		데드리프트 1×5
랫풀다운 3×10		랫풀다운 3×10

랫풀다운이나 맨몸 로우 같은 등 상부 운동은 상체를 하는 날이든 하체를 하는 날이든 상관없이 주 1~2회 얹을 수도 있다.

주 1회 훈련 프로그램

초보자 마스터즈는 바벨의 중량을 적절히 잡고 회복 요소를 제대로 관리할 경우, 대개 나이나 컨디션과 상관없이 주 1회 이상의 훈련을 소화해낼 수 있다. 이상적인 상황에서는 마스터즈의 장기적 훈련에 있어 3/2 구조가 최소한의 빈도이다. 그러나 훈련 빈도를 더 낮추어야 하는 상황도 있다. 나이가 아주 많거나 컨디션이 유난히 떨어진 분은 주 1회를 초과하는 빈도의 훈련을 감당하지 못할 수도 있고, 때로는 일정, 교통수단, 코치의 유무 같은 현실적인 요인을 우선시해야 할 수도 있다.

주 1회 훈련 프로그램은 약하고 컨디션이 저하된, 어쩌면 나이 때문에 가동성이나 회복 능력이나 운동

프로그램 4B: 3/2 초보자 분할 프로그램

	월요일	수요일	금요일
1주차	스쿼트 3×5	벤치프레스 3×5	스쿼트 3×5
	데드리프트 1×5	프레스 3×5	데드리프트 1×5
2주차	벤치프레스 3×5	스쿼트 3×5	벤치프레스 3×5
	프레스 3×5	데드리프트 1×5	프레스 3×5

*숫자: 세트수×반복수

처방내용: 1주차와 2주차를 번갈아 실시한다.

처방대상: 50세 미만(재량껏), 50~59세(재량껏), 60~69세(가능), 70세 이상(가능)

주 3일 전신 프로그램을 할 수 없는 자, 회복이 필요한 자, 훈련 스케줄의 고정이 필요한 자 등에서 훈련 스케줄의 고정이 필요할 때 처방함.

처방상의 주의: 훈련을 시작할 때, 또는 초보자 구간의 어느 시점에서나 필요한 경우에 한해 사용 가능.

프로그램 4C: 주 1회 프로그램

고정 워크아웃
스쿼트 6×5(어센딩 세트)
벤치프레스 3×5
데드리프트 1×5, 1×5(백오프 세트)
프레스 2×8
랫풀다운 2~3×8~10

*숫자: 세트수×반복수

처방내용: 고정 워크아웃을 매주 단 한 차례만 실시한다. 중량을 다루는 데에 부담이 없고 동작이 원활한 운동에는 집중하되, 하지 못하는 동작은 뺀다.

처방대상: 50세 미만(재량껏), 50~59세(재량껏), 60~69세(가능), 70세 이상(가능)

나이가 매우 많거나 컨디션 저하가 매우 심하여 주 3일 프로그램을 포함한 여타 저빈도 프로그램을 시행할 수 없는 자에게 처방함.

처방상의 주의: 훈련의 어느 시점에서나 필요한 경우에 한해 사용 가능.

수행능력이 떨어진 분을 대상으로 한다. 이러한 상황에서 권고되는 원칙은, 매주 한 번의 제한된 훈련 시간 동안 최고의 성취를 거둘 수 있어야 한다는 것이다. 그렇게 하려면 훈련하는 사람이 잘하는 것에만 집중해야 한다. 주 1일 프로그램에서는 이유를 막론하고 숙달할 가능성이 없는 운동에 시간을 낭비하지 않아야 한다. 코치와 선수는 여러 개의 대(大)관절을 쓰는 운동 가운데 무엇을 잘 할 수 있는지 찾아낸 다음, 여기에 시간과 노력을 쏟아부어야 한다.

상황이 허락된다면 스쿼트와 벤치프레스와 데드리프트에 초점이 맞추어져야 한다. 이 세 가지 운동은 주요 운동 중 가장 무거운 중량을 다룰 뿐만 아니라 가장 많은 근육에 스트레스를 준다. 역도성 리프팅은 당연히 빼야 한다. 약하고 컨디션이 저하된 분이 당기는 운동을 매주 한 번만 해야 한다면, 선택지는 데드리프트뿐이어야 한다. 프레스는 마스터즈 선수에게 매우 유용하므로 당연히 포함해야 하지만, 잘 할 수 있는 경우에 한한다. 이 연령대에서는 프레스를 제대로는커녕 안전하게조차 못하는 분이 많다. 이런 분들이 빠른 진전(과 훌륭한 효용)을 거두려면 벤치프레스에 집중한 프로그램이 있어야 한다. 랫풀다운 같은 상체 '당기기' 운동은 시간이 남으면 해도 좋지만, 보통은 복합관절 운동 3~4개만으로도 시간과 에너지가 남아있지 않게 될 것이다. 고령이거나 컨디션이 저하된 마스터즈의 광배와 허리 단련은 데드리프트만으로도 충분하니, 얻을 게 많지 않은 이상 랫풀다운은 건너뛰어야 한다.

프로그램 4C를 보자. 여기에서 눈여겨보아야 할 것은 스쿼트에서 볼륨 축적을 위해 어센딩 세트(제17장 참조)를 활용한다는 점이다. 초반 네 세트는 저~중강도로 진행하고 마지막 두 세트는 어크로스 세트로 진행한다. 벤치프레스는 여기에서도 5회씩 3세트로 하는 편이 효과적이다. 데드리프트는 5회로 한 세트만 실시한 다음, 중량을 5~10% 낮춘 백오프 세트를 한 세트 실시한다. 이 프로그램의 볼륨은 전반적으로 부족한데, 백오프 세트로 이를 보완해주는 것이다. 프로그램 4C는 어깨 가동성 문제로 고중량 프레스가 불가능한 분을 전제로 설계되었다. 자연히 8회씩 2세트 처방은 저중량으로 실시해야 하며, 자세와 기법에 최대한 신경 써야 한다. 이러한 상황에서 어깨의 스트렝스와 건강을 향상시키려면 벤치와 프레스의 볼륨을 이 정도 비율로 잡는 것이 가장 좋다. 프레스를 딱 두 세트로 줄이면 이 시점에서 힘에 부친다는 느낌을 받는 분에게 조금이나마 시간을 벌어줄 수 있다. 네 가지 기본 바벨 운동을 끝내고도 시간과 에너지가 남는 분은 랫풀다운, 맨몸 로우, 이두 컬을 세션 끝에 몇 세트 넣어도 된다.

스쿼트 보완 프로그램

이쯤 되면 이 책에 나온 모든 프로그램의 중심에 스쿼트가 있다는 사실을 깨달았을 것이다. 하지만 훈련 첫날, 바벨도 짊어지지 않은 맨몸으로 완전한 가동범위의 스쿼트를 단 한 번도 할 수 없는 분이 나타난다면 어떻게 해야 할까? 마스터즈 선수를 지도하는 코치라면 누구나 이러한 상황에 흔히 맞닥뜨린다. 훈련하는 사람이 스쿼트를 할 수 없는 상황에서는 스쿼트를 중심으로 한 스트렝스 프로그램을 돌리기 어렵다.

도움 없이 스쿼트 자세로 앉았다 일어날 수 없는 이유가 유연성 때문이라고 생각하는 분들이 많다. 그러나 유연성과 가동성 문제가 완전한 깊이의 맨몸 스쿼트를 할 수 없는 진짜 이유인 경우는 거의 없다. 진짜 이유는 거의 항상 스트렝스이다. 하단까지 앉았다가 그저 자신의 힘으로만 올라올 스트렝스가 없는 것이다. 대개는 수년, 어쩌면 수십 년 동안 스쿼트 자세의 깊이로 앉아본 적이 없었기 때문이다. 성인이 된 이후로 의자에서 일어날 때조차 팔걸이를 밀거나 발로 바닥을 밀면서 일어났을 테니 말이다.

자, 그렇다면 맨몸 스쿼트를 단 한 번도 못하는 분이 여러 세트의 바벨 스쿼트를 할 수 있게 만들려면 대체 어떻게 해야 할까? 이 시나리오에도 여러 가지 접근법이 있다.

방식 1 : 레그프레스

이 방식에는 레그프레스 머신(13장 참조)이 있어야 한다. 대부분의 대형 상업용 헬스클럽에는 레그프레스 머신이 있다. '힙 슬레드hip sled'로 알려진 모델, 또는 45도 각도로 누워서 할 수 있는 모델이 있으면 좋다.

레그프레스는 세트당 10회씩 실시한다. 발의 위치와 발가락의 각도는 최대한 스쿼트와 비슷하게 잡는다(그림 21-1). 첫날에는 가벼운 중량으로 10회씩 3세트를 실시한다. 세션마다 중량을 올리다 보면, 10회 3세트의 볼륨으로 자기 체중만큼의 중량을 다루게 되는 시점이 온다. 보통은 세션당 5~10kg씩 올릴 수 있다. 이 방식은 머신이 허락하는 한 손의 도움 없이 매 반복을 '깊게' (고관절이 굴곡되도록) 시행하는 경우에만 쓸모가 있다. 우리 경험상, 자기 체중만큼의 중량으로 3×10의 레그프레스를 하는 분은 아주 가벼운 바로 5회짜리 한 세트를 해낼 수 있다.

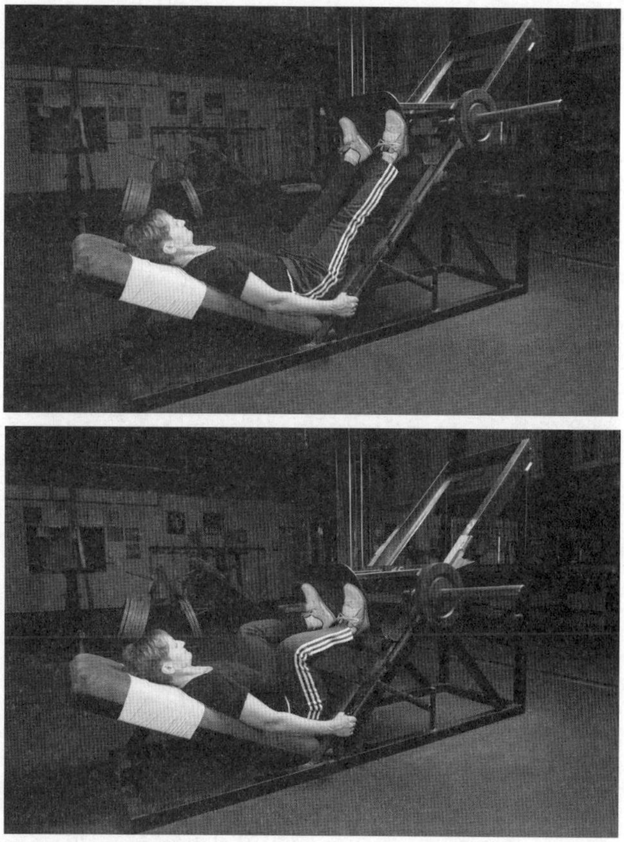

그림 21-1. 레그프레스.

주 2일이나 3일의 표준 초보자 프로그램에서는 스쿼트를 대신해 그날의 첫 번째 운동으로 10회씩 3

[예 21-2] 레그프레스를 통한 스쿼트 보완	월요일	수요일	금요일
	레그프레스 3×10	레그프레스 3×10	레그프레스 3×10
	벤치 3×5	프레스 3×5	벤치 3×5
	데드리프트 1×5	데드리프트 1×5	데드리프트 1×5

세트의 레그프레스를 실시한다. 생초보 프로그램(2A)을 이에 맞추어 수정한 것이 예 21-2이다.

방식 2: 부분가동범위 스쿼트

누구나 레그프레스 머신을 쓸 수 있는 것은 아니다. 그럴 때는 완전한 깊이에 다다를 수 있도록 가동범위를 점진적으로 훈련하는 PROM(부분가동범위partial range-of-motion) 스쿼트를 쓸 수 있다. 여기서는 진전 정도를 정량화하는 것이 가장 까다롭다. 깊이를 눈대중으로만 보고 "더 내려가요"라고 소리쳐 봐야 의미가 없다. 세션마다 스쿼트의 깊이를 측정하고 추적하고 조정할 수 있는 방법이 분명히 있지 않겠나.

PROM 옵션 1. 박스 스쿼트: 여기에서는 12~18인치(30~45cm) 높이의 플라이오메트릭 박스를 활용한다. 두꺼운 범퍼 플레이트 무더기처럼 견고하고 안정적으로 체중을 지탱할 수 있는 물건이라면 무엇을 써도 좋다(그림 21-2). 1~2cm 정도 두께의 합판이나 고무 매트도 여러 장 있어야 한다. 면적은 플라이오메트릭 박스 위에 알맞게 올려놓을 수 있을 만큼 작아야 하나, 그렇다고 앉지 못할 정도로 작으면 안 된다.

첫날에는 훈련하는 분의 쿼터 스쿼트 높이가 되도록 박스 같은 물건에 매트나 합판을 여러 장 얹어서 안정된 바닥면을 만든다. 훈련하는 사람은 박스 쪽으로 스쿼트를 하며 내려가다가, 엉덩이가 살짝 닿으면 일어난다. 이 운동을 5회씩 한 세트 실시한다. 이게 쉬우면 매트를 한두 장 뺀 다음 다시 5회씩 한 세트를 실시한다. 매트를 계속 빼다 보면 힘들지만 좋은 자세가 유지되는 마지막 높이에 다다르는데, 이 높이에서 5회씩 3세트를 실시한다. 다음 세션에서는 박스를 다시 가져와 3세트를 더 실시하되, 이때 깊이는 조금 더 낮추어야 한다. 완전한 가동범위의 스쿼트에서 바벨의 중량을 높이는 것과 반대로, 우리는 부하(몸무게)를 고정한 채 한 번에 1~2cm씩 깊이를 낮추어 나갈 것이다. 지루해 보일 수 있(고 실제로도 그렇)지만, 매 워크아웃마다 조금씩 깊이가 낮아지는 것이 진짜 진전이다. 깊이가 아주 조금만 깊어져도 스쿼트는 훨씬 힘들어진다. 이 접근 방식은 선형 진전의 정량적 측정에 중량이나 반복수뿐만 아니라 깊이를 활용하는 길을 열

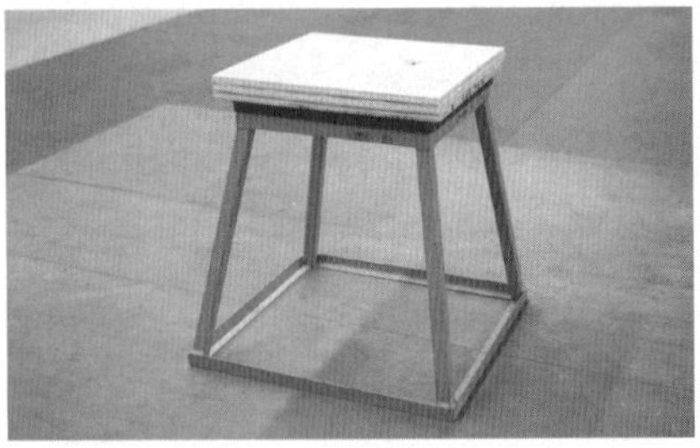

그림 21-2. PROM 1번 옵션: 박스 스쿼트. 왼쪽: 단단한 플라이오메트릭 박스, 범퍼 플레이트, 매트, 합판 무더기를 쓰면 스쿼트 깊이를 정량화하고 진전을 파악할 수 있을 뿐만 아니라 안전하고 불안 없는 척도를 선수에게 제공해줄 수 있다. 아래: 이 선수는 1일차의 스쿼트 깊이가 이 정도이다. 특정 깊이에서 스트렝스가 향상됨에 따라 조금씩 높이를 낮추다 보면 언젠가 수평 아래 깊이로 스쿼트를 하고 있을 것이다.

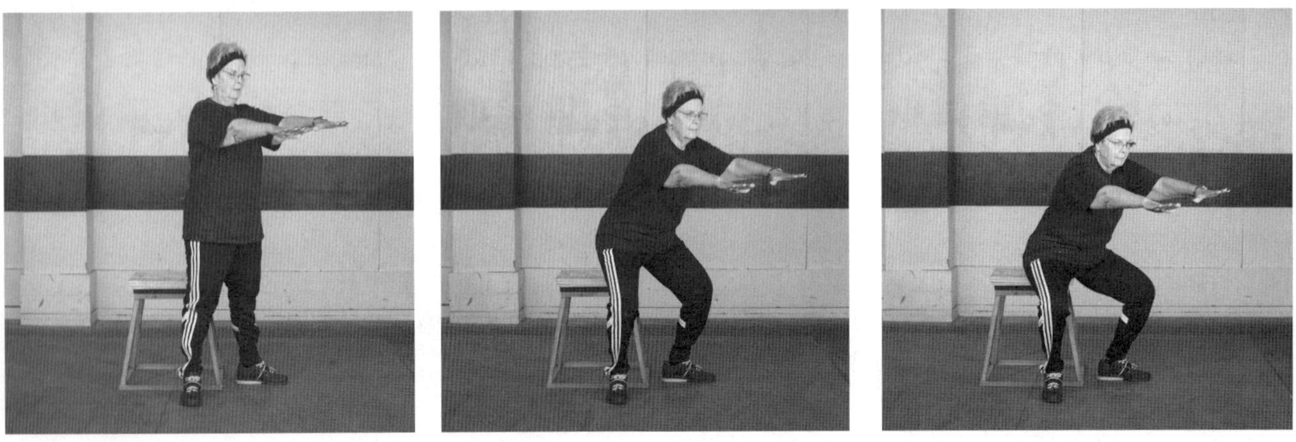

어준다. 스트렝스가 향상되어 수평 바로 아래 깊이의 스쿼트를 좋은 자세로 5회씩 3세트 할 수 있을 때까지 이 과정을 지속한다.

이 방식에서는 상자에 의존하지 않아야 한다는 점을 가장 주의해야 한다. 훈련하는 사람이 상자에 앉거나 긴장을 푸는 일이 있어서는 안 된다. 깊이가 낮아질수록 그러고 싶어질 것이다. 중간에 동작을 멈추거나 몸을 앞뒤로 흔들거나 반동을 주는 일은 더더욱 없어야 한다. 상자에 앉은 다음에 일어나려고 반동을 주는 모습이 보이면, 깊이를 그만 낮추어야 한다. '반동 박스 스쿼트'를 하게 내버려두면 여기서 아무리 좋아져 봐야 박스 없는 보통의 스쿼트까지 나아갈 수 없다. 평범한 맨몸 스쿼트까지 나아가려면, 완전한 제어 하에서 몸을 낮추었다가 엉덩이가 박스 표면에 아주 살짝 닿자마자 선 자세로 돌아오는 능력을 보여줄 수 있어야 한다. 박스는 깊이 표지판 역할만을 해야 한다. 이 모든 과정은 모두 최대한 백 스쿼트의 동작과 닮아 있어야 한다. 스탠스, 발가락 각도, 후면각, 무릎 벌리기, 엉덩이 뒤로 빼기, 힙 드라이브 같은 것들이 제대로 된 백 스쿼트에서 일어나려면, 이러한 보완 운동을 할 때부터 코치가 제대로 가르쳐 주어야 한다.

PROM 옵션 2. 번지 스쿼트: 박스 스쿼트에서 얻을 수 있는 잠재적 문제와 나쁜 습관을 피할 수 있는 최고의 방법은 파워랙 안에 고무밴드를 수평으로 걸어놓는 것이다(그림 21-3). 고무밴드는 깊이의 표지 역할을 하지만, 위에 앉을 정도로 단단하지 않다. (앉으려고 해 봐야 바닥에 나동그라질 뿐이다. 코치가 미리 알려주면 좋다.) 워크아웃마다 매트나 합판으로 깊이를 낮추는 대신, 적절한 깊이에 도달할 때까지 고무밴드의 높이를 낮추면 된다. 파워랙에 핀을 꽂는 구멍이 1인치 간격으로 있다면, 세션마다 구멍 하나씩 낮추기만 해도 된다. 구멍 간격이 3인치인 경우, 한 번에 3인치씩 낮추면 강도가 너무 높아지므로 구멍 사이의 간격을 쪼개어 고무밴드를 조금씩 낮춘다. 이 방식을 통해 스쿼트 깊이가 충분해지면 아주 가벼운 바벨을 얹고도 안전하게 백 스쿼트를 할 수 있게 된다.

PROM 방식으로 진전을 거두어 온 분은 바벨 백 스쿼트를 시작할 때 반드시 매우 가벼운 바벨을 써야 한다. 맨몸 스쿼트조차 어렵게 해 왔는데 바로 20kg

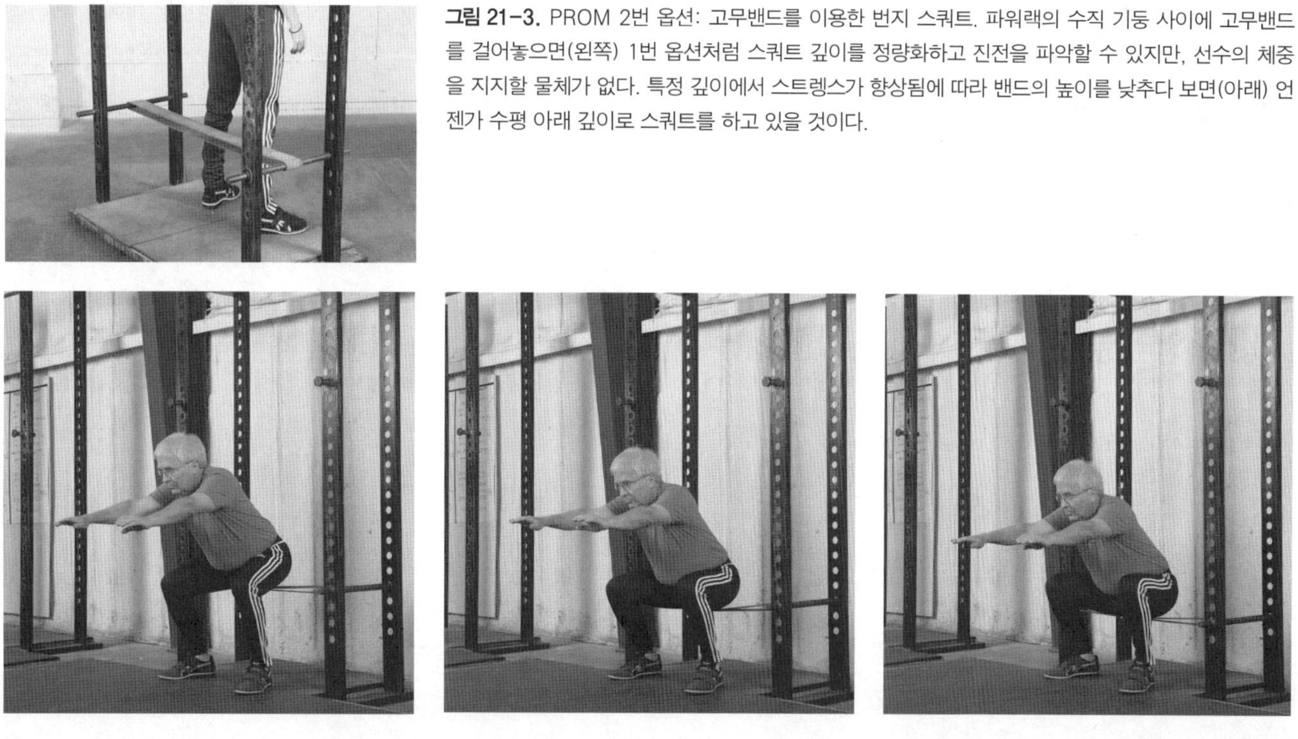

그림 21-3. PROM 2번 옵션: 고무밴드를 이용한 번지 스쿼트. 파워랙의 수직 기둥 사이에 고무밴드를 걸어놓으면(왼쪽) 1번 옵션처럼 스쿼트 깊이를 정량화하고 진전을 파악할 수 있지만, 선수의 체중을 지지할 물체가 없다. 특정 깊이에서 스트렝스가 향상됨에 따라 밴드의 높이를 낮추다 보면(아래) 언젠가 수평 아래 깊이로 스쿼트를 하고 있을 것이다.

바벨을 쓰는 것은 도가 지나치다. 바벨 백 스쿼트 첫날에는 5~10kg짜리 바벨을 쓰고, 필요하다면 반복수를 5회가 아니라 3회로 줄인 다음, 두세 번의 세션에 걸쳐 반복수를 차차 올려 나가도록 한다. 그렇게 해 두면 바벨의 중량을 올려도 안전할 것이다.

두 가지 PROM 스쿼트 옵션 중에는 번지 방식이 훨씬 믿음직하다. 효과야 둘 다 있지만, 박스 스쿼트 방식으로 배우는 과정에서 수많은 문제가 생길 수 있고, 박스 스쿼트에서 바벨 백 스쿼트로의 전환이 항상 매끄럽지만도 않다. 단단한 박스에 의존하는 문제가 번지 방식에서는 생기지 않는다. 그러나 박스는 어디서든 할 수 있다는 장점이 있다. 자신이 아니라 늙은 친구나 가족을 어떻게 도울 수 있을지 알아보려고 이 책을 읽는 분이 많을 줄로 안다. 독자분께서는 경험 많은 코치가 아닐 수도 있고, 도우려는 친구나 가족에게 장비가 완비된 체육관에 다닐 의지나 능력이 없을 수도 있다. 이런 분께는 박스 스쿼트 방식을 쓸 수 있다. '코치'가 전문적으로 훈련된 스트렝스 코치일 필요도 없다. 박스 스쿼트는 몸이 약하고 컨디션이 떨어진 분을 바벨 스쿼트까지 나아가게 하는 방식 중 가장 널리 쓰이지만, 동시에 박스 스쿼트 자체만으로도 제몫을 해낼 수 있다.

집에서만 지내는 할머니를 떠올려 보자. 걸어서 옆방으로 가는 것조차 힘든 이 어르신은, 자리에서 일어나는 것도 힘들어서 거의 하루 종일 앉아만 있다. 박스 스쿼트 프로그램을 통해 수평 아래 높이의 맨몸 스쿼트를 할 수 있게 되는 순간, 이분의 삶은 완전히 바뀐다. 처음에는 쿼터 스쿼트조차 몇 번 못 할 수도 있고, 아예 그마저도 못 할지도 모른다. 하지만 수평 아래 높이로 앉았다가 자기 힘으로만 일어나는 맨몸 스쿼트를 5회씩 몇 세트, 나아가 세트당 10회씩 할 수 있는 상황까지 끌고 갈 수만 있다면, 그녀는 일상의 기능과 신체적 능력이 여러 가지 측면에서 나아지는 것을 깨닫게 될 것이다. 일단 점진적 저항 훈련의 맛을 봤으니 체육관에 다녀볼 생각이 들 수도 있다. 이 방식은 안전하고 간단하지만, 그 잠재적 보상은 어마어마하다.

스쿼트 보완 프로그램과 데드리프트의 중요성

앞서 소개한 스쿼트 보완 프로그램을 하는 분에게는 데드리프트의 중요성이 매우 커진다. 레그프레스와 PROM 스쿼트에서는 거의 대퇴사두만 쓴다. 완전한 가동범위의 스쿼트에 필요한 후면사슬의 개입이 빠진 것이다. 이 시나리오에서는 데드리프트를 빠르게 진전시키는 것이 무엇보다도 중요하다. 초보자 프로그램의 초반 몇 주 동안은 훈련 세션마다 데드리프트를 할 수 있도록 해야 한다. 앞에서 보았던 다른 접근법과 마찬가지로, 데드리프트 스트렝스의 향상에 수반되는 햄스트링과 척주기립근의 스트렝스 향상은 스쿼트 보완 프로그램에서 매우 중요하다.

스쿼트 보완 운동의 반복수 늘리기

늙고 쇠약한 분, 특히 어깨 가동성이 현저히 떨어지는 분은 바벨 스쿼트로 갈아타지 못할 수도 있다. 이런 분은 프로그램의 1순위를 데드리프트로 두어야 한다. 즉, 훈련 세션의 첫 번째 운동을 데드리프트로 두고, 레그프레스나 스쿼트 보완 운동은 마지막에 하는 것이다.

가령 어깨 가동성이 극도로 나쁘고 과체중인 80대 여성분은 바벨 스쿼트를 절대 할 수 없을 가능성이 크다. 이분에게는 박스를 수평 아래 높이로 맞추고 하는 덤벨 (고블릿) 프론트 스쿼트가 아마 최선일 테다. 덤벨 스쿼트에는 덤벨을 가만히 들고 있어야 하는 탓에 중량에 한계가 있다는 중요한 단점이 있다. 덤벨의 중량과 크기가 커질수록 모양도 빠진다. 이분의 덤벨 스쿼트가 7kg에서 한계에 다다랐다고 치자. 이 중량으로 5회씩 3세트를 할 수 있게 됐다면, 중량을 유지한 채 그저 반복수만 늘림으로써 다음 단계로 나아갈 수 있다. 보수적으로 잡아도 1~2주마다 1회씩 반복수를 늘릴 수 있다. 수개월이 지나면 이분은 7kg 덤벨로 세트당 15회씩의 박스 스쿼트를 할 수 있게 될 것이다. 이런 진전으로도 평범한 나날의 결은 어마어마하게 좋아진다.

[예 21-3] 반복수 향상법을 통한 스쿼트 보완 프로그램

	월요일	금요일
1주차	24인치 박스 스쿼트 3×5	23인치 박스 스쿼트 3×5
2주차	22인치 박스 스쿼트 3×5	21인치 박스 스쿼트 3×5
3주차	20인치 박스 스쿼트 3×5	19인치 박스 스쿼트 3×5
4주차	18인치 박스 스쿼트 3×5	17인치 박스 스쿼트 3×5
5주차	**16인치 박스 스쿼트 3×5 (수평 이하 높이)**	16인치 박스 스쿼트 3×5 (+2.5kg DB)
6주차	16인치 박스 스쿼트 3×5 (+4kg DB)	16인치 박스 스쿼트 3×5 (+5kg DB)
7주차	16인치 박스 스쿼트 3×5 (+6kg DB)	16인치 박스 스쿼트 3×5 (+7kg DB)
8주차	16인치 박스 스쿼트 3×6 (+7kg DB)	16인치 박스 스쿼트 3×6 (+7kg DB)
9주차	16인치 박스 스쿼트 3×7 (+7kg DB)	16인치 박스 스쿼트 3×7 (+7kg DB)
10주차	16인치 박스 스쿼트 3×8 (+7kg DB)	16인치 박스 스쿼트 3×8 (+7kg DB)
11주차	16인치 박스 스쿼트 3×9 (+7kg DB)	16인치 박스 스쿼트 3×9 (+7kg DB)
12주차	16인치 박스 스쿼트 3×10 (+7kg DB)	16인치 박스 스쿼트 3×10 (+7kg DB)

* 괄호 안은 덤벨(DB) 무게의 상한선을 뜻함.

예 21-3은 반복수 향상을 통한 스쿼트 보완 프로그램이다. 훈련 일정은 월요일과 금요일의 주 2회로 잡혀 있다.

여러 보완 계획

60세 이상의 마스터즈 중에는 특정 바벨 운동을 아예 시도조차 할 수 없는 분이 더러 있다. 특히 어깨 가동성이 떨어져 스쿼트와 프레스를 바벨로 할 수 없는 분이 많다. 이 흔한 문제 때문에 스쿼트를 하려고 바벨을 등에 얹을 수도, 프레스에서 바벨을 효과적으로 머리 위까지 들어 올리지도 못하는 것이다. 이 문제는 프론트 스쿼트나 프레스 변형동작에서도 심각한 제약을 거는 일이 잦다.

이런 분들에게는 데드리프트와 벤치프레스에 초점을 두고 나머지는 모두 이 두 운동의 보조 역할을 하는 프로그램이 필요하다. 주요 바벨 운동을 두 개만 쓰는 프로그램은 한계가 커 보이고 실제로도 그렇지만, 스트렝스를 크게 향상시키고 근육의 크기와 몸의 기능을 보존시키는 힘을 갖춘 전신 워크아웃이라는 점에는 변함이 없다. 벤치프레스로는 흉근과 삼두와 삼각근을 단련할 수 있고, 데드리프트로는 햄스트링과 둔근과 사두와 등 상하부와 전완과 복근을 효과적으로 단련할 수 있다. 동원하는 근육이 이렇게나 많다. 두 가지 운동으로 가동성에 제한이 걸린 분의 스트렝스를 향상시킬 수 있으니 가치가 얼마나 대단한가.

데드리프트 & 벤치 집중 프로그램(4D)은 이런 분께 알맞은데, 각자의 능력에 맞는 보조 운동을 이 두 가지 주요 리프팅에 대한 보충 용도로 쓸 수 있다.

이 프로그램의 꽃인 데드리프트는 다리가 멀쩡할 때, 그러니까 워크아웃의 첫 번째 운동으로 해야 한다. 프로그램을 막 시작한 단계에서는 바벨 중량이 가벼울 테니, 워크세트를 최대 3세트까지 가져갈 수 있다. 바벨의 중량이 커지다 보면 볼륨도 자연히 1세트로 줄어들 것이다. 이 경우 고중량 바벨 스쿼트를 주 2~3회 하는 분보다는 주 2회의 데드리프트 빈도를 오래 유지할 수 있다. 회복에 쓰이는 자원을 놓고 데드리프트와 스쿼트가 경쟁하지 않기 때문이다. 벤치프레스는 워크아웃의 두 번째 운동인데, 보통은 어크로스 세트 방식

프로그램 4D: 데드리프트 & 벤치 집중 프로그램

워크아웃 A	워크아웃 B
데드리프트 1~3×5	데드리프트 1~3×5
벤치 3×5	벤치 3×5
랫풀다운 3×8~10	바벨컬 3×8
맨몸스쿼트 또는 덤벨스쿼트 또는 레그프레스 3×10	맨몸스쿼트 또는 덤벨스쿼트 또는 레그프레스 3×10

*숫자: 세트수×반복수

처방내용: 워크아웃 A와 B를 번갈아 한다.

처방대상: 50세 미만(재량껏), 50~59세(재량껏), 60~69세(재량껏), 70세 이상(재량껏)

해결이 어려운 어깨 가동상의 극명한 문제로 인해 바벨 백스쿼트와 오버헤드 프레스를 안전하고 생산적으로 할 수 없는 자에게 처방함.

처방상의 주의: 특정 선수의 훈련 시작 단계에서 사용 가능.

으로 회당 3세트씩 주 2회 실시할 수 있다. 워크아웃의 세 번째 운동으로는 랫풀다운과 바벨 컬을 번갈아 한다.

워크아웃을 끝내기 전에, 할 수 있으면 하체 운동을 조금 할 수도 있다. 맨몸 스쿼트나 덤벨 스쿼트나 레그프레스나 모두 좋은 운동이다. 이 운동은 모두 익숙지 않거나 고반복일 테니, 마지막에 하는 것이 합리적이다.

초보자 프로그램 끝내기

3/2 프로그램을 활용하여 고도로 개별화된 중급자 프로그램까지 나아가는 70대 이상의 초보자도 없지는 않다. 다만 훈련 기간은 보통 더 길게 마련이다.

주 1회 프로그램 처방이 적절한 초보자는 대개 진정한 중급자 프로그램까지 나아갈 능력도 없고, 그럴 필요도 없다. 나이도 많고 회복 능력도 떨어지는 분은 주 1일 모델을 끊임없이 맞춤형으로 손보면서 훈련을 지속해 나갈 수 있다. 이런 분들은 초반 구간을 지나 (조금은 느리겠지만) 다른 초보자들처럼 스트렝스를 얻고 나면, 얻은 스트렝스의 유지에 집중해야 한다. 일흔, 여든, 아흔의 마스터즈에게는 그것만으로도 엄청난 성과다.

훈련을 지속하다 보면 회복 능력이 좋아지고 선수가 유난히 잘하는 날이 몇 번이고 찾아올 것이다. 중량을 높이고 조금이나마 앞으로 나아갈 수 있는 좋은 기회이다. 한 번 한 번이 모두 승리이고, 부단한 헌신과 훈련이 있어야 그 한 번 한 번의 기회를 얻을 수 있다. 입맛이 없거나 새 약을 써서 회복이 더뎌지는 날도 있고, 아파서 훈련이 미뤄지는 날도 있고, 뜻밖의 일이 터지는 날도 있기에, 살다 보면 스트렝스를 유지하기가 힘들 수밖에 없다. 하지만 우리는 선수 아니었던가. 질 것 같은 경기에서도 끝끝내 기적 같은 승리를 만들어내는 것은 다름 아닌 우리 자신이다.

노력과 운이 따라준다면 우리는 반드시 승리할 테고, 최소한 올해는 패배하지 않을 것이다. 그런 경험이 모여 진전을 이룬다. 비유적으로 말하자면, 가만히 서 있으려고 뛸 수밖에 없는 순간이 온다. 어떤 선수든 오래 살다 보면 그런 순간을 맞이할 수밖에 없다. 그런 순간을 당당히 맞이함으로써 우리는 가장 굳세고 용감하게 최선을 다하는 선수 중의 선수로 거듭나게 될 것이다.

22

중급자 프로그램

초보자 단계를 완전히 끝마친 다음에도 진전을 유지하려면 훈련 기간을 더 길게 잡고 훈련 변수를 더 복잡하게 통제해야 한다. 스쿼트, 프레스, 데드리프트, 벤치프레스를 그대로 쓰되 필요한 경우에 한해 보조 운동을 보다 자유로이 활용할 수 있다는 것이 중급자 훈련의 특징이다. 진전은 더뎌지지만, 프로그램은 개인 맞춤형에 가까워지고, 수행능력상의 특정한 목표에 좀 더 특화된다. 중급자 프로그램을 설계할 때는 과부하 사건의 길이와 복잡성이 늘어난 워크아웃을 만들어낼 수 있도록 강도와 볼륨을 모두 조작해야 한다. '텍사스 메소드' 구조를 좋은 예로 들 수 있다. 같은 중량으로 훈련 기간 중에 반복수를 늘리면서 진전을 유지하는 '반복수 향상' 기법도 상세히 알아보자.

중급자로의 전환

초보자 프로그램을 성실히 따라오며 진전을 거두다 보면, 워크아웃마다 각 운동의 수행능력이 향상되지 않는 순간이 찾아온다. 끝이 다가온 이상 느린 진전은 불가피하다. 이 현상은 회복 능력이 떨어져서가 아니라 스트레스를 만들어내는 능력이 향상됐기 때문에 발생한다. 더 길고 세심하게 관리된 회복 간격이 강요되는 것이다. 이 단계에서 수행능력의 향상이 드러나는 간격은 짧아야 1주일이다. 이 새로운 현실을 반영한 프로그램은, 각 운동에서의 수행능력 향상이 세션마다 일어나지 않고 여러 번의 워크아웃에 걸쳐 일어날 수 있도록 강도와 볼륨을 모두 조절하는 방식을 택해야 한다. 이제는 회복과 적응 때문에라도, 향상된 스트렝스를 선보이면서 훈련 스트레스를 받아들이는 '무거운 날'과 회복을 촉진하고 선수기 더 오래 쌩쌩한 몸을 유지할 수 있게 하는 '가벼운 날'을 번갈아 실시해야 한다. 스트렝스 향상이 매주 한 번 정도에 그치고 볼륨과 강도가 직선 대신 파동을 만드는 이 구조는, 정의에 따르면 더 이상 초보자 프로그램이 아니다. 이제 중급자의 문을 연 것이다.

이러한 전환은 대개 마스터즈 선수에게 더 일찍 찾아온다. 젊은 선수는 스트렝스와 근육량의 상한선이 훨씬 높고, 이 질투 나는 능력 덕분에 프로그램의 각 단계(초보자, 중급자, 상급자)에 머무는 시간은 길어질 수밖에 없다. 게다가 젊은 선수는 자기 몸에 칼로리 폭탄을 때려 넣는 방식을 통해 문자 그대로 근육의 입을 강제로 벌리고 밥을 쑤셔 넣으며 키울 수 있다. 이 친구의 몸은 자기 임무가 근육을 무럭무럭 키우는 것임을 알고 있다. 이 친구의 몸에 들어온 유기물은 대사 과정에서 남김없이 분해되어 근육으로 다시 태어날 수밖에 없다. 그러나 마스터즈 선수의 대사는 동화에 그만큼 적극적이지 않다. 잉여 칼로리가 필요하기는 하나, 5~60대가 젊은 친구들처럼 많이 먹으면, 잉여분은 근육으로 약간만 가고 나머지는 묵직한 뱃살과 코털과 귓밥으로 바뀔 뿐이다. 스트렝스 컨디셔닝 코치라면 누구나 '식스팩'에 대한 그릇된 욕망에 사로잡혀 애답게 먹지 않는 애들의 문제를 숱하게 보아 왔을 것이다. 안 먹으면 어떤 프로그램을 돌려도 강해지지 않는다. 불행히도 마스터즈 선수는, 회복력도 좋고 잠도 잘 자고 전세금이나 전립선 걱정을 할 필요도 없이, 혈관에 피 대신 넘치는 테스토스테론을 주체하지 못하고 음식물 처리장처럼 처먹어대며 훈련에 열을 올리는 열아홉살 꼬마보다는, 회복에 필요한 만큼도 안 먹는 깡마른 애새끼 쪽에 가깝다. 그러니 초보 마스터즈가 선형 진전을 유지하는 기간은 나이를 먹을수록 짧아질 수밖에 없다.

여기서 한 가지 짚고 넘어가야 할 사실이 있다. 대부분의 마스터즈는 중급 수준 근처에도 가지 못할 가능성이 크다. 설령 중급자가 된다 해도 오래 가지 않을 것이다. 나이 든 분은 젊은 친구들보다 훈련을 빼먹는 일이 많기 때문이다. 나이 든 분에게는 질병, 수술, 만성 통증, 가족 행사, 직장 일, 휴가, 여행처럼 부득이한 사정이 흔히 찾아온다. 이처럼 훈련이 중간중간 끊어지면 수행능력은 필연적으로 떨어진다. 상황이 그렇다 보니, 마스터즈의 훈련은 어떤 식으로든 멈추고 나서 다시 진전이 시작되는 형태를 띠게 된다. 이런 분들은 디트레이닝으로 인해 더 이상 다음 워크아웃까지 회복되지 않을 만큼의 커다란 훈련 스트레스를 만들지 못하므로, 훈련을 재개할 때는 초보자 프로그램으로 복귀해야 한다. 이러한 순환이 반복되다 보니 마스터즈 가운데 진정한 중급자 수준에 다다라 그 자리를 유지하는 분은 거의 없다. 나이 든 분은 훈련이 아주 잠깐 중단되어도 극심한 퇴보를 겪는다. 독감으로 훈련을 1주 빠지면, 쉬기 전으로 돌아가는 데만 2~3주가 걸리기도 한다.

갑갑하게 들릴지도 모른다. 그러나 나무보다 숲을 보는 건 어떤가. 초보자 프로그램을 버텨 온 마스터즈 선수는 이제 중병에 시달리지 않을 만큼 강해졌을 테고, 손주들을 데리고 등산을 갈 수도 있고, 아내와 함께 스페인으로 여행을 떠날 수도 있다. 체육관을 한참 떠나 디트레이닝을 겪은 뒤에 다시 초보자로 돌아간 자신을 발견하더라도, 그 모습은 처참하지 않다. 당신은 지금까지 그래왔듯 앞으로도 계속 강해질 테고, 체육관 밖에서도 스트렝스를 적재적소에 쓰며 살아갈 것이다. 훈련의 목적은 삶일 뿐, 다른 곳에 있지 않다.

말은 이렇게 했지만, 전심전력을 다하는 마스터즈는 반드시 중급자 단계에 다다를 수밖에 없으므로, 선수와 코치는 기본적인 선형 진전 이후의 프로그램 설계 원칙을 반드시 이해하고 있어야 한다. 여기서부터 슬슬 복잡해지기 시작한다. 초보자 수준에서는 모든 것이 단순했다. 각 운동을 5회씩 두어 세트 하고, 며칠 쉬고, 중량을 조금 올려 그대로 반복하면 됐다. 그러나 중급자 수준에서는 필요에 따라 여러 가지 훈련 변수를 복잡하게 조작해야 한다.

중급자 프로그램의 원칙

중급자 프로그램의 근간을 이루는 구조는 초보자 프로그램과 마찬가지로 스트레스-회복-적응 주기이다. 이 주기의 길이를 늘리고 과부하 사건의 복잡성을 높이면 선수 개개인의 특수한 요구에 부응하는 중급자 수준의 프로그램을 다양하게 만들 수 있다. 그러나 이러한 프로그램을 설계할 때는 다양성의 근저에 특정한 공통점이 있다는 사실을 고려해야 한다. 이와 관련된 내용은 다음 꼭지에서 자세히 살펴보기로 하자.

마스터즈용 중급자 프로그램의 설계에 앞서, 초보자 프로그램에서 기억해야 했던 원칙 몇 가지를 다시 떠올려 보자. 이 원칙들이 중급자 단계에서는 훨씬 중요해지기 때문이다.

1. **마스터즈 선수는 훈련이 고될수록 자주 쉬어야 한다.**
2. **마스터즈 선수는 볼륨에 민감하다.** 이들은 초고

볼륨 워크아웃이나 고중량 볼륨 워크아웃의 효용을 보기는커녕 견디지조차 못할 것이다.

3. **마스터즈 선수는 강도에 의존적이다.** 강도를 낮추면 이들은 매우 빠르게 디트레이닝에 빠진다.

4. **마스터즈 선수의 중량 증가폭은 보수적으로 잡아야 한다.** 중량은 초보자 단계에서보다 훨씬 엄격하고 참을성 있게 올려야 한다.

이 내용을 확실히 새겼다면, 이제 중급자 프로그램의 또렷한 특징을 구체적으로 알아보자.

중급자 훈련을 시작하려면 초보자 훈련을 마쳐야 한다

초보자 훈련으로 더 이상 얻을 것이 없는 단계가 오면, (젊은이나 늙은이나) 다음에 무엇을 할지 몰라서 뒤통수나 긁적이고 있는 분이 많다. 이들은 다음 단계의 훈련으로 나아가기 전에 (때로는 유용하고 때로는 쓸모없는) 수많은 선택지를 마주할 것이다. 구체적인 목표를 세워 놓은 사람은 거의 없을 테고, 혼란의 폭풍에 휘말린 이들은 질병에 걸리고 만다. 그 질병의 이름은 CPHchronic program hopping, 만성 프로그램 변경증이다. 이 행동장애는 어느 나이에나 걸릴 수 있고, 거의 항상 중급자 단계가 시작될 즈음 찾아온다. (제대로 쓰고 있는 경우에 한해) 훈련일지를 훑어보면 이를 쉽게 진단할 수 있다. '프로그램'이 6~8주마다 난잡하게 바뀌고 있을 텐데, (대개는 인터넷에서 본) 새 프로그램이 지금 시점에 일맞아 보이기 때문에 새로운 프로그램을 시작하곤 한다. 새롭고 참신한 발상(근육 혼란! 광대역! 선택적 이상성 양자적 차원간 근세포 중첩!)이 있다고 주장하거나, 지금 돌리고 있는 프로그램에서 겪고 있는 감정이나 어려움에 공감하는 것 같아서 새로운 프로그램을 선택하는 것이다.

빠르고 신나는 성취를 거두는 초보자 구간에서는 프로그램의 적용이나 단기 목표가 상대적으로 큰 변화 없이 워크아웃마다 비슷하게 유지되기 때문에, CPH에 상대적으로 면역이 있다. CPH 증후군의 병태생리에서 가장 핵심적인 역할을 맡는 것은 권태와 좌절감이다. 훈련은 이제 새롭지 않다. 진전은 느리고 어려워졌다. 스쿼트, 데드리프트, 프레스, 벤치프레스만 매번 지겹게 한다. 훈련의 현실이 입에 쓴 약 같아서, 선수는 새로운 운동과 새로운 훈련 일정과 전에 한 번도 해본 적 없는 세트와 반복의 기묘한 조합의 빛과 결에 사로잡히고 마는 것이다.

선택할 수 있는 프로그램의 종류가 많아진다는 점, 시행착오와 미세조정의 여지가 더 많다는 점은 중급자가 CPH에 쉽게 빠지는 또 다른 이유이다. 그러나 훈련을 맞춤형으로 만들어 나가는 것은 CPH와 완전히 다르다. 비생산적인 훈련 계획에 헛된 시간을 얼마나 들여야 할지 모르는 상황에서, 마스터즈인 당신에게 과연 몇 달 몇 년씩 낭비할 여유가 있을까? 프로그램에 저지른 크나큰 실수에서 회복될 여력조차 없을 텐데?

이 책에 소개한 중급자 프로그램은, 특성상 초보자 프로그램보다 목표지향적인 훈련과 개인화에 초점이 맞추어져 있다. 하지만 이들은 모두 초보자 구간의 장기적이고 합리적인 연장선상에 놓여 있다. 선수마다의 특정한 목표과 관계없이, 훈련의 최우선 목표는 여전히 스트렝스이다. 중급자 프로그램에서는 초보자 구간에서 쌓아 온 스트렝스의 진전이 매끄럽게 이어져야 하며, 장기적으로도 그 발전이 지속될 수 있어야 한다.

느려진 진전

중급자 수준에 다다른 사람은 초보자 시절보다 강해져있다. 운동의 수준은 유전적 한계치에 좀 더 가까워져 있을 테고, 훈련 세션마다 훨씬 높은 수준의 스트레스가 생겨날 것이다. 따라서 모든 훈련 변수 하나하나에 세심한 주의를 기울이지 않으면 오버트레이닝의 위험이 늘어날 수밖에 없다. 중급자와 상급자는 초보자보다 실수의 용납 범위가 좁으나, 실수의 대가는 더 혹독하다.

초보자 프로그램을 다룬 장에서 우리는 상급 초보자들이 '선형' 진전을 유지하고자 프로그램을 조율할 때 볼륨을 줄이고 회복을 늘리고 경량 스쿼트를 도입하는 등의 방식을 활용하는 것을 살펴보았다. 이 모두가 중급자 프로그램의 맛보기나 다름없었다. 획기적인 전환 따위는 여기 없다. 초보자가 자고 일어나 보니 중급자가 되어있다거나 하는 일 따위는 일어나지 않는다. 모든 운동의 진전 속도가 같지 않다는 점도 짚고 넘어가야 한다. 스쿼트나 당기기 운동은 중급자로 넘어갔는데 프레스와 벤치는 몇 주 더 선형 진전을 유지하는 경우도 있고, 그 반대인 경우도 있다. 선수와 코치는 중급자에 가까워질수록 프로그램을 설계할 때 한 번에 한 주씩, 리프팅도 한 번에 하나씩만 손보기 시작해야 하며, 진전이 없다면 조금씩 변화를 줄 수도 있어야 한다.

일반 목표와 특수 목표

초보자 프로그램에서 얻을 수 있는 것을 다 털어먹고 나면, 프로그램은 점차 개인화된다. 초보자 시기의 훈련 목적은 완전히 일반적이다. 효율로 가득한 운동을 통해 닦아둔 보편 스트렝스의 기반은, 이후 세울 목표가 아무리 특수해도 제 값어치를 한다. 따라서 초보자 또한 장기적으로 매우 중요한 목표를 가지게 된다. 즉, 매우 기본적이지만 매우 포괄적인 운동 몇 가지를 통해 강해지는 것이다. 단기적 목표만 놓고 보면 지난 세션의 워크세트보다 조금 무거워진 중량으로 오늘 세션의 워크세트를 무사히 완수하는 것이지만 말이다.

중급자 단계에서도 매우 기본적인 운동 몇 가지를 통해 강해진다는 궁극적인 목표는 달라지지 않는다. 다만 중급자는 이제 '중급' 목표를 가지게 되고, 단기 목표는 워크아웃마다 바뀌게 된다. 이제는 스트렝스 향상이 나타날 수 있게끔 설계된 여러 개의 훈련 세션이 하나의 훈련 기간을 이룬다. 그렇게 몇 개의 세션으로 묶인 훈련 기간이 지나야 새로운 훈련 기간이 시작될 수 있다. 초보자 구간에서는 워크아웃마다 스트렝스가 증가하는 것이 당연하나, 중급자에서 스트렝스 향상은 이따금씩만 나타난다. 때로는 1~2주의 훈련 끝에 나타날 수도 있다. 노력과 복잡성과 관심이 필요하다는 점에서, 이러한 훈련은 경기를 앞두고 하는 훈련에 더 가깝다.

(파워리프팅이나 역도 등의) 공인 스트렝스 대회를 비롯한 스포츠 경기 준비가 노력하는 마스터즈 선수에게 그토록 값진 경험이 되는 이유가 여기에 있다. 모든 마스터즈 선수가 경기에 출전해야 한다는 뜻은 아니지만, 이것이 어째서 그토록 강력한 도구가 될 수 있는지는 이해해야 한다는 말이다. 대회가 코앞으로 다가오면 훈련에 동기와 책임감과 중요성이 생기고, 무엇보다도 집중력이 높아진다. 가고자 하는 목적지가 어디인가를 알고 있다는 점에서, 집중력은 우리가 훈련 프로그램에 더욱 효율적으로 임할 수 있게 한다. 집중력을 높이는 목표가 비단 대회에 국한되지만은 않는다. 특정 중량이나 반복수를 올해의 목표로 세우고, 스포츠 경기나 휴가를 대비해 몸을 만들고, 몸을 쓰는 놀이를 기가 막히게 해내고, 육체적으로 고된 업무를 거뜬히 해내는 것은 모두 중급자 수준 프로그램의 집중력 향상과 개인화를 촉진하는 동기로 작용할 수 있다.

운동 선택과 보조 운동

초보자든 중급자든 상급자든, 핵심적으로 쓰이는 운동은 모두 같다. 스쿼트와 프레스와 벤치프레스와 데드리프트는 어떤 수준의 훈련 프로그램에서도 펄떡이는 심장 역할을 한다. 초보자 시절에는 이 네 가지 핵심 바벨 운동만 활용해도 충분하다. 5회씩 한 세트를 자주 하기만 해도 지속적인 적응을 일으키기에 충분하다. 하지만 중급자가 되면 여러 이유로 인해 새로운 운동을 얹기도 하고, 핵심 운동 중 몇 가지는 다른 운동으로 바꾸어야 할 수도 있다.

핵심 운동의 진전을 유도하는 것이야말로 보충 운동과 보조 운동을 쓰는 유일한 목적이다. 진짜 스트렝스 훈련은 '근육 혼란' 같은 한심한 개념에 기대지 않는다. 프로그램에 여러 가지 운동이 들락날락해봐야 근육은 '혼란'을 겪지 않는다. 이런 유형의 운동은 언제나 목적을 위한 수단일 뿐, 그 자체를 목적으로 생각해서는 안 된다. 보조 운동은 핵심 운동과 닮아 있을수록 좋다. 바벨 기반의 다관절 운동이 최고의 보조 운동이라는 뜻이다.

단관절이나 근육군을 고립시켜서 실시하는 운동은, 특히 고볼륨으로 할 경우 마스터즈 선수에게 주는 것 없이 위험할 수 있다. 나이 든 분에게 이런 '보디빌딩' 형태의 운동이 실질적인 근비대로 이어질 가능성은 낮다. 확률이 높지는 않으나 근파열이라는 파국을 맞이할 수도 있고, 힘줄염을 비롯한 염증 상태에 빠질 위험도 당연히 있다. 벤치나 프레스의 진전을 촉진할 목적으로 고반복 트라이셉스 케이블 푸시다운 같은 삼두 운동을 하는 경우도 있다. 그러나 고립운동에서는 스트레스가 모조리 하나의 관절에만 걸린다. 적은 중량으로도 염증을 앓을 가능성이 커질 수밖에 없다. 다관절 운동이 단관절 운동보다 좋은 이유는 운동 부하가 여러 관절에 분산되기 때문이다. 단관절 고립운동을 활용해야 한다면 볼륨을 2세트나 3세트로만 제한하여 고중량으로 실시해야 한다.

볼륨과 강도의 끊임없는 변화

또렷한 목표를 가지고 주요 바벨 운동의 세트수와 반복수를 통제하는 것은 중급자 프로그램의 또 다른 특징이다. 초보자 프로그램에서 볼륨은 중량이 올라가는 동안 상대적으로 균일하게 '잠겨' 있으나, 중급자 단계에 다다르면 복잡성이 더 요구된다. 볼륨과 강도를 동시에 통제함으로써 스트레스-회복-적응 주기를 촉진할 수 있는 과부하 사건을 만들어나가는 것이다.

반복수 향상법의 활용

마스터즈 선수의 훈련이 매일 사선을 넘나들 수는 없다. 마스터즈 선수를 위한 최고의 프로그램은, 극도로 고된 훈련에서 강도의 급격한 저감 없이 부하를 낮추는 방식이 절묘한 균형을 이루고 있어야 한다.

반복수 향상법rep progression을 활용하면 이러한 균형을 제대로 맞출 수 있다. 반복수 향상은 프로그램을 설계할 때 쓰이는 요소 중 하나로, 여기에서는 바벨의 중량을 매주 올려 나갈 필요가 없다. 그 대신 바벨의 중량을 가만히 둔 채 2~3주 동안 반복수를 늘려나가야 한다. 바벨의 중량은 2~3주에 한 번씩 올리되, 이때 균형을 맞출 수 있도록 워크세트의 반복수는 줄인다. 그렇게 하면 주 단위의 진전이라는 중급자 프로그램의 정의를 충족할 수 있다. 물론 주 단위의 진전이 어느 때는 중량에서, 어느 때는 볼륨에서 일어나겠지만. 이 방식에서는 실제로 중량이 늘어나기 전에 마스터즈가 2~3주 동안 그 중량을 '맛볼' 수 있게 된다. 마스터즈가 강도에 의존한다는 원칙을 따르는 동시에, 육체와 정신 양쪽에 효용을 가져올 수 있는 방식인 셈이다. 마스터즈 선수(와 코치) 입장에서는, 매주 늘어만 가는 중량이 어찌 보면 당연히 불안하게 느껴질 수 있다. 같은 중량의 바벨을 이전 세션에서 한 번 다루어 본 경험을 제공한다는 점에서, 반복수 향상법은 선수에게나 코치에게나 훈련 세션에 임하는 자신감을 높이는 역할을 한다. 그 결과 프로그램을 더 오래 견뎌낼 수 있으므로, 퇴보는 줄어들고 향상은 더해갈 것이다.

반복수 향상법 자체는 프로그램이 아니다. 그보다는 중급자나 상급자 프로그램에서 매주 중량을 올리는 대신 활용할 수 있는 프로그램 설계상의 기법에 가깝다.

예 22-1은 주 2일 전신 루틴에서 반복수 향상을 어떻게 활용하는지 보여주고 있다. 이해를 돕기 위해 서로 다른 두 가지 볼륨 축적 기법을 같이 넣어 두었다. 여기에서 스쿼트는 세트당 5회의 어센딩 세트를 쓴다. 어센딩 세트는 (특히 고령인 마스터즈의) 볼륨 축적에 탁월한 방식이며, 마스터즈 선수의 볼륨 민감성 원칙에도 부합한다. 어센딩 세트에서는 가벼운 중량과 중간 중량으로 4~6세트를 실시한 다음 고중량으로 한 세트를 실시한다. 어센딩 세트에서도 조절을 통해 생성되는 스트레스의 양을 늘리거나 줄일 수 있다. 벤치프레스와 프레스에서는 워크세트가 끝난 뒤에 볼륨 축적을 위해 백오프 세트를 활용할 수 있다. 이러한 반복수 향상 모델은 특정 주, 특정 세션, 특정 운동에서 볼륨과 강도를 전부 아우르는 여러 가지 방식 중 하나이다. 즉, 어센딩 세트에서는 초반에 볼륨을 조지고 후반에 강도를 조질 수 있고, 백오프 방식에서는 초반에 강도를 조지고 후반에 볼륨을 조진다. 웜업 세트는 이 표에 넣어놓지 않았는데, 어센딩 세트에서는 웜업 세트 개수를 줄여야 한다.

8주치의 예시를 통해 우리는 반복수 향상법과 두 가지 보존적 볼륨 축적 방식이 훈련 프로그램에 활용될 때 어떤 모습을 보이는지 확인할 수 있다. 각 요일의 고중량 세트(스쿼트 마지막 세트와 벤치 · 프레스 · 데드리프트의 첫 세트)는 3주간 중량의 변동 없이 매주 반복수만 1회씩 늘어난다. 선수가 5RM을 경신하면 그 다음 주에는 중량을 1~2kg씩 올리되, 이때 목표 반복수는 세트당 3회로 낮춘다. 그 다음 주는 세트당 4회, 마지막 주는 세트당 5회로 한다. 이 과정을 계속 반복하는 것이다. 이 방법을 통해서 마스터즈 선수는 매우 고된 훈련에서 강도를 높게 유지하면서도 자주 쉴 수 있다. 중량을 올릴 때마다 반복수를 5회에서 3회로 줄임으로써 선수는 크나큰 신체적 · 정신적 안도감을 얻을 수 있지만, 그 상황에서도 바벨의 중량은 줄어들지 않기에 디트레이닝은 찾아오지 않는다.

백오프 세트의 정확한 볼륨과 강도는 선수와 코치의 재량에 따른다. 앞서 본 예에서는 총 4세트를 썼지만, 2세트나 3세트로도 충분할 수 있다. 원칙적으로 백오프 세트의 강도는 워크세트 대비 5~10% 낮지만, 이 또한 사람마다 다르고 운동마다 다르다. 선수의 스

[예 22-1] 반복수 향상법의 활용

	월요일(고중량)			목요일(저중량)		
	스쿼트	벤치	데드리프트	스쿼트	프레스	친업
1주차	60×5 75×5 87.5×5 97.5×5 **105×5**	**92.5×5** 86×5×4	**127.5×5** 115×5	60×5 75×5 87.5×5 97.5×5×2	**64×5** 59×5×4	3세트
2주차	60×5 75×5 87.5×5 100×5 **107.5×3**	**95×3** 87×5×4	**130×3** 117.5×5	60×5 75×5 87.5×5 100×5×2	**65×3** 60×5×4	3세트
3주차	60×5 75×5 87.5×5 100×5 **107.5×4**	**95×4** 88×5×4	**130×4** 117.5×5	60×5 75×5 87.5×5 100×5×2	**65×4** 60×5×4	3세트
4주차	60×5 75×5 87.5×5 100×5 **107.5×5**	**95×5** 89×5×4	**130×5** 117.5×5	60×5 75×5 87.5×5 100×5×2	**65×5** 60×5×4	3세트

트렝스 수준이 높거나 운동이 만드는 스트레스가 클수록 중량 감소폭은 커져야 한다. 이 원칙은 어센딩 세트에서도 똑같이 적용되어야 한다. 선수는 전체 세트의 균형과 각 세트의 강도 수준을 알맞게 잡을 때까지 시행착오를 겪어야 할 것이다. 백오프 세트의 중량 또한 선수와 코치가 주 단위로 재량껏 결정해야 한다. 백오프 세트가 너무 편하면 다음 주에 중량을 조금이나마 올리지 않을 이유가 없다. 마찬가지로, 백오프 세트가 너무 고되면 다음 주에 워크아웃을 변화 없이 진행하는 것도 좋다.

고볼륨 반복수 향상법: 예 22-2는 앞서 보았던 예시와 똑같은 원칙을 따른다. 이전 예시와의 차이점은 각 훈련 세션의 최고 중량 워크세트 볼륨이 3~5세트로 더 많다는 것이다. 여기에서는 어센딩 세트와 백오프 세트가 없다. 조작하는 변수가 많지 않다는 특성상, 이 프로그램은 앞의 반복수 향상법보다 단순하다. 그러나 최고 중량에서의 볼륨이 더 많으므로 회복에 걸리는 부담은 커진다. 웜업 세트는 여기에서도 따로 기재하지 않았다.

예 22-2의 반복수 향상법에서는 스쿼트, 벤치프레스, 프레스의 훈련 볼륨을 반복수 15회 안팎으로 유지하려는 시도를 확인할 수 있다. 5회씩 3세트를 해내는 것을 목표로 잡아 3주를 하나의 주기로 묶은 것이다. 목표를 달성했다면 다음 주에는 바벨의 중량을 1~2kg 올리되, 이때 볼륨은 5회씩 3세트가 아니라 3

	월요일(고중량)			목요일(저중량)		
	스쿼트	벤치	데드리프트	스쿼트	프레스	친업
5주차	60×5 80×5 90×5 102.5×5 **110×3**	**97.5×3** 90×5×4	**132.5×3** 120×5	60×5 80×5 90×5 102.5×5×2	**66×3** 61×5×4	3세트
6주차	60×5 80×5 90×5 102.5×5 **110×4**	**97.5×4** 91×5×4	**132.5×4** 120×5	60×5 80×5 90×5 102.5×5×2	**66×4** 61×5×4	3세트
7주차	60×5 80×5 90×5 102.5×5 **110×5**	**97.5×5** 92×5×4	**132.5×5** 120×5	60×5 80×5 90×5 102.5×5×2	**66×5** 61×5×4	3세트
8주차	60×5 80×5 90×5 102.5×5 **112.5×3**	**100×3** 93×5×4	**135×3** 120.5×5	60×5 80×5 90×5 102.5×5×2	**67×3** 62×5×4	3세트

[예 22-2] 고볼륨 반복수 향상법

	월요일(고중량)			목요일(저중량)		
	스쿼트	벤치	데드리프트	스쿼트	프레스	친업
1주차	125×5×3	100×5×3	147.5×5	110×5×3	65×5×3	3세트
2주차	127.5×3×5	102.5×3×5	150×3	112.5×5×3	67.5×3×5	3세트
3주차	127.5×4×4	102.5×4×4	150×4	112.5×5×3	67.5×4×4	3세트
4주차	127.5×5×3	102.5×5×3	150×5	112.5×5×3	67.5×5×3	3세트
5주차	130×3×5	105×3×5	152.5×3	115×5×3	70×3×5	3세트
6주차	130×4×4	105×4×4	152.5×4	115×5×3	70×4×4	3세트
7주차	130×5×3	105×5×3	152.5×5	115×5×3	70×5×3	3세트
8주차	132.5×3×5	107.5×3×5	155×3	117.5×5×3	72.5×3×5	3세트
9주차	132.5×4×4	107.5×4×4	155×4	117.5×5×3	72.5×4×4	3세트
10주차	132.5×5×3	107.5×5×3	155×5	117.5×5×3	72.5×5×3	3세트

회씩 5세트여야 한다. 들어 올린 중량의 총합은 같을 테지만, 새로운 중량에서의 반복수는 5회보다 3회가 한결 편할 것이다. 바벨의 중량과 총 볼륨은 똑같이 유지되지만, 앞에서와 마찬가지로 높아진 중량 앞에서 신체적 · 정신적 안도감을 얻게 되는 셈이다. 2주차에는 바벨의 중량을 그대로 두고 4회씩 4세트로 총 16회의 반복을 실시한다. 세트마다 늘어난 반복수로 인해 지난주보다는 다소 힘들 테지만, 이 과정이 다음 주에 경신할 3×5 개인 신기록으로 가는 길을 열어 줄 것이다. 그때가 되면 같은 중량을 이미 두 번이나 다루어 본 이후일 테니, 선수는 정신적으로나 육체적으로나 만반의 준비를 갖추고 있을 수밖에 없다.

길어진 과부하 사건과 중급자 워크아웃의 관계

과부하 사건이 연장됨에 따라 중급자 워크아웃은 하나하나가 그 구성요소로 자리매김한다. 이것이 중급자 프로그램의 결정적 특징이다. 초보자 구간에서는 모든 워크아웃이 훈련 스트레스를 가하는 기능과 함께 향상된 수행능력을 통해 이전 워크아웃에 대한 적응이 완료되었음을 보여주는 기능을 동시에 도맡았다. 스트레스-회복-적응 주기 전체가 세션마다 일어났기에 워크아웃의 구조와 기능은 늘 한결같았다.

훈련 기간의 연장과 과부하 사건에서의 스트레스 축적이 요구되는 중급자 단계에서 우리는 편의상 워크아웃 하나하나가 한 주기의 특정 구간을 대변한다고 생각할 수 있다. 이와 같은 접근법은 수많은 형태로 나타날 수 있다. 그 중 가장 잘 알려진 구조가 아마 텍사스 메소드일 것이다. 텍사스 메소드에서는 일주일 동안 훈련 스트레스를 만들어내는 워크아웃, 생산적 회복을 촉진하는 워크아웃, 적응 여부를 확인하는 워크아웃을 만들어낼 수 있도록 일주일 내내 볼륨과 강도를 세심히 통제한다. 즉, 훈련 스트레스를 중점적으로 줄 수 있도록 고볼륨을 한 주기의 도입부에 배치하고, 저볼륨 저강도의 회복 세션을 (예상했겠지만) 그 다음에 배치하고, 셋째날에는 저볼륨 초고강도 세션을 배치하여 적응이 잘 이루어졌는지 확인한다. '스트레스'와 '적응'이 같은 주기의 다른 구간에 배치되어 있다고는 하나, 고되다는 점은 같으므로 실제로는 둘 다 훈련 스트레스를 만들어낸다. 스트레스-회복-적응 주기의 모든 요소가 한 주 전체에 걸쳐 작동하고 있는 것이다. 무슨 말인가 하면, 가령 한 주기의 첫째날 이전 주기보다 높은 중량을 고볼륨으로 다룰 수 있게 된다는 말은, 단지 새로운 훈련 스트레스를 만들어내는 것에 그치는 것이 아니라, 이전 주기보다 좀 더 높은 수준으로의 적응을 확인할 수 있는 방식이기도 하다. 쉽게 생각하면 텍사스 메소드의 각 워크아웃이 스트레스-회복-적응 주기의 각 구간과 느슨하게나마 일대일로 대응된다고 간주해도 무방하고, 프로그램을 이런 방식으로 들여다봄으로써 어떤 프로그램에나 이 주기가 바탕을 이루고 있음을 확인할 수 있다. 물론 이해의 편의를 위한 수단일 뿐이라는 점을 독자분들께서 명심할 필요는 있다. 실제로 벌어지는 생물학적 과정은 당연히 훨씬 더 복잡하지 않겠는가.

어쨌거나 텍사스 메소드는 까다롭기에 아무나 하지는 못하지만, 4~50대의 마스터즈라면 대부분 텍사스 메소드를 써도 좋을 시점까지 적응할 수 있을 것이다. 텍사스 메소드의 구조를 살펴보고 이것이 어떻게 적용되는가를 알아보는 일은, 중급자 프로그램의 수많은 원칙을 확인할 수 있다는 점에서 유익하기도 하다. 이제 다음 장에서 이 프로그램과 그 변형에 관해 집중적으로 알아보자.

23
텍사스 메소드

텍사스 메소드는 고전적인 중급자 프로그램으로, 일주일의 훈련 기간 동안 세 번의 워크아웃이 들어 있다. 볼륨 요일에는 중강도 중량을 고볼륨으로 다루는 워크아웃을 통해 핵심적인 훈련 스트레스를 만들어내고, 회복 요일에는 저중량 저볼륨으로 워크아웃을 실시하고, 강도 요일에는 스트렝스가 향상되었는지의 여부를 저볼륨으로 확인한다. 이 접근법은 스트렝스 향상을 (스포츠나 직업에서의 목적과 다른 뜻으로) 선수로서의 가장 중점적인 목적으로 삼은 중급 마스터즈 중에서도 굉장히 고된 프로그램을 소화해낼 의지와 능력을 가진 분에게나 알맞다. 여기 해당하지 않는 중급자는 24장의 프로그램을 참고하기 바란다. 텍사스 메소드에서는 프로그램을 굉장히 유연하게 조절할 수 있으므로, 진전 기간을 늘리거나, 훈련 스케줄을 색다르게 잡거나, 떨어진 회복 능력을 감안하는 등 마스터즈 선수를 위한 여러 가지 변형을 만들어낼 수 있다. 이 장에서는 텍사스 메소드의 전반적 구조와 함께 프로그램을 시작하는 방법에 대해 살펴보고, 나이가 많은 분에게 이를 어떻게 적용할지, 정체기가 오면 어떻게 대처해야 하는지, 반복수 순환법과 다이내믹 에포트 세트와 보충 운동은 구체적으로 어떤 것인지 알아볼 것이다. 마지막에는 킹우드 스타일과 그레이스틸 스타일의 텍사스 메소드도 소개할 예정이다.

"당신네들은 전부 지옥으로 가겠지만, 나는 텍사스로 갈 거요" - 데이비 크로켓Davey Crockett

텍사스 메소드

텍사스 메소드는 스트레스-회복-적응 주기에 기반한 합리적 구조를 바탕으로 오랜 세월에 걸쳐 수많은 성공담을 자아낸 원조격 중급자 프로그램이다. 프로그램이 유연하고 실행이 쉬운 이 텍사스 메소드는, 세심히 활용하면 오랫동안 진전을 거두게 해 줄 것이다. 약간의 수정만 거치고 나면 고중량 훈련을 규칙적으로 하려는 60세 언저리까지의 마스터즈가 쓰기 적합해진다. 중급 수준 프로그램 설계의 두 가지 핵심은 중량의 등락을 통한 주 단위의 진전인데, 텍사스 메소드는 이러한 프로그램의 훌륭한 모범사례이다. 텍사스 메소드는 대개 표준 초보자 프로그램처럼 월/수/금의 주 3일로 돌아가지만, 주 2일이나 4일짜리 변형도 만들 수 있고, 때로는 한 달에 4주기가 아니라 3주기가 되도록 만들 수도 있다. 이 프로그램의 단순한 구조 덕분에,

초보자는 어떤 경우에서나 매끄럽게 중급 수준의 프로그램으로 환승할 수 있다.

텍사스 메소드 프로그램을 이루는 기본 요소에는 세 가지가 있는데, 각각의 요소에는 셀리에 증후군의 스트레스-회복-적응 공식이 반영되어 있다.

과부하 사건은 주된 훈련 스트레스가 생성되는 볼륨 요일volume day에 시작된다. 중급자 마스터즈는 세상 누구보다도 고된 월요일을 맞이할 텐데, 이는 전통적으로 볼륨 요일이 월요일에 있기 때문이다. 당연히 한 주 중 가장 힘든 워크아웃일 것이다. 스트레스, 즉 '투여량'을 최고조로 만들려면 비교적 고강도의 운동을 고볼륨으로 수행해야 한다. 이제는 이 정도의 훈련 스트레스가 있어야 적응이 일어나는 단계에 온 것이다. 중급자의 회복 능력과 적응 능력으로는 이제 이 정도 수준의 스트레스를 다음 훈련 세션까지 회복할 수 없다.

회복 요일recovery day이 전통적으로 수요일에 따라오는 건 그 때문이다. 상급 초보자 단계(19장)에서 경량 스쿼트를 두는 것과 비슷하지만, 여기에서는 볼륨 워크아웃을 통한 적응을 방해하지 않는 수준의 스트레스를 통해 고된 세션 사이에서 회복을 능동적으로 촉진한다는 차이가 있다. 회복 요일의 저강도 저볼륨 운동은 지친 근육을 혈류로 씻어주는 한편, 앞뒤의 고중량 세션에 쓰일 운동경로가 무뎌지지 않게 한다. 즉, 볼륨 요일로 촉발된 회복을 늦추는 것이 아니라 오히려 촉진하는 것이다.

강도 요일intensity day은 한 주기에서의 적응이 잘 이루어졌는가를 확인하는 날로, 대개 금요일에 배치된다. 강도 요일의 중량은 목표로 잡은 스트렝스만큼 설정하되, 지나친 스트레스가 생기지 않도록 볼륨을 낮게 잡아야 한다. 강도 요일의 워크아웃은 대개 운동 하나당 워크세트 하나만 실시해야 한다. 매우 중요한 원칙이다. 새로운 수준의 스트렝스를 선보이는 것과 새로운 훈련 스트레스를 받아들이는 일이 하나의 워크아웃에서 동시에 이뤄졌던 초보자 프로그램과 달리, 텍사스 메소드에서는 스트레스-회복-적응 주기의 구간들이 세션마다 구분되어 적용된다. 강도 요일의 워크아웃은 확실히 고되고 힘들지만 볼륨 요일만큼은 아니고, 다음주 월요일에 찾아올 새롭고 가혹한 볼륨 훈련 스트레스를 만들지 못할 정도여도 안 된다.

프로그램 5A는 표준 텍사스 메소드 견본이다. 5A의 구조가 고정불변이거나 누구나 똑같이 써야 하는 것은 아니다. 60세 이하 중급자가 필요에 따라 어떤 식으로든 수정하고 재단할 수 있는 고도의 탄력성을 갖춘 프로그램이라는 것을 알아두기 바란다.

프로그램 5A는 써 두었다시피 중급자 훈련에 입문하는 40세 미만의 선수 대부분에게 탁월한 선택이 될 것이다. 40대에서는 거의 항상 약간의 수정을 거쳐야 하고, 50대에서는 비교적 크게 손을 봐야 텍사스 메소드로 생산적인 훈련을 할 수 있다. 60세 이상에서는 표준 텍사스 메소드가 대개 알맞지 않지만, 그 나이에도 수정형 텍사스 메소드 프로그램으로 훌륭한 진전을 거둔 분은 많다.

텍사스 메소드를 실전에서 어떻게 적용하고 어떻게 손볼 것인가에 대해 본격적으로 알아보기에 앞서, 코치와 선수가 반드시 알아 두어야 하는 이 프로그램의 몇 가지 중요한 특성을 함께 살펴보자.

강도 요일: 텍사스 메소드의 꽃

모든 훈련 기간(표준 텍사스 메소드에서는 일주일)의 목적은 강도 요일에 수행능력의 향상을 선보이는 것이다. 이 목적을 달성하려고 볼륨 요일과 회복 요일을 뜯어고치는 일도 있다. 요컨대 월요일과 수요일의 워크아웃은 금요일마다 꾸준히 수행능력의 향상을 거둘 수 있도록 기계장치의 볼륨 버튼과 강도 버튼을 눌러 스트레스와 회복의 정도를 세심하고 미세하게 조정하는 일과 같다. 초보자 이후의 프로그램에서 볼 수 있는 중요한 특징 중 하나는 진전 정도를 측정할 때 기본적으로 저볼륨 운동을 척도로 삼는다는 점이다. (상대적으로 강도가 높은) 고볼륨 운동은, 강도 요일에 필요한 상태를 만들기 위한 볼륨 요일의 몫이다. 한 주의 운동 전체가 강도 요일의 목표 달성에 초점을 맞추고 있어야 하는 것이다.

프로그램 5A: 텍사스 메소드

	월(볼륨)	수(회복)	금(강도)
1주차	스쿼트 5×5	스쿼트 2×5	스쿼트 1×5
	벤치 5×5	프레스 3×5	벤치프레스 1×5
	데드리프트 1×5	친업 3×8	파워클린 5×3
2주차	스쿼트 5×5	스쿼트 2×5	스쿼트 1×5
	프레스 5×5	벤치 3×5	프레스 1×5
	데드리프트 1×5	친업 3×8	파워클린 5×3

*숫자: 세트수×반복수

처방내용: 1주차와 2주차를 번갈아 실시한다. 볼륨 요일의 스쿼트와 프레스·벤치프레스 중량은 강도 요일의 85~90%로 잡는다. 회복 요일의 스쿼트와 프레스·벤치프레스 중량은 볼륨 요일의 80~90%로 잡고, 표에서와 같이 볼륨을 줄인다. 수행능력의 향상 여부는 강도 요일에서 검증해야 하며, 중량은 (주 단위로) 강도 요일에만 올린다.

처방대상: 40세 미만(가능), 40~49세(가능), 50~59세(재량껏), 60세 이상(재량껏)

처방상의 주의: 초보 단계가 끝날 때 사용 가능. 대부분의 마스터즈는 텍사스 메소드와 그 변형 프로그램, 또는 (한참 쉬고 난 다음에) 초보자 프로그램과 텍사스 메소드를 번갈아 하는 방식으로 훈련을 평생 지속할 수 있다. 상급자 단계에 다다르는 사람은 거의 없다.

텍사스 메소드는 고되다

텍사스 메소드는 이 책에서 다루는 중급 프로그램 가운데 가장 스트레스가 심하다. 워크아웃의 성질이 다르다고는 하나, 매우 고된 워크아웃이 일주일에 두 번이나 들어있기 때문이다. 볼륨 요일은 강도 요일보다 스트레스가 많고, 강도 요일은 볼륨 요일보다 중량이 크지만, 두 세션 다 힘들기는 매한가지다. 매우 고된 세션이 한 번은 고볼륨, 한 번은 고강도로 매주 두 번이나 처방된다는 점은 텍사스 메소드를 이 책의 다른 루틴과 구분짓는 중요한 지점이다. 이 구조가 매우 생산적이라고 하는 것도 결국은 이를 견뎌내고 유지하는 사람이나 할 수 있는 소리다. 텍사스 메소드는, 그런 까닭에 '선수용 프로그램'으로 간주된다. 경기에 출전하는 선수만 가리키는 것은 아니다. 하지만 일반적인 건강을 목적으로 훈련을 하는 중급 마스터즈나 다른 신체 활동을 병행하고 있어서 회복 능력을 최대로 투입할 수 없는 중급 마스터즈에게는 텍사스 메소드가 너무 힘들 수도 있다. 텍사스 메소드가 가장 알맞은 분은 진짜 스트렝스 훈련을 최우선 목표로 삼아온 4~50대(와 일부 60대) 마스터즈이다. 이런 분들은 훈련에 쏟아붓는 만큼의 열정을 회복에도 똑같이 쏟을 수 있어야 한다. 식사와 영양보충과 능동적 휴식과 잠에 세심한 주의를 기울인다면, 지속적인 근육통으로 훈련을 쉴 일은 없을 것이다.

텍사스 메소드는 변화무쌍하다

다시 말하지만, 텍사스 메소드는 고정불변의 정적인 프로그램이 아니다. 텍사스 메소드는 세트수, 반복수, 진전의 방향을 넓은 폭으로 다르게 잡을 수 있게 하는 일반적인 구조일 뿐이다. 스포츠와 직업과 삶에서 마주치는 수많은 상황에 맞추어 수정할 수 있다는 말이다. 여기서 더 나아가 보자. 수많은 훈련 변수를 놓고 이들을 조작할 수 있게 되었다는 말은, 뒤집어 보면 매우 정교한 조정이 있어야만 이 프로그램에서 진전을 거둘 수 있다는 말과 같다. 선수는 훈련을 정확히 기록하는 것은 물론이고, 바벨을 들었을 때나 쉴 때 어떤 느낌이 드는지에 대해서도 주의를 기울여야 한다. 코치는 훈련 일지를 자주 검토해야 하고, 선수가 바벨을 들고 있을 때의 모습과 수행능력을 보고 제대로 된 판단을 내릴 수 있어야 한다. 모름지기 수행능력의 정체기나 퇴보가 찾아오기 전에 예측할 수 있어야 최고의 선수, 최고의 코치라 할 것이다. 그러려면 시간과 경험과 객관성이 필요할 테다.

텍사스 메소드를 시작하기 전에

표면적으로 보면 초보자 프로그램과 운동 종목도 같고, 빈도도 주 3회로 같고, 볼륨도 (적어도 초반만큼은) 세트당 5회로 같기 때문에, 텍사스 메소드는 중급자 프로그램으로의 매끄러운 환승 기회를 제공한다. 하지만 초보자 프로그램이 끝나자마자 무턱대고 시작할 수 있는 프로그램은 아니다. 텍사스 메소드를 그토록 쉽게 시작하는 것은 욕심일 뿐이며, 프로그램의 장기적 잠재력을 시작하기도 전에 망치는 일일 뿐이다.

스쿼트 프로그램 설정

코치와 선수가 가장 먼저 할 일은 초보자 프로그램에서 세트당 5회로 완수한 마지막 어크로스 세트의 중량을 확인하는 것이다. 가령 초보자 프로그램의 마지막 워크세트가 125×5×3이었다고 치자. 이 중량은 텍사스 메소드의 1주차 강도 요일에 5회 반복으로 딱 한 세트 실시할 중량이다. 훈련 기간의 볼륨 스트레스를 적당히 줄이는 것이다. 초보자 워크아웃에서 마지막으로 완수했던 중량을 볼륨 요일에 그대로 쓰는 일은, 대가가 혹독함에도 흔히 생기는 실수이다. 볼륨 요일에 그 정도 중량은 너무 과하다. 마스터즈라면 더더욱. 그렇게 했다가는 프로그램을 시작하고 몇 주도 되지 않아서 정체기에 빠질 것이다.

볼륨 요일에는 첫 번째 강도 요일 목표 중량의 90% 정도에 해당하는 중량으로 5회씩 5세트를 실시한다. 강도 요일 워크세트 목표가 125×5라면 회복 요일에는 112.5×5×5를 목표로 스쿼트를 실시한다. 회복 요일의 스쿼트는 볼륨 요일 대비 90% 정도의 중량을 그 절반 정도의 볼륨으로 실시한다. 이 경우 102×5×2 정도면 알맞을 것이다.

텍사스 메소드와 밀기 운동

텍사스 메소드에서 프레스와 벤치프레스 프로그램을 짜는 일은 스쿼트에서보다 복잡해질 수도 있다. 프레스와 벤치프레스의 우선순위를 똑같이 두려는 자연스러운 욕구 때문이다. 이에 예 23-1과 같이 격주로 프레스와 벤치프레스를 교대 집중하는 방식이 지난 수년간 표준 권고안으로 쓰여 왔다.

이 방식은 젊은 선수에게 잘 먹히고, 5~60대임에도 효과를 보는 분이 더러 있다. 그러나 우리가 확인한 바로, 텍사스 메소드에서 쓰는 전통적인 방식으로 미는 운동을 설계한 마스터즈는 대부분 정체기를 맞는다. 우리가 보기에는 마스터즈의 강도 의존성이 가장 유력한 원인이다. 벤치프레스도 마찬가지지만, 강도 요일에 프레스를 5RM으로 하고 나면 다음 고중량 프레스까지 열흘은 기다려야 한다. 중간에 저중량으로 하는 날을 끼워넣는다 해도, 대부분의 마스터즈에게는 스트렝스를 유지하기에 너무 긴 시간이다.

이 장 말미에 수록한 그레이스틸 스타일의 텍사스 메소드(예 23-17)를 쓰면 이 문제를 해결할 수 있다. 효과가 좋은 듯한 또 다른 해결책으로는 미는 동작 중 하나를 골라 우선순위를 두고 훈련하는 것이다. 마

[예 23-1] 텍사스 메소드의 표준 프레스-벤치 교대법

	월요일	수요일	금요일
1주차	프레스 5×5	벤치 2×5	프레스 1×5
2주차	벤치 5×5	프레스 2×5	벤치 1×5

스터즈는 대부분 벤치프레스에 우선권을 주어야 한다. 벤치프레스가 프레스보다 뛰어나거나 쓸모 있어서가 아니다. 기본적인 효용과 일상생활에서의 유용성을 감안하면 오히려 그 반대여야 한다.

우리가 벤치를 하라고 주장하는 근거는 세 가지이다. 첫째, 고중량 프레스를 통해 벤치가 향상되는 것보다 고중량 벤치를 통해 프레스가 향상되는 정도가 더 크다. 더 큰 부하로 훈련하는 벤치는 신경계와 삼두에 상당한 영향을 미친다. 신경계와 삼두가 고중량 프레스의 향상을 촉진하는 만큼, 독자분들께서는 이 방식이 프레스의 포기로 절대 이어지지 않음을 부디 명심하기 바란다.

둘째, 벤치프레스-프레스-벤치프레스 방식에서는 클로즈 그립 벤치프레스를 더 효과적으로 활용할 수 있다. 보조 운동은 프로그램을 짤 때 큰 그림에 들어가지 않는 것이 보통이지만, 클로즈 그립 벤치는 일반 벤치프레스와 프레스에 모두 좋은 효과를 낸다. 클로즈 그립 벤치프레스는 강도 요일의 벤치프레스 워크아웃을 마친 다음 백오프 세트로 할 때 가장 좋은 효과를 낸다. 적은 볼륨의 초고중량 벤치가 끝나면 클로즈 그립 벤치를 하기에 안성맞춤인 상태가 된다. (고령일수록 매우 중요한) 팔꿈치 웜업과 신경계 준비가 끝나 있지만, 개별 근육의 피로도는 썩 높지 않기 때문이다. 이 운동은 한 주의 중간에 있는 회복 요일에 배치하면 효과가 떨어진다.

가장 중요한 셋째, 회복 요일에 여전히 고중량 프레스를 할 수 있다. 5회씩 몇 세트 하는 프레스가 아무리 무거워도 벤치프레스보다는 가볍다. 우리 경험상, 회복 요일의 고중량 프레스는 대개 강도 요일의 벤치프레스 수행능력 향상을 방해할 만큼의 스트레스를 만들어내지 못한다.

그러나 날카로운 독자라면 이러한 방식에 근본적인 문제가 있다는 사실을 알아차릴 것이다. 중급자 프로그램으로 갈아타는 까닭은 초보자 프로그램이 더 이상 듣지 않기 때문이다. 초보자 프로그램은 3×5(5회씩 3세트)가 거의 전부인데, 텍사스 메소드는 세트수와 반복수에 변화를 주어 볼륨과 강도를 모두 조절하기 때문에 효과를 낸다. 만일 회복 요일의 미는 운동으로 오버헤드 프레스를 쓸 생각이라면, 우선 세트수와 반복수를 변화시켜 나갈 생각부터 해야 정체기에 빠지지 않는다. 그렇다고 볼륨을 더 얹는 것은 좋은 생각이 아니다. 목표 반복수의 총합을 15회로 유지하되, 3×5 대신 3~4회씩 4세트를 목표로 잡는 것이 바람직하다. 이렇게 하면 전체 반복수는 12~16회가 되지만, 바벨의 중량을 조금씩 올릴 수 있으므로 올바른 방향의 진전을 이룰 수 있다. 이렇게 수 주에서 수개월 훈련한 다음에는 큰 문제없이 3×5로 돌아올 수 있다.

그렇다고 영원히 벤치(나 프레스)에만 집중해야 한다는 뜻은 아니다. 두 달에 한 번씩 우선순위를 바꿀 수 있다. 벤치프레스를 회복 요일에 배치할 때는 워크세트 중량으로 5×3을 실시하는 것이 합리적이다.

프레스를 우선시하건 벤치를 우선시하건 간에, 미는 동작에 대한 볼륨 요일과 강도 요일의 세트수와 반복수는 스쿼트에서 잡았던 대로 잡는다. 텍사스 메소드의 첫 번째 강도 요일에 들게 될 중량은 초보자 프로그램에서 마지막으로 완수한 3×5 워크아웃의 중량이 될 것이다. 목표 중량 계산도 스쿼트에서와 마찬가지로 강도 요일 목표 중량의 90%로 볼륨 요일의 중량을 잡고, 볼륨 요일 목표 중량의 90%로 회복 요일의 중량을 잡는다

텍사스 메소드와 당기기 운동

대부분의 마스터즈는 데드리프트 시작 중량을 초보자 프로그램에서 했던 마지막 워크세트 중량으로 잡는 것이 바람직하다. 그러나 텍사스 메소드의 당기기 프로그램은 힘에 부칠 수 있고, 고도의 개인화가 필요한 경우도 종종 있다. 마스터즈 선수를 곤란하게 만드는 요인에는 크게 두 가지가 있다. 첫째, 마스터즈 선수는 폭발력이 떨어지기 때문에 역도성 리프팅이 데드리프트 수행능력 촉진에 큰 도움이 되지 않는다. 훈련에 쓰이는 역도성 리프팅의 중량을 데드리프트 최고 중량 대비 비율로 놓고 봤을 때, 젊은 친구들보다 그 비율이 낮다는 뜻이다. 저강도의 파워클린이나 파워스내치는

당기기 스트렝스 향상에 큰 도움이 되지 않는다. 그렇다고 고볼륨으로 하면 피로만 가중되어 결국은 데드리프트 수행능력 향상에 방해가 될 뿐이다.

반면, 주당 1세트의 고중량 당기기로는 진전을 거두기에 부족한 분도 더러 있다. 클린과 스내치가 적절한 자극을 주지 못한다면, 당기기 볼륨을 늘릴 수 있는 새 전략이 필요해질 것이다. 젊은 선수라면 볼륨 요일 마지막에 스티프 레그드 데드리프트(SLDL)를 2~3세트 얹는 방식으로 이를 훌륭히 해결할 수 있다. 역도성 리프팅에는 익숙지 않으나 고중량 데드리프트에는 능한 선수들이 이 방식을 가끔 쓰기도 한다. 250~300kg에 이르는 데드리프트에 도움이 될 만한 스트레스를 저중량 클린이나 스내치로는 만들 수 없기 때문이다. 하지만 마스터즈 선수는 SLDL을 루틴에 넣어봐야 회복 능력이 모자라서 데드리프트만 망가질 뿐이다.

대개는 문제의 원인이 당기기의 실질적인 볼륨보다는 빈도에 있는 경우가 많다. 나이가 많은 분은 일반적으로 한 주에 해야 할 '느린 당기기'를 하루에 몰아서 하는 것이 좋다. 데드리프트나 변형 데드리프트로 추가 세트를 실시할 생각이라면 데드리프트 워크세트를 끝내고 나서 해야 한다는 뜻이다. 1~2세트만 얹어도 필요한 볼륨을 채울 수 있다. 이때 컨벤셔널 데드리프트로 백오프 세트를 실시할 생각이라면 중량을 10~20% 정도 줄여서 실시하는 편이 알맞다. 가령 데드리프트 워크세트가 185×5라면 백오프 세트는 165×5×2로 한다. 이때 백오프 세트를 165×5와 152×5로 잡으면 스트레스를 줄일 수 있다.

백오프 세트의 알맞은 볼륨과 알맞은 중량 감소폭은 개개인의 수준에 따라 다르게 계산되어야 한다. 빠르게 써먹을 수 있는 정확한 공식 따위는 없다. 회복 능력을 소진시키지 않는 선에서 당기기 운동을 조금만 추가하는 편이 상식적이다.

텍사스 메소드의 본격적인 설계

40대 후반의 강인한 여성 마스터즈가 초보자 훈련 프로그램을 졸업하고 텍사스 메소드로 넘어가는 과정을 예 23-2에서 볼 수 있는데, 여기에서는 초보자의 선형 진전이 끝난 다음 주부터 텍사스 메소드로 갈아타는 것을 확인할 수 있다.

어시스티드 친업, 풀업, 맨몸 로우 같은 등 상부 운동은, 예시에 나와 있기는 하나 굳이 회복 요일과 강도 요일에 다 배치하지 않아도 된다. 보조 운동은 취향에 따라 하루만 해도 무방하다. 볼륨 요일에는 스쿼트와 벤치의 운동량 때문에 진이 빠지고 시간도 많이 드는 관계로, 턱걸이를 할 여력이 없을 것이다. 선수와 코치는 여러 종류의 설정을 시험해 보며 무엇이 가장 잘 맞는지 알아가야 한다.

앞의 예시에서 쓰인 방식은 텍사스 메소드를 시작할 당시에만 해도 상당히 좋게 느껴질 테지만, 얼마 지나지 않아 진전이 더뎌질 것이다. 처음의 설정이 영원할 수는 없는 노릇이고, 실제로 몇 주만 지나면 한계가 다가올 것이다. 회복 능력이 좋아도 기껏해야 몇 달이다. 같은 틀을 수정 없이 너무 오래 끌고 가려는 것은 텍사스 메소드에서 나이를 불문하고 저지르는 가장 큰 실수이다. 훈련이 진화를 맞이한 바로 이 시점에서, 선수와 코치는 모든 핵심 운동을 거의 다 5회짜리 세트로 꾸려 왔다는 사실을 떠올릴 수 있어야 한다. 프로그램에 또렷한 변화를 주지 않는 한, 대부분의 선수는 빠르게 정체기를 맞을 것이다. 그런 변화가 몇 번씩 (부하를 낮추고 다시 시작하는 식의) **리셋**을 한다고 얻어지지는 않는다. 그렇게 해 봐야 전과 비슷한 지점에서 또 다시 정체를 맞이할 뿐이다. 다시 진전을 거두고 싶다면 프로그램의 구조를 바꿀 필요가 있다.

텍사스 메소드의 수정

텍사스 메소드를 수정할 때는 무엇보다도 강도 요일의 세트수와 반복수를 가장 먼저 손봐야 한다. 지금까지는 강도 요일에 5회짜리 한 세트로 적응을 확인했겠지만, 5회짜리 세트로 매주 새로운 스트렝스를 확인하는 일은 중량이 커질수록 불가능에 가까워질 것이다.

[예 23-2] 초보자 프로그램에서 텍사스 메소드로의 환승

초보자 선형 진전 구간의 마지막 주차

월요일	**수요일**	**금요일**
스쿼트 80×5×5	경량 스쿼트 65×3×3	스쿼트 82.5×5×3
벤치 57×5×3	프레스 40×5×3	벤치 58×5×3
랫풀다운 3×10	데드리프트 105×5	맨몸로우 3×10

텍사스 메소드 1주차

볼륨 요일	**회복 요일**	**강도 요일**
스쿼트 75×5×5	스쿼트 67.5×3×3	스쿼트 82.5×5
벤치 52×5×5	프레스 37.5×5×3	벤치 58×5
데드리프트 105×5	어시스티드 친업 3×8~10	맨몸로우 3×10

텍사스 메소드 2주차

볼륨 요일	**회복 요일**	**강도 요일**
스쿼트 77.5×5×5	스쿼트 70×3×3	스쿼트 85×5
프레스 38×5×5	벤치 53×5×3	프레스 40.5×5
데드리프트 107.5×5	어시스티드 친업 3×8~10	맨몸로우 3×10

여기에서는 강도 요일의 프로그램 설계에 번갈아 쓰이는 두 가지 방법을 소개한다. 바로 '끝장 보기'와 지정 반복수 순환법이다.

끝장 보기running it out

둘 중 더 간단한 방식으로, 선수가 5회짜리 세트를 완수하기 힘든 시점이 찾아왔을 때 목표 반복수를 3~4회로 낮추어 바벨의 중량을 계속 올려 나가는 것이다. 중량이 올라가는 동안에는 3~4회의 목표 반복수를 유지한다. 그렇게 중량을 올려 나가다 보면 강도 요일에 고중량으로 반복수 2회짜리 2~3세트 정도를 수행할 수 있게 될 텐데, 그렇게 몇 주에서 몇 달이 지나면 선수는 강도 요일에 고중량 싱글 세트를 여러 번 연달아(5×1) 할 수 있을 것이다. 목표를 이렇게 수정하고 나면, 가급적 한 번이라도 실패하기 전에 진전을 멈출 수 있어야 한다. 『스트렝스 트레이닝을 위한 현실적 프로그램』에 보면, 세트당 반복수가 2~3주마다 줄어도 총 볼륨은 5~6회로 유지하려 노력해야 한다는 권고가 있다. 요컨대 반복수 3회에서는 2세트, 2회에서는 3세트, 1회에서는 5~6세트를 어크로스 세트 방식으로 실시해야 한다는 뜻이다.

이러한 방식은 아마 50대 후반에서 60대 초반의 마스터즈에게 최선의 전략이라고 하기 어려울 텐데, 월요일마다 5세트의 고볼륨을 밀어붙이는 분이라면 특히 그렇다. 강도 요일의 어크로스 세트로 인해 마스터즈 선수의 회복 능력이 고갈되는 일은 흔하다. 강도 요일에 어크로스 세트를 써야 한다면, 총 반복수를 3~5회로 잡는 것이 우리 경험상 적절하고 지속 가능하다. 요컨대 반복수가 3회일 때는 1세트(1×3), 2회일 때는 2세트(2×2), 1회일 때는 3~5세트(3~5×1)를 어크로스 세트로 진행해야 한다는 뜻이다. 볼륨 요일에 꾸준히 고볼륨 훈련을 하는 고령의 마스터즈는 보다 보수적으로 싱글 세트를 활용하는 방식(1×3, 2×2, 1×1)을 쓸 때 진전을 거둘 가능성이 크다.

예 23-3은 강도 요일에 끝장 보기 방식으로 진전을 거둔 50대 여성 마스터즈의 사례이다. 마스터즈 선수가 텍사스 메소드에서 끝장 보기를 어떻게 활용하는지, 끝장 보기의 첫 번째 주기를 끝내고 두 번째 주기를 시작할 때 중량을 어떻게 조절하는지를 이 예시에서 확인할 수 있다. 이 전략은 어떤 운동에나 쓸 수 있지만, 여기에서는 편의상 스쿼트만 넣어 두었다.

예 23-3은 그대로 따라하라고 넣어둔 것이 아니고, '전형적인' 50대 여성 마스터즈의 수행능력을 반영할 목적으로 넣어둔 것도 아니다. 다만 여성 마스터즈가 무엇을 할 수 있는지, 훈련에서 어디까지 나아갈 수 있는지를 보여줄 뿐이다.

이분은 볼륨 요일에 5회씩 4세트, 강도 요일에 5회씩 1세트로 1주차를 시작했다. 볼륨 요일의 중량은 강도 요일의 중량보다 약 10%쯤 낮다. 볼륨 요일에도 변화가 찾아올 텐데, 자세한 내용은 뒤에 살펴보겠다. 이 정도 스트레스 수준을 갖춘 이 나이의 선수에게는

[예 23-3] 끝장 보기

볼륨 요일	회복 요일	강도 요일
57.5×5×4	52×3×2	65×5
58.5×5×4	53×3×2	66×5
60×5×4	55×3×2	67×5
61×5×4	56×3×2	68×5
62×5×4	57×3×2	69×4
63×4×4	58×3×2	70×4
64×4×4	59×3×2	71×4
65×4×4	60×3×2	72×3
66×3×4	61×2×2~3	73×3
67×3×4	62×2×2~3	74×2
68×3×4	63×2×2~3	75×2
69×3×4	**64×2×2~3**	**77.5×1**
60×5×4	**55×3×2**	**67.5×5**
61×5×4	**56×3×2**	**70×5***
62×5×4	57×3×2	71×5
63×5×4	58×3×2	72×5
64×5×4	59×3×2	73×5
65×4×4	60×3×2	74×4*
66×4×4	61×2×2~3	75×4
67×4×4	62×2×2~3	76×3*
68×3×4	63×2×2~3	77×3
69×3×4	64×2×2~3	78×3
70×3×4	65×2×2~3	79×2*
71×3×4	66×2×2~3	80~85×1*

* 표시: 해당 반복수에서의 PR

3~4세트만으로도 스트레스가 차고 넘칠 것이다. 회복 요일에는 볼륨 요일보다 중량을 10% 정도 낮추고, 볼륨은 3회씩 2세트 정도로 줄인다. 강도 요일의 목표 중량은 나이와 성별을 고려하여 매주 1kg씩 올리는 편이 적절하다.

이 예시에서는 첫 12주 동안 (5회로 시작한 반복수가 12주차에는 1회로 줄긴 했지만) 강도 요일마다 바벨의 중량이 올라갔다는 점이 눈에 띈다.

강도 요일이 힘겨워질수록 볼륨 요일도 힘겨워지게 마련이라, 선수는 종종 볼륨을 줄여야 할 것 같다는 주관적 피드백을 내놓기도 한다. 여기에서는 주기가 진행되는 내내 총 세트수를 4세트로 유지하되, 프로그램의 진행에 발맞추어 목표 반복수를 5회에서 3회로 점차 줄여 나갔다.

이 예시에서는 강도와 볼륨 모두 상대적인 한계에 다다라 중량을 낮추는 12~14주차(굵은 글씨)가 가장 중요하다. 12주차는 고중량 싱글 세트의 강도 요일로 막을 내린다. 젖먹던 힘까지 낸 1RM은 아닐 테지만, 손을 봐야 할 만큼 몹시 무거운 중량이다.

이어지는 볼륨 요일(13주차 월요일)에는 중량이 줄어들지만, 볼륨이 5회씩 4세트로 늘어난다. 한술 더 떠, 강도 요일에는 중량을 10kg 낮추고 5회짜리 세트를 재개한다. 이때 선수는 볼륨이 늘어났음에도 볼륨 요일과 강도 요일의 워크아웃이 수월해졌다는 느낌을 받을 테고, 처음보다 무거워진 중량으로 5회짜리 세트를 시작할 수 있을 것이다. 그 결과 평소의 2.5kg보다 큰 진전을 14주차에 거둘 수 있었다.

이 여성분의 강도 요일 대비 볼륨 요일 운동량 또한 예 23-3에서 확인할 수 있는 중요한 특징 중 하나이다. 강도 요일의 목표치를 기준으로 했을 때 여성 선수는 남성 선수보다 상대적으로 큰 비율의 중량을 고볼륨으로 소화할 수 있다. 자세한 내용은 27장에서 다룰 것이다.

지정 반복수 순환법rotationg rep ranges

끝장 보기 방식보다 효과적일 때가 많은 방식이다. 지

정 반복수 순환법은 반복수 향상법의 한 갈래로, 주어진 세트 내에서 정해진 범위의 모든 반복수를 더 자주 경험하게 함으로써 텍사스 메소드에 정체기가 찾아오지 않게 하는 결정적인 중요성을 지닌 전략이다. 예 23-4에서 볼 수 있듯, 반복수 순환의 주기는 흔히 3주로 잡는다. 선수는 강도 요일의 목표 반복수를 3주 동안 5회, 3회, 1회 순으로 줄여 나간다. 4주차가 되면 중량을 아주 조금 올리고 새로운 주기를 시작한다. 여기에서는 편의상 스쿼트 워크아웃만 다루겠다.

지정 반복수 순환법을 활용하다 보면 고중량 싱글 세트가 너무 자주 찾아온 나머지 정체기에 들어서는 문제가 생길 수 있다. 이러한 패턴이 보이면 진전이 늦어져도 고중량 싱글 세트를 6주에 한 번만 하고 5회와 3회짜리 워크아웃을 늘리는 방식으로 주기를 조절할 수 있다. 텍사스 메소드를 활용하는 젊은 선수들(과 비교적 젊은 마스터즈 선수들)은 이러한 방식을 통해 매우 강력한 효과를 볼 것이다.

그러나 고령의 마스터즈는 강도 요일의 반복수 순환법에 기본적인 반복수 향상법을 적용하는 복합 방식을 썼을 때 기막힌 효과를 본다. 매주 올리는 바벨의 중량 증가 폭을 낮추면서도 수행능력이 계속 향상될 수 있게 하는 이 단순한 접근법 덕분에, 고령의 마스터즈는 훨씬 수월하게 텍사스 메소드 프로그램을 실시할 수 있게 되었다.

예 23-5에 이 중요한 기법의 전체적인 양상이 나와 있다. 이번에도 스쿼트 워크아웃만 넣어 두었다. 세심하게 살펴보고 익히기 바란다.

이 방식으로 프로그램을 짤 때는 먼저 5회, 3회, 1회로 3주를 채운 다음, 중량은 반복수가 늘어나는 만큼 5% 정도씩 낮춘다. 일단 첫 3주를 끝내고 나면, 같은 중량으로 두 번째 주기를 실시하되, 이때 주마다 반복수를 1회씩 더 넣기만 하면 된다. 1주차에 5회였던 강도 요일의 워크세트가 4주차에는 6회가 되는 것이다. 같은 원리로 3회는 4회가, 1회는 2회가 된다.

6주치의 패턴을 다 끝내기 전까지는 중량을 올리면 안 된다. 회복과 적응 속도가 느린 마스터즈가 장기적으로 이 방식을 활용하려면 매우 중요하게 여겨야 하는 사안이다. 중량을 올리는 시점은 5회, 3회, 1회의 새로운 주기를 시작하기 직전, 그러니까 6회, 4회, 2회를 완수한 다음이어야 한다.

[예 23-4] 강도 요일의 지정 반복수 순환법

볼륨 요일	회복 요일	강도 요일
125×5×5	113.5×5×2	**142.5×5**
127.5×5×5	115×5×2	145×3
128.75×5×5	117.5×5×2	147.5×1
130×5×5	115×5×2	**145×5**
131.25×5×5	117.5×5×2	147.5×3
132.5×5×5	120×5×2	150×1
133.75×5×5	117.5×5×2	**147.5×5**
135×5×5	120×5×2	150×3
136.25×5×5	121.25×5×2	152.5×1

[예 23-5] 강도 요일의 반복수 향상 순환법

볼륨 요일	회복 요일	강도 요일
125×5×5	111×5×2	**137.5×5**
126×5×5	112×5×2	145×3
127×5×5	113×5×2	152.5×1
128×5×5	114×5×2	137.5×6
129×5×5	115×5×2	145×4
130×5×5	116×5×2	152.5×2
131×5×5	117×5×2	**140×5**
132×5×5	118×5×2	147.5×3
133×5×5	119×5×2	155×1
134×5×5	120×5×2	140×6
135×5×5	121×5×2	147.5×4
136×5×5	122×5×2	155×2

볼륨 요일을 조절하는 법

강도 요일의 수행능력을 꾸준히 향상시켜 나가는 것이야말로 텍사스 메소드의 핵심이라는 사실을 잊지 말아야 한다. (진전을 촉진하는 체계에 문제가 없음에도) 강도 요일에 진전이 이뤄지지 않고 있다면, 선수와 코치는 볼륨 요일에 대체 무슨 문제가 있는지 점검해야 한다. 앞에서도 했던 이야기지만, 볼륨과 강도는 프로그램이라는 기계의 조정간으로, 이들 변수를 제대로만 다루면 진전은 꾸준히 일어난다. 볼륨 요일과 회복 요일을 제대로 계획하고 실행에 옮기기만 하면, 텍사스 메소드는 값진 프로그램의 자리를 오랫동안 지킬 것이다. 그러려면 선수는 프로그램이 지금 이 순간의 훈련 상황에 맞아떨어질 때까지 세밀하게 조절할 인내력과 의지를 지니고 있어야 한다. 볼륨 요일의 조정간은, 말하자면 오븐의 온도 다이얼이다. 너무 올리면 음식이 타고, 너무 안 올리면 음식도 절대 안 익는다. 볼륨 요일을 딱 맞게 보정하는 것은 텍사스 메소드에서 가장 골치 아픈 일이고, 마스터즈에게는 더더욱 고단한 일이다. 과도한 중량을 과도한 볼륨으로 해내면 금요일까지 회복될 수 없다. 모자란 중량을 모자란 볼륨으로 해내면 수행능력의 향상에 필요한 적절한 적응자극을 받을 수 없다. 선수의 나이가 많을수록 이러한 균형이 더 중요해진다. 젊은 친구들보다 볼륨에 민감한 마스터즈 선수의 특성상, 방향을 조금만 잘못 잡아도 쉽사리 오버트레이닝에 빠지기 때문이다.

강도 요일에 문제가 있는 경우, 볼륨 요일의 부하가 적절했는지 판단해야 한다. 진단의 첫 단추는, (당연히 회복 요인이 제대로 관리되고 있다는 전제 하에) 강도 요일에 정체나 퇴보가 나타나는지 확인하는 것이다.

'정체'는 이전 주기의 성과를 유지할 수는 있으나 반복수 순환법을 써도 도무지 진전이 이뤄지지 않는 상태를 가리킨다. '퇴보'는 이보다 심각한 상황으로, 강도 요일의 수행능력이 시간에 따라 실제로 점차 떨어지는 것을 가리킨다.

강도 요일의 정체는 볼륨 요일에 충분한 훈련 스트레스를 가하지 않고 있다는 뜻이다. 볼륨을 늘리든 부하를 늘리든 아니면 둘 다 늘리든 간에, 볼륨 요일을 손봐야 한다.

볼륨 요일에 줄곧 5×5로 훈련을 해 왔다면 굳이 볼륨을 늘릴 필요는 없다. 이때는 볼륨 요일의 중량이 너무 가벼울 가능성이 훨씬 크다. 원래대로라면 중량을 1~2kg씩 늘려야겠지만, 이때는 중량을 조금씩 더 늘리면 정체에서 벗어날 수 있다. 이렇게 중량을 늘리는 상황에서는 간혹 볼륨을 줄여야 할 수도 있다. 즉, 중량을 늘린 만큼 5×5 대신 4×5를 쓰는 것이다.

반면, 무게는 맞는데 총 볼륨이 낮은 경우도 있다. 볼륨을 변화시키는 방식을 활용하고 있는 분은 워크세트의 수를 늘려야 할 수도 있다. 미안한 말이지만 모든 사람에게 적용할 수 있는 모범답안은 없다. 선수와 코치는 근거를 바탕으로 어떤 변수를 손봐야 하는지 추정해 보고, 그 변수 하나만 조절한 다음 결과를 지켜보아야 한다.

만일 선수가 강도 요일에 진짜 퇴보를 겪고 있다면, 볼륨이 과했건 강도가 과했건 아니면 둘 다 과했건 간에, 볼륨 요일에 너무 많은 스트레스가 주어졌을 가능성이 크다. 볼륨 요일 5회 세트의 중량은 강도 요일 5회 세트의 중량보다 10~15% 정도 낮아야 한다. 볼륨 요일에 줄인 무게가 5% 정도에 그치면 선수가 금방 지칠 수밖에 없으니, 중량을 더 낮추어야 한다. 가령 볼륨 요일에 152×5×5로 스쿼트를 실시한 다음에 강도 요일의 목표인 160×5에 실패하고 퇴보의 길에 들어선 선수가 있다 치자. 중량 감소폭이 크지 않음을 감안하면, 이분은 볼륨 요일의 중량을 더 낮추어야 한다. 선수와 코치는 중량 감소폭이 좁은 상태가 너무 오래 지속되지 않게 해야 한다. 텍사스 메소드에서는 주 3회의 세션마다 중량에 변동을 주는 것이 매우 중요하다.

여러 가지 상황을 알아보았지만, 선수를 지치게 하는 원인은 대부분 과도한 볼륨이다. 마스터즈 선수는 볼륨에 민감하고 강도에 의존한다는 사실을 잊지 말자. 개입을 해야 한다면, 대개는 중량 감소폭을 늘리는 방향보다는 세트수와 반복수를 줄이는 방향이 될 것이다.

텍사스 메소드의 볼륨 요일에 활용한 볼륨 감소 전략은 대부분 초보자의 선형 진전 과정에 사용했던 전략과 비슷하다.

세트수 줄이기: 첫 번째 전략은 볼륨 요일에 수행할 총 세트수를 줄이는 것이다. 만일 표준 5×5 프로그램에서 너무 많은 스트레스가 생겨난다면, 같은 중량으로 그저 5회씩 3~4세트만 해도 된다. 대부분의 마스터

즈 선수(와 수많은 젊은 선수)는 언제가 됐건 5×5의 볼륨 트레이닝을 못 하는 시점을 맞이할 수밖에 없다. 나이가 많을수록, 스트렝스 수준이 높을수록 이런 상황은 빨리 찾아오게 마련이다. 선수가 처음 중급자 수준의 훈련을 시작할 때만 해도 5회씩 3세트의 볼륨은 항상성을 교란하고 적응을 촉진하기에 충분치 않았을 것이나. 그러나 오랜 훈련으로 상당한 진전을 거두다 보면 상황은 변하게 마련이다. 대부분은 스트렝스도 커져 있을 것이고(더 많은 스트레스를 만들어낼 수 있을 것이고), 훈련을 시작할 때보다 늙어 있을 것이다(회복 능력이 떨어져 있을 것이다). 나이는 한 살쯤 더 들었고 중량은 50~150kg쯤 더 들 수 있게 된 상황에서 3×5의 고중량 워크세트가 주는 자극은 예전과 같을 수 없다. 이제는 훨씬 더 큰 스트레스가 되어버린 것이다.

볼륨 요일의 워크세트를 5세트로 유지하고 싶은 선수도 물론 있겠지만, 이런 분들도 150×5×5 대신 150×3×5나 150×4×5를 하는 식으로 세트당 반복수를 줄이면 더 나은 성과를 거둘 수 있다. 볼륨 요일의 훈련은 세트당 반복수를 3~5회로 두는 편이 이상적이다. 이 전략은 기법이나 부상 등의 문제를 겪고 있는 마스터즈에게 특히 잘 먹힌다. 선수와 코치가 보기에 5회 세트의 막바지마다 자세가 틀어진다면, 세트당 반복수를 줄임으로써 자세가 망가지는 일을 예방할 수 있다.

범위 지정법work in a range**:** 범위 지정법을 통해 볼륨 요일에도 반복수 향상법의 원칙을 적용할 수 있다. 볼륨 요일에는 대개 반복수가 같은 여러 세트를 같은 중량으로 이어서 실시하는 어크로스 세트 방식의 전략을 취한다. 어크로스 세트 방식은 매우 고될 뿐만 아니라, 세트간 휴식 시간을 길게 잡아야 하는데, 반복수 범위 지정법을 활용하면 세트간 휴식 시간을 줄일 수 있으므로 전체적인 훈련 시간이 짧아지는 이점이 있다. 세트간 휴식 시간을 줄이려면 선수가 완전히 회복되지 않은 상태로 운동을 해야 하므로 세트당 반복수를 1~2회 정도 줄여야 한다. 세트당 4~6회로 4세트를 실시하면 좋은데, 이때 선수는 각 세트의 반복수가 4회

[예 23-6] 볼륨 요일의 범위 지정법

	볼륨 요일
1주차	112.5×5, 4, 4, 4
2주차	112.5×5, 5, 5, 5
3주차	112.5×**6**, 5, 5, 5
4주차	**115**×4, 4, 4, 4
5주차	115×5, 4, 4, 4
6주차	115×**6**, 4, 4, 4
7주차	**117.5**×5, 4, 4, 4
8주차	117.5×**6**, 5, 5, 5

밑으로 내려가지 않게 해야 하며, 한 세트라도 6회 반복에 성공하면 중량을 올릴 수 있다. 이러한 방식을 택했을 때는 진전이 다소 들쑥날쑥할 수 있으며, 그마저도 일지를 제대로 쓰고 세심히 분석해야 가능하다. 볼륨이 매주 바뀔 때 8주 동안 진전이 어떻게 일어나는지 예 23-6을 통해 확인해 보자.

백오프 세트: 5×5의 틀을 변함없이 유지하고 싶은 분은, 부하를 낮추는 백오프 세트를 사용해볼 수 있다. 탑(최고 중량) 세트top set와 백오프 세트의 개수는 사람마다 다를 수 있다. 보통은 150×5 한 세트에 143×5×4 식으로, 워크세트를 딱 한 번만 실시하고 백오프 세트를 네 번 실시하는 방식을 선호하는 분이 많다. 워크세트 두 번에 백오프 세트 세 번, 아니면 워크세트 세 번에 백오프 세트 두 번 같은 방식을 써도 무방하다. 여기에 꼭 지켜야 하는 규칙은 없다. 이 전략을 쓸 때는 선수와 코치의 세심한 관찰과 세밀한 조정이 필요하다. 백오프 세트에서는 마스터즈 선수가 그토록 의존하는 강도를 희생해서까지 볼륨을 높게 가져가려는 치명적인 실수가 자주 일어나는데, 백오프 세트는 워크세트 중량을 기준으로 5% 넘게 줄이면 안 된다. 가령 워크세트 두 번에 백오프 세트 세 번으로 볼륨을 채울 요량이라면, 140×5×2 다음에 할 백오프 세트의 목표는 112×5×3이 아니라 133×5×3이어야 한다.

[예 23-7] 볼륨 요일의 디센딩 세트

> **웜업 세트:** 20×5×2, 60×5, 85×3 100×1, 125×1, 145×1, 165×1
>
> **탑 세트:** 185×5
>
> **디센딩 세트:** 180×5, 175×5, 170×5, 165×5

[예 23-8] 볼륨 요일의 어센딩 세트

> **웜업 세트:** 20×5×2, 60×5, 85×5 100×5
>
> **어센딩 세트:** 125×5, 145×5, 165×5, 175×5
>
> **탑 세트:** 185×5

디센딩 세트: 디센딩 세트는 백오프 세트의 일종이다. 디센딩 세트에서는 대개 총 4~5세트에 걸쳐 세트마다 중량을 조금씩 낮춘다. 예 23-7을 살펴보자.

디센딩 세트를 볼륨 요일에 사용할 때는 대개 세트당 중량을 2.5~5kg 정도로 조금씩만 내려 나가야 한다. 이때 중량을 얼마나 내릴지 확실히 정해야 하는데, 내리는 중량의 폭은 자세가 흐트러지지 않은 채 목표 반복수를 끝마칠 수 있을 만큼으로 제한해야 한다.

어센딩 세트: 어센딩 세트는 볼륨 요일의 조절 전략으로 쓰기에 가장 어렵지만, 어쨌거나 활용할 수는 있다. 어센딩 세트의 문제는 '워크세트'의 초반 2~3세트가 대개 항상성을 교란하고 적응을 유발할 만큼 충분하지 않다는 데 있다. 어센딩 세트 초반에 배치된 세트는 대부분 그저 조금 더 힘든 웜업 세트에 불과하다. 예 23-8을 보자. 목표 최고 중량은 예 23-7과 마찬가지로 185kg이지만, 185kg를 찍고 중량을 내리는 디센딩 세트와 달리, 여기에서는 185kg을 목표로 중량을 올리며 볼륨을 쌓아 나간다.

여기에서는 두 방식의 중량 간격에 차이가 있음을 확인할 수 있다. 디센딩 세트에서 오는 스트레스는 어센딩 세트보다 훨씬 많지만, 탑 세트에 도달하기 전에 선수가 지칠 가능성은 낮다. 어센딩 세트에서 중량 간격을 좁히는 방식은 잘 통하지 않는다. 예 23-7의 중량 간격으로 예 23-8의 어센딩 세트를 시도했다가는 탑 세트를 시작할 때쯤 이미 완전히 나가떨어져 있을 것이다. 185×5를 들 수 있다 쳐도 자세는 형편없을 테고, 반복수를 다 채우지 못할 가능성이 더 크다.

중량 간격이 알맞은 경우에도 녹록지 않은 탓에, 어센딩 세트는 볼륨 요일을 조절할 때 우리가 가장 달갑지 않아 하는 방식으로, 극도로 볼륨에 민감한 50대 후반에서 60대의 마스터즈의 개인적인 상황을 고려했을 때나 예외적으로 쓴다. 어센딩 세트는 강도의 총량이 적어서 스트레스의 총량이 적으므로, 만일 회복이 완전치 않아서 강도 요일에 번번이 진전에 실패하고 있다면 어센딩 세트가 알맞은 해결책이 될 수도 있다.

다이내믹 에포트법의 도입

텍사스 메소드를 비롯한 중급자 프로그램을 끌고 나가다 보면, 신체적으로든 정신적으로든 대부분의 선수는 정체기에 다다른다. 진전은 점점 힘겨워지고, 그 무엇도 효과가 없는 것만 같다. 세상만사는 느리고 무겁게 느껴지는데, 훈련 중량은 한 주가 지나도 그대로다. 죽어가는 프로그램을 **다이내믹 에포트 세트**로 되살리기 좋은 시점이 찾아온 것이다. 다이내믹 에포트는 강도를 낮추는 대신 바벨을 빠르게 움직이는 방식으로, 전설적인 파워리프팅 코치 루이 시몬스Louie Simmons가 개발한 웨스트사이드 바벨 메소드Westside barbell Method의 일부인데, 전통적인 텍사스 메소드의 구조에 쉽게 끼워넣을 수 있다. 중급자 마스터즈는 볼륨 요일에 하던 5회짜리 세트 대신 다이내믹 에포트 세트를 활용할 수 있다. 이때 강도 요일의 워크아웃은 5회, 3회, 2회, 1회의 고중량 싱글 세트로 이전과 같게 두면 된다(위의 '범위 지정법' 참조).

역도성 리프팅을 해 오지 않았던 마스터즈는 다이내믹 에포트 세트를 통해 새로운 요소를 본격적으로 받아들이게 될 것이다. 바로 순발력이다. 힘과 속도의 곱인 순발력은 스트렝스를 빠르게 선보이는 능력이다. 순발력 지향적 바벨 훈련은 고전적으로 클린 · 스내치와 그 파생 동작(12장 참조)을 포함해 왔다. 그러나 우리가 피 토하는 마음으로 지적했듯, 가동성과 폭발력과 스트레스와 부상 가능성의 문제를 안고 있는 이 동작들은 수많은 고령의 마스터즈에게 상대적 금기일 수밖에 없다. 고볼륨 고중량의 스내치는 늙어서 삐걱대는 어깨를 제대로 망가뜨릴 수 있고, 고볼륨 클린 또한 손목과 팔꿈치에 큰 부담으로 나가올 수 있다. 무거운 바벨을 쿼터 랙 자세로 받을 때 생기는 충격이 무릎에 부담을 준다는 공통적인 문제도 무시할 수 없다.

허나 다이내믹 에포트 세트에서는 순발력 생성에 이미 완벽히 익힌 기본 바벨 운동을 활용하므로, 역도성 리프팅에서 겪어야 했을 특수한 문제를 비껴날 수 있다. 이 말을 뒤집어 보면, 운동 동작을 거의 완벽한 자세로 해낼 수 있는 사람이 아니면 다이내믹 에포트 세트는 건드리지 말아야 한다는 뜻이다. 자세만 완벽하면 스쿼트도 프레스도 데드리프트도 벤치프레스도 다이내믹 에포트법을 도입할 수 있다.

다이내믹 에포트 세트는 표준 텍사스 메소드의 볼륨 요일 때와 비슷하게 고볼륨 저강도로 실시한다. 선수는 최대하submaximal 중량으로 세트당 반복수 1~3회씩 총 8~12세트를 실시한다. 이때 세트간 휴식은 보통 제한을 둔다. 다이내믹 에포트 훈련에서는 총 반복수 20~30회 정도가 알맞은 볼륨이다. 스쿼트는 세트당 2회씩 총 10~12세트, 미는 운동은 세트당 3회씩 총 8~10세트 실시하되, 세트간 휴식은 1분 정도로 한다. 데드리프트는 세트간 휴식을 30~60초로 잡고 세트당 1회씩 총 10~15세트 실시할 때 최고의 결과를 얻을 수 있다.

다이내믹 에포트 세트에서 최우선으로 고려해야 할 점은 바벨의 속도이다. 세트당 반복수를 3회로 제한한 것은 이 때문이다. 한 세트의 반복수가 3회를 넘으면 바벨은 느려지게 마련이다. 다이내믹 에포트 세트를 실시하는 동안, 선수는 바벨을 전체 가동범위에 걸쳐 최대한 빠르게 움직이는 데에만 신경써야 한다. 이 과정에서 선수와 코치는 어마어마한 집중력을 발휘해야 한다. 선수가 매 반복에서 바벨을 최대한 빠르게 움직이지 않으면 다이내믹 에포트는 무용지물이 되어버린다. 중량도 가벼운데 속도마저 느리면 2회씩 몇 세트를 해도 스트레스를 만들 수 없다. 그러나 중량이 가벼워도 최대한 빠른 동작으로 2회씩 여러 세트를 휴식까지 제한해 가며 실시하면, 강력한 훈련 스트레스를 만들 수 있다.

바벨의 속도는 선수의 자발적 노력에도 영향을 받지만, 바벨의 중량에도 큰 영향을 받는다. 이상적인 무게를 찾아내려면 아마 몇 번의 워크아웃에 걸친 조정이 필요할 것이다. 스쿼트를 할 때는 동작의 상단에서 원판이 덜컹거릴 정도로 가속을 붙일 수 있어야 하지만, 등에서 바벨이 날아갈 정도로 중량이 가벼우면 안 된다. 세트당 반복수가 2회일 때는 보통 1RM 기준 70~80% 정도의 중량이 알맞다. 데드리프트에서도 시작 중량을 이 정도로 잡는 편이 좋다. 프레스와 벤치에서는 60~70% 정도가 알맞다.

여기에서 제안한 중량 비율은 늘 그랬듯 대강의 권고안일 뿐이다. 여기에서는 바벨의 속도를 제대로 잡는 것이 무엇보다도 중요하다. 선수는 도합 8~12세트 내내 바벨을 가동범위 전체에 걸쳐 가속하는 능력을 잃지 않아야 한다. 중량이 너무 무거우면 워크아웃 도중에 바벨의 속도는 떨어진다. 총 20~30회의 반복 내내 선수는 바벨의 속도를 빠르게 유지할 수 있어야 하며, 여기에 노력과 집중력을 쏟아부어야 한다. 바벨을 가속할 때 노력과 집중력이 딱히 필요치 않다면 중량이 너무 가볍기 때문일 수 있다. 이러한 평가 방식은 주관적인 성격이 매우 강하지만, 선수와 코치가 시간을 들일 가치가 있다.

다이내믹 에포트법에서 휴식 시간의 제한은 중요한 요소이다. 스트레스를 만들어내려면 바벨의 속도도 높여야 하지만, 훈련 변수 가운데 **훈련 밀도**training density, 즉 단위 시간당 실제 훈련량의 비 또한 높여야 한다. 3회씩 8세트를 할 때의 훈련 밀도는 20분 동안 하는 쪽이 60분 동안 하는 쪽보다 높다. 세트당 반복수가 적으므로 한 세트 동안 쌓이는 피로는 상대적으로 적다. 즉, 원래대로라면 볼륨 요일에 세트마다 5~10분씩 주어졌어야 할 세트간 휴식 시간을, 다이내믹 에포트의 활용을 통해 1~2분으로 줄일 수 있다는 뜻이다. 5회씩 5세트(총 25회)를 고중량으로 실시할 때, 세트간 휴식을 5분으로 잡으면 다 끝날 때까지 30분도 넘게 걸릴 수 있다. 하지만 같은 볼륨(2회씩 12세트)을 최대한 빠르게 하면 15분도 걸리지 않는다. 늘 판에 박힌 훈련만 하던 선수라면 이를 강력하고 새로운 자극으로 받아들일 수 있다.

주어진 볼륨과 훈련 밀도가 높은 다이내믹 에포트법의 특성상, 상당한 컨디셔닝 효과를 덤으로 얻을 수 있다는 점도 짚고 넘어가야 한다. 휴식 시간은 짧은데 훈련의 특성은 폭발적이고 출력이 높기에, 결과적으로 심박수는 올라가고 대사 요구도도 급증한다. 이러한 운동을 오래 할수록 컨디셔닝 효과는 커진다.

다이내믹 에포트법에서는 바벨의 중량을 정할 때, 선형으로 정해진 폭만큼 올리기보다는 정해진 주기로 올리는 쪽의 효용이 클 때가 많다. 가령 스쿼트에서 70~75% 중량일 때 알맞은 바벨의 속도를 유지할 수 있다면, 예 23-9와 같은 3주 주기를 짜 볼 수 있다.

4주차에는 바벨을 지난번보다 빠르게 움직인다는 생각을 가지고 다시 70% 중량으로 돌아간다. 주기를 두세 번 돌리고 나면 바벨의 중량을 매주 조금씩 올려도 된다. 다이내믹 에포트로 프로그램을 짤 때 가장 까다로운 부분은 바벨 속도와 중량 증가의 균형을 유지하는 동시에 강도 요일인 금요일에 진전이 일어나는지도 확인해야 한다는 점이다. 어쨌거나 강도 요일은 이 프로그램의 핵심이지 않은가. 알맞은 균형을 찾기까지 3~6개월가량의 시행착오를 거쳐야 하고, 몸에 완전히 익을 때까지는 최대 1년의 미세조정이 필요할 수 있으니, 다이내믹 에포트법을 활용할 분께서는 부디 알아 두기 바란다.

더 복잡한 프로그램을 도입하기 전에 중급자 수준의 진전을 더 오래 이어나가고 싶다면, 일단 다이내믹 에포트법을 완전히 익힌 다음에 이를 기존의 5회짜리 볼륨 세트와 번갈아 시행함으로써 큰 효과를 얻을 수 있다.

5회짜리 세트는 스트렝스 측정의 강력한 척도인 만큼, 이를 중급자 프로그램의 핵심 위치에서 벗어나지 않게 하는 방안을 찾아내는 일은 쓸모가 있다. 예 23-10의 프로그램이 모범답안이다. 이 프로그램은 훈련 계획에 다양성을 부여하는 동시에 꾸준한 진전을

[예 23-9] 볼륨 요일의 다이내믹 에포트 활용법

1주차: 70% 1RM ×2 ×12

2주차: 72.5% 1RM ×2 ×12

3주차: 75% 1RM ×2 ×12

[예 23-10] 표준형 텍사스 메소드와 다이내믹 에포트 세트의 볼륨 중심 교대 실시법

1단계

볼륨 요일	회복 요일	강도 요일
스쿼트 5×5	경량 스쿼트 2×5	스쿼트(표준형 또는 반복수 향상)
벤치 5×5	프레스 3×5	벤치(표준형 또는 반복수 향상)
	친업 3×8	데드리프트 1×5; 1~2×5

2단계

볼륨 요일	회복 요일	강도 요일
스쿼트(DE) 12×2	경량 스쿼트 2×5	스쿼트 1×5
벤치(DE) 10×3	프레스 3×5	벤치 1×5
데드리프트 1×5 또는 1×3 또는 1×1	친업 3×8	데드리프트(DE) 10×1

*DE: 다이내믹 에포트

지속적으로 촉진할 수 있도록 두 단계로 나뉘어 번갈아 실시된다.

1단계는 진전을 유도하는 수정이 가미된 표준 텍사스 메소드로 이루어져 있는데, 고중량 고볼륨의 느린 동작으로 이루어진 혹독한 반복은 특히 마스터즈에게 더더욱 힘든 탓에, 2단계보다는 1단계가 힘들다. 1단계를 수 주에서 수개월 동안 돌리고 나면 대부분은 2단계로의 환승을 기쁘게 맞이할 것이다. 월요일 볼륨이 여전히 많지만, 5회짜리 세트를 다이내믹 에포트법으로 바꾸면 대개 쉬워진 것 같다고 느끼기 때문이다. 5회짜리 볼륨 세트를 길게는 몇 달까지 이어 왔으니, 이제는 이 능력을 활용해 새로운 5RM의 강도 요일을 향해 나아갈 수 있을 것이다. 설명의 편의상 예시에서는 데드리프트의 스케줄이 스쿼트나 벤치프레스와 다르게 돌아가는데, 원칙은 다르지 않다. 1단계에서 데드리프트는 금요일에 한다. 월요일에는 고중량 5×5 스쿼트가 매우 고된 탓에 당기기 운동을 넣지 않는다. 그 대신 5회짜리 세트를 새로운 5RM으로 한 세트 시도해 보고, 1~2세트의 백오프 세트를 통해 볼륨을 채운다. 2단계에서는 세트당 3회, 2회, 1회의 주기를 활용해 데드리프트의 중량을 올려 나간다. 한 주가 끝날 무렵에는 총 볼륨을 유지할 수 있도록 다이내믹 에포트 데드리프트를 실시한다.

두 단계의 전환 일정을 정확히 잡기는 어렵다. 중급자는 중급자 프로그램에서 반복수와 관계없이 일주일 단위로 수행능력의 향상 여부를 확인하게 될 텐데, 한 단계에서 정체기에 들어서면 다른 단계로 갈아탄 다음, 주 단위의 진전이 지속되는 동안 해당 단계를 유지한다. 짧게는 수 주, 길게는 수개월 동안 유지할 수 있을 테다. 제대로만 하면 이 과정을 2년까지 끌고 갈 수도 있다. 볼륨과 강도를 세심히 조정하려면 어쩔 수 없이 시간을 들여야 하므로, 선수는 프로그램을 미세하게 조정해 나가는 과정에서 인내심을 잃지 않아야 한다.

텍사스 메소드와 여러 변형 운동

세트와 반복의 정체는 텍사스 메소드 안에서도 일어나지만, 운동 자체에서도 일어날 수 있다. 종목에 정체기가 오면 대개는 볼륨이나 강도를 조절하여 해결할 수 있다. 이러한 변화는 볼륨 요일이나 강도 요일에만 적용할 수도 있고, 두 요일 모두에 적용할 수도 있다. 그러나 때로는 판에 박힌 운동에 파묻힌 선수가 그 무엇으로도 효과를 보지 못하는 일도 있다. 이런 상황에서는 보충 운동을 대신 넣어야 할 수도 있다. 여기서 말하는 보충 운동은 대개 바벨 기반 운동으로, 수행능력 관점에서나 부하 관점에서나 원래의 운동과 최대한 비슷해야 한다. 보충 운동을 볼륨 요일이나 강도 요일에 대신 활용하려면, 원래의 운동이 무엇이었고 얼마만큼의 퇴보가 일어났는지를 고려해야 한다. 보충 운동은 상황에 따라 수 주 내내 쓰일 수도 있고, 원래의 운동과 2~3주에 한 번씩 짧은 주기로 번갈아 실시할 수도 있다. 경험상 이 방식의 효과가 가장 좋은 운동은 벤치와 데드리프트였고, 프레스와 스쿼트는 거의 효과가 없었다. 스쿼트와 프레스의 정체기는 대개 볼륨, 강도, 빈도를 조절했을 때 더 잘 해결된다.

데드리프트 보충 운동: 최고의 데드리프트 보충 운동은 단연 랙 풀과 SLDL이다. 데드리프트에서 분명한 퇴보를 겪고 있다면, 강도 요일에 데드리프트 대신 랙 풀과 SLDL을 매주 번갈아 넣고 총 6~12주 정도 실시할 수 있다. 랙 풀에서는 데드리프트보다 많은 중량을 다룰 수 있고, 척주기립근에 꽤나 많은 양의 스트레스를 줄 수 있다. 랙 풀은 반복수 3~8회로 단 한 세트만 실시하고, 추가로 중량을 상당히 낮춘 백오프 세트를 한 세트 더 실시해도 좋다. 랙 풀은 스트레스가 굉장한 운동이므로, 매주 훈련하면 효과적일 수 없다. 대개는 다른 당기기 운동과 번갈아 실시해야 한다.

SLDL에서 다루는 중량은 랙 풀이나 데드리프트에 비하면 훨씬 적지만, 햄스트링에 엄청난 스트레스를 준다는 점에서 보면 효과적이다. 데드리프트에 대한 보충 운동으로 손색이 없다는 뜻이다. 허나, 마스터즈는 SLDL을 할 때 늘 조심해야 한다. 햄스트링을 확연히 늘리는 SLDL의 특성상, 선수가 등 하부의 신전을 유지하는 능력은 시험에 들 수밖에 없다. SLDL은 세트당 5~8회씩 1~3세트 실시해야 한다. 랙 풀과 SLDL를 번갈아 하면서 중량의 변화를 주마다 겪게 하면 정체기에서 탈출하기 쉬워진다. 또한 두 운동에서 각기 기립근과 햄스트링을 쓰기 때문에, 애써 닦아둔 데드리프트의 기반은 무너지지 않는다. 만일 이 두 운동의 성과가 좋아서 강도 요일에서 빼고 싶지 않다면, 각각의 운동을 3주에 한 번씩 실시할 수 있도록 데드리프트, 랙풀, SLDL을 매주 번갈아 훈련한다.

벤치프레스 보충 운동: 앞에서 이야기했듯 클로즈 그립 벤치프레스를 강도 요일이나 볼륨 요일에 대체재로 쓸 수 있다. 어느 요일에 활용하건 간에, 클로즈 그립 벤치는 표준 벤치프레스의 탑 세트를 끝낸 다음 백오프 세트 방식으로 활용하는 전략이 잘 먹힌다. 즉, 볼륨 요일 벤치 워크아웃을 125×5로 실시한 다음 클로즈 그립 벤치프레스 110×5×4를 하는 식이다. 강도 요일이라면 벤치 135×2에 클로즈 그립 120×3~5일 테다. 표준 벤치프레스와 클로즈 그립 벤치를 번갈아 실시하는 방법도 있다. 번갈아 실시할 때는 이번 주에 표준 벤치프레스를 세트당 1~3회씩 어크로스 세트로 진행하고, 다음 주에 클로즈 그립 벤치프레스를 세트당 1~3회의 어크로스 세트로 진행하는 방식이 효과적이다. 이 단순한 방식으로 벤치프레스의 진전을 수개월까지 이어나갈 수 있다.

4일 텍사스 메소드

선수와 코치 입장에서는 표준 텍사스 메소드의 운동량을 주 3일에서 주 4일로 분산하는 쪽이 낫다고 여길 수도 있다. 대개는 볼륨 요일 워크아웃의 시간이나 스트레스를 줄이고자 이 방식을 택한다. 휴식 시간을 8~10분씩 챙기면서 5×5 스쿼트를 하다 보면 시간도 들고 진도 빠진다. 볼륨 스쿼트에서 온 피로는 그 세션의 다른 운동에도 악영향을 미칠 수밖에 없다. 스쿼트, 벤치프레스, 데드리프트에 중점을 둔 입문 단계의 4일 텍사스 메소드 프로그램이 어떤 모습인지 예 23-11을 통해 확인해 보자.

일정을 이렇게 조율했을 때의 최대 장점은 볼륨 요일의 피로도와 시간 소모가 엄청나게 줄어든다는 점이다. 바쁜 일정을 소화해야 하는 분에게는 이 방식이 더 알맞을 수 있다.

최대 단점은 진정한 '경량 요일'이 없다는 점인데, 스쿼트에서는 이 부분이 특히 문제가 될 수 있다. 경량 스쿼트는 회복이 잘 안 되는 분이나 자세와 기법상의 고질적인 문제로 고통받는 분들에게 매우 유용한 수단인데, 회복 요일의 재생 효과에 길들여진 분은 경량 스쿼트를 빼면 강도 요일의 수행능력이 예전 같지 않을 수 있다.

4일 프로그램에서 미는 운동의 일정을 잡을 때는

[예 23-11] 4일 텍사스 메소드 – 기본형	월요일(볼륨)	화요일(볼륨)	목요일(강도)	금요일(강도)
	벤치 5×5	스쿼트 5×5	벤치 1×5	스쿼트 1×5 데드리프트 1×5

[예 23-12] 4일 텍사스 메소드 – 벤치 집중형	월요일(볼륨)	화요일(볼륨)	목요일(강도–회복)	금요일(강도)
	벤치 5×5	스쿼트 5×5	벤치 1×5 프레스 4×4	스쿼트 1×5 데드리프트 1×5

[예 23-13] 4일 텍사스 메소드 – 벤치+프레스 집중형	월요일(볼륨)	화요일(볼륨)	목요일(강도–회복)	금요일(강도)
	프레스 1×5 벤치 5×5	스쿼트 5×5	벤치 1×5 프레스 5×5	스쿼트 1×5 데드리프트 1×5

대개 수많은 시행착오를 거치게 마련이다. 예 23-12의 프로그램에서는 미는 운동의 우선권을 벤치프레스에 두었다. 후순위의 미는 운동은 강도 요일에 넣으면 대개 잘 들어맞는다. 볼륨 요일보다 피로가 덜 누적되는 날이기 때문이다.

회복이 원활히 이루어지는 분은 벤치와 프레스를 볼륨 요일과 강도 요일에 병행함으로써 효용을 키울 수 있다. 이 방식을 활용하는 분은 각 운동의 볼륨을 조절해야 할 가능성이 매우 커진다.

2일 텍사스 메소드

주 3일 초보자 프로그램과 마찬가지로, 주 3일 표준 텍사스 메소드도 주 2일 프로그램이나 '하루 하고 이틀 쉬는' 프로그램으로 바꿀 수 있다. 진전을 장기적으로 끌고 가려면 추가 휴일이 절실해질 수 있는데, 고령의 마스터즈에게는 특히나 그렇다. 프로그램에서 빈도를 줄일 때는 강도 요일이 아닌 날의 강도를 약간 올려야 퇴보를 막을 수 있다. 가령 주 3일 프로그램에서 회복 요일의 중량 감소폭이 10%였다면, 지금은 5%여야 한다. 필요에 따라 이에 발맞춰 세트수와 반복수 세획을 바꿀 수도 있다. 예컨대 회복 요일에 중량을 5% 줄였으니 세트당 반복수를 5회 대신 3회로 잡는 식이다. 이렇게 하면 바벨의 무게는 그대로이지만 각 세트의 주관적(이고 실질적인) 난이도는 낮아지므로, 쉬워야 하는 이 훈련 세션 특성을 그대로 유지할 수 있다. 이 방식에서는 회복 요일 워크아웃을 3회씩 4세트로 잡는 편이 좋다

[예 23-14] 2일 텍사스 메소드(하루 하고 이틀 쉬기)

월요일(볼륨)
스쿼트 5×5
벤치 5×5
풀업 3×6~8

목요일(회복)
경량 스쿼트 4×3
프레스 3×5
친업 3×8~10

일요일(강도)
스쿼트 3×2
벤치 3×2
데드리프트 1×5

수요일(볼륨)
스쿼트 5×5
벤치 5×5
풀업 3×6~8

토요일(휴식)
경량 스쿼트 4×3
프레스 3×5
친업 3×8~10

화요일(강도)
스쿼트 2×3
벤치 2×3
데드리프트 1×5

화요일(볼륨)
스쿼트 5×5
벤치 5×5
풀업 3×6~8

월요일(회복)
경량 스쿼트 4×3
프레스 3×5
친업 3×8~10

목요일(강도)
스쿼트 1×5
벤치 1×5
데드리프트 1×5

일요일(볼륨)
앞에서부터 반복

[예 23-15] 2일 텍사스 메소드(요일 고정)

월요일(볼륨)
스쿼트 5×5
벤치 5×5
풀업 3×6~8

목요일(회복)
경량 스쿼트 4×3
프레스 3×5
친업 3×8~10

월요일(강도)
스쿼트 3×2
벤치 3×2
데드리프트 1×5

목요일(볼륨)
스쿼트 5×5
벤치 5×5
풀업 3×6~8

월요일(휴식)
경량 스쿼트 4×3
프레스 3×5
친업 3×8~10

목요일(강도)
스쿼트 2×3
벤치 2×3
데드리프트 1×5

월요일(볼륨)
스쿼트 5×5
벤치 5×5
풀업 3×6~8

목요일(회복)
경량 스쿼트 4×3
프레스 3×5
친업 3×8~10

월요일(강도)
스쿼트 1×5
벤치 1×5
데드리프트 1×5

목요일(볼륨)
앞에서부터 반복

예 23-14에서는 하루 하고 이틀 쉬는 구조로 변형한 2일 텍사스 메소드를 확인할 수 있다. 이 프로그램에는 강도 요일 스쿼트와 벤치프레스에 순환법이 도입되어 있다.

이 방식은 월/목, 화/금, 월/금, 수/토 등의 주 2회 요일 고정 프로그램에서도 활용할 수 있다(예 23-15).

킹우드 텍사스 메소드

또 다른 2일 텍사스 메소드가 있다. 킹우드 스트렝스 & 컨디셔닝 체육관에서 55세 이상의 마스터즈에게 수년간 쓰여 온 프로그램이다. 이 스타일에서는 한 주의 두 번째 워크아웃을 회복 요일로 둔다. 한 주의 첫 번째 워크아웃은 고볼륨 워크아웃과 고강도 워크아웃을 격주로 번갈아 실시한다. 이 버전에서 데드리프트는 매주 월요일마다 할 수도 있고, 랙 풀 같은 고중량 당기기와 주 단위로 번갈아 실시할 수도 있다.

예 23-16을 보자. 데드리프트는 5회짜리 1세트와 고중량 1회짜리 여러 세트를 격주로 실시한다. 미는 운동의 우선권은 벤치에 있지만, 꼭 그럴 필요는 없다. 프레스를 월요일에 하려면 벤치를 목요일에 하되, 볼륨은 총 15회 내외로 적당히 잡는다.

[예 23-16] 킹우드 텍사스 메소드

월요일(볼륨)	**목요일(회복)**
스쿼트 5×5	경량 스쿼트 4×3
벤치 5×5	프레스 5×5
데드리프트 1×5	친업 3×8~10
월요일(강도)	**목요일(회복)**
스쿼트 3×2	스쿼트 4×3
벤치 3×2	프레스 5×5
데드리프트 3×1	친업 3×8~10
월요일(볼륨)	**목요일(회복)**
스쿼트 5×5	경량 스쿼트 4×3
벤치 5×5	프레스 5×5
데드리프트 1×5	친업 3×8~10
월요일(강도)	**목요일(회복)**
스쿼트 2×3	경량 스쿼트 4×3
벤치 2×3	프레스 5×5
데드리프트 3×1	친업 3×8~10
월요일(볼륨)	**목요일(회복)**
스쿼트 5×5	경량 스쿼트 4×3
벤치 5×5	프레스 5×5
데드리프트 1×5	친업 3×8~10
월요일(강도)	**목요일(회복)**
스쿼트 5×1	경량 스쿼트 4×3
벤치 5×1	프레스 5×5
데드리프트 3×1	친업 3×8~10

미시간의 텍사스: 그레이스틸 텍사스 메소드

마지막으로, 선택받은 마스터즈 선수를 대상으로 그레이스틸 스트렝스 & 컨디셔닝 체육관에서 세심히 쓰이고 있는 텍사스 메소드를 소개한다. 적은 세트(4×5)를 활용하는 볼륨 요일처럼 우리가 이 장 내내 살펴보았던 수많은 내용이 이 스타일에 담겨 있음을 독자분께서는 알아챌 테다. 그레이스틸 텍사스 메소드의 빈도는 주 2회이지만(월/금), 훈련 기간은 7일에 걸쳐 있다(기존 프로그램에 쓰이던 월/수/금 대신 월/금/월). 표준 텍사스 메소드에서 그랬듯 여기에서도 벤치와 프레스를 번갈아 실시한다는 점은 같지만, 여기에서는 '1회 탐색chasing singles' 방식을 도입하여 회복 요일에도 미는 운동의 강도를 높게 유지한다. 가령 이번 주에 미는 운동의 우선권이 벤치에 있다면(볼륨 요일과 강도 요일에 벤치를 훈련한다면), 회복 요일에는 프레스를 훈련할 텐데, 이 경우 일단 웜업을 마친 다음, 중량을 점진적으로 올리며 기존의 1RM을 뛰어넘는다는 느낌으로 1회짜리 고중량 세트를 시도한다. 3세트, 최대 4세트까지 시도해 볼 수 있는데, 다음 세트에 중량을 올릴 때는 0.5~1kg 정도로 조금만 올려야 한다. 이러다 보니 그레이스틸 텍사스 메소드는 미는 운동의 새로운 PR을 회복 요일에 자주 달성한다는 색다른 특성을 가지게 된다. 이 장에서 소개한 볼륨 요일과 강도 요일의 목표

[예 23-17] 그레이스틸 텍사스 메소드

	볼륨	회복	강도
1주기	월요일	금요일	월요일
	스쿼트 4×5	경량 스쿼트 2×5	스쿼트 1×5
	벤치 4×5	프레스(고중량 1회 탐색)	벤치 1×5
	파워클린 또는 친업		데드리프트 1×5
2주기	금요일	월요일	금요일
	스쿼트 4×5	경량 스쿼트 2×5	스쿼트 1×5
	프레스 4×5	벤치(고중량 1회 탐색)	프레스 1×5
	파워클린 또는 친업		데드리프트 1×5
3주기	월요일	금요일	월요일
	스쿼트 4×5	경량 스쿼트 2×5	스쿼트 1×5
	벤치 4×5	프레스(고중량 1회 탐색)	벤치 1×5
	파워클린 또는 친업		데드리프트 1×5

조절, 다이내믹 에포트 세트, 지정 반복수 순환법, 보충 운동 등의 텍사스 메소드 수정법은 그레이스틸 스타일에도 똑같이 활용할 수 있다.

지금까지 소개한 텍사스 메소드의 변형과 수정법이 너무 많아서 압박감을 느끼는 독자분도 계실 테다. 당연한 일이다. 누구나 쉽게 할 수 있는 요리책 스타일의 접근 방식을 찾고 계신 독자분은… 뭐, 한참 전에 책을 내려놓지 않았겠나.

텍사스 메소드에 관한 지금까지의 논의에서 확실하게 깨달아야 하는 사실이 있다. 진짜 선수들에게 공통으로 쓸 수 있는 만능 프로그램 따위는 없다. 중급자 수준의 훈련을 하는 마스터즈라면 더더욱 그렇다. 텍사스 메소드가 그토록 넓은 범용성과 강력한 권능을 자랑하는 것도, 기반이 되는 구조가 다양하고 유용한 변형과 수정을 전제로 하기 때문이다. 강한 의지를 가지고 이 구조를 무기 삼아 스트레스-회복-적응 주기를 포기하지 않고 중량을 보수적으로 올려나가다 보면, 선택받은 중급자와 그의 코치는 텍사스 메소드에 뿌리를 둔 프로그램을 필요에 맞게 체계적이고 정교하게 꾸려나갈 수 있다. 이러한 접근 방식을 통해 수개월, 길게는 수년에 걸쳐 규칙적이고 지속적인 진전을 거둘 수 있을 것이다.

하지만 마스터즈 중에는 텍사스 메소드의 훈련 강도를 소화할 수 없는 분도 많고, 이만큼 성실하게 훈련에 매진하기 어려운 분도 많다. 이런 분들을 위해 준비된 또 다른 중급자 프로그램을 다음 장에서 확인해 보자.

24

HLM 프로그램과 분할 프로그램

HLMHeavy-Light-Medium(강-약-중) 프로그램은 일주일의 훈련 기간에 스트레스-회복-적응 주기를 분산하여 중급자 훈련법의 범용성을 향상시킨 프로그램으로, 텍사스 메소드보다 덜 힘들기 때문에 대부분의 마스터즈에게 더 잘 맞는다. 이를 변형한 2일짜리 HL(강-약) 프로그램으로 진전을 거두는 선수도 더러 있다. 텍사스 메소드와 마찬가지로 HLM 프로그램 또한 저마다의 훈련 목표에 따라 초점을 다르게 둘 수 있으며, 반복수 순환법, 반복수 향상법, '끝장 보기'법 같은 여러 가지 진전 촉진 모델을 도입할 수도 있다. 마스터즈 중에는 HLM에 다이내믹 에포트법의 도입으로 좋은 성과를 거두는 분도 더러 있다. 회복 능력 같은 현실적 문제를 감안하면, 여러 개의 워크아웃에 훈련 부하를 분산시키는 분할 루틴을 돌려야 하는 마스터즈도 많을 수 있다.

마스터즈 선수와 HLM

HLM 훈련법은 거의 모든 중급 마스터즈에게 쓰일 수 있는 훌륭한 프로그램이다. 빌 스타Bill Starr의 후기 명저인 『강한 놈만 산다The Strongest Shall Survive』에 소개되면서 널리 알려진 HLM 프로그램은, 저마다 다른 수준의 훈련 스트레스를 생성하는 주 3회의 전신 훈련 세션으로 이루어져 있다. 빌은 원래 대회에 출전하는 대학생 선수를 대상으로 훈련 프로그램을 짜고 있었다. 이 선수들은 경기에서 좋은 성과를 내야 한다는 요구와 체력단련실에서 강해지는 과정 사이의 균형을 맞추려 노력하고 있었다. 빌은 떡이 되어 사방이 쑤시는데 회복도 덜 된 몸으로 훈련에 들어오기 십상인 선수들에게 맞는 스트렝스 프로그램을 만들 수밖에 없었다. 가만, 힘들게 훈련하는 마스터즈와 비슷한 상황 아닌가? 빌은 이 선수들이 기본적인 복합 바벨 운동에 자주 노출되었을 때의 효용이 크다는 사실을 알았지만, 동시에 최고 중량의 훈련은 일주일에 단 한 번밖에 할 수 없다는 사실 또한 알고 있었다. 훈련과 연습에 지장을 주지 않으려면 최고 중량으로 훈련하지 않는 날에는 회복 차원에서 가벼운 중량을 들어야 했다.

더뎌진 적응과 회복 과정으로 골머리를 앓는 대부분의 마스터즈에게는 텍사스 메소드보다 HLM 시스템이 나은 선택일 테다. 두 방식은 상당히 비슷해 보이지만, HLM은 스트레스가 덜하고 회복이 용이하다는 결정적 차이가 있다.

텍사스 메소드도 강-약-중의 구조를 지니고는 있다. 월요일과 금요일은 강도와 볼륨에 차이가 있지만, 두 세션 모두 힘들다. 텍사스 메소드에서는 금요일에 수행능력의 향상을 이끌어내기 위해 볼륨 요일에도 고중량을 써야 한다. 게다가 금요일에는 수행능력의 향상이 보이지 않을 때마다 프로그램을 손봐야 한다.

HLM 시스템의 경우, 스트레스가 큰 날은 '강' 요일뿐이다. 다른 날에는 낮은 수준이나 중간 수준의 스트레스를 과부하 사건에 투입한다. '약' 요일에는 지친 근육에 피를 공급하고 리모델링 과정을 자극하여 능동적 회복을 촉진한다. '중' 요일에는 훈련량이 일주일 단위로 분산되게 한다. 중 요일이 모두에게 필요치는 않고, 강-약 구조로 진전을 거두는 분도 더러 있다. 하지만 대부분은 디트레이닝 예방 차원에서 중 요일이 필요하다. 금요일에는 아직 수행능력의 향상을 선보일 준비가 되어있지 않으나, 월요일의 고중량 훈련이 끝나고 시간이 많이 흐른 탓에, 중간 정도의 중량으로 훈련하지 않으면 퇴보가 시작될 수 있다. 약 요일에는 스트렝스를 보전할 만큼의 스트레스를 만들 수 없지만, 중 요일에는 그렇게 해야 한다.

이 방식에서 약 요일과 중 요일은 능동적 휴식을 촉진하고 동작 패턴을 연습하는 '유지 요일'로 받아들여야 한다. 선수에게 약 요일과 중 요일은 수행능력의 향상을 선보이는 날이 아니라 과부하 사건을 뒷받침하는 날이어야 한다. HLM 시스템에서 강 요일은 프로그램의 꽃이다. 프로그램을 설계하고 실행하는 과정, 낱낱의 훈련 변수를 조율하는 과정은 강 요일의 지속적인 진전을 위한 것이다.

강, 약, 중은 무엇인가

강, 약, 중이라는 용어에는 주관성이 묻어날 수밖에 없다. 실전에서 이 용어들은 코치와 선수의 인식뿐만 아니라 선수의 실질적인 수행능력에도 크게 의존할 것이다. '강'Heavy은 바벨을 든 자세를 유지하고 정해진 반복수를 채우는 과정에 있어 리프터가 악전고투하는 상황으로 정의할 수 있다. 세트당 반복수가 1회나 5회일 때 이러한 상황이 생길 수 있다. '중'medium은 정해진 볼륨을 채우는 과정에서 리프터가 힘들다는 느낌을 받을 수 있으나, 반복에 실패할 위험이 없고, 한 세트가 끝날 때 아직 힘이 남아 있다는 느낌을 받는 중량이다. '약'light에서는 항상 편한 느낌이 들어야 한다.자세는 완벽해야 하고, 동작은 언제나 부드럽게 이어져야 한다.

요일별 중량 감소폭에 비율을 설정해 두면 프로그램에 대한 수량적 접근이 수월해진다. 약 요일과 중 요일의 중량 감소 비율은 가장 최근에 실시한 강 요일의 5회 중량을 기준으로 잡아야 한다. 물론 나중에는 강 요일에 다른 반복수를 활용할 테지만, 시작하는 상황에서는 5회를 기준으로 하는 편이 가장 좋을 것이다. 경험적으로 보면 젊은 선수들은 강 요일을 기준으로 약 요일에 20% 이하, 중 요일에 10% 이하로 중량을 줄였을 때 좋은 성과를 거두는 편이다. 하지만 마스터즈 선수가 중량 감소폭을 이토록 큰 비율로 잡으면, 강도에 의존하는 특성상 대부분 디트레이닝에 빠질 위험이 커진다. 따라서 마스터즈 연령대에서는 예 24-1에 제시한 정도의 비율 정도만 줄이는 편이 적당하다.

앞서 언급한 내용을 밑거름 삼아 마스터즈 선수를 위한 합리적 HLM 프로그램을 설계해 보자. 텍사스 메소드처럼 여러 워크아웃에 걸친 스트레스-회복-적응 주기를 지닌 이 프로그램은, 텍사스 메소드가 그랬듯 범용성도 크고 수정도 필요하다. 우리의 HLM 견본(프로그램 6A)에는 벤치프레스를 강 요일과 중 요일에, 프레스를 약 요일에 넣어 두었는데, 텍사스 메소드를 살펴볼 때 들었던 이유가 여기에도 똑같이 적용된다. 허나 여기서 하나 강조하자면, 프레스는 전처럼 강하게 훈련해야 한다. 프로그램에 대한 이해에 약간의 상상

[예 24-1] HLM에서의 강도 조절

강(Heavy)	약(Light)	중(Medium)
스쿼트	스쿼트	스쿼트
120×5×5	105×5×2	113×5×3
	(−12%)	(−6%)

프로그램 6A: HLM(강약중, Heavy-Light-Medium)

강(Heavy, 월요일)	약(Light, 수요일)	중(Medium, 금요일)
스쿼트 4×5	스쿼트 2×5(90%)	스쿼트 1~3×5(95%)
벤치 4×5	프레스 3×5	벤치프레스 1~3×5(95%)
데드리프트 1×5		친업 3×8~10

*숫자: 세트수×반복수

처방내용: 기재된 대로 실시한다. 프로그램의 변형은 책에 제시되어 있다.

처방대상: 40세 미만(재량껏), 40~49세(가능), 50~59세(가능), 60세 이상(재량껏)

처방상의 주의: 초보 단계가 끝날 때, 또는 중급 단계에서 필요한 경우 사용 가능. 대부분의 마스터는 HLM과 그 변형 프로그램, 또는 (한참 쉬고 난 다음에) 초보자 프로그램과 HLM을 번갈아 하는 방식으로 훈련을 평생 지속할 수 있다. 상급자 단계에 다다르는 사람은 거의 없다.

력을 보태면, 이 프로그램이 어떻게 오버헤드 프레스에 더 큰 비중을 둘 수 있을지, 나아가 개개인의 특별한 상황과 조건을 어떻게 만족시킬 수 있을지 쉽게 깨달을 수 있을 것이다.

HLM 프로그램을 시작하기 전에

텍사스 메소드 같은 여타 중급자 프로그램과 마찬가지로, HLM 프로그램을 시작할 때도 초보자 단계를 끝낼 당시보다 부하를 조금 줄여야 한다. 초보자 진전 구간을 끝낸 선수는 대개 피로가 고조된 상태이므로, 새 프로그램을 조정해 가는 동안 회복이 이루어질 수 있도록 부하를 다소 낮추어야 한다.

HLM 프로그램을 시작할 때는 초보자 프로그램의 마지막 날 달성한 워크세트 중량을 그대로 둔 채 볼륨만 낮추는 편이 좋다. 요컨대 125×5×3으로 초보자 프로그램을 마친 선수는 HLM 프로그램을 시작할 때 강 요일의 목표를 125×5×1이나 125×3×2~3 정도로 잡을 수 있다는 뜻이다. 이 중량을 기준으로 약 요일과 중 요일의 중량을 각기 10%와 5%씩 줄여 잡은 다음, 프로그램을 진행하면서 조금씩 조절을 해 나간다. 5회짜리 한 세트나 3회짜리 2~3 세트로 첫 번째 강 요일을 시작한 다음, 버틸 수 있는 한도 내에서 2주

[예 24-2] 초보자 프로그램에서 중급자 HLM으로의 환승

초보자 단계의 마지막 주차

	월요일	수요일	금요일
	110×5×3	100×3×2	112.5×5×3

HLM

	강(H)	약(L)	중(M)
1주차	112.5×5	95×5×2	105×5×3
2주차	112.5×5×3	95×5×2	105×5×3
3주차	112.5×5×4~5	95×5×2	105×5×3
4주차	115×5×4~5	97.5×5×2	107.5×5×2

동안 볼륨을 올릴 수 있을 것이다. 그렇게 목표 볼륨에 도달하고 나면 이제 매주 강도를 올려 나갈 수 있다.

예 24-2를 보면 중급자 프로그램 1주차에는 초보자 프로그램 마지막 주차와 강도는 같으나 볼륨은 줄어 있다. 이 예시에서 새 프로그램을 시작한 선수는 2~3주차에 걸쳐 강 요일의 목표 볼륨인 총 4~5세트를 향해 나아간다. 프로그램의 궤도에 들어온 4주차부터는 강 요일의 워크세트 강도를 높여 나갈 수 있게 되었다. 이렇게 하면 강 요일에는 새로운 수준의 스트레스를 받아들이게 될 텐데, 이때 중 요일에 한 세트를 뺌으로써 여기에 상응하는 조정을 가하고 있음을 눈여겨보기 바란다.

세트수와 반복수

적응을 유도하는 스트레스가 반드시 강 요일에 생겨나야 한다는 말은, 이러한 목적에 걸맞은 강도와 볼륨이 수반되어야 한다는 말과 같다. 반복수는 최대 5~6회를 초과하면 안 되지만, 고중량 1회 세트를 여러 번 하는 것은 괜찮다. 강 요일의 워크세트는 최대 4~5세트까지 실시할 수 있다. 워크세트는 간단하게 어크로스 세트로 실시할 수도 있지만, 선수가 탈진 없이 목표 볼륨의 총량을 달성할 수 있도록 백오프 세트나 디센딩 세트 같은 볼륨 조정법을 필요에 따라 적용할 수도 있다. 약 요일에는 5회씩 2세트로 하거나 3회씩 3세트로 해야 한다. 두 방식의 총 반복수가 비슷한 만큼, 사용 중량 또한 비슷해야 한다.

중 요일에는 5회씩 1~3세트를 실시한다. 중 요일의 볼륨이 이보다 높다는 말은, 어쩌면 강도가 디트레이닝을 예방할 만큼 높지 않다는 뜻일 수도 있다. 뿐만 아니라, 지나친 중 요일의 볼륨 때문에 72시간 뒤의 강 요일에 최고 수준의 스트렝스를 선보이지 못할 수 있다. 물론 세트수와 반복수를 다른 방식으로 조율할 수도 있지만, 위의 권고는 단순성을 표방한 대강의 구조를 안내할 목적으로 마련해 둔 것이다. 진정한 중급자 단계에 들어선 대부분의 마스터즈는 이 권고안을 따를 때 큰 효과를 볼 수 있을 것이다.

권고안을 몇 주 정도 따르다 보면, 정해진 세트수와 반복수에 손을 대서 프로그램을 각자의 필요에 맞추고 싶어질지도 모른다. 가령 시작할 때는 강 요일의 워크세트를 어크로스 방식으로 5세트 하던 분이, 바벨의 중량이 올라가면 세트수를 3세트로 낮춰야 할 수 있다. 또는 시작할 때 중 요일의 중량을 강 요일에서 10% 줄여 잡은 분이, 몇 주 뒤에는 중 요일의 감소폭을 5%로 줄이고 단 한 세트만 실시하게 될 수도 있다. 꾸준한 일지 작성과 기록 검토가 충분한 훈련 경험과 명료한 판단을 만났을 때 어떠한 결과를 낳는지 여기에서도 알 수 있다.

운동 선택

『강한 놈만 산다』에 등장한 빌 스타의 프로그램에 있던 운동은 원래 스쿼트, 벤치프레스, 파워클린 셋뿐이었다. 월요일, 수요일, 금요일마다 이 세 가지 운동 전부를 5회씩 5세트 실시했어야 했다. 세션간의 차이점이라고는 강-약-중의 특성에 따라 한 주 내내 오르내리는 바벨의 중량뿐이었다. 이 책에서는 마스터즈 선수를 위해 운동의 선택 폭을 더 넓게 열어두고자 한다.

스쿼트: HLM 시스템에서 스쿼트는 프로그램에 넣기 가장 쉬운 운동이고, 이러한 프로그램에서 대개는 가장 득이 되는 운동이기도 하다. 스쿼트가 지닌 기술적 특성이 여기에 일부 기여한다. 스쿼트는 '더러운 자세'가 되기 쉬운데, 여느 기술과 마찬가지로 자주 연습함으로써 이를 예방할 수 있다. 늙고 가동성이 떨어진 분은 저중량이나 중간 중량으로 스쿼트를 자주 실시하면 회복 능력에 큰 무리 없이 동작을 연습할 기회를 얻을 수 있다. 우리의 HLM 프로그램에서 선수는 활용하는 변형 동작의 종류에 따라 1~6회씩 4~5세트 정도를 강 요일에 실시할 텐데, 이때 어크로스 세트를 쓸 수도 있지만, 백오프 세트나 어센딩 · 디센딩 세트처럼 적은 스트레스를 주는 방식을 쓸 수도 있다.

약 요일의 스쿼트는 강 요일의 5회 중량 대비 10~20% 낮은 중량으로, 5회씩 2세트나 3회씩 3세트 실시한다. 중 요일에는 강 요일의 5회 중량 대비 5~10% 낮은 중량으로 5회씩 1~3세트 실시한다.

미는 운동: 프로그램이 미는 동작에서도 포괄성을 갖추려면, 3일의 일정을 짤 때 벤치와 프레스를 넣은 다음 제3의 미는 운동을 넣을 수도 있고, 아니면 강도와 볼륨을 중간 정도로 낮춘 벤치나 프레스를 한 번 더 넣을 수도 있다. HLM 식 밀기 운동 프로그램을 예 24-3부터 24-6까지 소개해 두었다.

예 24-3과 24-4에서는 미는 운동을 하나만 쓴다. 정형외과적 장벽으로 인해 벤치와 프레스 둘 중 하나를 할 수 없는 분만 이 프로그램을 써야 한다. 여기에 해당하지 않는 분은 프레스와 벤치가 모두 들어있는 밀기 운동 프로그램을 골라야 한다. 그 주에 한 번만 하는 운동의 볼륨은 약간 올려도 좋다. 프레스에 우선권을 둔 변형(예 24-6)이 강-약-중 순서를 철저히 지키지 않는다는 사실도 짚고 넘어가야 한다. 이 프로그램은 중-강-약 순서라고 하는 편이 오히려 어울릴 테다. HLM 구조에 이처럼 소소한 변화를 줌으로써 프레스 사이에 벤치가 끼어 있어도 훈련에 균형이 잡힌다.

[예 24-3] 벤치만 하는 HLM

강(H)	약(L)	중(M)
벤치 4×5	벤치 2×5 (−10%)	벤치 3×5 (−5%)

[예 24-4] 프레스만 하는 HLM

강(H)	약(L)	중(M)
프레스 4×5	프레스 2×5 (−10%)	프레스 3×5 (−5%)

[예 24-5] 벤치 우선의 HLM

강(H)	약(L)	중(M)
벤치 4×5	프레스 3~4×5	벤치 3×5 (−5%)

[예 24-6] 프레스 우선의 HLM

강(H)	약(L)	중(M)
프레스 4×5	벤치 3~4×5	프레스 3×5 (−5%)

『스트렝스 트레이닝을 위한 현실적 프로그램』에는 세 가지 프레스 변형 동작이 수록되어 있는데, 하나같이 젊은 선수가 중 요일에 썼을 때 효과가 크다. 푸시 프레스push press는 고중량 오버헤드 프레스의 매우 유용한 변형 동작이지만, 무릎 부상의 위험을 안고 사는 마스터즈 선수에게는 상대적 금기에 해당한다. 나머지 둘은 클로즈 그립 벤치프레스와 인클라인 프레스인데, 그럴싸한 자세와 기법으로 벤치와 프레스를 해낼 수 있는 마스터즈 선수에게는 둘다 유용하다. 긴 정지long-paused 스타일의 벤치나 오버헤드 프레스도 중 요일에 쓰기 좋은 변형 동작이다.

당기기 프로그램: 『스트렝스 트레이닝을 위한 현실적 프로그램』에서는 바닥에서 시작하는 세 가지 핵심 당기기 동작(데드리프트, 파워클린, 파워스내치)을 강-약-중 구조에 끼워 맞춘 주 3일 당기기 프로그램이 표준이다. 바닥에서의 당기기를 이 정도 빈도로 할 때 마스터즈 선수가 최우선으로 고려할 사항은 총 볼륨을 얼마만큼 잡아야 하는가이다. 다시 말한다. 마스터즈 선수는 역도성 리프팅과 그 변형동작에 큰 비중을 둘 수 없고, 그럴 필요도 없다. 물론 역도성 리프팅을 즐기고 잘 소화해내는 분이라면 예 24-7에 나온 수정안을 잘 따라갈 수 있을 테다.

두 가지 역도 변형 동작 중에 하나만 되는 마스터즈도 더러 있다. 어깨가 안 좋아서 스내치를 받기 힘든 분도 있을 테고, 상체 분절의 길이 문제로 파워클린을 할 수 없는 분도 있을 테다. 이런 분들은 하나의 역도 동작에만 집중해도 무방하다. 이 경우 선수는 HLM 구조에 맞추어 해당 운동의 볼륨과 강도를 조정해야 한다. 역도성 리프팅에서는 약 요일과 중 요일의 중량 감소폭이 크지 않다. 대개 5%면 충분하고, 커 봐야 10%

[예 24-7] 고빈도 당기기형 HLM

강(H)	약(L)	중(M)
데드리프트	파워스내치	파워클린
1×5	3~5×2	3~5×3

24-12는 각 세션이 5회짜리 한 세트로만 구성되어 있는데, 대회에 출전하는 마스터즈 선수 중에는 1회짜리 세트가 고빈도 데드리프트 루틴에 더 잘 맞는다는 분도 있었다. 세트당 반복수를 1회로 잡을 경우 1~3세트 범위 안에서 어크로스 세트로 실시하는 것이 바람직하다.

당기기 프로그램에서 바닥에서의 당기기를 강 요일과 중 요일에만 하고, 약 요일에는 등허리에 부담 없는 상체 당기기를 하는 식으로 손을 보면 편하게 느끼는 분이 많을 것이다. 클린과 스내치를 모두 하려는 분은 예 24-13의 프로그램을 참고하기 바란다.

초보자 시절을 거치는 과정에서 바닥에서의 당기기 운동을 일주일에 며칠이나 넣는 것이 썩 좋지 않다는 결론을 내린 분이 많을 줄로 안다. 이런 분들은 당기기 프로그램을 강, 약, 중으로 배치하면 안 된다. 그 대신 데드리프트는 주 1회만 하고 나머지 두 세션에는 친업이나 랫풀다운처럼 스트레스가 덜한 등 상부 중심 운동으로 등을 훈련한다. 예 24-14에서 볼 수 있듯, 이다. 대부분의 선수는 데드리프트 하는 날을 역도 하는 날 사이에 끼워 넣는 쪽을 선호한다. 예 24-8부터 24-11에 걸쳐 확인해 보자.

마스터즈 등급의 대회에 출전하는 파워리프터 중에는 데드리프트를 주 3일씩 하는 HLM 프로그램을 잘 견뎌내는 분이 많다. 그런 프로그램은 누구나 받아낼 수 있는 것이 아니고, 마스터즈 나이라면 더더욱 힘들 테지만, 중요한 것은 데드리프트 볼륨을 일주일 단위로 흩뿌려둠으로써 탈진 없이 효과를 볼 수 있는 분이 분명히 있다는 사실이다. 핵심 변수는 볼륨이다. 데드리프트가 일주일에 3세션이나 있는데 볼륨을 적게 가져가지 않으면 나이가 많든 적든 회복은 이루어지지 않는다. 데드리프트만 할 때 강-약-중 세션 사이의 중량 폭은 역도에서보다 훨씬 커야 한다. 고빈도 데드리프트 루틴에서는 중량 감소폭을 10~20% 정도로 잡아야 하고, 세션당 한 세트만 해도 충분할 것이다. 예

[예 24-8] 파워클린만 하는 HLM(A형)

강(H)	약(L)	중(M)
데드리프트	파워클린	파워클린
1×5	2~3×3 (-5%)	6×2

[예 24-9] 파워클린만 하는 HLM(B형)

강(H)	약(L)	중(M)
파워클린	데드리프트	파워클린
6×2	1×5	2~3×5 (-5%)

[예 24-10] 파워스내치만 하는 HLM(A형)

강(H)	약(L)	중(M)
데드리프트	파워스내치	파워스내치
1×5	3×2 (-5%)	6~8×1~2

[예 24-11] 파워스내치만 하는 HLM(B형)

강(H)	약(L)	중(M)
파워스내치	데드리프트	파워스내치
6~8×1~2	1×5	3×2 (-5%)

[예 24-12] 데드리프트 빈도 상향형 HLM

강(H)	약(L)	중(M)
데드리프트	데드리프트	데드리프트
1×5	1×5 (-20%)	1×5 (-10%)

[예 24-13] 클린-스내치 교대형 HLM

	강(H)	약(L)	중(M)
1주차	데드리프트	친업	파워클린
	1×5	3×8	3-5×3
2주차	데드리프트	친업	파워스내치
	1×5	3×8	3-5×2

[예 24-14] 저빈도 당기기형 HLM

강(H)	약(L)	중(M)
스쿼트 4×5	스쿼트 2×5	스쿼트 3×5
벤치 4×5	프레스 4×5	클로즈그립 벤치 3×5
풀업	데드리프트 1×5	친업

이 방식은 HLM 모델을 적용한 스쿼트와 밀기 운동 프로그램에 넣기 쉽다.

프로그램을 이렇게 조율하면 고중량 데드리프트가 스쿼트를 저중량으로 하는 날에 배치되므로 효과가 좋다. 고중량 스쿼트였다면 이미 나가떨어졌겠지만, 몇 세트의 저중량 스쿼트 덕분에 완벽한 데드리프트 웜업이 이루어질 수 있다는 점도 빼놓을 수 없다.

HLM 시스템에서의 진전

저마다의 필요와 첫 HLM 훈련에의 반응에 따라, 진전을 유지하고 관찰하는 방식도 달라진다. 이들 방식은 앞서 텍사스 메소드에서 살펴본 것과 크게 다르지 않다.

강 요일 끝장 보기

강 요일의 목표 볼륨이 총 4세트라 치자. 선수는 2주에 한 번씩 반복수를 줄이면서 4세트를 유지한다. 세트당 반복수가 1회로 줄어들면 다른 방법론을 적용해 볼 수도 있고, 끝장 보기를 다시 한 번 돌릴 수도 있다. 예 24-15에서 이러한 진전 양상을 확인할 수 있다. 여기에서도 스쿼트만 넣어 두었다.

이 방식에서는 약 요일과 중 요일의 중량을 철저하게 계산하기보다는 개인적인 기준과 '감'에 따라 잡는 편이 낫다. 필요하다면 중량을 고정해 두고 2~3주 동안 세트수와 반복수를 이리저리 바꾸어 보는 것도 괜찮다. 이때 선수는 회복을 촉진하고 디트레이닝을 예방하는 약 요일과 중 요일에 과도한 피로나 스트레스가 생기게 하면 안 된다는 사실을 꼭 기억해야 한다. 예 24-15에서 선수는 약 요일을 2×5로 시작했다가 5주 뒤에 3×3으로 갈아탔고, 8주 뒤에는 약 요일의 중량을 약간 낮추었다. 강 요일의 강도가 올라감에 따라, 선수는 중 요일의 스트레스가 과해지지 않게 하면서도 중간 정도의 중량으로 세트당 5회의 반복수를 유지할 수 있도록, 중 요일의 볼륨을 줄이고 있다. 이 방식은 누구에게나 적용할 수 있지만, 예시는 어디까지나 진전이 대강 어떤 식으로 일어난다고 설명할 목적으로 넣어둔 만큼, 이 예시의 부하와 볼륨을 그대로 따라하면 안 된다.

기본형 순환 루틴

텍사스 메소드와 마찬가지로, 끝장 보기를 한두 번 시도한 다음에는 순환법을 도입하는 것이 HLM 구조에서도 유리하다. 등락을 거듭하는 스트레스가 진전을 오래 지속시키고 정체를 예방하는 원동력이 되기 때문이다. 보통 이러한 순환법은 '고중량' 운동에만 적용된다. 저강도나 중강도 운동에서 볼륨을 고정해 놓고 부하를 아주 보수적으로 올리는 것과 대조적이다. 검증된 방법은 3주 주기로 5회, 3회, 1회를 돌리는 것이다. 선수는 새 주기를 시작할 때마다 바벨의 중량을 전보다 조금씩 올려 나간다. 특정 반복수(예컨대 3회)에서 진전이 막히는 경우, 주기를 멈추거나 재시작할 필

[예 24-15] HLM 강 요일 끝장 보기

강(H)	약(L)	중(M)
122.5×5×4	110×5×2	117.5×5×3
125×5×4	112.5×5×2	120×5×3
127.5×5×4	115×5×2	122.5×5×3
130×5,5,4,4	117.5×5×2	125×5×3
132.5×4×4	117.5×5×2	125×5×3
135×4×4	120×3×3	127.5×5×3
137.5×4×4	120×3×3	127.5×5×3
140×4,3,3,3	120×3×3	127.5×5×3
142.5×3×4	115×3×3	130×5×3
145×3×4	115×3×3	130×5×3
147.5×3,2,2,2	115×3×3	130×5×3
150×2×4	117.5×3×3	132.5×5×2
152.5×2×4	117.5×3×3	132.5×5×2
155×2,1,1,1	117.5×3×3	132.5×5×2
157.5×1×4	120×3×3	135×5
160×1×4	120×3×3	135×5

[예 24-16] HLM 기본 순환 루틴

	강(H)	약(L)	중(M)
1주차	스쿼트 135×5×3	스쿼트 120×5	스쿼트 127.5×5×2
	벤치 110×5×3	프레스 79×5×3	벤치 105×5×2
	데드리프트 170×5	파워스내치 54×2×3	파워클린 74×3×3
2주차	스쿼트 142.5×3×3	스쿼트 120×5	스쿼트 127.5×5×2
	벤치 116×3×3	프레스 84×3×3	벤치 105×5×2
	데드리프트 180×3	파워스내치 54×2×3	파워클린 74×3×3
3주차	스쿼트 152.5×1×3	스쿼트 120×5	스쿼트 127.5×5×2
	벤치 122×1×3	프레스 79.5×5×3	벤치 105×5×2
	데드리프트 192.5×1	파워스내치 54×2×3	파워클린 74×3×3
4주차	스쿼트 137.5×5×3	스쿼트 122.5×5	스쿼트 130×5×2
	벤치 111×5×3	프레스 84.5×3×3	벤치 107.5×5×2
	데드리프트 172.5×5	파워스내치 55×2×3	파워클린 75×3×3
5주차	스쿼트 145×3×3	스쿼트 122.5×5	스쿼트 130×5×2
	벤치 117×3×3	프레스 80×5×3	벤치 107.5×5×2
	데드리프트 182.5×3	파워스내치 55×2×3	파워클린 75×3×3
6주차	스쿼트 155×1×3	스쿼트 122.5×5	스쿼트 130×5×2
	벤치 123×1×3	프레스 85×3×3	벤치 107.5×5×2
	데드리프트 195×1	파워스내치 55×2×3	파워클린 75×3×3
7주차	스쿼트 140×5×3	스쿼트 125×5	스쿼트 132.5×5×2
	벤치 112×5×3	프레스 80.5×5×3	벤치 110×5×2
	데드리프트 175×5	파워스내치 56.5×2×3	파워클린 76×3×3
8주차	스쿼트 147.5×3×3	스쿼트 125×5	스쿼트 132.5×5×2
	벤치 118×3×3	프레스 85.5×3×3	벤치 110×5×2
	데드리프트 185×3	파워스내치 56.5×2×3	파워클린 76×3×3
9주차	스쿼트 157.5×1×3	스쿼트 125×5	스쿼트 132.5×5×2
	벤치 124×1×3	프레스 81×5×3	벤치 110×5×2
	데드리프트 197.5×1	파워스내치 56.5×2×3	파워클린 78×3×3
10주차	스쿼트 142.5×5×3	스쿼트 127.5×5	스쿼트 135×5×2
	벤치 113×5×3	프레스 86×3×3	벤치 112.5×5×2
	데드리프트 177.5×5	파워스내치 58×2×3	파워클린 78×3×3

	강(H)	약(L)	중(M)
11주차	**스쿼트 150×2×3**	스쿼트 127.5×5	스쿼트 135×5×2
	벤치 119×3×3	프레스 81.5×5×3	벤치 112.5×5×2
	데드리프트 187.5×3	파워스내치 58×2×3	파워클린 78×3×3
12주차	스쿼트 160×1×3	스쿼트 127.5×5	스쿼트 135×5×2
	벤치 125×1×3	프레스 86.5×3×3	벤치 112.5×5×2
	데드리프트 200×1	파워스내치 58×2×3	파워클린 78×3×3
13주차	스쿼트 145×5×3	스쿼트 130×5	스쿼트 137.5×5×2
	벤치 114×5×3	프레스 82×5×3	벤치 115×5×2
	데드리프트 180×5	파워스내치 59×2×3	파워클린 79×3×3
14주차	**스쿼트 150×3×3**	스쿼트 130×5	스쿼트 137.5×5×2
	벤치 120×3×3	프레스 87×3×3	벤치 115×5×2
	데드리프트 190×3	파워스내치 59×2×3	파워클린 79×3×3
15주차	스쿼트 162.5×1×3	스쿼트 130×5	스쿼트 137.5×5×2
	벤치 126×1×3	프레스 82.5×5×3	벤치 115×5×2
	데드리프트 202.5×1	파워스내치 59×2×3	파워클린 79×3×3

요 없이 5회와 1회에서 진전을 이어나가려는 시도를 해야 한다. 그래야 막힌 게 뚫린다. 반복수 순환법은 장기간의 진전을 위한 강력한 도구이다.

예 24-16을 통해 역도성 리프팅을 활용한 HLM의 기본 순환 루틴을 살펴보자. 40~50대의 마스터즈에게는 이 구조가 아마 잘 맞을 것이다.

11주차에 스쿼트에서 150×3×3에 실패하여 150×2×3으로 끝난 것이 눈에 띈다. 그래도 다음 주의 시도에는 변화가 없다. 이 선수는 처방받은 중량과 볼륨으로 여전히 12주와 13주의 도전을 이어 나가고 있다. 14주차에 이분은 다시 150kg에 도전하여 3회짜리 세트에 처방된 중량을 성공시킨다.

이 예시에서 프레스가 5회와 3회로만 지정 반복수 순환법을 활용하고 있다는 것도 눈여겨보아야 한다. 프레스가 아무리 가벼워도 HLM의 약 요일에 고중량 어크로스 세트로 진행하기에는 알맞지 않다.

반복수 향상법의 활용

모든 고중량 운동에 반복수 향상법을 적용하면 HLM 시스템에서의 진전을 좀 더 보수적으로 유도할 수 있다. 전에도 설명했듯 여기서는 바벨의 중량 대신 반복수를 늘려 나간다. 반복수 향상법에서 중량은 그대로지만, 회복 능력이 떨어지는 고령의 마스터즈는 이 과정에서 바벨의 중량이 늘어나는 순간에 대비해 몇 주에 걸쳐 적응해 나간다. 바벨의 중량을 늘릴 때는 볼륨을 줄임으로써 선수가 받는 스트레스를 상쇄시킨다. 이렇게 하면 훈련 볼륨은 3주마다 조금 낮아지겠지만 중량은 단 한 번도 줄지 않는다.

반복수 향상법은 대개 매우 보수적인 진전이 필요한 고령의 마스터즈 선수에게 쓰인다. 바닥에서의 당기기를 일주일에 한 번 하는 마스터즈 선수가 이 방식을 어떻게 활용하는지 예 24-17에서 확인해 보자.

[예 24-17] 반복수 향상형 HLM

	강(H)	약(L)	중(M)
1주차	스쿼트 112.5×5×3 벤치 100×5×4 풀업 최대반복 ×3	스쿼트 100×5 프레스 70×5×4 데드리프트 170×5	스쿼트 107.5×5×2 벤치 94×5×3 친업 최대반복 ×3
2주차	스쿼트 115×3×3 벤치 101.5×3×4 풀업 최대반복 ×3	스쿼트 102.5×5 프레스 71×3×4 데드리프트 172.5×3	스쿼트 110×5×2 벤치 94×5×3 친업 최대반복 ×3
3주차	스쿼트 115×4×3 벤치 101.5×4×4 풀업 최대반복 ×3	스쿼트 102.5×5 프레스 71×4×4 데드리프트 172.5×4	스쿼트 110×5×2 벤치 94×5×3 친업 최대반복 ×3
4주차	스쿼트 115×5×3 벤치 101.5×5×4 풀업 최대반복 ×3	스쿼트 102.5×5 프레스 71×5×4 데드리프트 172.5×5	스쿼트 110×5×2 벤치 95×5×3 친업 최대반복 ×3
5주차	스쿼트 117.5×3×3 벤치 103×3×4 풀업 최대반복 ×3	스쿼트 105×5 프레스 72×3×4 데드리프트 175×3	스쿼트 112.5×5×2 벤치 95×5×3 친업 최대반복 ×3
6주차	스쿼트 117.5×4×3 벤치 103×4×4 풀업 최대반복 ×3	스쿼트 105×5 프레스 72×4×4 데드리프트 175×4	스쿼트 112.5×5×2 벤치 95×5×3 친업 최대반복 ×3
7주차	스쿼트 117.5×5×3 벤치 103×5×4 풀업 최대반복 ×3	스쿼트 105×5 프레스 72×5×4 데드리프트 175×5	스쿼트 112.5×5×2 벤치 96×5×3 친업 최대반복 ×3
8주차	스쿼트 120×2×3 벤치 104.5×2×4 풀업 최대반복 ×3	스쿼트 107.5×5 프레스 73×3×4 데드리프트 177.5×3	스쿼트 115×5×2 벤치 96×5×3 친업 최대반복 ×3
9주차	스쿼트 120×3×3 벤치 104.5×3×4 풀업 최대반복 ×3	스쿼트 107.5×5 프레스 73×4×4 데드리프트 177.5×4	스쿼트 115×5×2 벤치 96×5×3 친업 최대반복 ×3
10주차	스쿼트 120×4×3 벤치 104.5×4×4 풀업 최대반복 ×3	스쿼트 107.5×5 프레스 73×5×4 데드리프트 177.5×5	스쿼트 115×5×2 벤치 97×5×3 친업 최대반복 ×3

	강(H)	약(L)	중(M)
11주차	스쿼트 120×5×3 벤치 104.5×5×4 풀업 최대반복 ×3	스쿼트 107.5×5 프레스 74×3×4 데드리프트 180×3	스쿼트 115×5×2 벤치 97×5×3 친업 최대반복 ×3
12주차	스쿼트 122.5×3×3 벤치 105.5×3×4 풀업 최대반복 ×3	스쿼트 110×5 프레스 74×4×4 데드리프트 180×4	스쿼트 117.5×5×2 벤치 97×5×3 친업 최대반복 ×3
13주차	스쿼트 122.5×4×3 벤치 105.5×4×4 풀업 최대반복 ×3	스쿼트 110×5 프레스 74×5×4 데드리프트 180×5	스쿼트 117.5×5×2 벤치 98×5×3 친업 최대반복 ×3
14주차	스쿼트 122.5×5×3 벤치 105.5×5×4 풀업 최대반복 ×3	스쿼트 110×5 프레스 75×3×4 데드리프트 182.5×3	스쿼트 117.5×5×2 벤치 98×5×3 친업 최대반복 ×3
15주차	스쿼트 125×3×3 벤치 107×3×4 풀업 최대반복 ×3	스쿼트 112.5×5 프레스 75×4×4 데드리프트 182.5×4	스쿼트 120×5×2 벤치 99×5×3 친업 최대반복 ×3

반복수 향상 순환법: 얼핏 보면 혼란스럽고 과히 복잡해 보이는 이 방식은, 그러나 진전이 느린 고령의 선수가 쓸 수 있는 효과적이고 믿음직스러운 프로그램 설계법 중 하나이다. 예 24-18을 보자. 설명의 편의상 강요일의 스쿼트만 수록해 두었다.

예 24-18에서 첫 3주는 세트당 반복수가 5회, 3회, 1회로 짜여 있다. 다음 3주 동안을 보면 중량은 이전 3주와 같은데 각 주의 세트당 반복수가 한 회씩 늘어나 있다. 5회 대신 6회를, 3회 대신 4회를, 1회 대신 2회를 한다는 뜻이다. 여기까지 다 마친 다음에야 비로소 7주차에 바벨의 중량을 올려 5회, 3회, 1회의 새 주기를 시작할 수 있다. 5/3/1과 6/4/2를 한 주기씩 번갈아 실시하는 방식은, 좀 느려도 효과가 끝내준다. 정확한 세트수는 사람마다 다를 테다. 예시에서는 3세트를 썼지만, 어떤 분께는 이조차도 볼륨이 과할 수 있다. 필요하다면 워크세트의 수를 줄이는 방식으로 프로그램을 손보기 바란다.

[예 24-18] 반복수 향상 순환법을 도입한 HLM

1주차	112.5×5×3	12주차	125×2×3
2주차	117.5×3×3	13주차	117.5×5×3
3주차	122.5×1×3	14주차	122.5×3×3
4주차	112.5×6×3	15주차	127.5×1×3
5주차	117.5×4×3	16주차	117.5×6×3
6주차	112.5×2×3	17주차	122.5×4×3
7주차	115×5×3	18주차	127.5×2×3
8주차	120×3×3	19주차	120×5×3
9주차	125×1×3	20주차	125×3×3
10주차	115×6×3	21주차	130×1×3
11주차	120×4×3		

HLM과 다이내믹 에포트법

다이내믹 에포트(이하 DE) 세트는 HLM 시스템을 마스터즈 선수에게 알맞게 만들어 주는 탁월한 수단이다. 텍사스 메소드에서와 달리 HLM에서는 DE 세트를 중 요일에 중간 볼륨으로 실시할 때 성과가 가장 좋다. 텍사스 메소드에서는 강도 요일인 금요일 중량을 기준으로 볼륨 요일 DE 세트의 중량을 낮출 수 있지만, HLM 프로그램에서는 월요일의 중량이 가장 크기 때문에 중량을 낮춘 고볼륨으로 DE 세트를 하는 것이 좋지 않다. 대부분의 마스터즈는 일주일에 적어도 한 번은 고중량을 쳐야 디트레이닝을 피할 수 있다. 물론 DE에서도 매우 강력한 훈련 스트레스를 만들어낼 수는 있지만, 여기 쓰이는 중량은 너무 적어서 고중량 훈련을 병행하지 않고는 디트레이닝을 막을 수 없다. DE 세트가 중 요일에 가장 어울린다고 하는 것은 이 때문이다.

DE 세트를 텍사스 메소드의 볼륨 요일에 활용할 때는 총 반복수 24~30회, 또는 2~3회씩 10~12세트 정도로 총 볼륨을 높게 잡으라고 권고했는데, HLM의 중 요일에 활용할 때는 이렇게까지 볼륨을 높게 잡을 필요가 없다. 2~3회씩 6~8세트면 충분하다. 선수와 코치는 언제나처럼 프로그램의 결과를 바탕으로 볼륨을 높이거나 낮출 수 있다. 예 24-19에서 프로그램의 얼개를 살펴보자.

[예 24-19] 다이내믹 에포트법을 도입한 HLM

강(H)	약(L)	중(M)
스쿼트	스쿼트	스쿼트(DE)
5×3	5×2(-10%)	2×8 @70%
벤치	프레스	벤치(DE)
5×3	5×3	3×8 @65%
풀업	데드리프트	친업
	5×1	

2일식 변형: HL 모델

마스터즈 선수 중에는 중 요일을 뺀 2일식 변형을 활용해야 진전을 유지하는 분도 있다. 이 프로그램은 3일 프로그램에 방해가 될 만큼 격한 신체 활동을 하는 분이나, 회복 능력이 떨어지는 고령의 마스터즈에게 유용하다. HL 프로그램에서 데드리프트는 강 요일에 하고, 약 요일의 스쿼트는 중량을 10% 낮추어서 하고,

프로그램 6B: HL(강-약, Heavy-Light)

강(Heavy, 월요일)	약(Light, 수요일)
스쿼트 4×5	스쿼트 2×5 (90%)
벤치 4×5	프레스 3×5
데드리프트 1×5	친업 3×8~10

*숫자: 세트수×반복수

처방내용: 기재된 대로 실시한다. 프로그램의 변형은 책에 제시되어 있다.

처방대상: 40세 미만(재량껏), 40~49세(가능), 50~59세(가능), 60세 이상(가능)

처방상의 주의: 초보 단계가 끝날 때, 또는 중급 단계에서 필요한 경우 사용 가능. 대부분의 마스터는 HL과 그 변형 프로그램, 또는 (한참 쉬고 난 다음에) 초보자 프로그램과 HL을 번갈아 하는 방식으로 훈련을 평생 지속할 수 있다. 상급자 단계에 다다르는 사람은 거의 없다.

벤치(강 요일)와 프레스(약 요일)을 번갈아 한다.

반복수 순환법, 끝장 보기법, 반복수 향상법 등 HLM에서 진전을 유지할 목적으로 활용한 수정법은 HL에서도 쓸 수 있다. 중 요일에 하는 것이 가장 좋은 DE 세트는 중 요일을 없앤 HL에서 활용하기 다소 까다롭다. DE 세트를 HL의 약 요일에 활용하는 방안이 어쩌면 생산적일 수도 있지만, 중량 감소폭이 큰 DE 세트의 특성상 디트레이닝에 빠질 위험이 있다.

분할법

주 2~3일의 전신 루틴은 가장 단순한 훈련 프로그램 구성법이다. 선수는 전신 프로그램에서 가장 효과적인 다관절 바벨 운동에만 집중할 수밖에 없고, 따라서 가장 효과적으로 바람직한 적응을 유도하는 전신의 스트레스를 만들 수 있다.

그러나 4일 텍사스 메소드(23장)에서도 이야기했듯, 훈련을 조각조각 쪼개놓는 데에는 이유가 있다. 대개는 훈련과 삶의 균형을 잡기 위함이다. 생업이 있는 성인은 스트렝스 훈련 프로그램에 들일 수 있는 시간이 하루에 60~90분 밖에 안 된다. 직업이 없는 분이라 해도 볼륨 요일에 운동을 2시간씩 하기란 쉽지 않다.

후기 중급자 단계에 다다르면 컨디셔닝 운동이 훈련에서 중요한 위치를 차지하게 된다. 시간 관리도 힘든데 컨디셔닝까지 해야 하는 것이다. 선수들은 대개 스트렝스 훈련과 컨디셔닝을 한 세션에 붙여서 하는 쪽을 선호한다. 즉, 바벨 훈련을 45~75분 사이에 끝내야 컨디셔닝 세션을 10~20분 정도 할 수 있다는 뜻이다. 훈련에서 수많은 보조 운동과 기본 운동의 여러 변형 동작을 가장 많이 시험하게 될 시기가 중급자 단계라는 점 또한 무시할 수 없다.

표준 프로그램을 한 주 동안 나눠서 하는 분할 루틴을 필수라 여기는 중급자들이 많은 것은 이러한 이유 때문이다.

초기 중급자가 사용할 수 있는 효과적인 분할 루틴은 23장에서도 소개한 바 있다. 4일 텍사스 메소드는 엄밀히 보면 분할 루틴이다. 전형적인 텍사스 메소드 분할법에서는 월요일에 벤치프레스나 프레스, 화요일에 스쿼트 워크아웃을 고볼륨으로 실시하고, 목요일에 벤치프레스나 프레스, 금요일에 스쿼트와 데드리프트 워크아웃을 고강도로 실시한다.

이 꼭지에서 소개하는 분할 루틴은 HL 분할법과 1일 1리프팅 분할법이다. 두 방식 모두 효과적인 중급 마스터즈 프로그램 설계법이다. 하나의 운동에 대한 스트레스성 워크아웃이 일주일에 한 번만 있다는 것은 두 방식의 공통점이다.

HL 분할법

HL 분할법과 HL 루틴을 헷갈리면 안 된다. HL 루틴(6B)은 HLM의 변형 프로그램이고, HL 분할법은 하루에 두 가지 운동을 넣어 하나는 무겁고 하나는 가볍게 실시하는 주 4회 프로그램이다. 보통은 월요일에 고중량 벤치와 저중량 프레스, 화요일에 고중량 스쿼트와 저중량 당기기, 목요일에 고중량 프레스와 저중량 벤치, 금요일에 저중량 스쿼트와 고중량 데드리프트를 배치한다.

저중량 운동의 목적은 회복을 촉진하는 한편 운동경로의 자극을 유지함으로써 디트레이닝에 빠지지 않게 하는 것이지, 중심이 되는 스트레스를 만들어내는 것이 아니다. 저중량 운동에서는 볼륨과 강도가 모두 적당해야 하며, 기술적인 부분에서의 이탈이나 실패가 절대 없어야 한다.

예 24-20에서 3주간의 HL 분할법이 어떻게 이루어지는지 확인해 보자.

총 4세트로 표시된 운동에서는 굳이 같은 중량으로 어크로스 세트를 할 필요가 없다. 물론 어떤 분들은 초반 몇 주 동안 그랬던 것처럼 어크로스 세트로 진행하는 쪽이 나을 수도 있다. 그러나 보통은 5회나 3회의 반복수 범위에서 워크세트를 딱 한 세트 실시한 다음, 나머지 3세트는 중량을 5% 정도 낮춘 백오프 세트로 실시하게 될 것이다. 이때 중량 감소폭을 굳이 5%로 고정할 필요는 없고, 정해진 반복수로 3세트의 어

[예 24-20] HL 분할법

	월요일	화요일	목요일	금요일
1주차	프레스 3×5 경량 벤치 3×5	스쿼트 4×5	벤치 4×5 경량 프레스 3×5	경량 스쿼트 3×5 데드리프트 2×5
2주차	프레스 4×3 경량 벤치 3×5	스쿼트 4×3	벤치 4×3 경량 프레스 3×5	경량 스쿼트 3×5 데드리프트 2×3
3주차	프레스 5×1 경량 벤치 3×5	스쿼트 5×1	벤치 5×1 경량 프레스 3×5	경량 스쿼트 3×5 데드리프트 2×1

크로스 세트를 실시할 수 있는 선에서 자유로이 조절할 수 있다. 저중량 운동에서는 마지막으로 성공한 5회짜리 고중량 세트를 기준으로 중량을 5~10% 낮추어 3세트의 어크로스 세트를 실시한다. 때로는 이 중량이 고중량 백오프 세트에 쓰는 중량과 거의 같을 때도 있다. 데드리프트를 2세트 하라고 되어있으면, 한 세트는 워크세트로 하고 다른 한 세트는 5~10% 정도 중량을 낮춘 백오프 세트로 하라는 뜻이다. 좀 더 강하게 밀어붙이고 싶은 분은 백오프 세트의 반복수를 워크세트의 반복수만큼 놓거나 1~2회씩 늘려서 실시해야 한다. 세트당 반복수 1회로 5세트를 하라고 되어있으면, 보통은 각 세트의 중량을 똑같이 두어야 한다(어크로스 세트). 어떤 분들은 탑 세트로 한 세트만 실시하고 중량을 약간 낮추어 백오프 세트를 4세트 실시하는 쪽이 나을 수 있다.

이 3주짜리 루틴을 계속 반복해 나간다. 4주차가 되면 5회짜리 세트로 돌아가며 중량을 올려야 하는데, 이때 중량은 이전 주기보다 많이 올리면 안 된다.

확실히 이 구조에서는 설명을 일일이 하기 어려울 정도로 많은 변형이 진전 유지를 목적으로 쓰인다. 앞에서 HLM 시스템의 강 요일 프로그램 용도로 소개한 내용은 HL 분할법에도 적용할 수 있다. 한 주의 훈련 동안 모든 변수를 조절하며 고중량 워크아웃에서 진전이 일어나게 한다는 목표는 다르지 않다. 여기에는 두 가지 의미가 있다. 첫째, 고중량 · 고볼륨 스트레스는 일주일에 걸쳐 적응을 유도할 만큼 커야 하지만, 회복이 안 될 정도로 과도하면 안 된다. 둘째, 저중량 · 저볼륨 스트레스는 한 주 동안 디트레이닝이 일어나지 않게 할 정도로 커야 하지만, 고중량 · 고볼륨 스트레스가 회복되지 못할 정도로 크면 안 된다.

이 사실을 염두에 두면 이러한 형태의 저빈도 프로그램에 엉성하게나마 적용할 수 있는 지침을 확보할 수 있다. 첫째, 일반적으로 강 요일에는 적어도 반복수 1~6회 범위로 1세트 이상 실시할 수 있는 중량을 써야 한다. 그렇게 해야 스트렝스를 향상시킬 수 있고, 그렇게 해야 중급자가 주 단위로 새로운 수준의 스트렝스를 꾸준히 얻으며 최대의 진전을 거둘 수 있다. 항상성을 제대로 교란하려면 볼륨이 더 필요할 수도 있다. 이러한 추가 볼륨은 다양한 방식으로 확보할 수 있는데, 어크로스 세트와 백오프 세트와 디센딩 세트 모두 볼륨 축적에 유용하게 쓰일 수 있다. 효과적인 프로그램을 짤 때 대부분의 마스터즈는 강 요일에 반복수 1~6회 범위에서 적어도 2세트를 필요로 하나, 절대 5세트를 넘기면 안 된다(PR 워크세트는 물론이고 백오프 세트나 디센딩 세트 같은 것도 포함된다).

약 요일에는 강 요일 중량에서 5~20% 정도를 줄인 중량을 반복수 3~5회 범위로 2~5세트 실시한다. 재차 강조하지만, 약 요일의 중량 감소폭은 종목과 사람에 따라 편차가 크다. 몸집이 크고 힘이 좋은 분이 무거운 중량으로 리프팅을 할 때는 몸집이 작은 분이 가벼운 중량으로 리프팅을 할 때보다 중량 감소폭의 비율을 높여야 한다는 뜻이다. 아울러 나이가 꽤 많은 마스터즈 선수의 약 요일 훈련이 효과적이려면 볼륨을 낮추고 강도를 높여야 한다는 사실 또한 늘 기억하기 바란다.

1일 1리프팅 분할법

1일 1리프팅 분할법은 HL 분할법과 비슷하다. 예 24-21에서 전형적인 스케줄을 확인해 보자.

필요에 따라 기본 구조에서 빈도를 조절할 수 있다. 1일 1리프팅은 주 4일 일정보다 이틀 하고 하루 쉬는 방식의 주 5회 일정으로 실시할 때 효과가 특히 뛰어나다. 물론 주 3일 일정으로 빈도를 줄일 수도 있다. 파워리프팅 종목만 파고들 분은 월(스쿼트), 수(벤치), 금(데드리프트)으로 일정을 줄이고 프레스를 보조 운동으로 내려놓을 수도 있다. 다시 말하지만 이 구조에도 수많은 변형과 진전 옵션을 둘 수 있다.

1일 1리프팅 구조에 꼭 맞는 프로그램 설계법으로는 텍사스 메소드의 강도 요일 '끝장 보기'와 아주 유사한 순환식 선형 진전법rotating linear progression이 있다. 책으로만 보면 아주 단순명료한 듯한 이 접근법에는, 그러나 선수와 코치의 객관성과 경험이 요구된다. 이 프로그램에서 각 운동의 중량은 다른 모든 요소와 상관없이 제각각 올려야 한다. 모든 핵심 운동을 나란히 진전시키는 일반적인 방식과 이 방식의 가장 큰 차이가 이 부분일 것이다. 순환식 선형 진전법에서 반복수 범위는 스트렝스 훈련 범위의 상한선으로 시작한다. 6회 정도의 반복수면 이 프로그램을 시작하기에 좋다. 1주차에는 시행착오를 겪어 가며 6회를 간신히 채울 정도의 중량을 잡은 다음, 중량을 약간 낮추어 1~2세트의 백오프 세트를 실시한다. 2주차에는 바벨의 무게를 조금 늘리고 다시 6회짜리 1세트를 시도해 본다. 그 다음 주부터는 강도를 올리고 볼륨을 낮추어 나가면 되는데, 세트당 반복수가 1~2회까지 줄면 다시 6회 1세트로 돌아가서 이 과정을 반복한다. 이때 중량은 처음보다 올려야 한다.

이 방식에서는 운동마다 제가끔의 시간적 경과를 보이는 일이 흔하다. 6회에서 1회가 되는 데까지 걸리

[예 24-21] 1일 1리프팅 분할법

월요일 - 벤치
화요일 - 스쿼트
목요일 - 프레스
금요일 - 데드리프트

[예 24-22] 1일 1리프팅의 엇갈린 진전

월	수	금
스쿼트	벤치	데드리프트
142.5×6	**124×6**	**182.0×6**
145×6	125×6	185×5
147.5×5	126×6	187.5×5
150×5	127×5	190×4
152.5×5	128×5	192.5×3
155×4	129×5	195×3
157.5×4	130×5	197.5×3
160×3	131×5	200×2
162.5×3	**132×4**	**185×6***
165×3	133×4	187.5×6
167.5×2	134×4	190×5
147.5×6*	135×3	192.5×5
150×6	136×3	195×4
152.5×6	137×2	197.5×4
155×6	138×2	200×3
157.5×5	**127×5***	202.5×3

* 표시: 새 주기 시작

는 시간이 어떤 운동에서는 12~16주 정도가 될 수도 있고, 다른 운동은 4~6주 정도가 될 수도 있다. 새로운 PR을 향해 간다는 것, 하나의 주기가 끝난 뒤에 이전 주기보다 더 높은 중량을 다루게 된다는 것이 이 과정의 핵심이다. 이 방식을 1일 1리프팅에 적용하면 프로그램의 복잡성에 손댈 일 없이도 주기를 계속 되풀이할 수 있다. 단, 이 방법은 해당 운동을 단 한 세트만 하고도 매우 높은 수준의 스트레스를 얻을 수 있을 정도로 훈련 경험이 많은 선수에게만 먹힌다. 그

런 수준에 다다르지 않은 분은 텍사스 메소드나 HLM 처럼 빈도와 볼륨이 더 높은 중급자 프로그램을 써야 할 것이다.

예 24-22에서 스쿼트, 벤치, 데드리프트를 1일 1리프팅 프로그램으로 16주간 돌렸을 때 어떤 양상이 나타나는지, 세 운동의 진전이 어떻게 제각기 나타나는지 확인해 보자. 물론 그대로 갖다 쓰라는 소리는 아니다.

이런 유형의 프로그램을 시행하기 좋은 시기는 전신의 피로가 누적되기 쉬운 텍사스 메소드를 오랫동안 진행하고 나서이다. 저볼륨 프로그램으로의 전환을 통해 이 피로가 다소나마 해결되는 것이다. 상급자 프로그램의 실마리를 여기서 잡을 수 있다.

여러 중급자 프로그램

대부분의 마스터즈는 분할 루틴, HLM, 텍사스 메소드와 이들의 변형을 통해 장기간의 훌륭한 진전을 거둘 것이다. 물론 『스트렝스 트레이닝을 위한 현실적 프로그램』에 수록된 것들을 포함한 여러 가지 중급자 프로그램이 있기는 하나, 50세 이상의 선수가 쓸 만한 것은 거의 없다. 인터넷을 조금만 뒤지면 수두룩하게 쏟아져 나오는 프로그램들을 놓고 봐도 사정은 마찬가지다. 중급 마스터즈에게 어울리는 프로그램을 발견할 가능성은 모래밭에서 바늘 찾기보다 낮고, 보통은 직접적으로 훈련 궤도를 망가뜨리고 디트레이닝을 불러오는 재앙이나 다를 바 없는 프로그램이 튀어나오는 일이 더 많다.

분할법이나 HLM이나 텍사스 메소드에서 다른 프로그램으로 갈아타기 전에 코치와 선수가 스스로에게 던져 보아야 하는 질문이 몇 가지 있다. 다른 프로그램이 중급 마스터즈에게 정말로 필요한가? '새로운 것'을 찾는 행동이 만성 프로그램 변경 증후군(CPH)의 초기 증상은 아닌가? 낮은 회복력과 강도 의존성과 볼륨 민감성을 지닌 마스터즈의 상황에 맞게 프로그램을 손볼 수 있는가? 가장 중요한 질문, 프로그램이 스트레스-회복-적응의 구조를 반영하는가? 특정 훈련 목표의 달성을 위해 (1주일 남짓의) 적당한 기간을 두고 볼륨과 강도를 조절할 수 있는가? 이러한 특성이 없으면 프로그램이 아니다. 규칙 없는 또 하나의 몸부림일 뿐.

설계와 조절이 올바르게 이루어진 텍사스 메소드와 HLM과 분할법으로 장기적인 진전을 거두지 못하는 중급 마스터즈는 문자 그대로 희귀종이다. 중급자 수준을 진정으로 초월한 마스터즈, 더 길고 복잡한 프로그램이 필요한 마스터즈는 하늘을 나는 말만큼이나 드물다. 건강이나 기능이 아니라 경기력 향상에 주안점을 두고 훈련해야 하는 이 기이한 분들, 이런 분들을 우리는 상급자라 부른다.

25 상급자 프로그램

대부분의 마스터즈 선수는 상급자 프로그램이 절대 필요치 않을 것이다. 상급자 수준의 훈련은 건강이나 체력보다는 경기력 향상의 최적화를 목적으로 한다. 젊은 선수들이 쓰는 프로그램에는 늙은 선수들의 볼륨 민감성과 강도 의존성이 반영되어 있지 않으므로, 경기용 훈련을 하는 마스터즈는 젊은 선수들의 프로그램을 고쳐 써야 한다. 이 장에서는 고전적인 상급자 훈련 모델인 볼륨화accumulation와 강도화intensification를 살펴본 다음, 마스터즈 선수에게 더 알맞은 '이보전진 일보후퇴' 모델을 소개할 것이다. 이 모델을 경기 준비에 어떻게 활용하는지도 함께 실어 두었다. 미리 강조하건대, 그대로 따라할 수 있는 상급자 훈련 모델은 세상 어디에도 없다. 상급자 수준의 프로그램은 선수 개개인과 그 목표에 절묘하게 맞추어져야만 한다.

당신은 상급자가 '아니다'

미안하지만 (매우 높은 확률로) 당신은 상급자가 아니다. 그렇게 될 일은 아마 영원히 없을 것이다. 당신이 더 이상 강해지지 않는다는 뜻은 아니다. 지금까지 함께 살펴본 운동과 프로그램만으로도 당신은 앞으로도 (아주 많이) 강해질 테고, 놀랍도록 나아진 건강과 신체능력을 가지게 될 테다. 그러나 중급자 프로그램을 완전히 소화해낼 정도로 많은 시간을 방해 없이 훈련에 들일 수 있는 사람은 나이를 불문하고 드물다.

어떤 사람이 초보자 프로그램의 모든 과정을 마치고 텍사스 메소드도 끝낸 다음 HLM의 여러 가지 변형 프로그램도 다 끝내고 분할 루틴까지 가려면, 진전이 매주 있을 경우 몇 년 정도 걸릴 테다. 하지만 어지간한 사람은 이렇게 이상적인 상황에 절대 다다르지 못한다. 우리가 훈련하는 이유인 삶은 온갖 일들로 가득 차 있다. 가족과의 휴가, 질병, 부상, 결혼, 이혼, 직장의 특별 프로젝트 같은 것들에 둘러싸여 살다 보면, 늦든 이르든 삶 자체가 필연적으로 훈련을 궤도에서 벗어나게 한다. 결국 모든 마스터즈의 훈련은 멈췄다가 시작하기를 끝없이 반복하는 일련의 과정인 셈이다.

중급 마스터즈가 진전을 오래 거둘 수 없다는 뜻으로 한 말은 아니다. 거둘 수 있고, 거두어야 한다. 그렇다고 훈련을 멈추게 하는 일들을 만족스럽게 여기라는 뜻은 절대 아니다. 훈련 시간을 꾸준히 유지하려는 노력은 최대한 해야 한다. 그러나 의지와 열정과 고독으로 똘똘 뭉친 사람마저도 때로는 어쩔 수 없는 날들이 있다. 복잡한 상급자 프로그램이 필요할 정도로 큰 스트레스를 만들어내는 적응 단계에 다다르는 선수는 거의 없고, 따라서 중급자 수준을 넘어서는 프로그램은 실제로 거의 필요치 않다.

리피토의 말을 잠시 빌자면, 상급 마스터즈는 스트렝스 스포츠에 출전하는 예외적인 사람이다. 파워리프팅, 역도, 스트롱맨 경기에 실제로 나간다는 뜻이다. 훈련이 체육관 바깥의 삶에 방해받지 않는 희생을 감내할 이유와 동기를 갖출 수 있는 분들은, 오직 이러한 경기에 출전하고자 열정을 불사르는 사람들뿐이다. 이러한 상황은 단지 프로그램뿐만 아니라 '삶이라는 경기'에서의 건강한 노화에도 시사하는 바가 크다. 스트렝스 스포츠에 출전하는 선수들은 훈련을 중심으로 삶을 계획한다. 가족, 친구, 직장, 심지어는 자신의 건강마저도 경기 일정 앞에서는 뒷전이다. 가족여행은 좋은 바벨과 랙을 쓰기 쉬운 곳으로만 잡는다. 온 가족이 해변에서 쉬는 동안에도 아빠는 체육관에 처박힌다. 언제나처럼. 예전에 베이커가 지도한 선수 하나는 일주일 정도 대회 준비를 못 하는 게 두려워서 치과 수술을 안 했다가 3개월이나 끔찍한 치통에 시달려야 했다.

저런 훈련은 건강을 위한 것도, 삶을 위한 것도 아니다. 오로지 우승을 위한 것이다.

그러니 여기서 확실히 해 둔다. 우리는 마스터즈 선수가 스쿼트 한 세트 더 하려고 건강과 안전과 행복과 모험과 사랑하는 사람의 곁에서 보낼 시간을 희생하라는 권고를 절대 하지 않을 것이다. 행운과 열정 덕분에 상급자 프로그램을 고려해야 하는 단계까지 진전을 거듭해 온 분이라면 뛰어난 건강과 스트렝스를 갖추고 있을 테고, 우리를 쪼그라들게 하는 노화의 효과에 맞서 위대한 발자취를 남겨 왔을 테다. 여기에서 상급자 단계로 나아가는 것은 당신이 원해서이다. 처음에 해야만 했던 것들은 이미 하고 있지 않은가.

상급자 프로그램의 구성

'상급'이라는 용어는 '더 좋다'는 뜻이 있는 것 같다는 오해를 사곤 한다. '상급' 스트렝스를 얻으려면 '상급' 프로그램을 돌려야 한다는 그릇된 신념에 사로잡히는 것인데, 이는 프로그램과 선수의 분류체계에 대한 뿌리깊은 오해에서 비롯된다.

18장에서 우리는 선수와 프로그램의 분류체계가 절대 스트렝스를 기반으로 하지 않는다는 중요한 사실을 익혔다. 초보자, 중급자, 상급자라는 낱말에는 스트레스와 회복과 적응의 속도가 반영되어 있다(표 25-1). 초보자는 한 주기에 보통 48~72시간이 걸리고 프로그램도 극도로 단순하다. 중급자는 한 주기당 일주일 정도가 들고 프로그램은 조금 복잡하다. 상급자에서는 스트레스-회복-적응 주기 하나가 한 달 이상으로 늘어날 수 있다. 즉, 스트레스도 여러 번 주어지고 회복 기간도 더 길게 잡아야 하는 과부하 사건에 각기 일주일 이상의 훈련 기간이 소요된다는 뜻이다. '더 좋은' 것이 아니라, 더 느리고 복잡하고 성가실 뿐이다. 진짜 상급자들은 젊은 날을 그리워하듯 초보자와 중급자 시절을 그리워한다.

상급자 프로그램은 고도로 개인화되어 있다. 어떤 상황에나 척척 들어맞는 상급자 프로그램 따위는 없다. 상급자는 볼륨, 강도, 회복 시간, 영양, 수면, 보충제를 비롯한 모든 훈련 변수를 매우 정밀하게 적용할 수 있어야 한다. 상급자는 자신이 수년 동안 기록해 온 훈련 일지의 자료를 바탕으로 설계한 프로그램을 사용한다. 오랜 시간 동안 꾸준히 잘 정리한 자료를 바탕으로 효과가 있는 것은 고르고 효과가 없는 것은 거르며, 진정한 상급자용 루틴을 향해 진화해 나가는 것이다.

그런 관계로, 아주 일반적인 프로그램 설계법 정도만 이야기할 수 있을 것 같다. 리피토와 베이커는 『스트렝스 트레이닝을 위한 현실적 프로그램』에서 몇 가지 상급 프로그램 모델을 소개한 바 있다. 저마다의 특성이 또렷한 이들 프로그램은 크게 두 가지 부류로 나누어볼 수 있다. 여기에서도 (당연히) 스트레스-회복-적응 주기를 활용하는데, 이때 **볼륨화**accumulation와 **강도화**intensification의 기간이 개입된다. 표준에 가까운 방식의 경우, 보통 4~6주 정도인 볼륨화 기간 동안 고볼륨으로 스트레스를 가한다. 이후 회복 차원에서 1~3주간 디로딩deloading 기간을 가진 뒤, 저볼륨으로 중량을 계속 올리는 강도화 기간을 약 3~5주 정도 가

	스트레스	회복	적응
초보자	한 번의 워크아웃을 통해 받음.	2~3일의 능동적 휴식을 통해 일어남.	수행능력의 향상과 다음 주기 훈련 스트레스에의 노출이 매 워크아웃마다 나타남.
중급자	오랜 기간에 걸쳐 한 번 이상의 워크아웃을 통해 받음.	과부하 사건을 통해 일어남.	수행능력의 향상이 과부하 사건의 여러 구성 요소에 걸쳐 나타남.
상급자	오랜 기간에 걸쳐 여러 훈련을 통해 누적됨.	프로그램마다 다름.	수행능력의 향상이 과부하 사건의 여러 구성 요소에 걸쳐 나타남.

표 25-1. 스트레스-회복-적응 주기의 발현양상에 따른 프로그램 분류

진다.

이보전진 일보후퇴Two Steps Forward, One Step Back(이하 이진일퇴TSFOSB) 모델은 이러한 구조에 바탕을 둔 변형이다. 이진일퇴도 볼륨화와 강도화에 뿌리를 두고 있지만, 훈련 기간은 매우 짧다. 이진일퇴 프로그램에서는 볼륨화, 디로딩, 강도화 전체 단계에 1개월 정도가 걸린다. 표준에 가까운 방식에서 한 주기에 2~3개월이 드는 것과 완전히 대조된다.

마스터즈 선수는 단축형 이진일퇴 모델을 쓰는 편이 좋다. 왜 그런지 알아보려면, 그 전에 각각의 모델을 상세히 뜯어보아야 한다.

피라미드 모델은 볼륨화와 강도화의 고전적인 사례로, 상급자 프로그램에서 이러한 방식이 어떻게 적용되는가를 설명하기 좋다. 예 25-1에서는 편의상 스쿼트만 넣어 두었다.

강도화 단계의 목표는 선수를 오버트레이닝 직전 단계, 이른바 과이탈 단계까지 끌고 가는 것이다. 이 시점에는 수 주 간의 고된 훈련으로 쌓인 피로 때문에 수행능력의 정체나 퇴보가 시작된다. 볼륨화 단계 다음은 디로딩 주간으로, 쌓인 피로를 크게 씻어내는 이 단계 덕분에 선수는 빈도와 볼륨을 대폭 줄인 강도화 단계로 나아간다. 피로가 줄어듦에 따라 적응이 일어나고 수행능력은 날카롭게 치솟는다.

이러한 유형의 프로그램을 마스터즈 선수에게 적용할 때 고려해야 하는 결함이 두 가지 있다. 둘 다 볼륨화 단계에서 일어나고, 둘 다 마스터즈 선수용 프로

[예 25-1] 상급자 8주 프로그램

볼륨화 단계(4주)

	월요일	수요일	금요일
1주차	125×5×5	115×5×5	130×5×5
2주차	135×5×5	125×5×5	140×5×5
3주차	145×5×5	135×5×5	147.5×5×5
4주차	150×5×5	140×5×5	152.5×5×5

디로딩 단계(1주)

	월요일	목요일
5주차	135×3×3	145×3×3

강도화 단계(3주)

	월요일	목요일
6주차	155×3×3	160×3×3
7주차	165×3×3	167.5×3
8주차	170×3	175×2~3

그램이 지켜야 할 필수 원칙을 어기고 있다.

첫째, 이 모델에는 마스터즈 선수의 볼륨 민감성이 반영되어 있지 않다. 볼륨화 단계는 기나긴 훈련 기간에 걸친 고빈도 고볼륨 훈련을 특징으로 한다. 그러다 보니 훈련 세션의 중량이 최고조에 이르는 마지막 주차에 다다르면 대부분의 마스터즈는 버틸 수가 없다. 이 모델을 그대로 쓰는 50세 이상의 마스터즈는

과이탈을 넘어 과훈련(오버트레이닝)에 빠질 수밖에 없다. 훈련 이력에 큰 오점이 남는 것이다. 누구나 그렇지만, 마스터즈라면 특히나 오버트레이닝을 피해야 한다.

이 문제는 훈련 세션당 볼륨을 줄이거나 훈련 빈도를 주 2회로 낮춰 버리면 간단히 해결될 것 같지만, 그렇게 하면 효과가 없다. 볼륨에서 오는 스트레스의 누적이 이 프로그램의 성공 여부를 결정하기 때문이다. 상급자쯤 되면 (마스터즈라고 해도) 저볼륨, 저빈도 프로그램으로 충분한 훈련 스트레스를 얻을 수 없고, 따라서 바람직한 적응 반응의 형성은 실패하게 마련이다.

둘째, 이 모델에는 마스터즈 선수의 강도 의존성이 반영되어 있지 않다. 아무리 스트레스와 볼륨이 높은 운동을 하고 있다 해도, 고강도 부하에 자주 노출되지 않으면 마스터즈 선수는 높은 수준의 힘을 생성하는 능력을 빠르게 잃는다. 젊은 친구들은 세트당 5회의 중·고강도 운동을 4~6주 동안 하면 1RM 대회에서와 같은 고강도 측면의 수행능력을 향상시킬 수 없어도 최소한 유지할 수는 있다. 하지만 마스터즈가 같은 프로그램을 돌리면 최대 힘 생성은 줄어든다.

이 두 가지 문제의 해법은 볼륨화와 강도화 구간의 길이를 줄여 버리는 것으로, 그것이 '이보전진, 일보후퇴' 모델이다.

이보전진 일보후퇴 모델

이진일퇴 모델은 볼륨화, 디로딩, 강도화의 전체 과정을 4주로 압축해 놓은 프로그램으로, 여기에서는 고볼륨에 오랫동안 시달릴 필요 없이, 한 달에 적어도 한 번은 1RM 90% 이상의 중량을 다룰 것이다. 한 달 일정으로 딱 떨어지는 하나의 주기는 그 자체로 완결성을 지니고 있지만, 다가오는 경기에 대비해 복합 프로그램을 만들고 싶다면 세심히 구상한 4주짜리 주기들을 깔끔히 '쌓아올릴' 수 있다.

앞선 모델에서 4~6주가 필요했던 볼륨화 과정은 이 모델에서 2주의 '로딩'이 되는데, '이보전진'은 이 2주를 뜻한다. '일보후퇴'는 퍼포먼스 주간인 4주차를 앞둔 디로딩 주간인 3주차를 뜻한다.

보면 알겠지만, 이 모델의 구조는 매우 일반화되어 있다. 상급자 수준에서 훈련 프로그램은 선수 개개인과 경기의 요구사항에 특화되어야 하므로, 여기에서는 세트수, 반복수, 운동 종목을 구체적으로 써 놓을 수도 없고 써 놓지도 않았다. 2주의 로딩 기간으로는 오버트레이닝에 빠질 위험이 크지 않고, 1주의 디로딩

프로그램 7A: 이보전진 일보후퇴

1주차: 예비 로딩 – 중~고볼륨, 중강도

2주차: 바탕 로딩 – 고볼륨, 강도는 해당 볼륨에서 최대한 높게

3주차: 디로딩 – 저볼륨, 저강도

4주차: 퍼포먼스 – 초저볼륨, 초고강도

처방내용: 경기의 특성과 훈련하는 사람의 역량에 맞추어 다양하게 실시할 수 있다. 이 단계의 프로그램 설계는 개인에 따라 달라질 수밖에 없다. 적용 사례는 책에 나와 있다.

처방대상: 40세 미만(재량껏), 40~49세(가능), 50~59세(재량껏), 60세 이상(주의)

처방상의 주의: 중급자 훈련 과정에서 현저한 진전을 거둔 마스터즈 선수가 스트렝스 경기 출전을 원할 경우 사용 가능. 경기 종목에서 은퇴할 경우 중단할 수 있으며, 장기 중급자 프로그램으로 전환할 수 있음.

기간으로는 디트레이닝에 빠질 위험이 크지 않다. 다만 이 구조는 수행능력이 조금만 향상된다는 단점을 지니고 있다. 이 모델을 쓰는 마스터즈 선수는 한 달에 2.5~5kg 이하의 진전을 거둘 것으로 보인다.

주 단위로 보는 이진일퇴 훈련 주기

이 프로그램의 '꽃'은 2주차와 4주차('핵심 로딩'과 '퍼포먼스')이다. 프로그램은 이 두 주를 중심으로 설계해야 하고, 1주차와 3주차('예비 로딩'과 '디로딩') 또한 2주차와 4주차에 무슨 일이 있었는가를 중심으로 짜야 한다.

1주차. 예비 로딩: '바탕 주간base week'이라고도 한다. 주기를 여러 개 이어붙이다 보면 보통은 매우 고된 두 주 사이에 1주차가 낄 텐데, 그러다 보니 볼륨과 강도를 모두 조절해서 스트레스를 적당히 낮출 수 있어야 한다. 이러한 맥락에서 보면, 1주차는 나머지 주기의 토대를 닦는 한편 회복 기능을 수행한다고 할 수 있다.

2주차. 핵심 로딩: 스트레스가 가장 심한 주간이다. 1주차보다 강도는 줄지만, 세트수나 반복수가 늘며 볼륨은 오히려 늘어난다. 핵심 로딩 주간의 목표는 반복수 3~5회 범위의 스트렝스 향상식 어크로스 세트를 통해 볼륨화의 한계를 돌파하는 것으로, 때에 따라 강도를 약간 낮춘 백오프 세트를 보강용으로 덧붙일 수도 있다. 이때 선수는 가능하다면 볼륨 워크아웃에서의 새 PR에 도전해 보아야 한다. 도전에 실패했다면 다룰 수 있는 정도로 중량을 낮출 수 있다. 이 주간의 핵심 목표는 자신이 할 수 있는 최대 강도로 날짜별 처방 볼륨(세트수×반복수)을 달성하는 것이다.

3주차. 디로딩: 이 주간에는 볼륨과 강도 모두 줄여야 하는데, 이때 디트레이닝이 생길 정도로 강도를 확 떨어뜨리면 안 된다. 상급 마스터즈의 디로딩은 젊은 선수들의 디로딩보다 강도를 높여야 한다.

4주차. 퍼포먼스: 리프팅 경기 종목의 새로운 PR을 달성하는 것, 아니면 적어도 1RM의 90%를 넘는 강도로 목표 볼륨을 달성하는 것이 퍼포먼스 주간의 과제이다. 최소한 4주에 한 번 90% 이상의 강도로 훈련하는 일은 상급 마스터즈에게 더할 나위 없이 중요하다. 이보다 빈도가 낮으면, 강도가 같아도 최대 부하로 밀어붙이는 능력에 디트레이닝 효과가 올 가능성이 커진다. 퍼포먼스 주간에는 보통 1~3회씩 1~3세트를 실시한다.

마스터즈 선수를 위한 이진일퇴 파워리프팅 프로그램

이진일퇴 모델을 바탕으로 설계된 이 프로그램은 파워리프팅 경기 출전을 앞둔 마스터즈 선수들이 광범위하게 활용해 왔다. 이 프로그램은 12주짜리로, 4주짜리 이진일퇴 주기를 세 개 이어붙여 만든 것이다. 제1주기(첫 달)의 세트당 반복수는 로딩 주간에 5회, 퍼포먼스 주간에 고중량으로 3회씩이다. 제2주기의 세트당 반복수는 로딩 주간에 4회, 퍼포먼스 주간에 고중량으로 2회씩이다. 제3주기(시합 직전 주기)에는 로딩 주간의 반복수를 세트당 3회로 두고, 퍼포먼스 주간에는 세트당 1회씩 어크로스 세트를 진행하거나 새로운 1RM을 시험해볼 수 있다.

상급자 수준의 마스터즈는 프로그램을 이와 같이 정리하는 것이 좋다. 이 방식에서는 선수가 여러 주기의 반복으로 이루어진 기나긴 과정 동안 정체되지 않을 만큼의 등락을 만들어내면서도 볼륨과 강도를 알맞은 수준으로 유지할 수 있다.

이 예시의 주인공인 상급자의 1RM이 스쿼트 226kg, 벤치 158kg, 데드리프트 247kg, 프레스 102kg라고 치자. 제1주기의 중량은 1RM 대비 퍼센트(%)로 잡아야 하며, 나머지 주기의 중량은 제1주기의 중량을 기준으로 잡는다. 여기에 제시한 비율은 두루뭉술한 지침일 뿐임을 반드시 염두해야 한다. 실제 상황에서는 각각의 훈련 주간이 시작될 때마다 이 숫자를 손봐야 할 것이다. 독자분께서는 이 예시에 쓰인 비율이 아니라, 훈련 주기 내내 볼륨과 강도가 어떻게 조절되는가를 공부해야 한다.

이 프로그램에서는 하나의 리프팅이나 그 변형 동작을 주 2회 실시해야 한다. 파워리프팅의 세 가지 경기 종목(스쿼트, 벤치, 데드리프트)에 더해, 균형 차원에서 프레스도 넣어 두었다. 스쿼트와 벤치와 데드리프트는 선수가 상대적으로 쌩쌩한 주초(週初)에 훈련해야 한다. 주말이 다가오면 중량을 약간 낮추어 같은 리프팅을 반복할 수도 있고, 각자의 체형이나 약점에 알맞은 변형 동작을 실시할 수도 있다. 별도의 지시가 없다면 주차별 리프팅의 세트수와 반복수는 그대로 이행해야 한다. 데드리프트에서는 세션별 처방 볼륨을 채울 때 백오프 세트를 활용할 수도 있다. 가령 처방된 볼륨이 5×5인 경우, 선수는 고중량으로 5회씩 단 한 세트만 실시한 다음, 다룰 수 있는 선에서 최소한으로만 중량을 낮추어 4×5를 실시해도 된다.

최종 주간에 경기에 출전하지 않는 경우, 대회 상황을 가정하고 리프팅을 실시해 본 다음, 예시에서 보이듯 늘어난 디로딩 기간 동안 몸에 쉴 시간을 주도록 한다.

우리가 살펴본 것은 편의상 극도로 견고하고 구체적이고 자세하고 막힘없는 예시이다. 누누이 말했지만, 실제 상급자용 프로그램은 고도로 개인화되어 있다. 이러한 프로그램을 돌리는 선수는, 특화된 부분이라고는 찾아볼 수 없는 일반형 이진일퇴 구조를 이리저리 바꿀 수 있는 유연한 사고를 갖추고 있어야 한다. 표에 적힌 세트수와 반복수와 비율을 맹목적으로 따라하는 일은, 나이와 상관없이 상급자에게 바람직하지 않은 것이다.

이 단계까지 왔다면 이디를 손봐야 하는지 알 것 아닌가.

[예 25-2] 경기용 3개월 훈련 프로그램

1RM 기준 주차별 시작 중량: 1주차 75%, 2주차 80%, 3주차 70%, 4주차 90%

1주기	월요일	화요일	목요일	금요일
1주차 예비 로딩(4×5)	스쿼트 170×5×4 변형 데드리프트 또는 역도 동작	벤치 120×5×4 프레스 (변형동작 허용)	데드리프트 180×5×2 스쿼트 (변형동작 허용)	프레스 77×5×5 클로즈그립 벤치프레스
2주차 핵심 로딩(5×5)	스쿼트 181×5×5 변형 데드리프트 또는 역도 동작	벤치 127×5×5 프레스 (변형동작 허용)	데드리프트 200×5×3 스쿼트 (변형동작 허용)	프레스 81.5×5×5 클로즈그립 벤치프레스
3주차 디로딩(2×5)	스쿼트 158×5×2 변형 데드리프트 또는 역도 동작	벤치 110×5×2 프레스 (변형동작 허용)	데드리프트 170×5 스쿼트 (변형동작 허용)	프레스 72.5×5×2 클로즈그립 벤치프레스
4주차) 퍼포먼스(3×3)	스쿼트 206×3×3 변형 데드리프트 또는 역도 동작	벤치 142.5×3×3 프레스 (변형동작 허용)	데드리프트 225×3 스쿼트 (변형동작 허용)	프레스 93×3×3 클로즈그립 벤치프레스

2주기	월요일	화요일	목요일	금요일
1주차 예비 로딩(4×4)	스쿼트 188×4×4 변형 데드리프트 또는 역도 동작	벤치 130×4×4 프레스 (변형동작 허용)	데드리프트 195×4×2 스쿼트 (변형동작 허용)	프레스 84×4×4 클로즈그립 벤치프레스
2주차 핵심 로딩(5×4)	스쿼트 197×4×5 변형 데드리프트 또는 역도 동작	벤치 136×4×5 프레스 (변형동작 허용)	데드리프트 210×4×3 스쿼트 (변형동작 허용)	프레스 88×4×5 클로즈그립 벤치프레스
3주차) 디로딩(2×4)	스쿼트 174.5×4×2 변형 데드리프트 또는 역도 동작	벤치 124.5×4×2 프레스 (변형동작 허용)	데드리프트 185×4 스쿼트 (변형동작 허용)	프레스 79×4×2 클로즈그립 벤치프레스
4주차 퍼포먼스(3×2)	스쿼트 215×2×3 변형 데드리프트 또는 역도 동작	벤치 154×2×3 프레스 (변형동작 허용)	데드리프트 240×2 스쿼트 (변형동작 허용)	프레스 100×2×3 클로즈그립 벤치프레스

3주기	월요일	화요일	목요일	금요일
1주차 예비 로딩(4×3)	스쿼트 192.5×3×4 변형 데드리프트 또는 역도 동작	벤치 138×3×4 프레스 (변형동작 허용)	데드리프트 215×3×2 스쿼트 (변형동작 허용)	프레스 86×3×4 클로즈그립 벤치프레스
2주차 핵심 로딩(5×3)	스쿼트 210×3×5 변형 데드리프트 또는 역도 동작	벤치 147.5×3×5 프레스 (변형동작 허용)	데드리프트 230×3×3 스쿼트 (변형동작 허용)	프레스 95×3×5 클로즈그립 벤치프레스
3주차 디로딩(2×3)	스쿼트 183.5×3×2 변형 데드리프트 또는 역도 동작	벤치 134×3×2 프레스 (변형동작 허용)	데드리프트 190×3 스쿼트 (변형동작 허용)	프레스 81.5×3×2 클로즈그립 벤치프레스
4주차 퍼포먼스(출전)		**화요일** 스쿼트 174.5×3×2 벤치 130×3×2		**토요일: 경기 출전**

26

컨디셔닝

'유산소'나 지구력 훈련으로도 알려진 컨디셔닝은 운동 처방의 완성에 빠질 수 없는 요소로, 스트렝스 훈련의 관점에서는 대사와 심혈관과 수행능력상의 효용을 배가한다. 스트렝스 훈련과 비교하면 컨디셔닝은 스포츠나 직업 특이성이 강하므로, '쇠질도 따로 하고 스포츠도 즐기세요' 정도의 권고가 최선인 경우가 많다. 그러나 강도가 낮은 스포츠를 연습하거나 오로지 건강만을 목적으로 훈련하는 마스터즈에게 이러한 처방은 충분치 않다. 우리가 채택한 운동 처방의 기준의 눈으로 여러 가지 컨디셔닝 방법을 평가해 본 결과, HIIThigh-intensity interval training(고강도 인터벌 훈련)가 저강도의 LSDlong slow distance(저속 장거리) 운동보다 상대적으로 뛰어난 것이 확인되었다. 고강도 컨디셔닝에서는 저강도 훈련에서 얻을 수 있는 건강상의 효용을 더 짧은 시간에 얻을 수 있는데, 그러면서도 스트렝스 훈련에 대한 간섭 효과는 적고, 생체에너지와 수행능력상의 적응은 보다 포괄적인 형태로 촉진된다. HIIT 컨디셔닝에 쓰일 수 있는 수단은 다양하다. 이 책에서 추천하는 썰매 밀기는 단순하기도 하고 원심성 요소도 없다. 콘셉트2 로잉 머신, 에어다인 바이크, 고정 자전거 등의 기구로 하는 인터벌 훈련도 추천할 만하다. 전력질주, 고충격 에어로빅, GX(그룹 수업), 크로스핏은 보편 운동 처방에 적합하지 않다. 추천 프로그램은 안에 수록해 두었는데, 이 장 후반부에는 컨디션이 상당히 저하된 마스터즈를 위한 걷기 중심의 컨디셔닝 프로그램도 넣어 두었다.

컨디셔닝의 중요성

한참 전에 이야기했듯, 마스터즈 선수의 완전한 운동 처방에는 스트렝스와 컨디셔닝 요소가 모두 들어가야 한다. 자료를 근거로 판단해 볼 때, 둘 중 하나만 해도 건강과 수행능력 측면의 효용을 거둘 수 있지만, 둘을 함께 하면 그 효과가 늘어난다.[1] 중요성을 굳이 따지자면 스트렝스가 더 결정적이다. 힘을 만들어내는 능력은 몸으로 하는 모든 수행능력의 원천이요, 그 자체로 움직임의 근원이기 때문이다. 몸과 관련된 수행능력이 지닌 특성은 모두 스트렝스의 지배를 받는다. 제1부에서도 보았듯, 스트렝스 훈련은 병든 노화 표현형에 쓸 수 있는 최고의 운동요법이기도 하다.

하지만 스트렝스 훈련은 그 자체가 목적이 아니라, 목적을 달성하기 위한 수단일 뿐이다. 궁극적인 목표는 삶, 그러니까 동호인 리그에 나가고, 스키를 타고, 사랑하는 사람과 숲길을 걷는 것이어야 한다. 스트렝스가 항상 필요한 것은 사실이지만, 스트렝스만으로는 이러한 활동을 제한 없이 즐기기에 부족하다. 스트렝스의 기반이 다져진 다음에는 이 스트렝스를 활용하여 체육관 밖에서도 뜻깊은 신체활동에 참여할 수 있도록 알맞은 컨디셔닝을 곁들여야만 한다.

컨디셔닝 운동은 '유산소', '심폐운동', '에너지 시스템 훈련', '지구력 훈련' 같은 여러 가지 이름으로 알려져 있고, 조깅, 달리기, 사이클링, 킥복싱, 에어로빅, 줌바를 비롯하여 수많은 운동이 여기 활용된다. 그렇다면 마스터즈는 이토록 많은 선택지 가운데 무엇을 택해야 컨디셔닝 계획을 알맞게 세울 수 있을까?

물론 달성하려는 목표에 따라 정답은 달라질 테다. 대중의 시각에서 (특히 유산소나 '심폐운동'처럼 보이는) 운동은 체중 감량의 수단일 뿐이다. 컨디셔닝 운동을 통해 체지방을 '연소'시킬 수 있다는 믿음, 칼로리 밀도만 높고 영양학적으로는 쓰레기나 다름없는 음식을 컨디셔닝으로 속죄할 수 있다는 믿음 때문에 끝없는 유산소의 늪에 빠진 사람이 부지기수다. 적절한 운동 처방을 통해 몸통과 내장의 지방량 감소를 포함한 체성분 개선이 뒤따르는 것은 당연하지만, 비만 관점에서 보면 열에 아홉은 식단이 원흉이다. 운동으로 1,000칼로리를 태우는 쪽보다는 1,000칼로리를 안 먹는 쪽이 훨씬 효과적이다.

체지방을 줄일 수 있는 장소는 체육관이 아니라 식탁 앞이다.

마스터즈에게는 더더욱 뼈아픈 진실이다. 유산소만 하면 장기적인 체성분 개선에 효과적이지 않을뿐더러, 그마저도 고볼륨 고빈도로 하면 마스터즈를 구렁텅이에 빠뜨릴 것이다. 불룩 튀어나온 배를 달고 '달리기 한 판 조지러' 나가 봐야 무릎과 발목과 등허리만 망가질 뿐이다. 게다가 이러한 고볼륨 컨디셔닝은 스트렝스와 근육량의 향상과 유지에 악영향만 미친다. 이게 무슨 바보짓인가.

컨디셔닝 프로그램의 기준

적절한 컨디셔닝은 건강과 수행능력의 관점에서 접근해야 한다. 컨디셔닝의 목적은 심혈관과 대사의 건강을 최적화하고 체력을 연마하는 것으로, 이는 우리의 삶과 환경이 우리에게 요구하는 신체적 능력이다.

바꿔 말하면, 컨디셔닝은 우리의 운동 처방을 이루는 구성요소이다. 따라서 컨디셔닝에 대한 접근법은 이 책에서 채택한 것과 같은 맥락에서 다루어져야 한다. 운동 처방으로서의 컨디셔닝은 우리가 이미 살펴보았던 아래의 기준에 부합해야 한다.

보편 운동 처방의 기준

1. 컨디셔닝은 **안전해야 한다.**
2. 컨디셔닝은 **치료 범위가 넓어야 한다.**
3. 컨디셔닝은 **포괄성이 있어야 한다.**
4. 컨디셔닝은 병든 노화 표현형에 **확실하고 효과적으로 맞설 수 있어야 하며**, 선수 개개인이 마주하는 신체적 필요조건에 최대한 부합해야 한다.
5. 컨디셔닝은 최대한 **단순하고 효율적이어야 한다.**

컨디셔닝과 안전

안전은 우리의 운동 처방 공식에서 언제나 최우선 기준이다. 컨디셔닝 운동은 마스터즈를 과도한 부상 위험에 빠뜨리지 않아야 하고, 다른 신체적 특성을 깎아먹기보다는 강화할 수 있어야 한다. 힘들게 얻은 스트렝스와 근육량을 보호하는 일도 여기 포함된다. 이러한 보호 과정은 컨디셔닝 운동에서 오는 간섭 없이 효과적으로 스트렝스 훈련을 실시하는 능력으로 이어진다. 스트렝스 계발에 또렷한 간섭으로 작용하는 방식이나 수단은 배제해야 한다.

올바르게 설계된 컨디셔닝 프로그램은 간섭을 최소화하는 선에서 그치지 않고, 선수가 스트렝스 훈련에 생산적으로 임하게 하는 능력을 실질적으로 촉진한다.

스트렝스가 커질수록 훈련 스트레스를 만들고 적응을 유도하는 데에 더 고된 워크아웃이 필요해진다(18장). 컨디셔닝을 통해 선수는 '떡이 되는' 일 없이 고된 워크아웃을 소화해낼 수 있게 된다.

컨디셔닝 운동은 몸을 만들기 위한 훈련이기도 하지만, 훈련을 위한 몸을 만드는 과정이기도 하다.

뼈와 관절의 건강도 염두에 두어야 한다. 심혈관 건강과 지구력 향상에 탁월한 효과를 주는 운동은 많지만, 이런 운동은 관절과 힘줄과 인대에 불필요한 부담을 주곤 한다. 이상적인 컨디셔닝 운동 종목은 심혈관 기능과 운동 능력의 긍정적인 적응으로 우리를 내몰면서도 그 과정에서 회복에 대한 방해와 부상과 염증의 가능성을 최소한으로 줄일 수 있어야 한다. 이 기준에 따르면 조깅, 달리기, 무술 기반 에어로빅을 포함한 고충격 활동은 바람직하지 않은 운동으로 분류된다. 개인적 선호나 열정 때문에 이러한 활동을 택하겠다면 말리지는 않겠지만, 보편 운동 처방의 컨디셔닝 구성요소로는 알맞지 않다.

안전이라는 기준을 충족시키는 보편 컨디셔닝 처방에는 몇 가지 조건이 있다. 낮은 볼륨, 적은 간섭 효과, 오래 가지 않는 피로, 오버트레이닝 방지가 여기에 해당한다. 기술적 숙련도가 최소한으로 요구되는 저충격 반복성 동작이라는 조건에도 부합해야 한다. 가령 고정 자전거를 타는 일은 단순한 동작 패턴으로, 여기에는 연습도 필요치 않고, 예상치 못한 돌발적인 힘에 노출될 일도 없고, 관절에 과도한 스트레스가 주어지지도 않는다. 이상적인 컨디셔닝 운동은 스트렝스 훈련으로부터의 회복을 방해하고 근육통을 만드는 원심성 동작 패턴을 피하는 것이어야 한다. 썰매를 끌거나 미는 운동은 그런 맥락에서 고정 자전거만큼 좋다. 조깅이나 달리기나 전력질주는 좋지 않다. 근육통의 발생을 최소한으로 줄이는 단순하고 안정적인 저충격의 반복성 운동이 가장 안전하다.

컨디셔닝과 치료 범위

우리가 쓸 컨디셔닝 운동은 치료 범위나 사용 가능한 용량의 범위가 넓어야 한다. 이 부분이 다소 까다롭다. 대중적인 컨디셔닝 운동 중에는 강도의 범위가 넓지 않거나 볼륨이 바람직하지 않은 것들이 많다.

컨디셔닝 운동은 크게 저강도(걷기, 조깅, 달리기)와 고강도(전력질주, 자전거, 로잉, 썰매, 케틀벨)로 나눌 수 있다. 이러한 분류 방식에는 섬세한 구석이 없고, 겹치는 부분도 상당히 넓지만, 우리의 목적에는 잘 맞을 것이다. 3장에서도 보았듯, 걷기와 달리기를 비롯한 여러 가지 저강도 운동은 강도의 범위가 넓지 않아 투여량 조절이 볼륨에 크게 의존하는 까닭에 우리의 보편 운동 처방에 넣기 어렵다. 고볼륨 저강도 운동은 마스터즈 선수에게 어울리지도 않고, 생체에너지 스펙트럼 전체를 훈련시켜 주지도 않으며, 스트렝스 훈련을 방해하기까지 한다. 컨디셔닝에 고강도 운동을 써야 하는 이유가 여기에 있다.

물론 비슷한 문제에 시달리는 고강도 운동도 없지는 않다. 가령 정의상 전력을 다해야 하는 전력질주는, 최대 강도 언저리에서 실시하지 않으면 전력질주라는 말을 붙일 수조차 없다. 저볼륨 고강도 컨디셔닝 운동 중에는 다행히도 탁월한 강도 조절 기능을 갖춘 덕에 넓은 치료 범위를 갖추어 세심한 용량과 프로그램을 가능케 하는 녀석들이 있다. 자세한 내용은 뒤에서 살펴보도록 하자.

컨디셔닝과 포괄성

우리가 쓰게 될 컨디셔닝 운동은 가급적 효과의 폭이 넓어야 하고, 다양한 에너지 스펙트럼으로 운동을 실시하는 능력을 극대화해야 하고, 지속적으로 상승하는 스트렝스 훈련에서의 부하를 다루는 능력 또한 개선시킬 수 있어야 한다. 밑에서 좀 더 구체적으로 살펴볼 테지만, 고강도 운동을 권장하는 것은 바로 특이성과 유효성 때문이다.

특이성과 유효성

컨디셔닝의 건강 특이성: 컨디셔닝이 스트렝스, 순발력, 근육량, 골밀도, 가동성에 확연한 개선을 가져오지는 않는다. 그러나 바벨 중심 운동 처방에 컨디셔닝이 들어가면 병든 노화 표현형에 맞서는 스트렝스 훈련의 힘을 향상시킬 수 있으므로, 우리의 컨디셔닝 운동은 이 조건을 반드시 만족시켜야 한다. 대부분의 운동은 심혈관과 대사의 건강을 개선시키기 때문에, 이 부분을 문제 삼을 수는 없다. 지난 수십 년간 쌓인 연구를 종합해보면, 병든 노화 표현형과 맞서고, 내장지방을 줄이고, 인슐린 민감성을 향상시키고, 심혈관질환의 발병과 진행을 늦추는 효과가 사실상 모든 컨디셔닝 운동에 어느 정도는 있다.

그러나 컨디셔닝 운동은 스포츠와 업무에서의 성과, 삶이라는 경기장 속에서 우리가 제 몫을 하게 하는 능력에도 영향을 미친다. 이러한 맥락에서 보면 특이성을 감안하지 않을 수 없고, 따라서 알맞은 컨디셔닝 운동을 고르는 일은 더더욱 중요해진다.

컨디셔닝의 수행능력 특이성: NFL 명예의 전당에 헌액된 러닝백 얼 캠벨Earl Campbell은 괴물 같은 스피드와 파워로 상대편의 수비를 부수는 것으로도 유명했지만, NFL 시즌 개막 때마다 있던 2마일(3.2km) 컨디셔닝 테스트를 상습적으로 빼먹는 것으로도 유명했다. 이 테스트가 경기력과 전혀 상관없음을 알고 있던 그의 코치 범 필립스Bum Phillips는 염려 가득한 스포츠 기자의 질문에 "이 친구가 4쿼터까지 2마일을 뛴 거 같으면 교체하죠, 뭐."라는 고전적인 답변을 내놓았다.

범 필립스는 스포츠 컨디셔닝의 올바른 역할이 무엇인지, 컨디셔닝에 대한 특이성이 왜 필요한지를 이해하고 있었다. 인체가 적응을 일으키는 모든 특성 가운데 보편성이 가장 강한 스트렝스와 달리, 컨디셔닝 운동은 스포츠나 환경의 상황에 따라 굉장한 특이성을 보일 수 있다. 요컨대 '스포츠 특이적 컨디셔닝'은 말이 되는 소리지만, '스포츠 특이적 스트렝스'는 말이 안 되는 소리다. 몇 가지 핵심 바벨 운동으로 다진 스트렝스는 체육관 안팎에서의 활동에 큰 폭으로 전이될 수 있다. 스쿼트 중량이 50kg 늘면 데드리프트 스트렝스도 향상되지만, 달리기, 점프, 런지, 리프팅 능력도 향상되고, 성욕의 증가에 발맞추어 사랑을 나누는 능력도 향상된다.

컨디셔닝의 전이 효과는 이보다 떨어지고, 컨디셔닝 수준이 상급자에 가까운 사람일수록 이러한 경향은 특히 강해진다. 생초보야 종류와 관계없이 신체 활동 자체만으로도 다양한 신체적 특성에 걸친 수행능력의 전반적인 개선이 이루어지고, (잠깐에 그치긴 하나) 지구력 또한 예외는 아니다. 한여름 밤의 꿈처럼 짧은 이 시기가 지나고 나면, 컨디셔닝은 점차 수행능력 특이적으로 변해간다. 수영으로는 달리기가 나아지지 않고, 자전거로는 스키가 나아지지 않고, 당연히 스쿼트도 나아지지 않는다.

여기서 흥미진진한 보순이 우리를 맞이한다. 한쪽에서 보면 컨디셔닝은 강도나 종류와 상관없이 바벨 중심 운동 처방의 빈자리를 채우고 병든 노화 표현형과 맞서는 것 같다. 이렇게 보면 특이성은 중요치 않다. 그러나 다른 쪽에서 보면 수행능력 관점에서 매우 높은 수준의 컨디셔닝 특이성이 필요한 스포츠나 직업도 있다. 삶이라는 경기도 예외는 아니다.

격투기 선수의 훈련을 한번 상상해보자. 격투기는 (2~3분 정도의) 짧은 시간 동안 매우 격하고 파워 출력이 높은 라운드로 이루어져 있다. 덤벨을 쥔 채 펀치를 하고, 발목에 모래주머니를 찬 채 킥을 하고, 푸시업과 크런치를 수십 개씩 하는 식의 훈련은, 매우 흔하지만 매우 미련한 짓이다. 그 와중에 컨디셔닝 프로그램은 3~5마일(5~8km) 달리기가 전부이다. 이 틀려먹은 방식에서, 격투기에서만 일어나는 동작에 저항을 얹은 형태의 스트렝스 훈련은 특이성이 높은 반면, 컨디셔닝 운동은 보편성이 매우 크고, 격투기와 아무 관계 없어 보인다.

완전히 거꾸로 접근한 것 아닌가. 격투가의 스트렝스 훈련은 다른 모든 분야의 선수와 다를 이유가 없다. 스쿼트, 프레스, 데드리프트, 클린 같은 비특이적 운동이 모든 선수에게 필요한 보편 건강 특성인 스트렝스, 순발력, 체성분, 균형능력, 지구력, 가동성을 키워준다는 뜻이다. 하지만 링에서 필요한 심폐 대사능력을 키워주는 것은 컨디셔닝 훈련의 몫이다. 트랙 몇 바퀴 뛰어봐야, 3분짜리 킥복싱 한 라운드의 강도 근처에도 못 간다. 까놓고 말해 테니스나 배구나 수영이나 기계체조나 축구나 농구나 육상을 비롯한 대부분의 운동에 필요한 파워 출력은 달리기에서의 출력을 한참 넘어선다. 격투가가 격투기와 비슷한 파워 출력의 컨디셔닝 운동을 택해야 하는 이유가 여기에 있다. 전력질주, 썰매 끌기, 고강도 맨몸운동 등이 이러한 범주에 들어갈 수 있지만, 스파링이나 섀도우 복싱이나 샌드백 연습처럼 격투기 자체를 고강도 인터벌로 실시할 때 컨디셔닝의 효율을 최고조로 높일 수 있다.

이렇게 보면 스트렝스 훈련은 보편적으로 하고, 컨디셔닝은 스포츠나 직업의 파워 출력량에 맞게 특이적으로 하면 될 것도 같다. 스포츠나 직업 특이적 수행능력의 관점에서 보면 맞는 말이다.

그러므로 대부분의 선수에게 스트렝스 컨디셔닝 프로그램은 '쇠질도 하고 스포츠도 즐기세요' 정도로 단순하게 처방할 수 있다.

그러나 삶 전반의 건강이라는 관점에서 보면 좀 복잡해진다.

역지사지: 이번에는 골프 선수를 생각해 보자. 골프에서의 동작으로 스트렝스 훈련 프로그램을 만들 수 있을까? 골프채의 중량을 5파운드에서 150파운드로 점차 올려나갈 수는 없는 노릇이다. 이 무슨 바보 같은 짓인가. 스트렝스와 순발력 계발에 있어 바벨로 하는 비특이적 스트렝스 훈련은 어떤 종목의 선수에게나 제 몫을 한다.

한편 골프에서는 카트에 짐을 싣고 코스를 누비는 대다수의 북미 골퍼들과 달리 직접 클럽을 들고 다니는 상황에서도 심폐 대사의 요구량이 상대적으로 매우 낮다. 약간의 차이야 있겠지만, 이 선수의 '스포츠'에 요구되는 동작 패턴이나 파워 출력과 가장 비슷한 운동은 조깅이나 등산 같은 저강도 운동이고,[2] 따라서 골프에서의 컨디셔닝에는 이런 운동이 알맞다고 할 수 있다. 요컨대, 골프 자체가 골프를 위한 컨디셔닝 운동이다.

하지만 이러한 운동으로는 골프보다 파워 출력이 높은 활동의 컨디셔닝을 할 수 없다.

여기서부터가 중요하다. 격투기 선수는 (격투기 특이적인) 저볼륨 고강도 컨디셔닝을, 골프 선수는 (골프 특이적인) 고볼륨 저강도 컨디셔닝을 한다고 치자. 각자의 종목에서는 컨디셔닝이 잘 되어있을 것이다.

자, 이제 마크 트웨인의 소설 『왕자와 거지』처럼 골퍼를 투기장에, 격투가를 골프장에 떨궈 보자. 교훈적이고 비극적이고 흥미진진한 일이 펼쳐질 것이다.

격투가의 골프 실력은 눈 뜨고 봐주기 어려운 지경일 테고, 땅을 자꾸만 쳐대는 통에 골프장에서 쫓겨나거나 소송을 당할 수도 있다. 하지만 골프 클럽 백을 짊어지고 코스를 걷는 일이 힘들지는 않을 것이다. 물론 즐겁지 않을 수야 있다. 피로도 밀려오고, 발도 아프고, 골프 특유의 들뜬 분위기가 마뜩잖을지도 모른다. 그럼에도 골프에 필요한 파워를 내는 데에는 아무 지장이 없다.

그 즈음, 투기장에 떨어진 골퍼는 곤죽이 되어있었다. 골퍼가 MMA나 킥복싱에 필요한 에너지를 낼 가망은 처음부터 없었다. 1라운드 초반, 상대 선수가 턱주가리를 눈깔 자리에 박아넣기 전부터 우리 골퍼의 대사기능과 심폐기능은 처참히 무너져 있었다.

삶이라는 경기에서도 다르지 않다. 고강도 스포츠를 즐기고 고강도 컨디셔닝 운동을 하는 분은 온갖 종류의 파워 출력을 요구하는 가지각색의 육체적 시련에 맞설 준비가 되어있게 마련이다. 그러나 저강도 컨디셔닝에만 몰두하는 분들은 고출력의 파워가 필요한 육체적 고난 앞에 속절없이 무너진다. 평생 골프만 친다면야 딱히 문제 될 일은 없겠지만.

노화라는 스포츠에 출전한 선수의 문제는, 삶이라는 경기장에서 맞닥뜨리는 육체적 시련이 낮은 파워 출력만 요구하지 않는다는 점이다. 규칙도 예측도 없는 경기장, 그것이 삶이다. 이곳에서 필요한 수행능력과 강도와 기간과 빈도는 늘 달라진다. 이삿짐을 싣던 날, 가출한 손주를 찾아다니던 날, 살려고 뛰던 날, 죽을 듯 아프던 날, 뜻밖의 알몸 비치발리볼에 초대받았던 날에 우리에게 필요한 심폐대사적 능력과 파워 출력은 골프에서보다 클 수밖에 없다.

켜켜이 삶을 직조하는 나날의 활동은 보통 극단적인 대사 활동을 요구하지 않고, 따라서 투여량이나 훈련 진척도를 파악하지 않아도 된다. 즉, 컨디셔닝 기능과 연습 기능을 동시에 수행하던 스포츠 특이적 컨디셔닝과 똑같은 대우를 해 줄 수 없다는 뜻이다.

삶이라는 경기장에서 '쇠질도 하고 스포츠도 즐기세요' 같은 소리는, 그런 의미에서 말이 안 된다. 말이 되려면 고강도 스포츠를 규칙적으로 해야 하지만, 대부분의 마스터즈는 럭비 선수도, 격투가도, 기계체조 선수도 아니다. 그저 회계사, 의사, 선생님, 할아버지, 할머니일 뿐.

따라서 우리의 보편 운동 처방에는 이른바 GPP general physical preparedness*라고도 하는 저볼륨 고강도 컨디셔닝 프로그램이 있어야 한다. 이러한 프로그램은 병든 노화 표현형에 **특이적이고도 효과적으로** 먹힐 뿐만 아니라, 다양한 범주의 파워 출력 상황에 대비한 **포괄성**을 갖추기도 한다.

컨디셔닝과 단순성

컨디셔닝 프로그램을 설계하는 코치와 선수는 종종 이상한 쪽으로만 너무 똑똑하게 굴 때가 있다. 다시 강조하건대, 에너지 스펙트럼의 고강도 끝자락에 있는 스포츠 활동을 규칙적으로 하는 분이라면, 해당 스포츠를 그저 최대한 많이 연습하고 즐기는 것이 최고의 컨디셔닝 전략이다.

컨디셔닝 훈련이 꼭 필요한 경우, 단순성과 시간 대비 효율성이 최대한으로 갖추어져 있어야 한다. 이 조건은 제1부에서 보았듯 HIIT에 부합한다. HIIT에서는 초고강도의 짧은 운동과 짧은 휴식을 번갈아 한다. 자전거 인터벌이 모범적인 예시이다. 고정 자전거의 저항을 중간 또는 높음 정도로 맞춘 다음, 60초 동안 최대한 힘차고 빠르게 페달을 밟는다. 토 나올 정도로 힘들 수도 있다. 그런 다음 60초 동안 쉬거나 가볍게 페달을 밟는다. 이러한 전력 페달링과 휴식을 60초씩 4~8회 정도 반복한다.

이 방식에 관한 연구는 전통적인 LSD 유산소 훈련법과의 비교를 포함해 다양한 방면에서 이루어져 왔다.[3] 고강도 훈련에서는 심혈관계와 수행능력상의 적응이 다들 비슷한 수준으로 이루어졌으며, 대개는 장시간의 지구력 훈련에서보다 결과가 우월하다. 예컨대 2009년의 연구에 따르면, 최대심박수의 90~95%로 4분씩 4라운드의 달리기를 한 다음 최대심박수의 70%로 3분간 능동적 휴식을 한 결과, 장거리 달리기에서보다 일회박출량(심장이 한 번 수축할 때마다 뿜어져나오는 피의 양)이 10% 더 향상되었다.[4] 총 산소 섭취량은 방식에 따른 차이가 크지 않았다. 두 방식 모두 주 3회씩 8주간 실시되었다. 다른 연구에서도 (HIIT식) 전력질주 인터벌 훈련은 짧은 시간 동안 전통적인 지구력 훈련과 비슷한 수행능력의 향상을 가져왔으며, 근육의 산화 능력, 완충 능력, 글리코겐 함량 등에서도 비슷한 수준의 향상을 보인 것으로 확인되었다.[5]

대사에 미치는 HIIT의 효용은 특히나 지방 감량과 관련된, 이른바 **운동 후 초과 산소섭취**(EPOC excess post-exercise oxygen consumption)에 있다. HIIT는 산소 섭취 속도의 증가를 유도하는데, 에너지 활용의 측면에서 이 현상은 훈련이 끝나고 한참의 시간이 지난 뒤에도 지속된다. 산소 섭취와 칼로리 소비가 이처럼 늘어나는 것은 고갈된 에너지를 충전하고, 반응 부산물을 제거하고, 미세손상을 수복하고, 적응 반응을 일으키는 것과 같은 근육의 항상성 복원에 에너지가 필요하기 때문이다. 이렇게 '늘어난 연소 시간' 동안에는 산화적 대사의 연료인 중성지방이 주로 쓰이므로 지방 감량이 촉진된다.[6]

따라서 이 책을 쓰는 지금 이 시점 기준으로, HIIT는 LSD의 모든 장점을 가지는 동시에 단순하고, 시간 대비 효율적이고, 안전하고, 투여량의 적정(滴定)이 용이하다. HIIT는 컨디셔닝 운동이 필요한 마스터즈 선수의 운동 처방이 갖추어야 할 조건에 아름답게 들어맞는 것이다. 이제 알맞은 HIIT를 고르는 일만 남았다.

* 역주: '스포츠 등의 특수한 상황이 아닌 일반적이고 보편적인 상황에 대처할 수 있는 신체적 준비 상태'를 가리키는 말로, 국내에서는 번역어의 통일 없이 GPP로 통용되므로 본문에서도 별도의 번역어를 채택하지 않는다.

어떤 운동을 고를 것인가

1순위: 프라울러와 썰매

컨디셔닝 운동 도구로는 프라울러Prowler를 비롯한 훈련용 썰매를 강력하게 권장한다. 이러한 썰매는 원래 미식축구 선수용으로 고안되었지만, 최근 들어 점차 주류의 자리를 차지해 가고 있으며, 특히 프리웨이트 전문 체육관과 크로스핏 박스에서 높은 인기를 구가하고 있다. 여기서 말하는 썰매는 활판(滑版)이 달린 무거운 플랫폼으로, 일정 거리만큼 밀어내는 방식으로 쓰인다(그림 26-1).

썰매에서 힘든 부분은, 당연한 말이겠지만 썰매가 잘 밀리지 않는다는 것이다.

썰매는 이상적인 HIIT용 플랫폼으로, 우리의 운동 처방이 갖추어야 할 기준을 모두 만족한다. 프라울러를 비롯한 썰매는 **안전하다.** 썰매 밀기는 안정된 표면에서 실시하는 저충격의 반복성 동작으로, 원심성 요소가 없으므로 지연성 근육통도 없다. 실제로 구심성 동작만 있는 썰매 밀기를 통해 근육통이 경감되고 고중량 하체 운동에서의 회복 속도가 향상되었다는 보고를 많은 곳에서 듣는다.

선수들은 종종 썰매를 밀 때 달리기나 전력질주를 섞기도 하는데, (특히 남성) 마스터즈는 무거운 썰매를 밀면서 전력질주를 하고 싶지 않을 수도 있다. 고중량 썰매를 전력질주로 밀다가 종아리나 아킬레스건에 염좌가 생겼다는 썰도 전해져 온다. 그게 걱정된다면 그냥 썰매를 밀면서 걸어도 된다. 전력질주만큼은 아니겠지만 그것도 쉽지는 않을 테니.

썰매 중에 특히 (표준 원판을 끼울 수 있는) 프라울러 같은 녀석들은 **치료 범위가 넓고**, 중량, 속도, 거리, 휴식시간, 총 볼륨, 빈도 등 여러 변수를 조작함으로써 투여량을 조절하기 쉬우므로, 개개인의 필요와 능력에 맞는 합리적 컨디셔닝 프로그램을 설계할 수 있다. 처음에는 원판을 얹지 않고 일주일에 한 번 느린 페이스로 짧은 거리만 썰매를 밀되, 차차 중량을 올리고 휴식시간을 줄이며 더 긴 거리에 걸쳐 여러 차례의 전력질주를 포함하는 방향으로 나아가도록 한다. 투여 용량은 심박수 기반 프로토콜을 통해 조절할 수 있다.[7]

썰매 밀기는 HIIT 형태로 시행할 경우 생체에너지 스펙트럼의 '무산소' 극단에 위치한 고출력 운동의 성향을 지니게 되므로, **포괄성이 높은** 컨디셔닝 스트레스를 가한다. 따라서 다른 형태의 HIIT와 마찬가지로 '유산소'와 '무산소' 능력의 고른 향상을 비롯해, 에너지 스펙트럼 전체에 걸친 적응을 야기한다. 이 운동의 추진력은 당연히 하체에서 주로 나오지만, 손끝부터 발끝에 이르는 운동 사슬 전체가 썰매를 미는 데 관여하므로 선수와 리프터에게 이상적이라 할 수 있다.

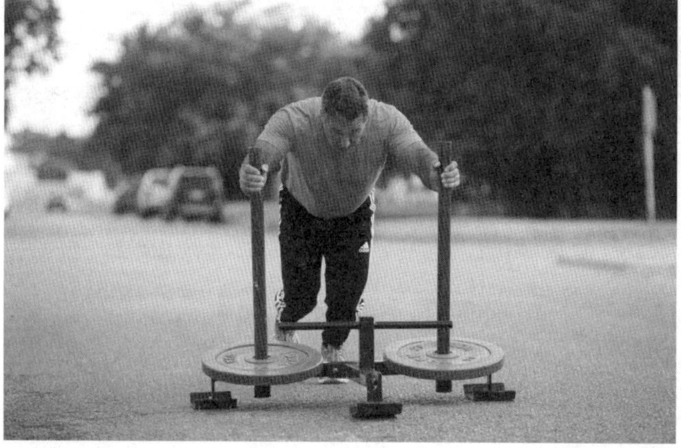

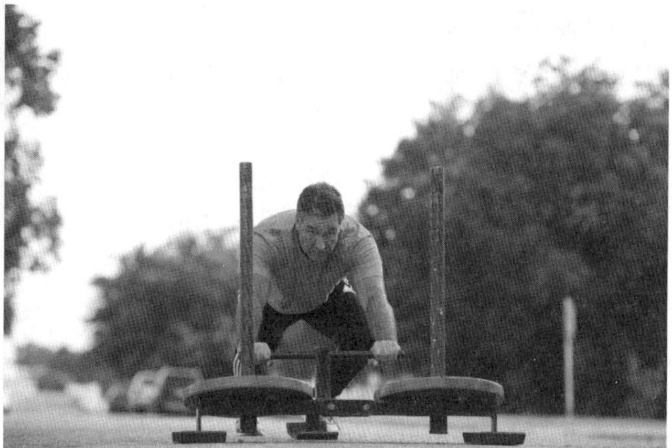

그림 26-1. 썰매 밀기 컨디셔닝. 왼쪽: 수직 손잡이로 프라울러 밀기. 오른쪽: 수평 손잡이로 프라울러 밀기. 이 자세에서는 엉덩이를 낮춰야 하고, 서서 밀 때보다 훨씬 고되다.

썰매 밀기는 **특이적이고 효과적으로 병든 노화 표현형에 맞선다.** HIIT의 형태로 실시하는 썰매 밀기는 인슐린 민감성과 심혈관계 건강을 개선하는 동시에 노쇠를 늦추고, 생초보에서 초기 초보자 단계를 넘어선 이후 훈련을 생산적으로 할 수 있는 능력을 향상시킨다.

마지막으로, 썰매 밀기는 **단순하고 효율적이다.** HIIT는 어떤 형태이건 간에 LSD 컨디셔닝보다 시간 대비 효율적이고, 훨씬 재미있고, 중간에 그만두지 않을 가능성도 높다. 하지만 순수한 단순성의 관점에서 보면, 일주일에 한두 번씩 5~10회 왕복으로 무거운 썰매를 미는 것만한 것도 없다.

썰매 운동은 '굵고 짧게' 할 수도 있고 '가늘고 길게' 할 수도 있다. 두 방식을 세션마다 번갈아 하는 식으로 병행하면 컨디셔닝 수준을 극상으로 끌어올릴 수 있다.

'굵고 짧은' 고중량 단거리 달리기 방식에서는 기본 거리 단위를 10야드(9m)로 짧게 잡으면 효과적이다. '가늘고 긴' 저중량 장거리 달리기 방식에서는 보통 40~60야드(36~54m) 단위로 실시한다. 썰매를 밀 때 달리지 않고 걷는 경우, 1~3분 운동하고 1~3분 쉬는 식으로 거리가 아닌 시간을 정해 놓는 분이 많다.

썰매 달리기에서 휴식 시간은 각자의 체력 수준에 따라 달라진다. 처음 썰매를 접한 분들은 긴 휴식 시간이 필요할 테다. 휴식 시간은 워크아웃의 질적 향상을 위해 효과적으로 조절할 수 있는 변수인 동시에 진전의 척도로, 지속적으로 관찰해야 한다. 물론 중량과 거리와 볼륨(왕복 횟수)을 올리는 방식으로 진전을 이룰 수도 있다.

예 26-1에서 썰매 훈련에서의 진전이 어떻게 나타나는지 간단히 확인해 보자. 이 방식에서는 썰매 밀기를 굵고 짧은 세션과 가늘고 긴 세션을 번갈아 주 2회 실시한다.

[예 26-1] 썰매 밀기 컨디셔닝

세션 1(굵고 짧게)	세션 2(가늘고 길게)
40kg×9m×4회	20kg×45m×2회
45kg×9m×4회	20kg×45m×3회
50kg×9m×6회	20kg×45m×4회
54kg×9m×6회	20kg×45m×5회
54kg×9m×8회	20kg×55m×5회
63kg×9m×8회	20kg×45m×7회
63kg×9m×10회	20kg×35m×10회
72kg×9m×10회	20kg×45m×9회
72kg×9m×10회	20kg×45m×10회
81kg×9m×10회	25kg×45m×10회

2순위: 썰매 끌기

썰매 밀기와 정확히 같은 맥락에서 운동 처방의 조건을 만족하는 썰매 끌기 또한 좋은 선택이다. 썰매 끌기는 오랫동안 컨디셔닝 훈련의 근본이었고, 세계 최강의 리프터들의 고향이나 다를 바 없는 웨스트사이드 바벨Westside Barbell 파워리프팅 체육관의 상징이나 다를 바 없었다. 웨스트사이드 바벨의 관장 루이 시몬스Louie Simmons는 빠른 페이스의 고중량 고볼륨 훈련으로 리프터들을 몰아넣었다. 금요일에 웨스트사이드에 오면 1RM 대비 70~80% 강도로 실시하는 세트당 2회짜리 12세트의 매우 폭발적인 다이내믹 에포트를 구경할 수도 있다. 휴식 시간은 1~2분밖에 안 된다. 리프터의 컨디셔닝 수준이 어지간히 높지 않으면 이토록 빠른 페이스를, 이토록 높은 볼륨과 중량을 소화해낼 수 없다. 훈련을 위한 몸 만들기의 고전적인 사례인 셈이다. 이러한 컨디셔닝 수준에 다다르고자 시몬스가 수년 동안 활용해 온 고볼륨 고빈도의 썰매 운동은, 이제 세계 곳곳의 체육관에 널리 퍼져 있다.

대개는 허리의 벨트나 어깨의 멜빵에 밧줄이나 쇠사슬을 이어 놓고 썰매를 끈다(그림 26-2). 썰매는 밀 때와 마찬가지로 끌 때도 구심성 동작만 있으므로 근육통이 생기지 않는다. 저중량 썰매 끌기는 고중량 하체 운동에서의 회복 속도를 높이는 탁월한 수단이기도 하다.

끌기의 강도는 밀기보다 높지 않다. 썰매 끌기는

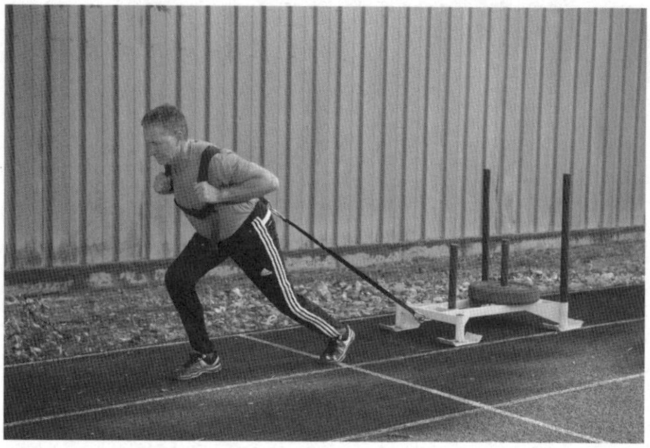

그림 26-2. 썰매 끌기.

보통 (중간 중량으로 멈추지 않고 15~20분 끄는 식으로) 총 시간을 정해 두거나, (휴식을 사이사이에 조금씩만 두고 45~90m를 끄는 식으로) 왕복 구간을 훨씬 길게 잡고 실시한다. 썰매를 밀 때와 마찬가지로 중량, 거리, 휴식 시간, 총 볼륨 등을 조절하여 운동의 투여량과 특이성을 늘리거나 줄일 수 있다.

썰매 끌기가 썰매 밀기보다 나은 점도 몇 가지 있다. 저중량 끌기에서는 몸을 수직으로 세우고 보폭을 길게 잡을 수 있는데, 이는 햄스트링 발달에 매우 효과적이다. 약한 후면사슬 때문에 스쿼트 깊이가 잘 나오지 않는 리프터에게는 유용한 보조 운동인 셈이다. 추가 햄스트링 운동으로서 스쿼트나 데드리프트가 심한 근육통을 일으킬 수 있는 반면, 썰매 끌기는 그럴 일이 없다.

둘째, 썰매 끌기는 밀기만큼 힘들지 않다. 좋지 않은가. 뒤에 나올 프로그램에서도 확인할 수 있겠지만, 중간 정도 페이스의 컨디셔닝은 프로그램을 포기하지 않게 하는 역할을 한다. 컨디셔닝이라고 전부 최대 강도여야 할 필요는 없다. 워크아웃 사이의 능동적 휴식 역할로 실시하는 썰매 끌기는, 사람과 목표에 따라 썰매 밀기보다 실질적으로 더 나은 운동이 되기도 한다.

일반적인 건강과 기능을 목적으로 훈련하는 마스터즈는 이제 고볼륨, 고반복의 하체 보조 운동을 하지 않아도 된다. 썰매 컨디셔닝이 지닌 훌륭한 특성 덕분이다. 이제는 고중량 스쿼트와 고중량 데드리프트에만 집중할 수 있다. 온갖 피트니스 잡지와 운동 DVD와 인터넷 동영상과 '부트 캠프'에 넘쳐나는 중구난방의 수없는 몸부림과 조깅과 달리기에서 태어나는 근육통과 염증과 간섭 효과와 회복력 저하 없이, 고중량 하체 운동이 필요하다면 이제는 썰매를 밀고 끌기만 해도 되는 것이다.

3순위: 로잉 머신과 자전거

동떨어진 두 운동을 같이 다루는 까닭은 수행능력과 대사적 요구와 효과가 비슷하기 때문이다. 둘 다 앉아서 하고, 상체와 하체가 개입된다. 대부분의 선수는 자전거보다 로잉 머신이 까다롭다고 받아들인다. 둘 다 고강도에서 구역질 나도록 힘들기는 마찬가지다. 이 책에서는 콘셉트2 로잉 머신Concept2 rower과 에어다인 바이크Airdyne bike를 추천하지만, 다른 기구를 써도 무방하다. 에어다인 바이크에는 상체의 개입이라는 확실한 장점이 있다. 고정 자전거는 상체의 개입이 없으므로 심혈관계의 부담이 적을 수 있지만, 컨디셔닝에는 전혀 하자 없이 들어맞는다.

로잉 머신과 자전거는 둘 다 안정된 표면에서 실시하는 저충격의 **안전한** 구심성 운동이다. 발이 땅에 착지하지 않기 때문에, 다양한 하체 부상에서 회복 중인 분께는 탁월한 선택일 수 있다.

두 운동 모두 상당히 **넓은 치료 범위를 가지고 있다.** 썰매와 마찬가지로 강도와 볼륨을 비롯한 여러 가지 훈련 변수를 조작할 기회는 열려 있다. 휴식은 1분으로 놓고 운동 시간을 늘릴 수도 있고, 반대로 운동은 1분으로 놓고 휴식 시간을 30초로 줄일 수도 있다. 당연한 말이겠지만 이렇게 하려면 강도를 어떤 식으로든 조절할 수 있는 로잉 머신이나 바이크를 골라야 한다.

이미 앞에서 길게 설명한 내용과 같은 이유로, 둘 다 HIIT로 실시할 경우 **포괄적인** 컨디셔닝 스트레스를 가할 뿐만 아니라, 특이적이고 효과적으로 병든 노화 표현형에 맞선다.

마지막으로, 두 방식 모두 **단순하고 효율적이다.**

처음에는 1분 하고 1분 쉬는 식으로 총 10~15분을 실시하면 좋다. 능력이 향상되다 보면 훨씬 짧은 시간 동안 훨씬 높은 강도로 훈련의 효용을 얻을 수 있다. 유서 깊은 타바타 인터벌Tabata interval 프로그램은 20초 운동하고 10초 쉰다. 이를 딱 8번 반복한다. 이러한 프로그램은 매우 뛰어난 효과를 가지고 있지만, 상당히 높은 컨디셔닝 수준에 다다른 이들에게 가장 잘 맞다는 한계가 있다. 고령에 과체중에 협응력도 형편없는 분이라면 로잉 머신보다는 자전거 쪽이 타고 내리기도 쉽고, 배우기도 좋을 것이다. 둘 다 쓸 수 있는 상황에서 초보 마스터즈는 로잉 머신보다 자전거로 시작하는 쪽을 선호할 수 있다.

탈락 후보: 전통적인 유산소 기구들

어디에서나 찾아볼 수 있는 트레드밀(러닝머신), 일립티컬 머신, 스테어마스터Stairmaster 같은 녀석들이 이 부류에 속한다. 대부분의 상업 피트니스 시설, 사내(社內) 체육관, 종합 체육시설, 길가의 다 쓰러져 가는 호텔 '피트니스 클럽'에서 이 녀석들을 찾아볼 수 있다. 홈 짐도 예외는 아니다. 크기와 모양과 질과 가격은 천차만별이다. 프라울러나 에어다인이나 콘셉트2만큼 효과가 좋지는 않겠지만, 최고의 선택지가 언제나 눈앞에 있을 수는 없지 않겠나. 여기에 나온 기구들로도 HIIT 워크아웃을 실시할 수 있다.

트레드밀은 사방에 있다. 독자분 중에도 한 대쯤 들여놓은 분이 계실 테다. 집구석에서 먼지만 맞고 있을 테지만. 트레드밀의 가장 유용한 특징은 경사를 만들 수 있다는 점이다. 오르막 트레드밀 걷기는 마스터즈 선수에게 굉장히 좋은 운동으로, 여러 가지 측면에서 썰매 끌기와 매우 비슷한 효과를 지니고 있다. 오르막 걷기는 썰매처럼 시간을 (15~20분으로) 정해 놓고 쉼 없이 할 수도 있고, 시간 분배를 다양하게 두고 실시할 수도 있다. 트레드밀의 난이도를 조절할 때는 속도가 아니라 경사도를 활용하는 것이 가장 좋다. 늙은 무릎에 부담이 될 수 있다는 것이 이 방법의 가장 큰 단점인 관계로, 트레드밀 기반 프로그램을 시작할 때는 여러 번의 실험과 추적관찰이 반드시 수반되어야 한다. 트레드밀의 속도는 적당해야 하고, 손잡이에 체중을 실어서 운동의 난이도(와 훈련 스트레스)를 낮추는 일이 없어야 한다. 손잡이는 균형이 흐트러질 때 지지 용도로 최소한으로만 활용하자.

스테어마스터와 스텝밀Step-Mill은 트레드밀만큼 널리 쓰리지는 않지만, 체육관에 있는 유산소 장비 중 가장 잘못 쓰이고 있다. 팔의 지지를 최소한으로 받으면서 완전한 가동범위를 쓰기가 극도로 어렵기 때문이다. 노력을 기울여 봐도 초반에는 기껏해야 몇 초도 못 간다. 체육관이라고 써붙인 '서커스장'의 회원들은 내개 필걸이에 체중을 거의 다 실은 채 2~3인치 정도의 짧은 가동범위로 스테어마스터를 쓴다. 기왕 쓰려면 제대로 써야 하지 않겠나. 아주 짧게 (20~30초 정도) 운동하고 30~60초 이상 쉬어야 한다는 뜻이다. 이 과정을 운동 능력에 따라 최대한 많이 반복한다. 이러한 기구를 잘 썼다고 소문이라도 나려면, HIIT로 굴려야 한다.

일립티컬은 속도가 아닌 저항이 핵심 훈련 변수일 경우에 유용한 기구이다. 저항을 낮추고 속도를 올리면 관성이 실려 운동 자체는 편해지겠지만, 이러면 우리가 그토록 피하려 했던 장시간의 저강도 고볼륨 워크아웃이 되고 만다. 일립티컬은 저항을 높여 30~60초간 실시한 다음, 30~120초간 능동적 휴식 차원에서 낮은 저항으로 느리게 페달을 밟거나 완전히 쉴 때 효과가 좋다. 일립티컬 또한 능력이 되는 범위 내에서 이 과정을 최대한 많이 반복한다.

최신형 유산소 기구는 사용자를 위한 '인터벌' 자동 설정 기능을 갖추고 있다. 자동 설정도 마냥 좋지만은 않다. 기구에 수동 설정도 달려 있을 테니, 각자에게 맞는 인터벌 프로토콜을 짤 수 있을 것이다.

대부분의 전통적인 유산소 기구는 훈련 세션이 끝난 다음 (10~20분 정도로) 짧게 쓸 수도 있고, 리프팅이 없는 날 그 자체를 워크아웃으로 쓸 수도 있다.

비추천: 러닝과 조깅*

러닝과 조깅은 우리 운동 처방의 기준을 충족시키지 못하며, 추천하지도 않는다. 물론 러닝과 조깅이 딱히 위험하다고 볼 수는 없지만, 경사도가 다양한 야외로 자주 나가서 시행하는 데다 원심성 요소가 다분한 고충격 운동인 관계로, 다른 활동만큼 **안전하지 않다.** 이러한 활동은 근육통과 피로를 유발하여 마스터즈의 회복 능력을 갉아먹는다. 발목과 무릎과 등허리에 미치는 정형외과적 악영향 또한 피할 수 없다.

러닝과 조깅은 다른 컨디셔닝 방식만큼 훈련 변수를 다각도로 조절하기 어려우므로 **치료 범위도 훨씬 좁다.**

저강도로 실시할 경우, 러닝과 조깅은 대사와 수행능력상의 적응을 **포괄적으로** 유발하는 능력을 잃는다.

러닝과 조깅은 대부분의 컨디셔닝 운동과 마찬가지로 심혈관계에 이로운 효과가 있고 신체적 수행능력의 개선을 가져오므로, 부분적으로는 병든 노화 표현형에 **효과적으로** 맞설 수 있다. 그러나 이들은 건강에 해로운 노화에 훨씬 더 포괄적으로 맞서는 스트렝스 훈련의 중요한 작용에 간섭하는 경향을 보이는 탓에, 이 기준을 완전히 만족한다고 보기 어렵다. 장거리 달리기의 이화작용과 간섭 효과는 결국 스트렝스 훈련을 망가뜨린다(4장 참조).[8]

러닝과 조깅은 분명 **단순한** 활동이지만, **효율성**은 낮다. 앞에서도 보았지만, 러닝과 조깅이 유발하는 건강과 수행능력상의 적응은 HIIT로도 만들 수 있고, 시간도 훨씬 적게 든다.[9]

당신이 달리기 같은 LSD 활동에 열정을 불태우는 마스터즈라면 우리가 할 수 있는 말은 '좋은 스포츠를 즐기고 계시네요' 정도일 테다. 좋지 않은가. 쇠질도 하고 스포츠도 즐기고 있으니. 잠재력의 한계까지 가 닿지는 못해도 지금보다는 강해질 테고, 무엇을 하든 강해지면 더 잘 할 수 있을 테다. 그러나 마스터즈 선수를 위한 보편 운동 처방의 컨디셔닝 요소로 이러한 활동을 권장할 수는 없다.

비추천: 피트니스 수업, 부트 캠프, 그룹형 몸부림

줌바Zumba, 바디펌프BodyPump, 재저사이즈Jazzercise, 킥복싱 에어로빅 같은 그룹 운동은 예나 지금이나 특히 여성들에게 각광받는 운동이다. 이런 운동에 마법 같은 힘은 없다. 단지 운동을 위한 운동일 뿐. 심박수를 높이고 땀을 흘리는 게 목적이라면 때로 몸부림치는 그룹 운동이 제격일지도 모른다. 하지만 이런 운동은 용량을 조절할 수 없고, 치료 범위도 좁고, 고볼륨이고, 스쿼트나 런지처럼 고반복의 원심성 동작을 중시하는 경우가 많다. 그 와중에 몇몇은 (덤벨이나 패드를 댄 '바벨' 같은) 중량을 쓰며 틀린 자세로 고볼륨 운동을 시킨다. 고볼륨의 원심성 운동은 (아무리 저중량에 부분 가동범위만 써도) 고중량 스트렝스 훈련에 간섭 효과를 일으킨다. 게다가 이런 수업은 대개 60~90분 정도로 고정되어 있다. 그룹 운동을 하고 싶다면 30분 이하이면서 고볼륨의 원심성 동작이 없는 수업만 남겨 보자. 목록의 태반을 거를 수 있을 테다.

나머지도 보편 운동 처방의 기준을 넘지 못하고 걸러질 것이다. 줌바나 킥복싱을 정말 사랑하는 분이라면, 하셔야지 어쩌겠나. 다만, 스트렝스 훈련에의 간섭 효과와 근육통에 대한 각오는 하셔야 한다. 마스터즈에게 그룹 수업은 추천하지 않는다.

무소불위, 어쩌면 과유불급: 크로스핏

크로스핏은 이제 하나의 시스템이 되었고, 깔끔히 정의하기에는 너무 외연이 넓어졌기에, 보편 운동 처방으로 추천하기에는 까다롭다. 크로스핏 프로그램은 관장과 코치의 개인적 기술, 전문 분야, 훈련 철학에 따라 박스별로 천차만별이다. 훈련 프로토콜을 어떻게

* 역주: 조깅과 러닝의 구분은 비교적 엄격하지 않으나, 일반적으로 시간당 6마일(약 9.6km)을 기준으로 느리면 조깅, 빠르면 러닝으로 본다. 이 꼭지에서는 둘의 구별을 위해 의도적으로 '러닝'이라는 용어를 사용했으며, 특별한 언급이 없는 한 이 책에서 '달리기'는 전부 '러닝'을 뜻한다.

조정해야 마스터즈 선수에게 잘 맞는지 제대로 이해하고 있는 훌륭한 코치가 운영하는 박스도 물론 있기는 하다. 그러나 크로스핏은 대체로 우리의 운동 처방 기준에 부합하지 않는다. 마스터즈 선수가 피로에 절어 고반복 데드리프트를 하고 고반복 박스 점프를 하고 정해진 시간 동안 고중량 스내치를 할 이유가 없는 만큼, 컨디셔닝으로서도 그리 현명한 선택은 아니다. 마스터즈 선수는 기계체조용 링으로 딥스나 키핑 풀업을 하면 안 된다. 경험과 지식이 풍부하고 세심한 코치가 개개인의 특성을 잘 고려하여 맞춤형으로 짠 크로스핏 프로그램이 있다면, 일부의 40대 마스터즈에게는 어쩌면 괜찮을지도 모른다. 하지만 제아무리 최고의 크로스핏 프로그램이라도 65세 이상에게는 이상적일 수 없다.

컨디셔닝 프로그램

훈련 프로그램에서 스트렝스와 컨디셔닝 운동을 별개의 구간이나 블록으로 나누어 놓는 일은 꽤 흔하다. 트레이너 중에는 스키 여행 준비로 스트렝스 향상에 중점을 두고 컨디셔닝은 거의 하지 않는 4~6주짜리 훈련 블록을 짜는 분도 있다. 4~6주의 스트렝스 블록이 끝나면 이번에는 스트렝스의 비중을 줄이고 달리기, 유산소 기구, 때로는 HIIT를 중심으로 한 컨디셔닝 블록이 4~6주간 이어진다. 스트렝스나 컨디셔닝이나 훈련을 하지 않으면 빠르게 퇴보한다는 것이 이 방식의 문제인데, 마스터즈라면 더더욱 그렇다. 4~6주의 스트렝스 블록에서 스트렝스가 절정을 맞이해봐야, 4~6주 뒤에는 써먹을 수조차 없다.

마스터즈 선수의 훈련에는 동시성이 있어야 한다. **동시훈련법**concurrent training은 신체적 수행능력의 여러 특성에 동시에 작용한다. 동시훈련법에서는 스트렝스와 컨디셔닝의 상대적인 볼륨과 빈도를 1년 내내 크게 늘리거나 줄일 필요가 없다. 오히려 두 훈련의 빈도는 상대적으로 고정되어 있어야 한다. 스트렝스와 컨디셔닝 훈련이 상호보완적 관계를 이룰 수 있도록 각 훈련의 빈도와 볼륨과 유형을 조율해야 하는 것이다. 스트렝스가 늘어나면 컨디셔닝을 고강도로 할 수 있게 되고, 컨디셔닝이 좋아지면 스트렝스 향상의 효과가 증폭되고 운동 능력 또한 늘어난다.

예 26-2에서 컨디셔닝과 스트렝스 프로그램이 어떻게 접목되는지 확인해 보자. 그대로 따라하면 안 된다. 코치와 선수는 현실적 굴레나 훈련 목표를 비롯한 여러 가지 개인적 변수를 고려하여 프로그램을 짜야 한다. 이 예시에서 우리가 프로그램마다 썰매 운동(밀기나 끌기) 또는 HIIT(자전거나 로잉)을 어떻게 넣었는지 확인하기 바란다. 물론 컨디셔닝 방식은 선수의 요구, 코치의 판단, 설비의 여부를 고려해 개별적으로 정해야 한다.

생초보와 초기 초보자 단계에는 스트렝스 획득에 필요한 회복 과정에 간섭이 될 수 있으므로 컨디셔닝을 따로 하지 않는다. 초보 시절에는 스트렝스가 향상되면 컨디셔닝도 같이 좋아진다. 일반적인 초보자 단계일 때도 컨디셔닝 운동은 보통 필요치 않으나, 운동 능력을 향상시킬 목적이라면 넣어도 된다. 보통은 주 1회로 선수의 회복 기간이 가장 긴 주말에 실시하는 것이 이상적이다.

중급자와 상급자 프로그램에는 컨디셔닝이 끼어들 여지가 더 많지만, 선수 개개인의 특수한 요구에 부응할 목적으로 넣어야지, 그저 프로그램의 빈칸을 채울 목적으로 넣어서는 안 된다. 선수와 코치는 능동적 휴식과 회복의 중요성을 항상 염두해야 한다. 삶이라는 경기장에서 프로그램과 수행능력에 간섭 효과를 일으키는 컨디셔닝 훈련은 금기일 뿐이다. 예 26-2에 제시한 컨디셔닝은 해당 수준의 선수가 해야 하는 운동의 최대치이다. 마스터즈 선수의 올바른 컨디셔닝 운동량은 보통 이보다 훨씬 적어야 한다.

[예 26-2] 스트렝스 훈련과 컨디셔닝의 접목

생초보 및 초기 초보자: 주 2~3회 훈련

컨디셔닝 훈련 없음

초보자: 주 3회 훈련

월	스트렝스 훈련
화	휴식
수	스트렝스 훈련
목	휴식
금	스트렝스 훈련
토	**컨디셔닝**(고볼륨 썰매)
일	휴식

상급 초보자: 주 3회 훈련

월	스트렝스 훈련
화	휴식
수	스트렝스 훈련(경량 스쿼트 포함) + **컨디셔닝**(중볼륨 썰매)
목	휴식
금	스트렝스 훈련
토	**컨디셔닝**(고볼륨 썰매)
일	휴식

초보자 및 중급자: 주 2회 훈련

월	스트렝스 훈련
화	능동적 회복, **컨디셔닝**(HIIT)
수	휴식
목	스트렝스 훈련
금	**컨디셔닝**(HIIT)
토	**컨디셔닝**(HIIT)
일	휴식

중급자: 주 3회 훈련

월	스트렝스 훈련: 볼륨(텍사스) 또는 강(HLM)
화	가벼운 능동적 회복 + **컨디셔닝**(저볼륨 저강도 썰매)
수	전신 스트렝스: 회복(텍사스) 또는 약(HLM) + **컨디셔닝**(저볼륨 중강도 썰매)
목	휴식
금	전신 스트렝스: 강도(텍사스) 또는 중(HLM) + **컨디셔닝**(자전거나 로잉 HIIT)
토	**컨디셔닝** (고볼륨 썰매)
일	휴식

중급자: 주 4회 훈련

월	볼륨 요일 벤치/프레스
화	볼륨 요일 스쿼트 + **컨디셔닝**(저볼륨 HIIT)
수	능동적 회복
목	강도 요일 벤치/프레스
금	강도 요일 스쿼트/데드리프트 + **컨디셔닝**(저볼륨 HIIT)
토	능동적 회복 + **컨디셔닝**(고볼륨 HIIT)
일	휴식

늙고 힘 없는 사람의 컨디셔닝: 걷기가 부리는 마법

컨디션이 떨어진 고령의 선수는 걷기만으로도 훈련 스트레스를 확연히 얻을 수 있다. 속보(빠르게 걷기)는 개개인의 스트렝스와 컨디셔닝 저하 정도에 따라 40~50대도 힘들게 느낄 수 있다. 앞서 항상성을 교란하고 유의미한 신체적 적응을 일으키는 활동이라면 죄다 훈련 스트레스가 될 수 있다고 했던 말, 기억하는가? 쇠약하고 컨디션이 저하된 사람은 그저 걸었을 뿐인데도 짧은 시간이나마 스트렝스 향상이 자극된다(초보자 효과). 물론 대개는 기본적인 컨디셔닝 계획의 출발점 정도가 되겠지만. 나이 든 성인들은 (쇼핑이나 나들이처럼) 걷기가 많이 들어간 활동에 불안과 두려움을 느끼는 일이 많다. 스트렝스 훈련을 하며 매일 속보를 병행하면 이러한 활동이 더 수월해지고 즐거워진다. 언젠가는 걷기가 항상성 교란과 훈련 자극제 역할을 하지 못하고 일상의 일부로 자리잡게 될 테지만, 그게 더 바람직한 일이다.

걷기에는 사실상 어떠한 제한도 없으므로 컨디셔닝 계획의 출발점으로 안성맞춤이다. 새로운 동작 패턴을 익혀야 할 필요도 없고, 특별한 장비도 필요 없다. 날씨가 안 좋다고? 동네 마트나 하다못해 병원만 가 봐도 시간을 내어 걷는 사람들이 수두룩하다. 날씨도 제어되고 잠깐 앉아서 숨 돌릴 곳도 있으니 못 걷는다는 핑계를 댈 수는 없을 테다.

스트레스가 그리 심하지 않다는 것은 걷기의 장점인 동시에 단점이다. 걷기의 양을 늘려도 점진적인 컨디셔닝 향상이 이루어지지 않는다는 뜻이다. 걷기는 볼륨을 늘려 진전이 이루어지는 운동도 아니고, 빈도를 늘려도 한계가 있다.

그러니 정해진 시간 동안 더 힘들게 걷는 방법을 찾아보아야 한다. 물론 빠르게 걸을 수도 있다. 나쁜 생각은 아니지만, 속도를 늘리다 보면 걷기가 아니라 조깅이 되어 버릴 뿐이다. 걷기에서 강도를 높일 때는 언덕, 경사로, 아니면 긴 계단이 있는 길을 고르는 것이 가장 탁월하다. 이런 유형의 활동을 시작할 때는 길고 완만한 경사로가 이상적이지만, 이런 길이 없는 동네에 사는 분이 더 많지 않겠나. 언덕과 경사로와 계단이 보행로에 있을 때의 단점은, 돌아갈 때 내리막을 걸어야 한다는 점이다. 나이가 많고 무릎이 아픈 분들은 내리막이 오르막보다 불편할 때가 많다. 내리막길에서 몸을 감속하는 과정에서 무릎이 힘을 받는데, 그로 인해 관절통과 염증이 유발될 수 있다. 언덕과 경사로를 보행로에 넣은 분은 무릎과 발목과 고관절과 등허리에 어떠한 변화가 나타나는지 세심히 관찰하며 걷는 경사로의 길이를 서서히 늘려나가야 한다.

언덕이나 경사로가 없는 곳에 사는 분은 몸통에 가벼운 무게를 얹는 것도 좋다. 이때는 중량 조끼가 제격이다. 몸 앞뒤로 무게를 고르게 분배하는, 끈을 조여 몸에 딱 붙일 수 있는, 그러면서도 중량을 조절할 수 있는 조끼가 이상적이다. 중량 조끼는 5kg부터 40kg를 넘는 것까지 다양하게 판매되고 있다. 발과 발목과 무릎을 다치지 않으려면 가장 가벼운 무게부터 시작하여, 감당할 수 있는 선에서 서서히 무게를 올려 나가야 한다. 중량 조끼를 입고 걸을 때는 자세에 세심한 주의를 기울여야 한다. 똑바로 서서 가슴을 펴고 등허리에 아치를 유지할 수 있어야 한다. 피로가 쌓이다 보면 몸은 앞으로 구부정하니 기울 것이다. 이러면 등허리가 예기치 않은 부하를 받는다. 중량 조끼를 입고 걸으면, 다음날 복근과 복사근과 척주기립근에 근육통이 다소 생길 수 있다. 근육통이 승보근에 가장 심하게 느껴진다는 분도 더러 있다. 이러한 근육통은 그리 심하지 않을 테고, 중량 조끼를 입고 몇 번 더 걷고 나면 재발하지 않을 것이다.

(사람마다 '무겁다'는 상대적이지만) 양손에 무거운 물체를 들고 일정 시간 또는 일정 거리를 걷는 파머스 워크farmer's walk는 중량 걷기의 또 다른 형태이다. 스트롱맨 경기에서는 110kg이 넘는 물체를 양손에 하나씩 들고 파머스 워크를 하기도 한다. 컨디션이 떨어진 고령의 성인은 5~10kg 정도의 물체를 양손에 하나씩 들고 시작하는 편이 바람직하다. 파머스 워크는 컨디션이 저하된 고령의 성인이 HIIT식 훈련의 맛보기로 실내에서 할 수 있는 매우 간단한 활동이고, 노화의 잊혀진 희생자인 손아귀의 지구력과 운동 능력의 향상에도 좋다. 파머스 워크를 인터벌 식으로 할 때는 보통 거리를 기준으로 한다. 대강 20~50m 정도의 정해진 거리를 걷고 물체를 내려놓은 뒤 1분 정도 쉬는 식으로, 물체를 쥐고서는 더 이상 걸을 수 없을 때까지 이 과정을 최대한 많이 반복한다.

다른 형태의 중량 걷기는 추천하고 싶지 않다. 가령 무거운 배낭을 메고 걷는 일은 훈련을 하면서 마주칠 수 있는 일상의 상황일 수는 있지만, 훈련 자체로서는 필요치 않다. 무게는 중량 조끼처럼 최대한 몸통 앞뒤로 고르게 분산되는 쪽이 바람직하다.

긴 거리를 걸을 때 발목에 모래주머니를 차면 슬

개건염과 고관절 굴건염을 앓기 딱 좋다. 걸을 때는 다리에 중량물을 달지 않는 것을 권장한다.

걷기 프로그램 짜기

컨디션이 극도로 떨어진 분은 걷기 루틴을 시작할 때 세션을 짧게 자주 잡아야 한다. 처음에 하루 5~10분씩 적게 걷고 싶다면 주 5~6일은 걸어야 한다. 짧게 자주 걷는 쪽이 일주일에 한두 번씩 오래 걷는 쪽보다 낫다. 세션이 짧으면 발과 하체 관절이 걷기에 적응할 시간을 벌 수 있다. 빈도가 잦으면 적응 속도가 빨라질 뿐만 아니라, 걷는 습관을 들이기에도 좋다. 정신적으로나 정서적으로 힘겨운 나날을 보내고 있는 마스터즈가 운동 프로그램을 시작할 때는 빈도가 결정적인 역할을 한다. 훈련이 끝나고 나면 (고작 10분짜리 걷기일지라도) 매일 작은 승리감을 거둘 수 있고, 이것이 모여 더 어렵고 더 복잡한 훈련에 맞서는 자신감과 추진력을 형성하기 때문이다.

초보자에게는 단순한 걷기조차 훈련 자극제가 된다. 초보자를 지나 더 복잡한 프로그램에 올라서고 나면, 걷기는 컨디셔닝 훈련 역할을 할 수 없게 된다. 초보자 수준일지라도 걷기를 몇 주 동안 매일 하고 나면 대부분은 능동적 휴식이 될 뿐 컨디셔닝 자극으로서는 효과가 없어진다. 컨디셔닝의 수준을 높이려면 더 높은 강도의 활동이 있어야 한다.

컨디션이 매우 저하된 분의 초보자 스트렝스 훈련 계획에 걷기 루틴을 얹으면 예 26-3처럼 된다. 스트렝스와 컨디셔닝 수준이 좋아질수록 한 번에 걷는 시간은 점차 늘어나다가 나중에는 다른 고강도 운동에 자리를 내어줄 것이다. 맨몸 걷기 바로 다음 단계로는 썰매를 밀거나 끌면서 걷는 쪽이 매우 좋다.

[예 26-3] 초보자 마스터즈를 위한 걷기 프로그램

월	(오전) 바벨 훈련, (오후) 10~15분 걷기
화	10~15분 걷기
수	(오전) 바벨 훈련, (오후) 10~15분 걷기
목	완전한 휴식
금	(오전) 바벨 훈련, (오후) 10~15분 걷기
토	20~30분 걷기
일	완전한 휴식

Notes

1. Ho et al., "12 weeks of Aerobic, Resistance or Combination," 704; Marcus et al., "Comparison of Combined Aerobic and High-force Eccentric Resistance," 1345-54; Sparks, Johannsen, and Church, "Nine Months of Combined Training," 1694-1702.
2. 골프가 '스포츠'인지 '게임'인지에 관한 논쟁은 예전부터 잊을 만하면 튀어나왔다. 우리에게 답을 강요하지는 말아 줬으면 한다.
3. Gibala, "Molecular Responses to High-intensity Interval Exercise," 428-32; Helgerud et al., "Aerobic Highintensity Intervals," 665-71.
4. Wisløff, Ellingsen, and Kemi, "High-intensity Interval Training," 139-46.
5. Gibala et al., "Sprint Interval v Traditional Endurance," 901-911.
6. LaForgia, Withers, and Gore, "Effects of Exercise Intensity and Duration," 1247-1264; Skelly et al., "Highintensity Interval Exercise Induces 24-h Energy Expenditure," 845-848.
7. Reynolds and Bradford, "Death by Prowler."
8. Hickson, "Interference of Strength Development," 255-264; Wilson et al., "Concurrent Training: Meta-analysis," 2293-2307; Hawley , "Molecular Responses to Strength and Endurance Training," 355-361; Vissing et al., "Differentiated mTOR but not AMPK Signaling," 355-366; Atherton et al., "Selective Activation of AMPKPGC-1a or PKB-TSC2-mTOR," 786-788.
9. Koziris, "Sprint Interval Exercise for Fat Loss," 41-42; Shing et al., "Adiponectin Concentrations and Body Composition," 2213-2218; Gibala et al., "Sprint interval v Traditional Endurance," 901-911; Burgomaster et al., "Metabolic Adaptations During Exercise," 151-160.

27

여성 마스터즈

여성 마스터즈는 바벨 훈련은 남성 마스터즈와 똑같은 운동과 프로그램을 쓴다. 몇 가지 자잘한 수정이 필요하긴 하다. 여성은 남성보다 스트렝스, 근신경계 효율, 파워 출력, 근육량이 떨어지고, 하체 스트렝스를 기준으로 한 상체의 상대적 근력이 떨어진다. 반면 1RM 대비 더 높은 비율의 중량으로 다회 반복을 해낼 수 있고, 회복이 빠르고, 전반적으로 높은 훈련 빈도와 볼륨을 감당할 수 있다. 많은 여성 마스터즈는 이 책에 수록한 프로그램을 그대로 활용할 수 있다. 이때 일반적으로 고볼륨 훈련에서는 5회씩 3세트가 아니라 3회씩 5세트로 바꾸고, 고강도/저볼륨 훈련에서는 1~3회씩 5세트로 바꾸고, 데드리프트는 볼륨이나 빈도를 올려야 한다. 여성이 바벨 훈련을 하면 '벌크업'이 된다는 소리들을 많이 하는데, 남성적 표현형과 기괴한 근육질 몸매가 될 일 따위는 없다. 헛소리는 비웃어야 제맛이다.

마지막 장에서 해야 할 말들

이 책의 마지막 장은 여성 마스터즈를 위해 남겨두었다. 우리가 여성 마스터즈를 무시해서 이 장을 맨 뒤에 짧게 넣어둔 것이 아님을 굳이 밝혀야 하는 것이 가슴 아프다. 몇몇 자잘한 예외만 빼놓고 보면 여성 마스터즈는 남성 마스터즈와 완전히 똑같은 이유와 완전히 똑같은 방식으로 훈련해야 한다는 것을 굳이 밝혀야 했다.

바벨 훈련이 늙어가는 성인에게 똑같이 좋다고 하면서 왜 하필 여성 마스터를 특별히 대우하냐는 불만도 물론 나올 수 있다. 삶은 원래 공평하지 않다. 여성은 노화 과정에서 근육과 뼈와 스트렝스를 남성보다 더 빠르게 잃는다. 이러한 인구집단에서는 저항 훈련의 효용이 시급히 필요하기도 하고 관찰하기도 편하므로, 여성 마스터즈 인구집단에서 스트렝스 훈련은 다행히 인기가 점차 높아지고 있다.

이 장에서 우리는 남성과 여성의 몇 가지 생리적 차이를 확인하고 이것이 여성 마스터즈에게 어떻게 적용되는지 검토해 볼 것이다. 그러나 이 장에서 가장 강조하고 싶은 내용은, 몇몇 여성분들께 몇 가지 자잘한 수정이 필요할 수 있다고 해도, 궁극적으로 여성 마스터즈의 스트렝스 훈련이 본질적으로 남성과 똑같은 방식, 똑같은 목표, 똑같은 구조를 지닌다는 것이다.

하지만 우선은 여성과 바벨 훈련의 효과에 관련되어 널리 퍼진 악성 루머부터 때려잡아야 할 것 같다.

터무니없는 벌크업의 공포

여성이 스트렝스 훈련을 했을 때의 효용에 관한 연구 결과는 계속 늘어나는 추세이고, 여성 마스터즈 사이에서도 바벨 훈련의 인기는 높아지고 있지만, 여전히 많은 이들이 장벽 안에 갇혀 있음을 인정하지 않을 도리가 없다. 의료계, 상업 피트니스 업계, 통념, 가짜 정보의 원흉인 인터넷으로 인해 대부분의 여성은 자신들의 운동 처방이 남성과 완전히 달라야 한다는 근거 없는 믿음에 뼛속까지 사로잡혀 있다. 유산소를 죽어라 하면서 스트렝스를 눈꼽만큼도 안 하는 것은 그 때문이다. 저항 훈련이라고 해 봐야 열에 아홉은 핑크 덤벨 따위의 멍청한 도구 나부랭이로 하는 반복수 오만 번짜리 저강도 운동이다.

여성 마스터즈에게 금기인 데다 제1부에서 꽤나 많은 자료를 통해 논박한 이러한 유형의 운동요법은, 그러나 지금 이 순간에도 웨이트 트레이닝이 '무릎에 나쁘고' '허리에 안 좋다'는 근거 없이 부풀려진 부상의 위험과 '혈압을 높이고' '뇌졸중이 온다'는 근거와 상반되는 도시전설 같은 온갖 말도 안 되는 헛소리 덕분에 명줄이 끊어지지 않고 있다. 여성분들께서 이러한 주장에 홀리다 보니 유튜브의 피트니스 '전문가', 잡지, 못 배운 의사들이 판을 칠 수밖에 없다. 이들은 그저 우아한 숙녀분들의 마음 깊은 곳에 숨어 있는 공포를 들먹이기만 해도 된다. **벌크업**이라는 무시무시한 망령 말이다.

늙어가는 성인의 삶은 두려움으로 가득하지만, 벌크업에 대한 공포는 그중에서도 단연 으뜸이다. 초보자 단계의 바벨 훈련을 수 주에서 수개월 동안 하던 여성 마스터즈가, 어느 날 아침 잠에서 깨어 화장실 거울 안에서 유령을 마주친다. 거울 속 그녀는 치마 잠옷을 입은 슈워제네거, 뇌까지 근육일 것 같은 기괴한 덩어리가 되어 있다. 한때 가냘픈 소녀 같던 몸매가 이제는 마블 슈퍼히어로도 놀랄 만큼 돌처럼 단단하니 쩍 쩍 갈라진 살덩이가 되어버린 것이다. 보드라웠던 피부가 어느새 사방으로 꿈틀거리는 보랏빛 정맥류로 흉측하게 물들어 있다. 파워리프팅을 하는 네안데르탈인처럼, 젖가슴은 어디론가 사라지고 근육 위에 젖꼭지 하나만 덩그러니 남았다. 어깨는 트럭보다 넓고 엉덩이는 십 대 소년만큼 작아졌다. 옷은 안 맞는다. 집에서 키우는 개가 그녀를 보더니 무서워서 도망친다. 남편도 개를 따라 줄행랑을 친다. 조금 전까지 한 침대에서 자고 있었을 뒤틀린 괴물의 몰골에 겁을 먹은 채.

언젠가 이런 날이 올 줄은 알았다. 다들 "웨이트 트레이닝? 엘렌, 그러다가 벌크업 온다니까! 우리 자기, 나랑 같이 필라테스나 가자"라고 경고하지 않았나.

하지만 그녀는 듣지 않았다. 엘렌은 묵묵히 고중량 쇠질을 하며 강해져 갔고, 잘못된 선택에 대한 쓰디쓴 결과를 책임질 시간이 찾아오고야 말았다. 벌크업이라는 대가를. 이제 엘렌은 그 몸으로 살아야 한다. 남편도, 아이도, 친구도, 사장도, 동물도 두려워하는 몸으로. 벌크업은 고독한 삶으로 향하는 굴레였다. 세상에 누가 치마 잠옷을 입은 슈워제네거 곁에 있고 싶어 하겠나?

그럴 사람은 아무도 없다. 거울 속 슈워제네거는 유령일 뿐이니.[1] 이제 이 악몽에서 깨어날 시간이다. 현실에서는 일어날 일 없는 헛된 환상일 뿐이다. 여성 마스터즈라면 누구나 스트렝스 훈련을 통해 몸에 근육을 붙일 수 있다. 그렇게 하면 기분도 나아질 테고, 일도 잘 하게 될 테고, 사는 것도 수월해질 테고, 당연히 몸매도 보기 좋아질 테다. 아주 특수한 장기간의 극단적인 훈련과 함께 (이 책에서 단 한 번도 다루지도 추천하지도 않은) 동화 보충제*를 쓰지 않는 한, 과도한 근비대를 뜻하는 벌크업은 여성 마스터즈에게 현실적으로 불가능한 악몽일 뿐이다.

생리적 차이

여성은 남성만큼 강하지 않다. 이 발언의 문화적, 정치적, 목적론적, 사회적 함의는 일단 좀 차치하고, 단순

* 역주: 아나볼릭 스테로이드, 인슐린, 성장호르몬 등 근육의 성장을 위해 외부에서 주입하는 약물을 뜻함.

한 사실관계만 보자.[2] 물론 어떤 여성이 어떤 남성보다 근력이 강할 수는 있지만, 이는 그저 다양한 표현형의 사례일 뿐이다. 전반적으로 여성은 남성보다 체구가 작고, 근육량이 적고, 힘의 양이나 계발 속도가 낮다. 여기에는 휴식기와 운동 직후의 낮은 테스토스테론 수준,[3] 근육과 근섬유의 적은 단면적, I형 근섬유보다 상대적으로 적은 II형 근섬유, 근육 부착부의 낮은 각도(익상각pennation)[4] 같은 여러 요인이 얽혀 있다. 여성은 남성보다 파워 출력도 다소 낮고 힘도 빠르게 커지지 않는 것으로 보인다. 물론 제지방량으로 보정하면 차이는 줄어들지만, 앞서 이야기했던 것처럼 호르몬이나 구조상의 차이에도 영향을 받고, 부분적으로는 운동 단위의 동원이나 운동 단위 발화율 부호화firing rate coding*의 속도에도 영향을 받는다.

동작 패턴에 운동 단위를 최대로 동원하는 능력의 유무는 남녀 모두의 프로그램에 영향을 미친다. 생초보의 근신경계 효율성은 (나이와 성별과 관계없이) 단일 훈련 세션에서 충분한 훈련 스트레스를 만들어낼 만큼 충분치 않다. 초보자가 '고중량' 스쿼트를 5회씩 3세트로 할 수 있는 것은 그 때문이다. 이 선수는 48~72시간 안에 회복을 끝내고 돌아와 더한 중량으로 5회씩 3세트를 해낼 수 있다. 초인적인 회복과 적응 능력이 있어서가 아니라, 이를 늦출 만한 수준의 훈련 스트레스를 만들 능력이 없기 때문이다.

초보자의 스트렝스와 경험이 늘어날수록 (나이나 성별과 무관하게) 스트레스를 생성하는 능력도 개선된다. (전부는 아니지만) 대개 부하를 실은 동작 패턴에 더 많은 근섬유를 동원하는 능력인 근신경계의 효율 향상이 이 현상의 초반부를 견인한다. 후반에는 근육의 증가가 주인공 역할을 맡는다. 후기 초보자 단계에 이르면 근신경계의 효율 향상과 근육 조직의 증가로 인해 회복 능력을 위협할 만큼의 훈련 스트레스를 만들어낼 수 있게 된다. 근신경계의 효율 향상, 근육의 증가, 회복 능력과 적응 능력을 비롯한 여러 요인은 유전적 자산, 나이, 과거 병력 같은 여러 가지 내재적 요인의 지배를 받는다. 성별의 지분 또한 무시할 수 없다.

여성 선수, 특히 여성 마스터즈 선수는 장기적으로 근신경계의 효율을 높이고 근육량을 늘리기가 상대적으로 까다롭고 느리다. 그 결과, 여성 마스터즈는 남성 마스터즈보다 오랫동안 초보자의 특성을 지니게 된다. 여성 마스터즈가 초보자 단계에 오래 머문다는 뜻은 아니다. 하지만 여성 마스터즈가 흡수할 수 있는 훈련 스트레스는 상대적으로 적기 때문에, 이를 프로그램에 반영할 수 있어야 한다. 이 개념을 이해하는 일은 여성 마스터즈가 프로그램을 바꿀 때 어떤 효과를 기대할 수 있을까를 평가할 때 중요해진다. 즉, 고(高) 스트레스의 단일 사건에 의존하는 프로그램일수록 여성 마스터즈에게는 낮은 효과를 보일 가능성이 높다. 여성 마스터즈는 오히려 워크아웃당 (세트수를 늘리는 식으로) 여러 번의 고 스트레스 사건을 한 주에 여러 번 주어야 한다. 중급자나 상급자일 때도 마찬가지다. 볼륨과 빈도를 모두 줄여야 할 수도 있는 남성 중급 마스터즈와는 다른 결을 지니고 있는 셈이다.

프로그램에 반영되는 여성의 특성

방금 살펴본 생리적 차이로 인해 여성의 스트렝스와 순발력이 남성과 비교해 상대적으로 제한된다고는 하지만, 근육 조직의 생리는 성별간 차이점보다 공통점이 많고, 여성 마스터즈 또한 스트레스-회복-적응 주기를 제대로 이용해 먹을 수 있다는 점을 확실히 짚고 넘어가야 한다. 성별의 차이가 마스터즈의 절대 스트렝스에 영향을 주는 것은 당연하지만, 스트렝스를 얻는 방식에는 미미한 영향만 있을 뿐이다. 여성 마스터즈는 남성 마스터즈와 거의 똑같은 방식의 훈련을 진행해 나갈 것이다. 똑같은 프로그램과 똑같은 운동을 쓰고, 상급 초보자와 중급자 단계에서 똑같은 수정을 거치고, 회복 요인에 똑같이 세심한 주의를 기울일 것이다. 실제로 우리는 이 책에 제시한 프로그램을 수정

* 역주: 단일 신경섬유에서 0과 1로 부호화된 신호가 시간당 몇 개 만들어지는가로 신경 반응의 강도를 측정하는 신경과학의 이론적 측정기법.

없이 활용하여 훌륭한 진전을 거둔 여성 마스터즈를 무수히 보아 왔다. 하지만 여기에 자잘한 수정이 몇 가지 들어가면 훨씬 최적화된 훈련이 이루어질 것이다.

운동 종목과 개개인의 특성에 따라 약간의 차이는 있지만, 남성 선수의 5RM은 대강 1RM의 85~88% 정도이다. 여성의 5RM은 10%정도 더 높다. 즉, 여성 선수는 1RM의 대강 95% 중량으로 5회 반복을 할 수 있다는 뜻이다. 종목과 사람마다 차이가 있지만, 평균적인 남성은 1RM의 95%로 2회 반복만 할 수 있다.

여성의 근신경계가 (운동 단위 동원이 덜 온전하고 발화율 부호화도 느려서) 효율이 낮다고 가정하면 1RM/5RM 비율의 차이를 합리적으로 설명할 수 있다. 요컨대 1RM을 시도할 때 훈련받은 남성은 운동 단위를 거의 죄다 동원하는 반면 여성은 그렇지 않다는 뜻이다. 따라서 여성은 1RM 기준 더 높은 비율의 중량으로 더 많은 반복을 실시할 수 있다. 이러한 특성은 프로그램의 곳곳에 반영되어야 한다.

여성은 세트당 반복수가 적어도 생산적으로 훈련할 수 있다

중급자나 후기 초보자 단계에 다다른 여성 선수와 코치는 5회짜리 세트가 훈련 스트레스를 만들기에 어쩌면 충분치 않을 수 있다고 느낄 수 있다. 초보자 효과에 따르면, 비록 잠시에 그치지만 초반에는 훈련 자극이 어느 정도만 있어도 스트렝스 적응이 유도된다. 하지만 스트레스-회복-적응 주기를 제대로 써먹으려면 결국은 자극의 미세조정이 필요해진다. 이런 관점에서 보면 여성의 5회 반복은 남성의 10회 반복과 다르지 않을 수 있다. 최대 스트렝스를 기준으로 놓고 보면, 스트렝스 적응이 강제될 만큼 중량이 크지 않은 것이다.

따라서 5회짜리 세트에서 진전이 느려지기 시작하면 3회짜리 어크로스 세트로 갈아타야 할 수도 있다. 세트당 3회짜리 어크로스 세트를 할 때 남성은 대부분 1RM의 90%에 육박하는 중량을 쓰기 때문에 몇 주도 못 가서 퇴보가 일어나지만, 여성은 워크아웃 간의 중량 증가폭을 보수적으로 잡으면 1RM의 95%로 3회짜리 어크로스 세트를 돌려도 진전이 수 주에서 수 개월까지 이어질 수 있다.

여성 중급자는 볼륨과 훈련 스트레스 축적용으로 세트당 5회짜리 모델 대신 3회씩 4~6세트짜리 모델을 쓸 수 있다. 볼륨 축적에 3회짜리 세트를 쓰는 경우, 고강도 세션은 반드시 세트당 1회나 2회로 바꾸어야 한다.

명심해야 할 사항이 하나 있다. 여성의 3RM이 1RM의 95% 정도일 수 있다는 점이다. 실질적으로 보면 2~5kg 차이도 나지 않을 수 있다. 선수와 코치는 고강도 운동 날의 중량을 고를 때 (텍사스 메소드의 '강도 요일'처럼) 바벨이 너무 무겁지 않은지 반드시 점검해야 한다. 60×3×5로 스쿼트를 성공하는 여성 마스터즈는 70×1에 실패할 수밖에 없다. 고강도 세트에 처음 도전할 때는 중량을 보수적으로 잡아야 한다.

여성은 세트간, 세션간 회복이 빠르다

여성은 주어진 세트 동안 남성보다 적은 스트레스를 만들어내므로, 워크아웃의 볼륨을 높일 수 있고 또 그래야만 한다. 여성 초보자는 세트당 3회씩 4~6회의 워크세트를 어크로스로 잘 해낼 수 있다. 여성은 다행히도 이처럼 세트수가 많은 고볼륨 세션을 상대적으로 빨리 끝낼 수 있는데, 아마 남성이 5회씩 3세트를 실시하는 것보다 빠를지도 모른다. 세트 내내 적은 스트레스를 받는다는 것은 세트간 휴식 시간이 짧아도 괜찮다는 뜻이기 때문이다.

우리 경험상 DOMS(지연성 근육통)를 겪는 여성은 상당히 적다. DOMS의 주 원인은 원심성 동작인데, 여성은 이 부분에서 생리적 · 수행능력적 이점을 가지고 있다. 근육통이 덜하다는 말은 곧 여성이 고빈도 고중량 세션을 더 잘 견딜 수 있다는 뜻이다. 남성은 훈련 빈도가 낮아야 성과가 좋은 반면, 초보 여성 마스터즈는 주 3일 훈련 모델을 더 오래 붙잡고 있을 가능성이 크다. 여성은 수요일에 경량 스쿼트를 넣을 필요도 없고, 프로그램 후반까지 데드리프트를 더 자주 실시할 수 있다. 여성은 텍사스 메소드 스타일의 공격적인 프로그램을 또래 남성보다 잘 소화해내기도 한다. 남성 마스터즈에게는 (한 번은 볼륨 요일, 한 번은 강도 요일로) 일주일에 두 번씩 고중량을 다루는 훈련이 과할 때가 더러 있어서 HL이나 HLM이 어울릴 수 있지만, 여성 마스터즈는 주 2회의 고중량 세션을 훨씬 잘 소화해내는 분이 많다. 사실 이분들은 고중량을 일주일에 한 번만 시키면 디트레이닝에 빠지기도 한다.

당기기 프로그램

성별에 따라 프로그램에서 가장 차이가 두드러지는 항목은 바로 데드리프트다. 초보자 수준을 넘어선 마스터즈 남성은 오버트레이닝을 피하기 위해서라도 고중량 데드리프트 프로그램에 크나큰 주의를 기울여야 한다.

반면 여성은 데드리프트의 세션당 볼륨을 약간 높이는 쪽이 더 나은 것처럼 보이고, 데드리프트의 빈도가 높아도 감당을 곧잘 해낸다. 여성 마스터즈는 초기 초보자 시절처럼 일주일에 여러 번의 데드리프트를 실시할 수 있고, 후기 초보자나 초기 중급자가 된 다음에도 워크아웃마다 여러 세트를 실시해야 진전을 거둘 수 있는 경우도 있다. 완연한 중급자 수준에 이르러서도 볼륨 축적용으로 세트당 3회씩 여러 세트를 실시할 수 있고, 그 주 후반에 다시 1~2회짜리 고강도 세션을 진행할 수 있다.

낮은 근신경계 효율은 순발력 생성에 중요한 함의를 갖는다. 순발력은 스트렝스를 구성요소로 하는 만큼 누구나 훈련할 수 있는 성질이다. 순발력은, 그러나 대량의 근육을 빠르고 즉각적으로 동원하는 능력에 크게 의존한다. 이 능력은 거의 다 유전의 영향을 받는다. 근육 동원을 폭발적 동작 패턴으로 연결할 수 있는 능력은 유전적 축복을 받은 남성이 그렇지 못한 남성보다 앞선다는 뜻이다. 젊은 남성이 늙은 남성보다 더 효율적으로 순발력을 낼 수 있다는 뜻이기도 하고, 나아가 남성이 여성보다 효율적으로 순발력을 낼 수 있다는 뜻이기도 하다. 여성이 아무리 강해도.

이러한 특성이 바벨 훈련에 어떻게 반영되어야 할까? 줄곧 지적해 왔듯, 파워클린이나 파워스내치 같은 폭발성 운동은 전체적인 기여도의 태생적 한계로 인해 마스터즈 선수의 스트렝스 프로그램에 쓰이기 어렵다. 많은 마스터즈에게 이러한 동작은 금기이고, 폭발적인 동작 능력을 만들어내는 역할도 제대로 하지 못한다. 당기기 프로그램의 볼륨화에도 그리 좋은 선택지는 안 된다. 클린이나 스내치로는 데드리프트에 의미 있을 만한 중량을 다룰 수 없다. 파워클린과 파워스내치를 안전하게 할 수 있는 여성 마스터즈가 프로그램에 이들을 넣는다면, 그것은 오로지 그녀가 원해서이지 필요해서가 아니다.

순발력의 유전적 제한은 다이내믹 에포트 훈련에도 영향을 미친다. 다이내믹 에포트 세트는 다수의 남성 마스터즈에게 유용한 것으로 증명되었지만, 일부 여성 마스터즈에게는 아닐 수도 있다. 다이내믹 에포트 세트를 하고 싶다면 남성보다 상대적으로 중량을 높여서 실시해야 한다. 평균적으로 여성 마스터즈의 다이내믹 에포트 중량은 1RM의 85% 언저리가 적당하고, 80% 밑으로는 내려가지 않아야 한다.

여성은 상체 스트렝스가 약하다

젊은 여성 선수들과 함께 운동하는 분들은 의아해하겠지만, 이는 일반적인 현상이다. 고도로 훈련된 여성은 상체와 하체의 상대적 스트렝스에 큰 차이가 없어 보인다. 여성 마스터즈의 절대 스트렝스가 모든 운동에서 남성 마스터즈보다 떨어지는 것도 사실이다. 하지만 스쿼트와 데드리프트 스트렝스의 향상 속도는 여성과 남성이 비슷하다. 즉, 스쿼트와 데드리프트의 스트렝스 곡선은 여성이나 남성이나 비슷한 기울기를 보인다. 그러나 여성 마스터즈의 프레스와 벤치프레스 스트렝스 곡선은 상대적으로 일찍 궤도를 벗어난다. 여성도 프레스와 벤치프레스를 인상적인 수준까지 해낼 수 있지만, 프로그램을 설계할 때는 상대적으로 약한 상체 스트렝스와 상체 운동에서의 느린 진전 속도를 감안해야 한다.

[예 27-1] 초보 여성 마스터즈의 중급자 프로그램 전환

1단계: 표준 초보자 프로그램, 5회 반복의 어크로스 세트

	월요일	수요일	금요일
1주차	스쿼트 20×5×3 벤치 20×5×3 데드리프트 30×5	스쿼트 22.5×5×3 프레스 15×5×3 데드리프트 35×5	스쿼트 25×5×3 벤치 21×5×3 데드리프트 40×5
2주차	스쿼트 27.5×5×3 벤치 22×5×3 데드리프트 45×5	스쿼트 30×5×3 프레스 16×5×3 데드리프트 50×5	스쿼트 32.5×5×3 벤치 23×5×3 데드리프트 52.5×5

2단계: 초보자 프로그램, 3회 반복의 여러 세트로 전환

	월요일	수요일	금요일
3주차	스쿼트 35×3×4 벤치 24×3×4 데드리프트 55×3×2	스쿼트 37.5×3×4 프레스 17×3×4 데드리프트 60×3×2	스쿼트 40×3×4 벤치 25×3×4 데드리프트 62.5×3×2
4주차	스쿼트 42.5×3×4 벤치 26×3×4 데드리프트 65×3×2	스쿼트 45×3×4 프레스 18×3×4 데드리프트 67.5×3×2	스쿼트 47.5×3×4 벤치 27×3×4 데드리프트 70×3×2

3단계: 텍사스 메소드 스타일 중급자 프로그램으로의 전환

	월요일	수요일	금요일
5주차	스쿼트 50×3×5 벤치 28×3×5 데드리프트 72.5×3×2	경량 스쿼트 45×3×2 프레스 19×3×4 랫풀다운 4×8	스쿼트 55×2×2 벤치 31×2×2 데드리프트 77.5×2
6주차	스쿼트 51×3×5 벤치 29×3×5 데드리프트 74×3×2	경량 스쿼트 46×3×2 프레스 20×3×4	스쿼트 56×2×2 벤치 32×2×2 데드리프트 79×2

* 각 단계는 이해의 편의상 2주치만 기재해 두었다.

여성 마스터즈가 초보자에서 중급자로 넘어갈 때 이러한 원칙이 어떻게 적용되는지 예 27-1을 통해 확인해 보자.

결론: 여성 마스터즈는 '조금' 다르다

마지막 장의 문을 닫기 전에, 여성 마스터즈가 남성 마스터즈와 그렇게 많이 다르지 않다는 말을 꼭 하고 싶다. 여성도 똑같은 훈련 목표를 추구하고, 똑같은 운동과 똑같은 프로그램을 쓴다. 훈련을 시작할 때나 진전을 유지하는 과정에서 별도의 수정이 꼭 필요한 상황을 제외하면, 여성 마스터즈는 남성 마스터즈처럼 초보자 프로그램(프로그램 2A, 19장)을 책에 쓰인 대로 돌리게 될 것이다. 수정이라고 해 봐야 대개는 미는 운동의 진전 속도를 약간 줄이는 것, 5×3을 3×5로 바꾸는 것, 당기기 운동의 빈도나 볼륨을 늘리는 것 정도가

될 테다. 여성 마스터즈 중에는 이러한 수정을 단 하나도 거치지 않고 진전을 이루어나가는 분도 많고, 훈련을 시작하고 한참의 시간이 지나야 이 중 한두 가지 수정이 필요해지는 분도 많다.

어떤 경우에나 기본은 같다. 보편 건강 특성의 장기적이고 점진적인 개선이라는 관점을 바탕으로 한 규칙적 훈련, 세트수를 줄이고 올바르게 실시한 주요 다관절 바벨 운동, 회복 요소에 대한 세심한 주의, 바람직한 기록 관리와 분석이 여기에 해당한다. 무엇보다도 선수와 코치는 합리적 운동 처방이라면 당연히 갖추어야 할 기본 구조인 스트레스-회복-적응 주기를 반드시 마음에 새기고 있어야 한다.

Notes

1. 오히려 제발 벌크업이 왔으면 좋겠다.
2. Murray et al., "Shoulder Motion and Muscle Strength," 268-273; Lindle et al., "Age and Gender Comparisons of Muscle Strength," 1581-1587; Frontera et al., "Cross-sectional Study of Muscle Strength," 644-650.
3. Kraemer et al., "Endogenous Anabolic Hormonal and Growth Factor Responses," 228-235.
4. Claflin, Larkin, and Cederna, "Effects of High- and Low-velocity Resistance Training," 1021-1030.

감사의 말

친구와 가족과 동료와 고객들의 크나큰 도움 덕분에 이 책이 세상에 나올 수 있었다.

먼저, 두 저자의 친구이자 멘토인 마크 리피토Mark Rippetoe에게 감사의 인사를. 바벨 훈련에 관해서 그의 도움과 지도가 미치지 않은 곳이 없다. 35년 이상 플랫폼 위에서 쌓은 그의 경험과 지식 아래서 우리는 올해도 이듬해도 끊임없이 배워 나갈 것이다. 리피토가 피트니스 분야에 남긴 수많은 글의 자취 덕분에 세상 사람들이 운동을 생각하는 방식이 변해 왔다. 그가 아니었다면 이 책은 여기 있지도 않았을 테다.

이 책의 원고를 준비하고 편집하고 말쑥한 레이아웃을 거쳐 한 권의 책이 나오는 동안 스테프 브래드포드 박사Stef Bradford PhD에게 많은 빚을 졌다. 스타팅 스트렝스의 세계를 지키려 분주히 움직이는 그녀의 노고는 말해 뭐 하겠는가.

간호사 메리 코노버Mary Conover RN는 이 책의 용어를 정리해 주었고, 이 책의 원고가 훨씬 나아지도록 조언을 아끼지 않았다. 그녀의 끊임없는 격려와 지지가 있었기에 끝이 보이지 않던 이 프로젝트 속에서 길을 잃지 않을 수 있었다. 고마워요, 메리. 말로는 다 표현할 수 없을 만큼.

시머 파크Simma Park 덕분에 설리번의 스케치가 수려한 일러스트로 다시 태어날 수 있었다. 조던 파이겐바움 선생Jordan Feigenbaum MD은 회복과 영양에 관한 내용에 소중한 조언과 제언을 건넸다. 생체에너지에 관한 내용은 조슈아 론즈Joshua Lowndes와의 토의 덕분에 한층 매끄러워질 수 있었다.

이 책을 처음 꺼내 읽은 독자 여러분, 그리고 조언과 비판적 리뷰와 지지를 통해 이 프로젝트를 완성시켜 준 마거릿 모런, 크리스 & 댄 로플러, 발 & 존 로젠그린, 니컬러스 래큘리어, 재닛 스팽글러, M.S.패터슨, 밥 그랜트, 크리스천 '맥'워드 중령, 폴 혼, 톰 캠피텔리, 크리스 쿠리스코, 리샤 매쿼드, 제프 테일러, 스캇 프리먼, 블레인 화이트, 윌 모리스, 존 페트리조, 스티브 힐, 닉 델가디요에게도 감사의 인사를 드린다. 혹시나 빠뜨린 분이 있을지도 모르니 미리 사과드린다.

마지막으로 우리의 고객과 친구와 가족들에게 깊은 감사의 마음을 전한다. 기나긴 인고의 시간을 자초한 우리를 곁에서 (때로는 멀찍이서) 기다려 준 그대들 덕분에 이 책이 세상의 빛을 보았다.

미안합니다, 다들. 하지만 누군가는 써야 했던 책인걸요.

용어 해설

가동성(모빌리티)Mobility: 보편 건강 특성 중 하나. 이 책에서는 유연성, 민첩성, 협응력을 아우르는 용어로 쓰였다.

간섭Interference: 스트렝스와 유산소 지구력 훈련을 동시에 진행할 경우, 스트렝스가 시간이 지날수록 유지하기 어려워지다가 나중에는 떨어지기까지 하는 현상. 생물학적 간섭 효과는 그 기전이 불분명한 데다가 존재 자체마저 의심받고 있지만, 수많은 연구와 메타분석을 통해 확인된 바 있다. 실제 상황에서의 간섭 효과는 피트니스 전문가에게서 종종 확인된다. 자세한 내용은 제4장을 참고하도록 하자.

강도Intensity: 운동의 난이도, 혹은 파워 출력을 측정하는 개념. 스트렝스 훈련에서 강도는 현재의 중량이 최대 중량에 얼마나 더 가까운가를 가리킨다.

강도 의존성Intensity-Dependence: 마스터즈 선수의 중요한 특징. 나이 든 사람이 스트렝스를 유지하려면 고강도 훈련을 젊은 사람보다 자주 해야 한다.

강도화Intensification: 상급자 프로그램에서 여러 워크아웃에 걸쳐 저볼륨으로 중량을 늘리며 스트렝스 적응을 유도하는 구간.

건(힘줄)Tendon: 근육과 뼈를 연결하는 결합조직 구조물.

걸쇠Hooks: 바벨을 랙에 붙잡아두는 용도로 쓰이며, 위치를 조절할 수 있다.

고관절 능동성Active Hip: 올바르게 시행한 로우바 백 스쿼트의 필수요소. 대퇴골의 외회전과 외전은 배와 허벅지 앞쪽이 부딪치지 않게 하며, 동시에 다리와 엉덩이와 척추 주변의 수많은 근육을 동원한다.

고혈당Hyperglycemia: 혈청내 포도당(혈당)이 높은 상태.

고혈압Hypertension: 혈압이 높은 상태.

골감소증Osteopenia: 낮은 골밀도를 특징으로 하는 의학적 상태. 여기서 골밀도가 더 떨어지면 골다공증으로 이어져 뼈가 제 기능을 못하거나 병적 골절에 시달릴 수 있다.

과부하 사건Overload Event: 특정한 훈련에서 비롯되거나 누적된 스트레스로, 항상성을 깰 수 있을 정도여야 한다. 스트레스-회복-적응의 훈련 주기에 적용되며, 수행능력의 점진적 향상이 촉진될 수 있게 계획되어야 한다.

과훈련(오버트레이닝)Overtraining: 과도한 훈련 스트레스가 누적되어 스트레스-회복-적응의 주기를 이탈하여 셀리에의 제3단계인 소진 단계에 접어든 상황.

관상동맥질환Coronary Artery Disease: 심근에 혈액을 공급하는 동맥에 죽상경화반이 축적되는 것을 특징으로 하는 의학적 상태. 심근경색이나 심장마비의 원인이 된다.

구조적 운동Structural Exercise: 이 책에서는 척추와 고관절에 훈련 스트레스를 가하는 바벨 운동을 뜻하는데, 실질적으로는 서서 하는 운동을 가리킨다.

굴곡(굽힘)Flexion : 관절을 굽히는 동작.

굴근(굽힘근)Flexor : 관절의 굴곡을 일으키는 근육.

균형Balance: 보편 건강 특성 중 하나. 무게중심 위에서 정적, 동적으로 안정된 자세를 유지하는 능력.

근감소증Sarcopenia: 근육 조직과 스트렝스의 퇴행성 소실. 노화와 연관되어 있다.

근섬유Muscle Fiber: 근육세포(근세포)와 같은 말. 길이가 긴 다핵세포로, 단백질 필라멘트로 만들어진 정교한 계층구조로 되어 있으며, 적절한 자극을 받으면 수축한다.

근속Muscle Fascicle: 결합조직으로 이루어진 막으로 둘러싸인 근섬유(근육 세포) 다발. 골격근은 대개 근속 다발로 이루어져 있다.

근원섬유Myofibril: 근섬유(근세포)의 구성요소. 근원섬유는 액틴과 미오신으로 이루어진 근육미세섬유 다발로, 움직임을 만들어낸다.

근육Muscle: 수축을 일으키는 단백질(액틴과 미오신)이 계층구조를 이루는 연조직으로, 세포막 내부의 활동전위가 세포의 수축을 일으킨다. 이러한 조직으로 이루어진 구조물 하나하나를 가리킬 때도 쓴다.

근육미세섬유Myofilament: 액틴과 미오신으로 이루어진 미세섬유로, 근육 조직의 기능에 핵심적인 역할을 담당한다.

근육세포Myocyte: '근섬유' 항목 참조.

근절Sarcomere: 근육 세포 내 근육미세섬유 다발이 정교한 패턴을 이루고 있는 근수축의 기본 단위. 근절이 수축함으로써 근육 세포가 수축한다.

글리코겐Glycogen: 근육과 간에 저장된 탄수화물로, '동물성 탄수화물'이라고도 한다. 포도당 분자가 측쇄를 이룬 중합체가 글리코겐이다.

기준각Diagnostic Angles: 어떤 바벨 운동의 특정 구간에서 나타나는 인체계측상의 각도. 가령 데드리프트 시작 자세에서는 사람마다 제가끔의 인체계측치에 따라 고유의 고관절각, 후면각, 무릎각, 발목각이 나타난다.

내분비Endocrine: 도관으로 연결되어 있지 않은 장기와 조직에 의한 호르몬(신호전달분자) 생성을 뜻한다.

내전(모음) Adduction : 관절의 말단부가 몸의 중심축 안쪽으로 모이는 동작.

내전근(모음근) Adductor : 관절의 내전 동작을 일으키는 근육.

내장비만Visceral Obesity: 내장지방이 과도하게 쌓인 것.

내장지방Visceral Fat: 뱃속의 내장 주변으로 축적된 지방을 가리킨다. 과도한 내장지방은 대사증후군이나 심혈관질환과 밀접한 관련이 있다.

내회전(안쪽돌림) Internal Rotation : 관절이 회전축을 중심으로 몸 안쪽을 향해 돌아가는 동작.

내회전근(안쪽돌림근) Internal Rotator : 관절의 내회전을 일으키는 근육.

노쇠Frailty: 노화에 따른 기능부전. 오랫동안 노화의 특성으로 여겨져 왔다. 개념적 모델과 관련 척도가 널려 있다는 사실과는 별개로, 노쇠 상태에 접어든 사람은 참으로 부서지기 쉽다. 병든 노화 표현형의 핵심 요소가 바로 노쇠다.

뇌혈관질환Cerebrovascular Disease: 뇌 조직에 혈액을 공급하는 동맥에 죽상경화반이 축적되는 것을 특징으로 하는 퇴행성 현상. 뇌경색과 뇌졸중을 유발한다.

능동적 휴식 Active Rest: 훈련은 없지만 구조화되지 않은 저강도의 신체활동을 하는 날. 자세한 내용은 제16장을 참조하자.

다량영양소Macronutrient: 화학적으로 유사한 물질 분류로, 식이 섭취의 대부분을 차지하는 요소. 단백질, 탄수화물, 지방이 여기 해당한다.

다이내믹 에포트 세트 Dynamic Effort Sets: 대개 스쿼트나 벤치프레스에서 활용할 수 있는 방식으로, 강도를 낮추고 바벨이 움직이는 속도를 높인 저볼륨 고출력 세트를 뜻한다. 제23장을 참조하기 바란다.

다제투여Polypharmacy: 환자가 여러 종류의 약을 여러 개씩 먹는 병적 현상. 다 그렇지는 않지만 불필요하고 해로운 약이 많다. 산업사회에서 맹렬하게 번지고 있다.

단백질Protein: 유전적으로 결정된 특정한 순서로 나열된 아미노산 사슬로 이루어진 생체 분자. 신호분자, 구조재, 효소, 대사조절물질, 방어수단을 비롯한 다양한 기능을 수행한다.

당뇨Diabetes: '단맛 나는 소변'이라는 뜻을 가지고 있다. 인슐린 분비나 인슐린 신호전달체계가 교란되어 혈당을 올리고 수많은 전신 합병증을 일으키는 병적 상태를 총칭한다. 1형당뇨(소아당뇨)는 췌장의 베타세포가 없어져서 인슐린을 만들어내지 못하기 때문에 발병한다. 2형당뇨는 주로 성인기에 발병하는데, 인슐린 신호전달체계의 교란이 원인이며, 비만이나 대사증후군과 연관되어 있다.

대사Metabolism: 생명체를 안정적인 상태로 만들어 주는 생화학적 과정의 총칭. 이화와 동화에 대한 설명도 참고하기 바란다.

대사증후군Metabolic Syndrome: 비만, 내장지방 증가, 고혈당, 고혈압, 이상지질혈증을 망라하는 생리학적 교란 상태의 총칭. 전신 염증은 여기 포함되지 않지만 종종 연관되곤 한다. 대사증후군은 당뇨, 심혈관질환, 뇌졸중, 노쇠현상의 진행과 매우 깊은 관련이 있다.

데드리프트Deadlift: 바닥에 놓인 중량을 손에 쥐고 다리 위로 끌어올리며 똑바로 서는 바벨 운동.

동시훈련법Concurrent Training: 스트렝스를 향상시키는 저항 훈련과 지구력을 향상시키는 컨디셔닝 훈련을 동시에 시행함으로써 두 가지 특성의 점진적 계발을 꾀하는 접근법. 동시훈련법에서 유산소 LSD를 실시하게 되면 생물학적 · 실전적 간섭효과로 인해 스트렝스에 손실이 생긴다. 동시훈련법으로 HIIT를 실시하면 이러한 간섭 없이 컨디셔닝 훈련의 효과를 얻을 수 있다.

동작속도Speed of Movement: 훈련 변수의 하나로, 어떤 동작이 이루어지는 상대적 빠르기. 다이나믹 에포트 세트에서 확인할 수 있다.

동화 저항 Anabolic Resistance: 어르신들에게서 흔히 볼 수 있는 상태로, 원인은 여럿이다. 이 상태에서는 훈련과 휴식과 영양이 뒷받침되어도 새로운 조직이 생겨나고 자라기가 상대적으로 어려운데, 특히 근육과 뼈에서 그렇다.

동화Anabolism: 분자와 조직의 크기를 키우는 대사 작용. 이화의 반의어.

등장성 수축(같은 장력 수축) Isotonic Contraction : 근육이 일정한 힘을 내며 길이가 줄어드는 수축.

등척성 수축(같은 길이 수축) Isometric Contraction : 근육의 길이가 일정한 상태로 힘을 내는 수축.

로우바 스쿼트 Low-Bar Squat: 바를 견갑가시 바로 밑에 얹고 실시하는 바벨 백 스쿼트. 이 책에서는 별도의 수식어 없이 '스쿼트'라고 하며, 이 자세로 수평선 아래까지 앉았다 일어나는 동작을 기본으로 한다.

마스터즈 선수 Masters Athletes: 이 책에서 마스터즈 선수는 최적화된 건강과 보편 건강 특성을 목적으로 확실히 설계된 장기간의 신체 훈련을 하는 40대 이상의 개인을 뜻한다.

만성 프로그램 변경증 Chronic Program Hopping: 훈련 목표와 프로그램과 운동 목록을 포함한 훈련의 구성요소를 용감하게도 수시로 바꾸지만 결국은 아무 것도 얻지 못한 채 파국으로 치닫는 행동. 질병이나 다를 바 없으며, 조기진단을 위해 훈련일지를 살펴보아야 한다.

모멘트Moment: 거리와 물리량을 묶었을 때 쓰는 물리학 용어. 축을 중심으로 회전을 일으키는 힘 모멘트는 힘을 회전축과의 거리(모멘트 암 또는 레버 암)와 곱한 값으로, 토크라고도 한다.

몸부림Thrashabout: 구조화되지 않은 운동. 동작과 땀과 압박과 고함과 격려와 자기위안이 사방에 묻어 있지만, 장기간에 걸쳐 건강 특성을 점진적으로 향상시키는 데에 필요한 훈련 변수를 제대로 조절하지는 못한다. 1:1 PT 시간, 운동 영상, '부트 캠프' 같은 프로그램에서 쉽게 찾아볼 수 있다.

무산소Anaerobic: 음식물로부터 얻은 에너지를 추출하는 과정에서 산소를 직접 활용하지 않는 대사 작용. 고강도 운동을 가리키기도 하는데, 이러한 운동에서는 근육에 에너지가 전달될 때 무산소 과정이 지배적이기 때문이다.

미량영양소Micronutrient: 필요한 양은 매우 적지만 건강에 필수적인 식이 요소. 크게 비타민과 무기질로 나눌 수 있다.

미오신Myosin: 근육 조직 내의 단백질. 액틴(가는 필라멘트)과 미오신(굵은 필라멘트)는 서로 맞물려 미끄러지는 동작을 통해 근수축을 일으킨다.

미토콘드리아Mitochondria: ATP를 생성하는 크렙스 회로와 산화적 인산화를 포함해 여러 가지 중요한 대사 과정이 일어나는 막성 세포 소기관.

반복수 합산법 Repetition Total: 여러 세트에 걸쳐 한 워크아웃 동안 실시하는 총 반복수를 늘림으로써 새로운 수행능력을 조금씩 얻게 하는 프로그램상의 접근법. 풀업, 친업을 비롯한 여러 보조 운동의 향상 정도를 파악하는 데에 특히 유용하다. 자세한 내용은 13장을 참고한다.

반복수 향상법 Repitition Progression: 중량은 그대로 둔 채 날마다 반복수를 늘림으로써, 새로운 수행능력을 조금씩 얻게 하는 프로그램상의 접근법. 자세한 내용은 22-24장을 참고한다.

백 스쿼트 Back Squat: 바벨을 등에 짊어지고 하는 스쿼트. 바의 위치에 따라 하이바 스쿼트와 로우바 스쿼트로 나눌 수 있으며, 별다른 수식어가 없는 경우 이 책에서 말하는 '스쿼트'는 로우바 스쿼트이다.

백오프 세트 Back-off sets: 고중량 워크세트 이후에 시행하는 저강도 세트. 백오프 세트는 볼륨 향상뿐만 아니라 저중량에서의 기법 개선에도 유용하다.

벌크업Bulking-up: 건강을 목적으로 한 합리적인 바벨 훈련 프로그램만으로도 기괴하고 거대하고 터무니없는 남성형 체격을 갖게 된다고 믿는 순진한 여성들이 있다. 이런 끔찍한 관점은 틀린 지식을 받아들였기 때문에 생긴다. 현실적으로 이런 현상은 절대 일어나지 않으나, 훈련을 하지 않으려는 편한 핑계가 되곤 한다.

베타 산화 Beta Oxidation: 유리지방산을 산화시켜 아세틸 CoA와 전자운반체를 만드는 일련의 생화학 반응. 이렇게 생성된 물질들은 크렙스 회로와 전자전달계에서 산화적 인산화를 통해 ATP를 만들어내는 데 쓰인다.

벤치프레스Bench Press: 벤치에 등을 대고 누워 견관절 수직 위에 있는 바를 잡고 가슴까지 내렸다가 원래 위치로 밀어 올리는 바벨 운동. 벤치프레스를 변형한 운동에는 ('덤벨' 벤치프레스처럼) 수정된 요소와 관련된 이름이 붙는다.

병든 노화 표현형 Sick Aging Phenotype: 대사증후군, 근감소증, 골감소증, 노쇠, 다제투여를 특징으로 하는 병적 노화의 한 형태. 제1장에 자세히 설명해 두었다.

병적 지방 Sick Fat: 내장지방 항목을 참조한다.

보디빌딩Bodybuilding: 저항 훈련과 고행과 기아에 가까운 식단을 통해 이상적인(지는 모르겠고 보통은 기괴한) 체격을 갖추려는, 어찌 보면 기묘한 활동. 마스터즈에게는 권고하지 않는다.

보조자Spotter: 반복이 실패했을 때 도와줄 수 있도록 관찰자 역할을 하는 사람. 일반적인 경우 보조자가 반드시 필요한 상황은 랙 바깥에서 하는 벤치프레스밖에 없다. 데드리프트와 프레스는 보조가 가능하지도 않고 필요하지도 않다. 스쿼트는 안전하게 보조하기 까다롭다. (『스타팅 스트렝스: 바벨 훈련의 첫걸음』 참조)

보편 건강 특성 General Fitness Attributes: 환경의 물리적 요구조건을 만족시키기 위한 생명체의 역량과 대비에 긍정적인 영향을 미치는 물리적 성질. 어떤 특성이 여기에 포함되는가는 정의하는 사람에 따라 조금씩 달라진다. 이 책에서는 스트렝스, 순발력(파워), 지구력, 가동성, 균형감각, 체성분이 해당된다. 각각에 대한 설명은 용어 해설로 덧붙여 두었다.

보편 운동 처방 General Exercise Prescription: 중장년층에게 보편적으로 적용할 수 있는 운동 처방으로, 안전성, 넓은 치료 범위, 건강을 이루는 요소에 대한 포괄적 영향, 병든 노화 표현형에 맞서는 유효성과 특이성, 단순성과 효율성이라는 기준을 충족시켜야 한다.

보편 적응 증후군 General Adaptation Syndrome: 스트레스에 대한 생명체의 다양한 반응에 관해 한스 셀리에Hans Selye가 내놓은 고전적 모델.

볼륨Volume: '양quantity'과 거의 비슷한 말. 스트렝스 프로그램에서, 어떤 워크아웃의 볼륨은 그 워크아웃의 총 반복수와 함수 관계를 가진다.

볼륨 민감성 Volume-Sensitivity: 마스터즈 선수의 중요한 특성 중 하나. 나이 든 분들이 고볼륨 훈련을 하면, 얻을 수 있는 이득은 젊은이에 비해 떨어지고 과훈련 상태에 빠질 가능성은 높아진다.

볼륨화Accumulation: 상급자 프로그램에서 여러 워크아웃에 걸쳐 고중량을 고볼륨으로 다룸으로써 과부하를 유도하는 구간.

분할법Split Routine: 상체와 하체를 다른 훈련 세션으로 나누어 진행하는 프로그램상의 접근법.

비만Obesity: 지방이 건강과 신체 기능에 부정적인 영향을 미칠 정도로 넉넉히 축적된 의학적 상태.

비후Hypertrophy: 조직이 자라고 커지는 것.

빈도Frequency: 훈련 변수의 하나. 주 3회, 월 1회처럼 훈련 프로그램에서 어떤 운동이나 워크아웃이 얼마나 자주 등장하는가를 가리킨다.

산화적 인산화 Oxidative Phosphorylation: 미토콘드리아 내부에서 일어나는 대사 과정으로, 해당과정, 크렙스 회로, 지방산 분해 등을 통해 얻은 고에너지 전자가 산소와 결합해 '전압'을 만들어내는 일. 이 전압은 ATP 생산에 활용된다.

상급 초보자 Advanced Novice: 초보자 프로그램 수준을 넘어섰으나 중급자 프로그램으로 옮겨 가기에는 일러서, 경량 스쿼트 같은 변형을 두어 진전을 유지하는 단계.

상급자Advanced: 중급자보다 나아간 단계로, 향상에 월 단위 이상의 시간이 소요된다. 이들이 활용하는 프로그램을 상급자용 프로그램이라고 한다.

생물표지자Biomarker: 생물학적 상태를 파악할 수 있게 하는 직접 · 간접 지표로, 측정할 수 있어야 한다.

생체에너지론Bioenergetics: 생명체 내의 에너지 변환을 다루는 학문.

생초보Rank Novice: 이전에 훈련 받은 경험이 없으나 이제 막 훈련을 시작한 사람.

서커스장Circus: 바벨과 덤벨과 머신과 무능한 트레이너가 등장해 온갖 우스꽝스럽고 비생산적이고 위험한 바보짓을 하는 상업 프랜차이즈 체육관.

서킷 트레이닝 Circuit Training: 스트렝스와 지구력을 동시에 키울 요량으로, 거의 쉬지 않고 (대개는 머신 기반의) 여러 운동을 순회하는 '서킷'으로 묶어서 훈련하는 방식으로, 높은 인기와 별개로 좋은 훈련법은 아니다. 마스터즈에게는 권고하지 않는다.

선수Athlete: 이 책에서 우리는 '선수'라는 낱말을 의도적으로 넓은 개념으로 사용하고 있다. 프로그램을 따라 오랫동안 훈련하며 보편 건강 특성을 점진적으로 계발하고 향상시키는 사람은 모두 선수이다.

선형 진전 Linear Progression: 훈련 세션마다 중량이 일정하게 증가하는 것.

성장인자Growth Factor: 세포의 성장과 증식과 회복과 분화와 생존을 자극할 수 있는 스테로이드 · 펩타이드 호르몬. 인슐린, IGF-1, HGH, 테스토스테론이 여기 들어간다.

세트간 휴식 Interset Rest: 훈련 변수의 하나로, 회복을 목적으로 한 세트와 세트 사이의 시간 간격을 가리킨다. 중급 훈련의 목표를 달성하는 데 필수적이다.

세포막Membrane: 생물학에서 세포막은 생명체의 기본 구성요소로, 세포와 세포 구성 물질을 감싸고 있는 (지방 성분의) 인지질 이중층을 뜻한다.

세포자멸사Apoptosis: 다양한 내 · 외부의 스트레스나 자극에 대한 반응으로 복잡하고 통제된 기전을 통해 세포가 스스로를 파괴하는 현상. '세포예정사멸'이나 '세포자살'로 알려져 있기도 하다.

세포핵Nucleus: 박테리아보다 고등한 대부분의 생명체가 세포 안에 지니고 있는 세포소기관. 세포핵은 세포의 구조와 기능을 지시하는 유전물질인 DNA를 품고 있다.

수면위생Sleep Hygiene: 최적의 회복을 위해 규칙적이고 지속적이고 건강한 숙면을 만들어 주는 환경과 습관과 행동을 가리킨다.

스내치Snatch: 바닥에서 머리 위까지 팔을 편 채 단 한 번의 동작으로 바벨을 들어 올리는 운동. 역도 경기의 인상 종목으로 알려져 있다.

스모 데드리프트 Sumo Deadlift: 데드리프트의 변형동작으로, 다리를 넓게 벌리고 그 사이로 그립을 잡기 때문에 등이 상대적으로 수직으로 치닫는다. 굳이 할 이유는 없다.

스쿼트Squat: 손이나 몸에 중량을 얹고 엉덩이를 낮추며 앉았다 일어나는 운동.

스테로이드Steroid: 스테로이드 고리 구조를 가진 분자들을 묶어 부르는 말로, 생물학적 기능에 다양한 영향을 미친다. 콜레스테롤, 당질코르티코이드 호르몬, 아나볼릭 호르몬을 비롯한 성호르몬이 여기 해당된다.

스트레스Stress: 스트레스-회복-적응 주기의 한 요소로, 항상성을 교란시킨다. 훈련의 경우, 적응적 반응을 만들어낼 만한 스트레스는 과부하 사건으로부터 온다.

스트레스-회복-적응 주기 Stress-Recovery-Adaptation Cycle: 제대로 된 신체훈련이라면 반드시 갖추어야 할 구조적 바탕. (과부하 사건을 통한) 훈련 스트레스와 회복과 적응이 순차적으로 반복된다.

스트렝스(근력) Strength: 외부 저항에 대해 힘을 만들어낼 수 있는 능력.

실신Syncope: 자세 유지 능력과 의식이 일시적으로 없어졌다가 곧 회복되는 현상. 기절과 같은 말.

신근(폄근) Extensor : 관절의 신전을 일으키는 근육.

신전(폄) Extension : 관절을 펴는 동작.

심부전Heart Failure: 심박출량과 조직의 관류를 유지시키는 심장의 능력이 구조적, 유체역학적, 대사적 교란 등에 의해 떨어져 있는 상태. 심부전을 일으키는 가장 흔한 원인으로는 관상동맥질환, 고혈압, 판막질환을 들 수 있다.

아디포카인Adipokine: 지방세포를 기원으로 하는 (호르몬이나 사이토카인 같은) 신호분자.

아미노산Amino Acids: 단백질 합성에 쓰이는 질소 유기분자.

안전핀Safety Pins: 파워랙의 원하는 높이에 끼우는 무거운 금속 막대기. 반복에 실패했을 때 바벨에 깔리는 일을 막아준다.

액틴Actin: 근육 조직 내의 단백질. 근섬유의 단백질인 액틴(가는 필라멘트)과 미오신(굵은 필라멘트)은 서로 맞물려 미끄러지는 동작을 통해 근수축을 일으킨다.

어센딩 세트 Ascending Sets: 세트마다 중량을 높이면서 마지막 세트를 최고 강도로 시행하는 기법. 중간 단계의 중량은 웜업 정도일 수도 있고, 워크세트 수준일 수도 있다. 어크로스 세트와는 다른 개념이다.

어크로스 세트 Sets Across: 다음 운동으로 넘어가기 전에 한 운동의 모든 세트를 마치는 것. 이 책의 운동 처방은 어크로스 세트를 기본값으로 갖는다. 예컨대 프레스로 넘어가기 전에 스쿼트의 모든 세트를 완수해야 한다.

역도Weightlifting: 인상(스내치)과 용상(클린 & 저크)을 한 번에 최대한 많은 중량으로 들어 올리는 스트렝스 스포츠. 각각의 동작을 성공적으로 수행한 중량의 합으로 순위를 결정한다.

연습Practice: 특정 분야나 스포츠에 해당하는 기술을 점진적으로 계발하고 향상시킬 목적으로 시행하는 운동. 리피토에 따르면 연습은 훈련과 다르다. 스트렝스나 지구력 같은 보편 건강 특성은 훈련을 통해 향상된다. 트리플 악셀, 패리, 창던지기, 스윙 같은 동작은 연습을 통해 향상된다. 즉, 보편 건강 특성을 계발시키는 것은 훈련이다.

염증Inflammation: 해롭거나 스트레스로 작용하는 자극에 대한 생명체와 조직의 복잡한 생물학적 반응으로, 때때로 비적응적 형태로 나타나기도 한다.

외전(벌림) Abduction : 관절의 말단부가 몸의 중심축 바깥으로 멀어지는 동작.

외전근(벌림근) Abductor : 관절의 외전을 일으키는 근육.

외회전(바깥돌림) External rotation : 관절이 회전축을 중심으로 몸 바깥쪽으로 돌아가는 동작.

외회전근(바깥돌림근) External rotator : 관절의 외회전을 일으키는 근육.

용량Capacity: 생체에너지론을 다룰 때 우리는 이 용어를 '특정 에너지 시스템이 지속적인 형태로 출력을 전달하는 능력'이라는 뜻으로 사용했다. 미토콘드리아 에너지 시스템(저출력, 유산소)은 용량이 크고, 세포질 에너지 시스템(고출력, 무산소)은 용량이 작다.

운동Exercise: 종류와 무관한 신체활동.

운동뉴런Motor Neuron: 다양한 조직과 장기에 신호를 보내는 뉴런(신경세포). 알파운동뉴런은 근육 세포에 활성화 신호를 보내 수축을 일으킨다.

운동단위Motor Unit: 알파운동뉴런과 그 뉴런 하나가 활성화시키는 근섬유 전체를 묶어서 부르는 말로, 같은 운동뉴런이 지배하는 근섬유는 유형이 같다. 어떤 운동단위가 활성화되면 이 운동뉴런이 지배하는 근섬유는 모두 활성화되어 모두 수축한다. 척추동물에서 근육이 수축했을 때 나오는 힘은 그 동작에 동원된 운동단위의 개수와 함수 관계에 놓여 있으며, 훈련에 따라 조절되는 특성을 가지고 있다.

운동 순서 Exercise Order: 훈련 변수의 하나로, 시행할 운동의 순서를 정해두는 일.

운동 시간 Work Interval: 훈련 변수의 하나로, 훈련의 내용을 얼마나 유지하는지를 구체적으로 명시해 놓은 것. HIIT에서 매우 자주 쓰인다.

워크세트Work Sets: 워크아웃에서 훈련 스트레스를 만들기 위해 수행하는 세트. 훈련을 계속 진행시키려면 워크세트는 그날 마무리해야 하는 볼륨과 강도로 이루어져 있어야 한다.

원판Plates: 금속, 고무, 플라스틱을 비롯한 여러 가지 재질로 제작된 둥근 모양의 판으로, 바벨의 부하를 늘릴 때 사용한다.

웜업 세트 Warm-up Sets: 워크세트의 준비 단계로, 낮은 중량에서 시작해 점차 중량을 높여 가는 세트.

유산소Aerobic: 음식물로부터 얻은 에너지를 최종적으로 추출하는 과정에서 산소를 활용하는 대사 작용. 출력이 낮고 반복수가 높은 운동을 가리키기도 하는데, 이러한 운동에서의 에너지 전달은 유산소 대사가 지배적이기 때문이다.

유전적 잠재력 Genetic Potential: 개인의 유전적 자질에 따라 정해진 신체적 수행능력의 한계.

이상지질혈증Dyslipidemia: 정상 범위를 벗어난 혈중 지질과 (지단백 형태의) 콜레스테롤 수치를 특징으로 하는 상태의 총칭. 대사증후군의 특징 중 하나인 이상지질혈증은 관상동맥질환의 진행을 빠르게 하는 것으로 받아들여지고 있다.

이화Catabolism: 유기체에 에너지를 공급하기 위해 거대분자와 조직이 분해되는 대사 작용.

인대Ligament: 뼈와 뼈를 잇는 결합조직.

인산Phosphate: 네 개의 산소 원자와 한 개의 인 원자로 이루어진 화합물. ATP나 크레아틴 인산에서 볼 수 있듯, 인산은 세포의 공정에 필요한 화학적 에너지를 전달할 때도 쓰인다.

인슐린Insulin: 성장인자와 조절 호르몬 역할을 동시에 하는 펩타이드. 포도당을 세포 안으로 수송시키는 조절기능으로 널리 알려져 있다. 세포의 성장과 생존에도 큰 영향을 미친다.

인슐린 저항성 Insulin Resistance: 조직이 인슐린 자극에 상대적으로 둔감해진 상태. 인슐린 저항성은 증상이 없는 수준에서부터 본격적인 당뇨에 이르기까지 다양하다.

인원질Phosphagen: 고에너지 인산염을 중간 대사의 개입 없이 직접 세포로 전달하거나 재충전시키는 에너지 시스템. 세포 내에 있는 ATP를 사용하거나 크레아틴 인산 시스템으로 ATP를 즉각 회복하는 과정은 아데닐산 키나아제 시스템과 더불어 인원질 시스템을 구성한다. 기질 수준 인산화 또는 즉석 에너지 시스템이라는 이름으로 알려져 있다.

인체계측(치) Anthropometry: 인체 각 부위의 물리적 치수를 측정하고 기술하는 일. 그 치수 자체를 뜻하기도 한다. 사람마다의 인체계측치의 차이는 바벨로 하는 운동의 적절한 수행능력에 확연한 영향을 미친다. 그러나 동시에, 바벨 운동은 머신 기반 운동과 달리 인체계측치의 편차와 무관하게 인체가 올바르게 움직일 수 있게 한다.

일Work: 역학에서 일은 일정 거리에 작용한 힘으로 나타낸다(W=Fd).

저빈도 모델 Reduced Frequency Model: 훈련의 빈도(와 볼륨) 감소를 통해 신체적, 전략적 필요를 충족시키려는 프로그램상의 접근법.

적응Adaptation: 환경을 포함한 여러 스트레스 요인에 대한 유기체의 반응으로, 대사와 구조와 행동의 변화를 수반한다. 스트레스-회복-적응의 순환 속에서 과부하 이벤트가 올바르게 개입되면 적응이 자극되며, 이 구간이 시작되어 끝나는 동안 훈련 스트레스가 회복된다.

전이Transfer: 하나 이상의 건강 특성을 훈련함으로써 수행능력의 유의미한 향상이 실현되는 것. 가령 스트렝스 훈련을 한 레슬링 선수가 상대를 더 잘 넘기게 된다면, 훈련이 잘 전이되었다고 할 수 있다.

전자전달계Electron Transport Chain: 미토콘드리아 내막의 효소와 수송단백질로 이루어져 있으며, 고에너지의 전자를 NADH와 FADH2에서 산소까지 순차적으로 전달한다. 이 과정에서 방출되는 에너지는 수소이온의 농도 기울기(전압)를 만들어 ATP의 생성을 촉진한다.

점진적 과부하 Progressive Overload: 훈련에서, 어떠한 건강 특성을 적응적으로 향상시킬 수 있도록 신체적 스트레스 수준을 조금씩 높이는 것. '스트레스-회복-적응 주기'와 '과부하사건'도 살펴보기 바란다.

젖산Lactate: 해당과정의 최종 산물. 유기산인 젖산은 생명체의 에너지 요구도에 따라 다양한 경로로 진입할 수 있다. 젖산을 노폐물이나 근육통의 주범으로 취급하는 사람이 많은데, 다 틀렸다. 젖산은 다양한 조직에서 에너지원으로 활용되며, 근육통을 일으키지 않는다는 사실도 연구를 통해 밝혀졌다.

제1단계 Stage I: 셀리에의 보편 적응 증후군 제1단계는 환경 스트레스가 생명체의 항상성을 교란하는 경고반응 단계이다. 스트레스-회복-적응 주기에서 '스트레스'가 여기 해당하며, '과부하 사건'을 좋은 예로 들 수 있다.

제2단계 Stage II: 셀리에의 보편 적응 증후군 제2단계는 생명체가 제1단계의 스트레스에 대해 정교하고 다양한 생물학적 반응을 통해 맞서는 저항 단계이다. 제1단계의 스트레스가 생명체의 적응 범위 안에 있다면 제2단계에서는 항상성이 회복되며, 일시적으로나마 실질적으로 이전보다 강해진다. 스트레스-회복-적응 주기에서 '회복'과 '적응'을 모두 포함한다.

제3단계 Stage III: 셀리에의 보편 적응 증후군 제3단계는 소진 단계이다. 1단계의 스트레스가 생명체의 적응 범위를 넘어서면, 교란된 항상성으로 인해 만성적인 고통과 질병과 장애에 시달리다 죽음에 이르게 된다. '오버트레이닝'을 좋은 예로 들 수 있다.

중급자Intermediate: 48~72시간 안에는 회복이 안 되는 훈련 스트레스를 만들어낼 정도로 강해진 단계. 중급자의 훈련 주기는 더 복잡하고 긴데, 보통은 한 주기가 1주일을 넘긴다.

중성지방Triglyceride: 글리세롤과 지방산으로 이루어진 복합분자. 지방은 이 형태로 저장된다.

지구력Endurance: 신체활동을 지속적으로 유지하게 하는 능력으로, 보편 건강 특성 중 하나이다. 유산소 지구력, 이른바 '체력'은 최대산소섭취량(VO_2max) 및 심폐능력과 밀접한 연관을 맺고 있다.

체성분Body Composition: 보편 건강 특성 중 하나. 제지방량(지방을 덜어낸 체중)과 지방량의 비로 나타내는 경우가 많다.

체육관Gym: 신체 활동을 위한 장비가 갖춰진 시설.

초보자Novice: 워크아웃을 마치고 다음 워크아웃까지(대개 48~72시간 사이) 회복되는 훈련 스트레스를 만들어낼 수 있는 사람.

초보자 효과 Novice Effect: 훈련을 경험한 적 없는 사람의 경우, 물리적 스트레스는 종류를 막론하고 스트렝스를 포함한 여러 건강 특성에 적응을 일으킨다. 따라서 생초보는 걷기만 해도 스쿼트 스트렝스가 향상될 수 있다. 쓸모없는 프로그램이나 운동용품으로도 이 효과를 누릴 수 있지만, 애초에 초보자 효과는 오래 가지 않는다.

치료 범위 Therapeutic Window: 치료 효과를 안전하게 낼 수 있는 약물의 농도 범위. 최소유효농도minimum effective dose와 최소독성농도minimum toxic dose의 비로 표현되는 것이 일반적이다.

칼라Collars: 원판을 고정할 목적으로 바벨의 슬리브에 거는 물체로, 조임쇠나 마구리라고도 한다. 벤치프레스를 제외한 모든 운동에서 사용이 권고된다.

컨디셔닝Conditioning: 사전적으로는 '어떤 물건을 쓰기 좋은 상태로 만드는 것'을 뜻하나, 피트니스에서는 대개 체력이나 지구력을 키우는 훈련을 가리킨다. 이러한 훈련에는 여러 유형이 있지만 크게 고강도 저볼륨 컨디셔닝(HIIT)과 저강도 고볼륨 컨디셔닝(LSD)으로 나눌 수 있다.

큐Cue: 동작이 올바르게 이뤄지게끔 코치가 주는 언어적, 촉각적, 시각적 신호.

크레아틴과 크레아틴인산 Creatine, Creatine Phosphate: 질소가 포함된 분자로, 근육, 뇌, 신장에 있다. 고에너지 인산의 저장고로서, 고강도 운동중에 ATP를 빠르게 보충해 준다. 간과 신장에서 합성되기도 하고, 음식이나 보충제 섭취를 통해 얻을 수 있다. 단백질 이화과정에서 나오는 질소 노폐물인 크레아티닌Creatinine과 혼동하면 안 된다.

크렙스 회로 Krebs Cycle: 미토콘드리아 내에서 일어나는 일련의 생화학 반응으로, 이 과정에서 피루브산이나 지방산에서 나온 아세틸 CoA가 분해되어 ATP와 이산화탄소와 고에너지 전자가 생성된다.

크로스핏CrossFit: 폭발적인 인기를 구가하는 스포츠로, 스트레스-회복-적응 구조에 끼워맞추기 힘든 고강도의 순발력 훈련과 컨디셔닝을 핵심으로 한다. 이런 형태의 훈련은 마스터즈에게 권고하지 않는다.

클린Clean: 한 번의 움직임으로 바닥에 놓인 중량을 어깨에 얹는 바벨 운동. 올림픽 역도에서는 클린이 끝나면 바를 머리 위로 들어 올리며 팔을 펴는 저크를 시행하는데, 이 두 동작을 묶어서 용상이라고 한다.

탄수 묶기 Bracketing: 영양학적 전략의 하나. 에너지 밀도가 높은 탄수화물을 훈련시간 전후로 섭취하고 나머지 시간에는 탄수화물을 제한하는 일.

탄수화물Carbohydrate: 탄소, 수소, 산소로 이루어진 유기분자로, 다량영양소에 속한다. 설탕, 녹말, 알코올이 여기에 해당된다.

텍사스 메소드 Texas Method: 한 주를 각기 볼륨, 회복, 강도 세션으로 나누어 과부하 사건의 스트레스를 가하는 중급자 수준의 프로그램 모델.

특이성Specificity: 어떤 스트레스가 특정한 적응을 만들어내는 상대적 경향을 가리킨다.

파워(일률, 순발력) Power: 스트렝스에서 파생된 개념. 물리학에서 파워는 단위시간당 일의 양을 가리키며(P=W/t), 힘과 속도의 곱으로도 나타낼 수 있다(P=Fv). 체육학에서는 순발력이라고 하나, 가리키는 바는 같다.

파워랙Power Rack: 바벨 운동을 안전히 수행할 수 있게 만들어진 단단한 구조물로, 파워 케이지라고도 한다.

보조자 없는 고중량 스쿼트나 벤치프레스에 필요하다.

파워리프팅Powerlifting: 스쿼트, 벤치프레스, 데드리프트를 한 번에 최대 중량으로 들어 올리는 스포츠. 각각의 동작을 성공적으로 수행한 중량의 합으로 순위를 결정한다.

파워스내치Power Snatch: 역도 인상(스내치) 동작의 변형. 파워스내치에서는 프론트 스쿼트나 스플릿 포지션이 아닌, 쿼터 스쿼트 자세의 높은 위치로 바를 받는다.

파워클린Power Clean: 역도 용상의 전반부인 클린의 변형 동작. 파워클린에서는 프론트 스쿼트나 스플릿 포지션이 아닌, 쿼터 스쿼트 자세의 높은 위치로 바를 받는다.

포도당수송체Glucose Transporter: 세포막 단백질의 한 종류로, 포도당을 혈청에서 세포 안으로 끌어온다. 포도당수송체는 인슐린 자극에 대한 반응으로도 활성화되지만, 운동 중인 골격근에서와 같이 인슐린과 무관한 방식으로 활성화되기도 한다.

포도당Glucose: 단순 육탄당. 탄수화물이 이화되면 대부분 포도당 형태로 바뀐다.

표준 교습법 Standard Teaching Progression: 군더더기 없이 최소한의 시간을 들여 우수한 동작을 만들 수 있게 하는 접근법 또는 교본. 교정과 최적화에 실시간으로 써먹기 좋은 큐가 포함된 경우도 있다. 이 책에 있는 주요 바벨 운동의 표준 교습법은 리피토가 개발한 것으로, 『스타팅 스트렝스: 바벨 훈련의 첫걸음』에 상세한 내용이 들어 있다.

풀(당기기) Pull: 바닥에 있는 바벨을 들어 올리는 동작. 데드리프트, 클린, 스내치가 여기에 속한다.

프레스Press: 선 자세로 바벨을 어깨 위에 둔 다음 머리 위로 들어 올리는 바벨 운동. 프레스를 변형한 운동에는 ('시티드' 프레스나 '얼터닛' '덤벨' 프레스처럼) 수정된 요소와 관련된 이름이 붙는다.

프로그램 견본 Program Template: 이 책에서는 기본이 되는 프로그램 구성을 프로그램 견본으로 제시해 두었다. 단, 이 구성을 신주단지 모시듯 하면 안 된다. 무수히 많은 변형을 통해 사람마다 훈련 상황에 필요한 요건을 맞출 수 있게 하는 뼈대로 받아들여야 한다.

프로그램 설계 Programming: 목표로 한 건강 특성이나 수행 특성을 시간에 따라 점진적으로 향상시킬 수 있도록 훈련 변수를 구체적이고 합리적으로 조정하는 행위.

프론트 스쿼트 Front Squat: 스쿼트의 변형동작으로, 전면 삼각근에 바를 얹고 실시한다. 수직에 가까운 후면각과 개방된 고관절각과 닫힌 (예각의) 무릎각이 특징적이다.

플랫폼Platform: 합판 같은 튼튼한 재질로 만든 단단한 구조물. 바를 내려놓거나 선 채로 바벨 운동을 할 수 있도록 두꺼운 고무나 비닐로 표면을 덮어놓기도 한다.

피루브산Pyruvate: 해당과정의 최종 산물. 유기산인 피루브산은 생명체의 에너지 요구 정도에 따라 다양한 대사 경로로 들어간다.

피트니스(건강) Fitness: 환경의 요구에 대한 생명체의 역량과 대비능력.

하이바 스쿼트 High-bar Squat: 백 스쿼트의 변형동작으로, 승모 상부에 바벨을 얹고 시행한다. 로우바 스쿼트와 비교하면 후면각이 더 수직으로 치닫고, 고관절각이 더 열리고, 발목각이 더 (예각으로) 닫히는 특징이 있다.

한계 세트 Limit Set: 수행능력의 한계치로 실시하는 세트.

항상성Homeostasis: 생명체가 물리적, 생화학적, 기능적 상태를 안정적으로 유지하려는 성질. 예컨대 생명체의 pH, 체온, ATP 농도는 스트레스로 인해 하나 이상의 변수가 크게 흔들리지 않는 이상 매우 좁은 범위 내에서 일정하게 유지된다.

회복 시간 Recovery Interval: 훈련 변수의 하나로, 구체적으로 명시된 한 워크아웃과 다음 워크아웃 사이의 기간. 대개 수 일 정도이다.

회복Recovery: 스트레스-회복-적응 주기의 한 구간. 교란된 항상성이 회복되면서 생명체가 이전과 비슷하거나 그보다 큰 스트레스 내구성을 갖추게 된다. 능동적 휴식, 수면, 영양 섭취는 훈련 주기상의 과부하 이벤트로 인해 생긴 스트레스의 회복을 돕는다.

효소Enzyme: 활성화 에너지를 낮춤으로써 생화학 반응을 촉매하는(도와주는) 분자.

훈련Training: 구체적이고 합리적인 구조를 갖춘 운동의 형태로, 하나 이상의 보편 건강 특성을 향상시키는 것을 목적으로 장기간에 걸쳐 훈련 변수를 조정하는 프로그램의 형태를 띠고 있다.

훈련 밀도 Training Density: 훈련의 양과 훈련에 들어간 시간의 비. 5회씩 3세트를 30분에 걸쳐 한 것과 60분에 걸쳐 한 것을 비교해 보면 전자의 훈련 밀도가 높다.

휴식 시간 Rest Interval: 훈련 변수의 하나로, 세트와 세트, 컨디셔닝과 컨디셔닝 사이의 구체적으로 명시된 사이 시간.

힘Force: 역학에서 힘은 질량을 가진 물체의 움직임에 영향을 미치는 작용을 가리킨다. 스트렝스는 저항에 대해 힘을 만들어내는 능력이다.

ADPAdenosine Diphosphate: 아데노신이인산. ATP가 에너지원으로 쓰이면 말단의 인산을 잃고 ADP가 된다. 조직의 ATP를 일정한 수준으로 유지하려면 크레아틴 인산 시스템을 활용하거나 음식에서 온 에너지를 분해함으로써 ADP를 재충전해야 한다.

AMPK-Akt 스위치: 생물학적 간섭 효과에서의 분자적 기전으로 추정되는 가설 중 하나. 이 모델에 따르면, 저항 훈련은 Akt-mTOR 경로를 활성화시켜 근비대와 스트렝스 향상을 촉발한다. 반면 지구력 훈련은 AMPK 경로를 활성화시켜 미토콘드리아의 증식을 촉진하고 산화 효율을 높이지만, 근육의 단백질을 더 많이 분해한다. 두 경로는 서로를 억제하는데, 두 경로를 동시에 자극할 경우 '유산소' 표현형이 우세해진다.

ATPAdenosine Triphosphate: 아데노신삼인산. 모든 생명체에서 에너지 교환을 매개하는 고에너지 분자. ATP는 아데노신이 결합된 리보오스와 여기에 딸린 인산 사슬로 이루어져 있다. 말단의 세 번째 인산기는 고에너지 상태에 있다. 음식에서 온 에너지는 ATP로 전환되어야 세포가 쓸 수 있다.

DOMSDelayed Onset Muscle Soreness: 지연성 근육통. 고중량 스트렝스 훈련을 마치고 하루나 이틀 뒤에 겪는 흔한 현상이다.

EPOCExcess Post-Exercise Oxygen Consumption: 운동 후 초과 산소 섭취. 운동을 끝낸 뒤에도 산소 섭취량은 늘어나 있는데, 이를 통해 에너지 소모량 증가가 길게 유지됨을 알 수 있다.

HIITHigh-Intensity Interval Training: 고강도 인터벌 훈련. 단시간의 초고강도 운동과 잠깐의 휴식을 번갈아 시행하는 컨디셔닝의 한 갈래.

IGF-1Insulin-like Growth Factor I: 인슐린 유사 성장인자. 중요한 펩타이드계 성장인자로, IGF-1과 그 유사분자들은 근육을 포함한 조직의 성장을 촉진하고 세포자멸사(세포자살)를 억제한다.

I형 근섬유: 단면적이 상대적으로 좁은 근섬유로, 낮은 파워와 스트렝스를 내지만 높은 산화 대사능력을 가지고 있다.

IIa형 근섬유: 단면적이 상대적으로 넓은 근섬유로, 파워와 스트렝스와 산화 대사능력이 모두 중간 이상으로 높다.

IIx형 근섬유: 단면적이 넓은 근섬유로, 높은 파워와 스트렝스를 내지만 산화 대사능력이 낮다.

LSDLong Slow Distance: 저속 장거리 운동. 달리기, 크로스컨트리 스키, 자전거타기 같은 지구력 운동이 여기 해당한다.

NADH: 이화과정에서 고에너지 전자를 운반하는 물질로, 이렇게 운반된 전자는 미토콘드리아의 전자전달계로 흘러가 ATP를 만들어내는 데 쓰인다.

NSAIDNon-Steroidal Anti-Inflammatory Drugs: 비스테로이드성 항염증제. NSAID는 염증 신호를 만들어내는 효소

를 억제함으로써 항염증 효과를 나타낸다. 이부프로펜, 나프록센, 아스피린이 여기 속한다.

VO_2: 생명체가 산소를 쓰는 속도. 1분에 체중 1kg당 몇 밀리리터의 산소를 마시는가(mL/kg/min)로 계산한다.

VO_2max: 산소를 지속적으로 조직에 전달할 수 있는 최대 속도. VO_2max는 유산소 능력과 밀접한 관련이 있으며, 일반적으로 심혈관계의 기능과 건강을 평가하는 지표 역할을 한다.

참고문헌

Aagaard P, Andersen JL. Effects of strength training on endurance capacity in top-level endurance athletes. *Scand J Med Sci Sports* 2010;20:39-47.

Aarsland D, Sardahaee FS, Anderssen S, et al. Is physical activity a potential preventive factor for vascular dementia? A systematic review. *Aging Mental Health* 2010;14(4):386-395.

Abramson J, Wright JM. Are lipid-lowering agents evidence-based? *Lancet* 2007;369(9557):168-169.

Ades PA, Ballor DL, Ashikaga T, et al. Weight training improves walking endurance in healthy elderly persons. *Ann Intern Med* 1996;124(6):568-572.

Ahlskog JE, Geda YE, Graff-Radford NR, Peterson RC. Physical exercise as a preventative or disease-modifying treatment of dementia and aging. *Mayo Clinic Proced* 2011;86(9):876-884.

Ahlskog JE. Does vigorous exercise have a neuroprotective effect in Parkinson disease? *Neurology* 2011;77(3):288-94.

Ahmed H, Blaha MJ, Nasir K, et al. Effects of physical activity on cardiovascular disease. *Am J Cardiol* 2012;109(2):288-295.

Albright A, Franz M, Hornsby G, et al. American College of Sports Medicine Position Stand. Exercise and type 2 diabetes. *Med Sci Sports Exerc* 2000;32(7):1345-1360.

Altman D. Poor-quality medical research: what can the journal do? *JAMA* 2002;287:2765-2767.

Alvehus M, Boman N, Soderlund K, et al. Metabolic adaptations in skeletal muscle, adipose tissue, and whole-body oxidative capacity in response to resistance training. *Eur J Appl Physiol* 2014;114(7):1463-1471.

American College of Sports Medicine Position Stand. The recommended quantity and quality of exercise for developing and maintaining cardiorespiratory and muscular fitness and flexibility in healthy adults. *Med Sci Sports Exerc* 1998;30:975-991.

American College of Sports Medicine. The recommended quantity and quality of exercise for developing and maintaining cardiorespiratory and muscular fitness in healthy adults. *Med Sci Sports Exerc* 1990;22:265-274.

Amidu N, Owiredu WKBA, Alidu H, et al. Association between the metabolic syndrome and sexual dysfunction among men with clinically diagnosed diabetes. *Diabetology Metab Synd* 2013;5:42-50.

Anderson T, Kearny JT. Effects of three resistance training programs on muscular strength and absolute and relative endurance. *Res Quart Exerc Sport* 1982;53(1):1-7.

Armstrong GL, Conn LA, Pinner RW. Trends in infectious diseases mortality in the United States during the 20th century. *JAMA* 1999;281(1):61-66.

Artero EG, Duck-chul L, Ruiz Jr, et al. A prospective study of muscular strength and all-cause mortality in men with hypertension. *JACC* 2011;57(18):1831-7.

Atherton PJ, Babraj J, Smith K, et al. Selective activation of AMPK-PGC-1a or PKB-TSC2-mTOR signaling can explain specific adaptive responses to endurance or resistance training-like electrical muscle stimulation. *FASEB J* 2005;19(7):786-788.

Baggenhammar S, Hansson EE. Repeated sets or a single set of resistance training—a systematic review. *Adv Physioth* 2007;9(4):154-160.

Banz WJ, Maher MA, Thompson WG, et al. Effects of resistance versus aerobic training on coronary artery disease risk factors. *Exp Biol Med* (Maywood) 2003;228:434-440.

Barzilay JI, Blaum C, Moore T, et al. Insulin resistance and inflammation as precursors of frailty. The Cardiovascular Health Study. *Arch Intern Med* 2007;167(7):635-641.

Batsis JA, Sahakyan KR, Rodriguez-Escudero JP, et al. Normal weight obesity and mortality in the United States Subjects > 60 years of age (from the Third National Health and Nutrition Examination Survey). *Am J Cardiol* 2013;112(10):1592-1598.

Beavers KM, Hsu FC, Houston DK, et al. The role of metabolic syndrome, adiposity and inflammation in physical performance in the Health ABC Study. *J Gerontol Med Sci* 2013;68(5):617-623.

Beedlel B, Jesee C, Stone MH. Flexibility characteristics among athletes who strength train. *JSCR* 1991;5(3):150-154.

Beltran VMR, Dimauro I, Brunelli A, et al. Explosive-type of moderate resistance training induces functional cardiovascular and molecular adaptations in the elderly. *Age* 2014;36(2):759-772.

Berg AH, Scherer PE. Adipose tissue, inflammation, and cardiovascular disease. *Circ Res* 2005;96:939-949.

Berg, Jeremy M., John L. Tymoczko, and Lubert Stryer. *Biochemistry* (5th Ed), 2002. W. H. Freeman, New York.

Berryman JW. Exercise is medicine: a historical perspective. *Curr Sports Med Rpts* 2010;9(4):195-201.

Bilsborough S, Mann N. A review of issues of dietary protein intake in humans. *Int J Sport Nut ExercMetab* 2006;16:129-152.

Blackman MR, Sorkin JD, Munzer T, et al. Growth hormone and sex steroid administration in healthy aged women and men. A randomized controlled trial. *JAMA* 2002;228:2282-2292.

Blaum CS, Xue QL, Michelon E, et al. The association between obesity and the frailty syndrome in older women: the women's health and aging studies. *J Am Ger Soc* 2005;53(6):927-934.

Blumenthal JA, Siegel WC, Appelbaum M. Failure of exercise to reduce blood pressure in patients with mild hypertension. *JAMA* 1991;266:2098-2104.

Bonanno JA, Lies JE. Effects of physical training on coronary risk factors. *Am J Cardiol* 1974;33(6):760-764.

Boonen S, Rosen C, Bouillon R et al. Musculoskeletal effects of the recombinant human IGF-1/IGF binding protein-3 complex in osteoporotic patients with proximal femoral fracture: a double-blind, placebo-controlled study. *J Clin Endocrinol Metab* 2002;87:1593-1599.

Borghouts LB, Keizer HA. Exercise and insulin sensitivity: a review. *Int J Sports Med* 2000;21(1):1-12.

Bozaoglu K, Bolton K, McMillan J, et al. Chemerin is a novel adipokine associated with obesity and the metabolic syndrome. *Endocrinology* 2007;148(10):4687-4694.

Brach JS, Simonsicki EM, Kritchevsy S, et al. The association between physical function and lifestyle activity and exercise in the health, aging and body composition study. *J Am Geriat Soc* 2004;52(4):502-509.

Braith RW, Stewart KJ. Resistance exercise training: its role in the prevention of cardiovascular disease. *Circulation* 2006;113:2642-2650.

Bridle C, Spanjers K, Patel S, et al. Effect of exercise on depression severity in older people: systematic review and meta-analysis of randomized controlled trials. *Br J Psych* 2012;201:180-185.

Brooks GA, Fahey TD, Baldwin KM. *Exercise Physiology: Human Bioenergetics and Its Applications* (4th Ed). 2005;McGraw Hill, New York, NY.

Brunner F, Schmid A, Sheikhzadeh A, et al. Effects of aging on Type II muscle fibers: a systematic review of the literature. *J Aging Physical Act* 2007;15:336-348.

Bruunsgaard H, Bjerregaard E, Schroll M, Pedersen BK. Muscle strength after resistance training is inversely correlated with baseline levels of soluble tumor necrosis factor receptors in the oldest old. *J Am Geriatr Soc* 2004;52(2):237-241.

Bucchanna CI, Marsh RL. Effects of exercise on the biomechanical, biochemical and structural properties of tendons. *Comp Bioch Physiol A* 2002;133(4):1101-1107.

Bunout D, Barrerra G, Leiva L, et al. Effects of vitamin D supplementation and exercise training on physical performance in Chilean vitamin D-deficient elderly subjects. *Exp Geront* 2006;41(8):746-752.

Burgomaster KA, Howarth KR, Phillips SM, et al. Similar metabolic adaptations during exercise after low volume sprint interval and traditional endurance training in humans. *J Physiol* 2008;586.1:151-160.

Calhoon G, Fry AC. Injury rates and profiles of elite competitive weightlifters. *J Athl Train* 1999;34(3):232-238.

Campbell WW, Crim MC, Young VR, Evans WJ. Increased energy requirements and changes in body composition with resistance training in older adults. *Am J Clin Nutr* 1994;60:167-175.

Campos ER, Luecke TJ, Wendeln HK, et al. Muscular adaptations in response to three different resistance-training regimens: specificity of repetition maximum training zones. *Eur J Appl Physiol* 2002;88:50-60.

Campos P, Suguy A, Ernsberger P, et al. The epidemiology of overweight and obesity: public health crisis or moral panic? *Int J Epidem* 006;35(1):55-60.

Campos P. *The Obesity Myth: Why America's Obsession with Fat is Hazardous to Your Health.* 2004, Gotham-Penguin.

Carek PJ, Laibstain SE, Carek SM, et al. Exercise for the treatment of depression and anxiety. *Int J Psych Med* 2011;41(1):15-28.

Carpinelli RN, Otto RN. Strength training. *Sports Med* 1998;26(2):73-84.

Carter JG, Potter AW, Brooks KA. Overtraining syndrome: causes, consequences and methods for prevention. *J Sport Human*

Perf 2014;2(1).

Castaneda C, Layne JE, Munoz-Orians L, et al. A randomized-controlled trial of resistance exercise training to improve glycemic control in older adults with type 2 diabetes. *Diabetes Care* 2002;25:2335-2341.

Castaneda C, Layne JE, Munoz-Orians L, et al. A randomized controlled trial of resistance exercise training to improve glycemic control in older adults with type 2 diabetes. *Diabetes Care* 200225(12):2335-41.

Chang EY, Moses DA, Babb JS, Schweitzer ME. Shoulder impingement: objective 3D shape analysis of acromial morphologic features. *Radiology* 2006; 239:497-505.

Cheema B, Gaul CA, Lane K, Singh MAF. Progressive resistance training in breast cancer: a systematic review of clinical trials. *Br Ca Res Treat* 2008;109(1):9-26.

Chen Y, Zhu M, Zhang Y. Combined endurance-resistance training improves submaximal exercise capacity in elderly heart-failure patients: a systematic review of controlled trials. *Int J Cardiol* 2012;http://dx.doi.org/10.1016/j.ijcard.2012.09.114.

Cho KY, Park H, Seo JW. The relationship between lifestyle and metabolic syndrome in obese children and adolescents. *Korean J Pediatr Gastroenterol Nutr* 2008;11(2):150-159.

Chowdury R, Warnakula S, Kunutsor S, et al. Association of dietary, circulating and supplemental fatty acids with coronary risk: a systematic review and meta-analysis. *Ann Intern Med* 2014;160(6):398-406.

Christ-Roberts CY, Pratipanawatr T, Pratinpanawatr W, et al. Exercise training increases glycogen synthase activity and GLUT4 expression but not insulin signaling in overweight nondiabetic and type 2 diabetic subjects. *Metabolism* 2004;53(9):1233-1242.

Chrysohoou C, Pitsavos C, Tsitsinakis G, et al. High intensity, interval exercise improves quality of life, ventricular diastolic function, ergometric capacity and psychological status of patients with chronic heart failure: a phase III randomized clinical trial. *J Am Coll Cardiol* 2014;63:12-S:1303-1306.

Churchward-Venne TA, Breen L, Phillips SM. Alterations in human muscle protein metabolism with aging: Protein and exercise as countermeasures to offset sarcopenia. *Biofactors* 201;40(2):199-205.

Ciloglu F, Peker I, Pehlivan A, et al. Exercise intensity and its effects on thyroid hormones. *Neuroend Lett* 2005;26(6):830-834.

Claflin DR, Larkin LM, Cederna PS. Effects of high- and low-velocity resistance training on the contractile properties of skeletal muscle fibers from young and older humans. *J Appl Physiol* 2011;111:1021-1030.

Clemente CD. *Anatomy: Regional Atlas of the Human Body* (6th Ed). 2010 Lippincott, Williams and Wilkins, Baltimore, MD.

Cohn B. Medical research: the good, the bad and the underpowered. *Emerg Phys Monthly* 2014;21(1):15-16.

Colcombe SJ, Erickson KI, Scaif PE, et al. Aerobic exercise training increases brain volume in aging humans. *J Gerontol A Biol Sci Med Sci* 2006;61(11):1166-1170.

Collins MK, Perkins GR et al. Growth factors as survival factors: regulation of apoptosis. *Bioessays* 1994;15(2):133-8.

Conceicao MS, Bonganha V, Vecchin FC, et al. Sixteen weeks of resistance training can decrease the risk of metabolic syndrome in healthy postmenopausal women. *Clin Intervent Aging* 2013;8:1221-1228.

Convit A. Links between cognitive impairment in insulin resistance: an explanatory model. *Neurobiol Aging* 2005;26(1):31-35.

Cooney GM, Dwan K, Greig CA, et al. Exercise for depression. *Cochrane Database Syst Rev* 2013;doi: 10.1002/14651858.CD004366.pub6

Cornelissen VA, Fagard RH, Coeckelberghs E, Vanhees L. Impact of resistance training on blood pressure and other cardiovascular risk factors: a meta-analysis of randomized controlled trials. *Hypertension* 2011;58:950-958.

Cornellisen VA, Fagard RH. Effect of resistance training on resting blood pressure: a meta-analysis of randomized controlled trials. *J Hypertension* 2005;23(2):251-259.

Cotman CW, Berchtold NC, Christie LA. Exercise builds brain health: key roles of growth factor cascades and inflammation. *Trends Neurosci* 2007;30(9):464-472.

Cotman CW, Berchtold NC. Exercise: a behavioral intervention to enhance brain health and plasticity. *Trends Neurosci* 2002;25(6):295-301.

Croymans DM, Paparisto E, Lee MM, et al. Resistance training improves indices of muscle insulin sensitivity and β-cell function in overweight/obese, sedentary young men. *J Appl Physiol* 2013;115:1245-1253.

Culver AL, Ockene IS, Balasubramanian R, et al. Statin use and risk of diabetes mellitus in postmenopausal women in the women's health initiative. *Arch Int Med* 2012;172(2):144-152.

Dai DF, Chiao YA, Marcinek DJ, et al. Mitochondrial oxidative stress in aging and healthspan. *Long Healthspan* 2014;3:6.

Danielson L, Noras AM, Waern M, Carlsson J. Exercise in the treatment of major depression: a systematic review grading the quality of the evidence. *Physioth Theory Pract* 2013;29(8):573-585.

Dawson-Hughes B, Harris SS, Krall EA, et al. Effect of calcium and vitamin D supplementation on bone density in men and women 65 years of age or older. *New Engl J Med* 1997;337:670-676.

de Rooij NK, Linn FHH, van der Plas JA et al. Incidence of subarachnoid hemorrhage : a systematic review with emphasis on region, gender, age and time trends. *J Neurol Neurosurg Psychiatry* 2007;78:1365-1372.

Del Coso JD, Salinero JJ, Gonzalaz-Milan CG, et al. Dose response effects of a caffeine-containing energy drink on muscle performance: a repeated-measures design. *J InternatSoc Sports Nutr* 2012;9:21.

den Heijer T, Vermeer SE, van Dijk EJ, et al. Type 2 diabetes and atrophy of temporal lobe structures on brain MRI. *Diabetologica* 2003;46:1604-1610.

Deschenes MR. Effects of aging on muscle fiber type and size. *Sports Med* 2004;34(12):809-824.

Despres JP, Lemieux I. Abdominal obesity and metabolic syndrome. *Nature* 2006;444:881-887.

Dickinson JM, Volpi E, Rasmussen BB. Exercise and nutrition to target protein synthesis impairments in aging skeletal muscle. *Exerc Sport Sci Rev* 2013;41(4):216-223.

Doherty TJ. Aging and sarcopenia. *J Appl Physiol* 2003;95(4):1717-1727.

Dominguez LJ, Barbagello M. The cardiometabolic syndrome and sarcopenic obesity in older persons. *J Cardiomet Synd* 2007;2(3):183-189.

Dornerman TM, McMurray RG, Renner JB, Anderson JJ. Effects of high-intensity resistance exercise on bone mineral density and muscle strength 40-50 year-old women. *J Sports Med Phys Fit* 1997;37(4):246-251.

Duncan MJ, Smith M, Cook K, James RS. The acute effect of a caffeine-containing energy drink on mood state, readiness to invest effort, and resistance exercise to failure. *JSCR* 2012;26(10):2858-2865.

Duncan MJ, Oxford SW. The effect of caffeine ingestion on mood state and bench press performance to failure. *JSCR* 2011;25(1): 178-85.

Duncan P, Richards L, Wallace D, et al. A randomized, controlled pilot study of a home-based exercise program for individuals with mild and moderate stroke. *Stroke* 1998;29:2055-2060.

Dunstan DW, Daly RM, Owen N, et al. High-intensity resistance training improves glycemic control in older patients with Type 2 diabetes. *Diabetes Care* 2002;25(10):1729-1736.

Dupont-Versteegden EE. Apoptosis in muscle atrophy: relevance to sarcopenia. *Exp Gerontol* 2005;40(6):473-81.

Durak EP, Jovanovic-Peterson L, Peterson CM. Randomized crossover study of effect of resistance training on glycemic control, muscular strength, and cholesterol in type I diabetic men. *Diabetes Care* 1990;13:1039-1043.

Eggerston L. Lancet retracts 12-year-old article linking autism to MMR vaccines. *CMAJ* 2010;182(4):doi:10.1503/cmaj.109-3179.

Eghbalzadeh K, Brixius K, Bloch W, Brinkmann C. Skeletal muscle nitric oxide (NO) synthases and NO-signaling in "diabesity"— What about the relevance of exercise training interventions? *Nitric Oxide* 2013;doi:10.1016/j.niox.2013.2009

Eknoyan G. AdopheQuetelet (1796-1874)—the average man and indices of obesity. *Nephrol Dial Transplant* 2008;23(1):47-51.

Ellington WR. Evolution and physiological roles of phosphagen systems. *Ann Rev Physiol* 2001;63:289-325.

Engelke K, Kemmler W, Lauber D, et al. Exercise maintains bone density at spine and hip EFOPS: a 3-year longitudinal study in early postmenopausal women. *Osteoporosis Int* 2006;17:133-142.

Erikkson J, Taimela S, Koivisto VA. Exercise and the metabolic syndrome. *Diabetalogica* 1997;40:125-135.

Erikson EF, Glerup H. Vitamin D deficiency and aging: implications for general health and osteoporosis. *Biogerontology* 2002;3:73-77.

Esposito K, Giugliano F, Martedi E, et al. High proportions of erectile dysfunction in men with the metabolic syndrome. *Diabetes Care* 2005;28(5):1201-1203.

Evagrio Pontico, *Gli Otto Spiriti Malvagi*, trans., Felice Comello, Pratiche Editrice, Parma, 1990, p.11-12.

Everett G. *Olympic Weightlifting for Sports.* 2012; Catalyst Athletics Inc.

Eves ND, Plotnikoff RC. Resistance training and type 2 diabetes. *Diabetes Care* 2006;29(8):1933-1941.

Farinatti P, Neto AGC, da Silva NL. Influence of resistance training variables on excess postexercise oxygen consumption: a systematic review. *ISRN Physiol* 2013; http://dx.doi.org/10.1155/2013/825026.

Fauci AS, Morens DM. The perpetual challenge of infectious diseases. *N Engl J Med* 2012;366:454-461.

Favero S, Roschel H, Artioli R et al. Creatine but not betaine supplementation increases muscle phosphoryl-creatine content and strength performance. *Amino Acids* 2011;epub ahead of print.

Feigenbaum J, Goodmurphy C, Scheider C. Gripping matters: Anatomy 501 for the press. 2013 The Aasgaard Company. http://startingstrength.com/article/gripping_matters

Ferreira I, Twisk JS, van Mechelen W et al. Development of fitness, fatness and lifestyle from adolescence to the age of 36 years. Determinants of the metabolic syndrome in young adults: the Amsterdam Growth and Health Longitudinal Study. *Arch Intern Med* 2005;165(1):42-48.

Ferreira R, Neuparth MJ, Vitorino R, et al. Evidences of apoptosis during the early phases of soleus muscle atrophy in hindlimb suspended mice. *Physiol Res* 2008;57:601-11.

Ferris LT, Williams JS, Shen CL. The effect of acute exercise on serum brain-derived neurotrophic factor levels and cognitive function. *Med Sci Sports Exerc* 2007;39(4):728-734.

Fielding RA, Vellas B, Evans WJ, et al. Sarcopenia: an Undiagnosed condition in Older Adults. Current consensus definition: Prevalence, Etiology and Consequences. International Working Group on Sarcopenia. *J Am Med Dir Assoc* 2011;12(4):249-256.

Fischer-Wellman KH, Bloomer RJ. Oxidative stress and exercise in cardiopulmonary and metabolic disorders. *Systems Biology of Free Radicals and Antioxidants* 2014;Springer Berlin Heidelberg 3805-3830.

Fontana L, Eagon JC, Trujillo ME, et al. Visceral fat adipokine secretion is associated with systemic inflammation in obese humans. *Diabetes* 2007;56(4):1010-1013.

Ford ES, Giles WH, Dietz WH. Prevalence of metabolic syndrome among US adults: findings from the third National Health and Nutrition Examination Survey. *JAMA* 2002;287(3):356-359.

Fried LP, Tangen CM, Walston J, et al. Frailty in older adults: Evidence for a phenotype. *J Gerontol A Biol Sci Med Sci* 2001;55(3):M146-M157.

Fries JF, Bruce B, Chakravarty E. Compression of morbidity 1980-2011: a focused review of paradigms and progress. *J Aging Res* 2011; http://dx.doi.org/10.4061/2011/261702

Frontera WR, Hughes VA, Lutz KJ, Evans WJ. A cross-sectional study of muscle strength and mass in 48-72-yr-old men and women. *J Appl Physiol* 1991;71(2):644-650.

Frontera WR, Meredith CN, O'Reilly KP, et al. Strength conditioning in older men: skeletal muscle hypertrophy and improved function. *J Appl Physiol* 1988;65(3):1038-1044.

Frontera WR, Meredith CN, O'Reilly KP, Evans WJ. Strength training and determinants of VO_2max in older men. *J Appl Physiol* 1990;68:329-333.

Fulginiti V. The millennium in infectious diseases: Focus on the last century 1900-2000. *Medscape Gen Med* 2000;2(1): http://www.medscape.com/viewarticle/408050_3

Fuzhong L, Harmer P, Fisher KJ, et al. Tai Chi and fall reductions in older adults: a randomized controlled trial. *J Gerontol Biol Sci* 2005;60(2):187-194.

Ghilarducci LEC, Holly RG, Amsterdam EA. Effects of high resistance training in coronary artery disease. *Am J Cardiol* 1989;65(14):866-870.

Gibala MJ, Little JP, van Essen M, et al. Short-term sprint interval versus traditional endurance training: similar adaptations in human skeletal muscle and exercise performance. *J Physiol* 2006;575.3;901-911.

Gibala, M. 2009. Molecular responses to high-intensity interval exercise. *App Phys Nut Metab* 2009;34(3):428-32.

Gollnick PD, Armstrong RB, Saubert IV, et al. Enzyme activity and fiber composition in skeletal muscle of untrained and trained men. *J Appl Physiol* 1972;33(3):312-319.

Graff-Radford NR. Can aerobic exercise protect against dementia? *Alzh Res Therapy* 2011;3(6):2-6.

Granata C, Oliveira RSF, Little JP, et al. Training intensity modulates changes in PGC-1a and p53 protein content and mitochondrial respiration, but not markers of mitochondrial content in human skeletal muscle. *FASEB J* 2015; fj-15.

Grandjean AC, Reimers KJ, Bennick KE, Haven MC. The effect of caffeinated, non-caffeinated, caloric and noncaloric beverages on hydration. *J Am CollNutr* 2000;19(5):591-600.

Grant WB, Holick MF. Benefits and requirements of vitamin D for optimal health: a review. *Alt Med Rev* 2005;10(2):94-111.

Greiwe JS, Cheng B, Rubin DC, et al. Resistance exercise decreases skeletal muscle tumor necrosis factor alpha in frail elderly humans. *FASEB J* 2001;15(2):475-482.

Grontved A, Rimm EB, Willet WC, et al. A prospective study of weight training and risk of type 2 diabetes in men. *Arch Int Med* 2012;172(17):1306-1312.

Gross L. A Broken Trust: Lessons from the Vaccine-Autism Wars. *PLoS Biol* 2009;7(5): e1000114.

Grundy SM. Obesity, metabolic syndrome, and cardiovascular disease. *J Clinic Endocrin Metab* 2004;89(6):2595-2600.

Gualano B, Ugrinowitsch C, Novaes RB, et al. Effects of creatine supplementation on renal function: a randomized, double-blind, placebo-controlled clinical trial. *Eur J App Physiol* 2008;103(1):33-40.

Guasch E, Mont L. Exercise and the heart: unmasking Mr. Hyde. *Heart J* 2014;doi:10.1136/heartjnl-2014-305780

Habberg JM, Ehsani AA, Foldring O, et al. Effect of weight training on blood pressure and hemodynamics in hypertensive adolescents. *J Pediatrics* 1984;19:147-151.

Haff G, Whitley A, Potteiger J. A brief review: explosive exercise and sports performance. *Strength and Cond J* 2001;23(3):13.

Hagerman FC, Walsh SJ, Staron RS, et al. Effects of high-intensity resistance training on untrained older men. I. Strength, cardiovascular and metabolic responses. *J Gerontol A Biol Sci Med Sci* 2000;55A(7)B336-B346.

Hajjar ER, Cafiero AC, Hanlon JT. Polypharmacy in elderly patients. *Am J Ger Pharm* 2007;5(4):345-351.

Hamill BP. Relative safety of weightlifting and weight training. *JSCR* 1994;8(1):53-57.

Hamilton WF, Woodbury RA, Harper HT. Arterial, cerebrospinal and venous pressure changes in man during cough and strain. *Am J Physiol* 1944;141(1):42-50.

Hansen E, Landstad BJ, Gundersen KT, et al. Insulin sensitivity after maximal and endurance resistance training. *JSCR* 2012;26(2):327-334.

Hansen PA, Noite LA, Chen MH, Holloszy MO. Increased GLUT-4 translocation mediates enhanced insulin sensitivity of muscle glucose transport after exercise. *J Appl Physiol* (1985)1998;85(4):1218-1222.

Harcombe Z, Baker JS, Cooper SM, et al. Evidence from randomised controlled trials did not support the introduction of dietary fat guidelines in 1977 and 1983: a systematic review and meta-analysis. *Open Heart* 2014;doi:10.1136/openhrt-2014-000196

Harris KA, Holly RG. Physiological response to circuit weight training in borderline hypertensive subjects. *Med Sci Sports Exerc* 1987;19:246-252.

Hartmann H, Kluseman WK, Dalic J, et al. Influence of squatting depth on jumping performance. *J Strength Cond Res* 2012;26(12):3243-61.

Hartmann H, Wirth K, Kluseman M. Analysis of the load on knee joint and vertebral column with changes in squatting depth and weight load. *Sports Med* 2013;43(10):993-1008.

Hawley JA. Molecular responses to strength and endurance training: are they compatible? *Appl Physiol Nut Metab* 2009;34:355-361.

Haykowsky MJ, Findlay JM, Ignaszeski MD. Aneurysmal subarachnoid hemorrhage associated with weight training: three case reports. *Clin J Sport Med* 1996;6(1):52-55.

Headley S, Germain M, Mailloux P, et al. Resistance training improves strength and functional measures in patients with end-stage renal disease. *Am J Kidney Dis* 2002;40(2):355-364.

Hefferman KS, Yoon ES, Sharman JE, et al. Resistance exercise training reduces arterial reservoir pressure in older adults with prehypertension and hypertension. *Hyperten Res* 2012;Epub ahead of print.

Helgerud, J., et al. Aerobic high-intensity intervals improve VO_2max more than moderate training. *Med Sci Sports Ex* 2007;39(4):665-71.

Heyn P, Abreu BC, Ottenbacher KJ. The effects of exercise training on elderly persons with cognitive impairment and dementia: a meta-analysis. *Arch Phys Med Rehab* 2004;85(10):1694-1704.

Hickson RC. Interference of strength development by simultaneously training for strength and endurance. *Eur J Appl Physiol* 1980;45:255-264.

Higdon JV, Frei B. Coffee and health: A review of recent human research. *Crit Rev Food SciNutr* 2006;46(2):101-123.

Hill DJ, Milner RDG. Insulin as a growth factor. *Pediatr Res* 1985;19:879-886.

Hillman CH, Erickson KI, Kramer AF. Be smart, exercise your heart: exercise effects on brain and cognition. *Nature Rev Neurosci* 2008;9:58-65.

Hirano A, Suzuki Y, Kuzuya M, et al. Influence of regular exercise on subjective sense of burden and physical symptoms in community-dwelling caregivers of dementia patients: a randomized controlled trial. *Arch Geront Geriat* 2011;53(2):e158-e163.

Ho SS, Dhaliwal SS, Hills AP, Pal S. The effect of 12 weeks of aerobic, resistance or combination exercise training on cardiovascular risk factors in the overweight and obese in a randomized trial. *BMC Public Health* 2012;12:704.

Hochachka PW, Neely JR, Driedzic WR. Integration of lipid utilization with Krebs cycle activity in muscle. *Federation proceedings* 1977;36(7):2009-2014.

Hoff J, Gran A, Helgerud J. Maximal strength training improves aerobic endurance performance. *Scand J Med Sci Sports* 2002;12(5):288-295.

Hoffman DF. Arthritis and exercise. *Prim Care* 1993;20(4):895-810.

Holic MF. High prevalence of vitamin D inadequacy and implications for health. *Mayo ClinProc* 2006;81(3):353-73.

Holviala JHS, Sallinen JM, Kraemer WJ, et al. Effects of strength training on muscle strength characteristics, functional capabilities, and balance in middle-aged and older women. *JSCR* 2006;20(2):336-344.

Hooper L, Summerbell CD, Thompson R, et al. Reduced or modified dietary fat for preventing cardiovascular disease. Cochrane heart group 2012; doi:10.1002/14651858.CD002137.pub3

Horwich TB, Fonarow GC. Glucose, obesity, metabolic syndrome and diabetes: relevance to incidence of heart failure. *J Am Coll Cardiol* 2010; 55:283-293.

Hunter GR, Bryan DR, Wetzstein CJ, et al. Resistance training and intra-abdominal adipose tissue in older men and women. *Med Sci Sports Exerc* 2002 Jun;34(6):1023-8.

Hurley BF, Hagberg JM, Goldberg AP. Resistive training can reduce coronary risk factors without altering VO_2max or percent body fat. *Med Sci Sports Exerc* 20;150-154.

Hurley BF, Roth SM. Strength training in the elderly. *Sports Med* 2000;30:249-268.

Hurley BF, Roth SM. Strength training in the elderly: effects on risk factors for age-related diseases. *Sports Med* 2000;30:249-268.

Hutchinson DS, Summers RJ, Bengtsson T. Regulation of AMP-activated protein kinase activity by G-coupled protein receptors: potential utility in treatment of diabetes and heart disease. *Pharmacol Therap* 2008;119(3):291-310.

Huxley AF, Niedergerke R. Structural changes in muscle during contraction: interference microscopy of living muscle fibres. *Nature* 1954;173(4412):971-973.

Huxley H, Hanson J. Changes in the cross-striations of muscle during contraction and stretch and their structural interpretation. *Nature* 1954;173(4412):973-976.

Iacobellis G, Barbaro G. The double role of epicardial adipose tissue as pro- and anti-inflammatory organ. *Horm Metab Res* 2008;40(7):442-445.

Inelman EM, Sergi G, Coin A, et al. Can obesity be a risk factor for elderly people? Obesity Rev 2003;4(3):147-55.

International Diabetes Federation. The IDF consensus worldwide definition of the metabolic syndrome. *IDF Communications* 2006;http://www.idf.org/webdata/docs/IDF_Meta_def_final.pdf

Irvine C, Taylor NF. Progressive resistance exercise improves glycaemic control in people with Type 2 diabetes mellitus: a systematic review. *Aust J Physiotherapy* 2009;55:237-246.

Jagim AR, Oliver JM, Sanchez A, et al. A buffered form of creatine does not promote greater changes in muscle creatine content, body composition, or training adaptations than creatine monohydrate. *J Int Soc Sports Nut* 2012;9(43).

Jahnke R, Larkey L, Rogers C, et al. A comprehensive review of health benefits of Qigong and Tai Chi. *Am J Health Prom* 2010;24(6):e1-e25.

Janssen I, Shepard DS, Katzmarzyk PT, Roubenoff R. The healthcare costs of sarcopenia in the United States. *J Am Geriatrics Soc* 2004;52(1):80-85.

Johannson SE, Sundquist J. Change in lifestyle factors and their influence on health status and all-cause mortality. *Internat J Epidem* 1999;28:1073-1080.

Jones DS, Podolsky SH, Greene JA. The burden of disease and the changing task of medicine. *N Engl J Med* 2012;366:2333-2338.

Judge JO, Lindsey C, Underwood M, Winsemius D. Balance improvements in older women: effects of exercise training. *Physical Therapy* 1993;73(4):254-262.

Jurca R, Lamonte MJ, Barlow CE, et al. Association of muscular strength with metabolic syndrome in men. *Med Sci Sports Exerc* 2005;37(11):1849-1855.

Kalitesi EvY. Exercise and quality of life. *Trakya Univ Tip Fak Derg* 2010;27(S1):54-56.

Kata A. Anti-vaccine activists, Web 2.0, and the postmodern paradigm-An overview of the tactics and tropes used online by the anti-vaccination movement. *Vaccine* 2012;30(25):3778-3789.

Kavanagh T. Exercise in cardiac rehabilitation. *Br J Sports Med* 2000;34:3-6.

Kelley GA, Kelley KS, Tran ZV. Resistance training and bone mineral density in women: a meta-analysis of controlled trials. *Phys Med Rehab* 2001;80(1):65-77.

Kemmler W, Lauber D, Weineck J, et al. Benefits of 2 years of intense exercise on bone density, physical fitness, and blood lipids in early postmenopausal osteopenic women. *Arch Intern Med* 2004;164(10):1084-1091.

Kennedy JW, Hirschman MF, Gervino EV, et al. Acute exercise induces GLUT4 translocation in skeletal muscle of normal human subjects and subjects with type 2 diabetes. *Diabetes* 1999;48:1192-1197.

Kilgore, L., & Rippetoe, M. (2007). Redefining Fitness For Health and Fitness Professionals. *J Ex Phys Online*, 2007;10(2),34-39.

Kim S, Popkin BM. Commentary: Understanding the epidemiology of overweight and obesity-a real global public health concern. *Int J Epidem* 2006;35(1):60-67.

Knowles JR. Enzyme-catalyzed phosphoryl transfer reactions. *Ann Rev Biochem* 1980;49: 877-919.

Kostek MC, Delmonico MJ, Reichel JB, et al. Muscle strength response to strength training is influenced by insulinlike growth factor 1 genotype in older adults. *J Appl Physiol* 2005;98:2147-2154.

Koziris LP. Sprint interval exercise for fat loss: good return on investment. *Strength and Cond J* 2013;35(5):41-42.

Kraemer WJ, Gordon SE, Fleck SJ, et al. Endogenous anabolic hormonal and growth factor responses to heavy resistance exercise in male and females. *Int J Sports Med* 1991;12:228-235.

Kraemer WJ, Ratamess NA, French DN. Resistance training for health and performance. *Curr Sports Med Rep* 2002;1(3):165-171.

Kraemer WJ, Ratamess NA. Fundamentals of resistance training: Progression and exercise prescription. *Med Sci Sports Exerc* 2004;36(4):674-688.

Kraemer WJ, Ratamess NA. Hormonal responses and adaptations to resistance exercise and training. *Sports Med* 2006; 35(4):339-361.

Kreider RB, Campbell B. Protein for exercise and recovery. *Physician Sports Med* 2009;37(2):13-21.

Kreider RB, Melton C, Rasmussen CJ, et al. Long-term creatine supplementation does not significantly affect clinical markers of health in athletes. *Mol Cell Biochem* 2003;244(1-2):95-104.

Kris-Etherton PM, Harris WS, Appel LJ. AHA Scientific Statement: fish consumption, fish oil, omega-3 fatty acids, and cardiovascular disease. *Circulation* 2002;106:2747-2757.

Kubo K, Kanehisa H, Miyatani M et al. Effect of low-load resistance training on the tendon properties in middleaged and elderly women. *Acta Physiol Scand* 2003;178(1):25-32.

Kurella M, Lo JC, Chertow GM. Metabolic syndrome and the risk for chronic kidney disease among nondiabetic adults. *J Am Soc Nephrol* 2005;16:2134-2140.

LaForgia J, Withers RT, Gore CJ. Effects of exercise intensity and duration on the excess post-exercise oxygen consumption. *Journal of Sports Science* 2006;24(12):1247-1264.

Lai JS, Lan C, Wong MK, Teng SH. Two-year trends in cardiorespiratory function among older Tai Chi Chuan practitioners and sedentary subjects. *J Am Geriatr Soc* 1995;43(11):1222-1227.

Lakka TA, Laaksonen DE, Lakka HM, et al. Sedentary lifestyle, poor cardiorespiratory fitness, and the metabolic syndrome. *Med Sci Sports Exerc* 2003;35(8):1279-1286.

Lange-Aschenfeldt, Kojda G. Alzheimer's disease, cerebrovascular dysfunction and the benefits of exercise: From vessels to neurons. *Exp Gerontol* 2008;43(6):499-504.

Larsson L. Histochemical characteristics of human skeletal muscle during aging. *Acta Physiol Scand* 1983;117:469-71.

Laursen PB, Jenkins DG. The scientific basis for high-intensity interval training. *Sports Med* 2002;32(1):53-73.

Leenders M, Verdijk LB, van der Hoeven L, et al. Elderly men and women benefit equally from prolonged resistancetype exercise training. *J Gerontol* 2012;68(7):769-779.

Lehnen AM, De Angelis K, Markoski MM, D'Agord Schaan B. Changes in the GLUT 4 expression by acute exercise, exercise training and detraining in experimental models. *J Diabet Metab* 2012;S:10.

Lemmey AB, Marcora SM, Chester K, et al. Effects of high-intensity resistance training in patients with rheumatoid arthritis: a randomized controlled trial. *Arthritis Care Res* 2009;61(12):1726-1734.

Lenn J, Uhl T, Mattacola C, et al. The effects of fish oil and isoflavones on delayed onset muscle soreness. *Med Sci Sports Exerc* 2002;34(10):1605-1613.

Letai A. Growth factor withdrawal and apoptosis: the middle game. *Mol Cell* 2006;17;21(6):728-30.

Li J, Siegrist J. Physical activity and risk of cardiovascular disease—a meta-analysis of prospective cohort studies. *Int J Environ Res Public Health* 2012;92(2):391-407.

Lindle RS, Metter EJ, Lynch NA, et al. Age and gender comparisons of muscle strength in 655 women and men aged 20-93 yr. *J Appl Physiol* 1997;83(5):1581-1587.

Liu CJ, Latham NK. Progressive resistance strength training for improving physical function in older adults. *Cochrane Database of Systematic Reviews* 2009, Issue 3. Art No: CD002759.

Liu H, Bravata DM, Olkin I, et al. Systematic review: the safety and efficacy of growth hormone in the healthy elderly. *Ann Intern Med* 2007;146(2):104-15.

Loeser RF, Gandhi U, Long DL, et al. Aging and oxidative stress reduce the response of human articular chondrocytes to insulin-like growth factor 1 and osteogenic protein 1. *Arth Rheum* 2014;66(8):2201-2209.

Lombardi VP, Troxel RK. US deaths and injuries associated with weight training. *Med Sci Sports Exerc* 2003;35(5):pS203.

Mackenbach JP. The epidemiologic transition theory. *J Epidemiol Community Health* 1994;48:329-331.

Maeda S, Miyauchi T, Iemitsu M, et al. Resistance exercise training reduces plasma endothelin-1 concentration in healthy young humans. *J Cardiovasc Pharmacol* 2004;44:S443-446.

Mahdavi H, Kim JB, Safarpour S, et al. Dyslipidemia and cardiovascular disease. *Curr Op Lipid* 2009;20:157-158.

Malik S, Wong ND, Franklin SS, et al. Impact of the metabolic syndrome on mortality from coronary artery disease, cardiovascular disease, and all causes in United States adults. *Circulation* 2004;110:1245-1250.

Malin SK, Hinnerichs KR, Echtenkamp BG, et al. Effect of adiposity on insulin action after acute and chronic resistance exercise in non-diabetic women. *Eur J Appl Phsyiol* 2013;113:2933-2941.

Marcell TJ, Hawkins SA, Wiswell RA. Leg strength declines with advancing age despite habitual endurance exercise in active older adults. *JSCR* 2014;28(2):504-513.

Marcus RL, Smith S, Morrell G, et al. Comparison of combined aerobic and high-force eccentric resistance exercise with aerobic exercise only for people with type 2 diabetes mellitus. *Phys Ther* 2008;88(11):1345-54.

Marques EA, Mota J, Machado L, et al. Multicomponent training program with weight-bearing exercises elicits favorable bone density, muscle strength, and balance adaptations in older women. *Calcif Tissue Int* 2011;88(2):117-29.

Marzetti E, Leeuwenburgh C. Skeletal muscle apoptosis, sarcopenia and frailty at old age. *Exp Gerontol* 2006;41(12):1234-8.

Matsuda M, Watanabe K, Saito A, et al. Circumstances, activities and events precipitating aneurysmal subarachnoid hemorrhage. *J Stroke Cerebrovasc Dis* 2007;16(1):55-29.

Maughan RJ, Griffin J. Caffeine ingestion and fluid balance: a review. *J Human Nutr Diet* 2003;16(6):411-420.

Maury E, Brichard SM. Adipokine dysregulation, adipose tissue inflammation and metabolic syndrome. *Mol Cell Endocrin* 2010;314(1):1-16.

McCartney N. Acute responses to resistance training and safety. *Med Sci Sports Exerc* 1999;32(1):31-37.

Medbo JI, Burgers S. Effect of training on anaerobic capacity. *Med Sci Sports Med* 1990;22(4):501-507.

Mendelson TB, et al. Conflicts of interest in cardiovascular clinical practice guidelines. *Arch Intern Med* 2011;171(6):577.

Mendias CL, Tatsumi R, Allen RE. Role of cyclooxygenase-1 and -2 in satellite cell proliferation, differentiation and fusion. *Muscle and Nerve* 2004;30(4):497-500.

Menon, Ram K., and Mark A. Sperling. Insulin as a growth factor. *Endocrinol Metab Clin N Amer* 1996;25(3):633-47.

Mikkelson UR, Langberg H, Helmark IC, et al. Local NSAID infusion inhibits satellite cell proliferation in human skeletal muscle after eccentric exercise. *J ApplPhysiol* 2009;107:1600-11.

Mokdad AH, Ford ES, Bowman BA et al. Type 2 diabetes trends in the US: 1990-1998. *Diabetes Care* 2000;23:1278-1283.

Monteiro R, Azevedo I. Chronic inflammation in obesity and the metabolic syndrome. *Nutr Metab Cardiovasc Dis* 2004;14(5):228-32.

Moraes MR, Bacurau RFP, Casarini DE, et al. Chronic conventional resistance exercise reduces blood pressure in stage 1 hypertensive men. *JSCR* 2012;26(4):1122-1129.

Mora-Rodriguez R, Pallares JG, Lopez-Samanas A, et al. Caffeine ingestion reverses the circadian rhythm effects on neuromuscular performance in highly resistance-trained men. *PLOS One* 2012;7(4):e33807.

Morrisey MC, Harman EA, Johnson MJ. Resistance training modes: specificity and effectiveness. *Med Sci Sports Exerc* 1995;27(5):648-660.

Morriss JN, Chave SPW, Adam C et al. Vigorous exercise in leisure-time and the incidence of coronary artery disease. *Lancet*

1973;301(7799):333-339.

Munzer T, Harman SM, Sorkin JD, Blackman MR. Growth hormone and sex steroid effects on serum glucose, insulin, and lipid concentrations in healthy older women and men. *J Clin Endocrinol Metab* 2009;94(10);3833-41.

Murray MP, Gore DR, Gardner GM, Mollinger LA. Shoulder motion and muscle strength of normal men and women in two age groups. *Clin Ortho Rel Res* 1985;192:268-273.

Myers J. Exercise and cardiovascular health. *Circulation* 2003;107:e2-e5.

Nash MS, Jacobs PL, Mendez AJ, Goldberg RB. Circuit resistance training improves the atherogenic lipid profile of persons with chronic paraplegia. *J Spinal Cord Med* 2001;24:2-9.

Nash MS, Mendez AJ, Goldberg RB. Circuit resistance training improves the atherogenic lipid profiles of persons with chronic paraplegia. *J Spinal Cord Med* 2001;24(1):2-9.

National Vital Statistics Report 2002;50:15, September 16, 2002.

Navarro-Yepes J, Burns M, Anandhan A, et al. Oxidative stress, redox signaling and autophagy: cell death versus survival. *Antiox Redox Signal* 2014;21(1):66-85.

Nehlig A, Debry G. Caffeine and sports activity: a review. *Int J Sports Med* 1994;15(5):215-223.

Nelson ME, Fiatorone MA, Morganti CM, et al. Effects of high-intensity strength training on multiple risk factors for osteoporotic fractures: a randomized controlled trial. *JAMA* 1994;272:1909-1914.

Newton R, Kraemer W. Developing explosive muscular power: implications for a mixed methods training strategy. *Strength and Cond* 1994;16(5):20-31.

Nied RJ, Franklin B. Promoting and prescribing exercise for the elderly. *Am Fam Phys* 2002;65(3):419-426.

Niewiadomski W, Pills W, Laskowsak D, et al. Effects of a brief Valsalva maneoeuvre on hemodynamic response to strength exercise. *Clin Physiol Funct Imaging* 2012;32:145-157.

Nilwik R, Snijders T, Leenders M, et al. The decline in skeletal muscle mass with aging is mainly attributed to a reduction in type II muscle fiber size. *Exp Gerontol* 2013;492-8.

NNT, Statin Drugs Given for 5 Years for Heart Disease Prevention (Without Known Heart Disease) http://www.thennt.com/nnt/statins-for-heart-disease-prevention-without-prior-heart-disease

Novak ML, Billich W, Smith SM, et al. COX-2 inhibitor reduces skeletal muscle hypertrophy in mice. *Am J PhysiolRegulIntegr Comp Physiol* 2009;296:R1132-1139.

O'Gara PT, Kushner FG, Ascheim DD, et al. 2013 ACCF/AHA Guideline for the management of ST-elevation myocardial infarction : A report of the American College of Cardiology Foundation/American Heart Association Task Force on Practice Guidelines. *Circulation* 2013;127(4):e362-345.

Ogden CL, Carroll MD, Kit BK, Flegal KM. Prevalence of obesity in the United States, 2009-2010. NCHS Data brief 2012, No. 82.

Oka RK, De Marco T, Haskell W, et al. Impact of a home-based walking and resistance training program on quality of life in patients with heart failure. *Am J Cardiol* 2000;85(3):365-369.

Omran AR. The epidemiological transition: a theory of the epidemiology of population change. *Milbank Q* 1971;49:509-538.

Orr R, deVos NJ, Singh NA, et al. Power training improves balance in healthy older adults. *J Gerontol Med Sci* 2006;61(1):78-85.

Ottenbacher KJ, Ostire GV, Peck MK, et al. Diabetes mellitus as a risk factor for hip fracture in Mexican American older adults. *J Gerontol Med Sci* 2002;57A:M658-M653.

Ozaki J, Fujimoto S, Nakagawa Y, et al. Tears of the rotator cuff of the shoulder associated with pathological changes in the acromion. A study *in cadavera*. *J Bone Joint Surg Am* 1988;70:1224-30.

Paavoleinen L, Hakkinen K, Hamalainen I et al. Explosive-strength training improves 5-km running time by improving running economy and muscle power. *J Appl Physiol* 1999;86:1527-1533.

Paddon-Jones D, Leveritt M, Lonergan A, Abernethy P. Adaptation to chronic eccentric exercise in humans: the influence of contraction velocity. Eur *J Appl Physio*l 2001;85:466-71.

Palmer B. Shut Up and Sip. Coffee is neither good nor bad for you. Now you may go. http://www.slate.com/articles/health_and_science/medical_examiner/2015/06/is_coffee_good_or_bad_for_you_the_answer_is_neither.html

Panagiotakos DB, Pitsavos C, Chrysohoou C, et al. Impact of lifestyle habits on the prevalence of the metabolic syndrome among Greek adults from the ATTICA study. *Am Heart J* 2004;147(1):106-112.

Panel members. Opinion of the Scientific Panel on food additives, flavourings, processing aids and materials in contact with food (AFC) on a request from the Commission related to creatine monohydrate for use in foods for particular nutritional uses.

EFSA Journal 2004;36:1-12.

Paracelsus (Phillippus Aureolus Threophastus Bombastus von Hohenheim). *Die Dosis macht das Gift.* "The dose makes the poison." 1538; *Dritte Defensio.*

Park YW, Shankuan Z, Palaniappan L, et al. The metabolic syndrome: Prevalence and associated risk factor findings in the US population from the Third National Health and Nutrition Examination Survey, 1988-1994. *Arch Intern Med* 2003;163(4): 427-436.

Pedersen BK. Exercise-induced myokines and their role in chronic diseases. *Brain Behav Immun* 2011;25(5):811-816.

Pedersen BK. Muscles and their myokines. *J Exp Biol* 2011;214:337-346.

Pederson MD, Rhea MR, Sen A, Gordon PM. Resistance exercise for muscular strength in older adults: a metaanalysis. *Ageing Res Rev* 2010;9(3):226-237.

Penninx BWJH, Nicklas BJ, Newman AB, et al. Metabolic syndrome and physical decline in older persons: results from the health, aging and body composition study. *J Gerontol: Med Sci* 2009;64A(1):96-102.

Perseghin,G, Price,TB, Petersen,KF, et al. Increased glucose transport-phosphorylation and muscle glycogen synthesis after exercise training in insulin-resistant subjects. *N Engl J Med* 1996;335:1357-1362.

Pescatello LS, Franklin BA, Fagard R, et al. American College of Sports Medicine position stand: Exercise and hypertension. *Med Sci Sports Exerc* 2004;36(3):533-53.

Peterson CM, Johannsen DL, Ravussin E. Skeletal muscle mitochondria and aging: a review. *J Aging Research* 2012;http://dx.doi.org/10.1155/2012/194821

Petrides JS, Mueller GP, Kalogeras KT, et al. Exercise-induced activation of the hypothalamic-pituitary-adrenal axis: marked differences in the sensitivity to glucocorticoid suppression. *J Clin Endocrin Met* 1994;79(2):377-383.

Pittas AG, Lau J, Hu FB, Dawson-Hughes B. The role of vitamin D and calcium in type 2 diabetes: a systematic review and meta-analysis. *J ClinEndocrinMetab* 2013;http://dx.doi.org/10.1210/jc.2007-0298

Phillipou A, Halapas A, Maridaki M, Koutsilieras M. Type 1 insulin-like growth factor receptor signaling in skeletal muscle regeneration and hypertrophy. *J Musculoskelet Neuronal Interact* 7(3);208-18, 2007.

Pleket, H. W. "On the Sociology of Ancient Sport." *Sport in the Greek and Roman Worlds: Greek Athletic Identities and Roman Sports and Spectacle* 2 (2014): 29.

Pollack ML, Franklin BA, Balady GJ, et al. Resistance exercise in individuals with and without cardiovascular disease: benefits, rationale, safety and description. AHA Science Advisory. *Circulation* 2000;101:828-833.

Pollak M. Insulin and insulin-like growth factor signaling in neoplasia. *Nat Rev Cancer* 2008;8(12):915-928.

Pollock ML, Franklin BA, Balady GJ, et al. Resistance exercise in individuals with and without cardiovascular disease: Benefits, rationale, safety and prescription. An advisory from the Committee on Exercise, Rehabilitation, and Prevention, Council on Clinical Cardiology, American Heart Association. *Circulation* 2000;101:828-833.

Potter R, Ellard D, Reese K, Thorogood M. A systematic review of the effects of physical activity on physical functioning, quality of life and depression in older people with dementia. *Int J Geriatr Psych* 26(10):1000-1011.

Prabhakar H, Bithal PK, Surl A, et al. Intracranial pressure changes during Valsalva manoeuvre in patients undergoing a neuroendoscopic procedure. *Minim Invas Neurosurg* 2007;50:98-101.

Prasad V, Vandross A, Toomey C, et al. A decade of reversal: An analysis of 146 contradicted medical practices. *Mayo Clin Proc* 2013;88(8):790-798.

Psilander N. The effect of different exercise regimens on mitochondrial biogenesis and performance. (Dissertation). Karolinska Institutet, Stockholm, Sweden.

Qiang MA. Beneficial effects of moderate voluntary physical exercise and its biological mechanisms on brain health. *Neurosci Bull* 2008;24(4):265-270.

Radak Z, Hart N, Marton O, Koltai E. Regular exercise results in systemic adaptation against oxidative stress. *Systems Biology of Free Radicals and Antioxidants* 2014; Springer Berlin Heidelberg 3855-3869.

Radak Z, Taylor AW, Ohno H, Goto S. Adaptation to exercise-induced oxidative stress: from muscle to brain. *Exerc Immun Rev* 2001;7:90-107.

Radecki R. Pharmaceutical sponsorship bias influences thrombolytic literature in acute ischemic stroke. *West J Med* 2011;12(4):435-8.

Rana JS, Nieuwdorp M, Jukema JW, Kastelein JJ. Cardiovascular metabolic syndrome - an interplay of obesity, inflammation, diabetes and coronary heart disease. *Diab Obes Metab* 2007;9:218-232.

Ranheim T, Halverson B. Coffee consumption and human health—beneficial or detrimental? Mechanisms for effects of coffee consumption on different risk factors for cardiovascular disease and type 2 diabetes mellitus. *Mol Nutr Food Res* 2005;49(3):274-284.

Rasgon N, Jarvik L. Insulin resistance, affective disorders, and Alzheimer's disease: review and hypothesis. *J Gerontol Med Sci* 2004;59A:178-183.

Ray KK, Seshasai SR, Ergou S, et al. Statins and all-cause mortality in high-risk primary prevention: a meta-analysis of 11 randomized controlled trials involving 65,229 participants. *Arch Intern Med* 2010;170(12):1024-1031.

Reed ME, Ben-Ezra V, Biggerstaff KD, Nichols DL. The effects of two bouts of high-and low-volume resistance exercise on glucose tolerance in normoglycemic women. *JSCR* 2012;26(1):251-260.

Reid K, Fielding R. Skeletal muscle power: a critical determinant of physical functioning in older adults. *Exerc Sport Sci Rev* 2012; 40(1):4-12.

Ren JM, Semenkovich CF, Gulve EA, et al. Exercise induces rapid increases in GLUT4 expression, glucose transport capacity, and insulin-stimulated glycogen storage in muscle. *J Biol Chem* 1994;269:20:14396-14401.

Renehan AG, Booth C, Potten CS. What is apoptosis, and why is it important? *BMJ* 2001;322(7301):1536-1538.

Reynolds M, Bradford S. Death by prowler. 2011 The Aasgaard Company. http://startingstrength.com/article/death_by_prowler

Reynolds M, McNeely W. Barbell Safety. 2014 The Aasgaard Company. http://startingstrength.com/article/barbell_safety

Riedner CE, Rhoden EL, Ribeiro EP, Fuchs SC. Central obesity is an independent predictor of erectile dysfunction in older men. *J Urol* 2006;176(4 Pt1):1519-1523.

Rigby N. Commentary: Counterpoint to Campos et al. *In J Epidemiol* 2006;35(1):79-80.

Rippetoe M. *Starting Strength: Basic Barbell Training* (3rd Ed). 2011 The Aasgaard Company, Wichita Falls, TX.

Rippetoe M. Knee Wraps. 2011 The Aasgaard Company. http://startingstrength.com/video/platform_knee_wraps

Rippetoe M, Baker A. *Practical Programming for Strength Training* (3rd Ed). 2013 The Aasgaard Company, Wichita Falls, TX.

Rippetoe M, Bradford S. Active hip 2.0: The director's cut. 2010 The Aasgaard Company. http://startingstrength.com/article/active_hip_2

Rodas G, Ventura JL, Cadefau JA, et al. A short training programme for the rapid improvement of both aerobic and anaerobic metabolism. *Eur J Appl Physiol* 2000;82:480-486.

Roger V, et al. Heart disease and stroke statistics-2011 Update. *Circulation* 2011;123:e18-e209.

Rose AJ, Richter EK. Skeletal muscle glucose uptake during exercise: How is it regulated? *Physiology* 2005;20:doi:10.1152/physiol.00012.2005.

Ross RJ, Rissanan H, Pedwek J, Clifford P, Shagge L. Influence of diet and exercise on skeletal muscle and visceral adipose tissue in men. *J Appl Physiol* 1996;81:2445-55.

Russell JW, Windebank AJ, Schenone A, Feldman EL. Insulin-like growth factor-I prevents apoptosis in neurons after nerve growth factor withdrawal. *J Neurobiol* 15;36(4):455-67, 1998.

Saeterbakken AH, Fimland MS. Electromyographic activity and 6RM strength in bench press on stable and unstable surfaces. *JSCR* 2013;27(4):1101-1107.

Saeterbakken AH, Fimland MS. Muscle force output and electromyographic activity in squats with various unstable surfaces. *JSCR* 2013;27(1):130-136.

Sallis RE. Exercise is medicine and physicians need to prescribe it. *Br J Sports Med* 2009;43:3-4.

Saltin B, Astrand PO. Maximal oxygen uptake and heart rate in various types of muscular activity. *J Appl Physiol* 1967; 23:353-358.

Saltin B, Astrand PO. Maximal oxygen uptake in athletes. *J Appl Physiol* 1967;23:353-358.

Sanderson TH, Kumar R, Sullivan JM et al. Insulin activates the PI3K-Akt survival pathway in vulnerable neurons following global brain ischemia. *Neurol Res* 2009;31(9):947-58.

Sattar N, Preiss D, Murray HM, et al. Statins and risk of incident diabetes: a collaborative meta-analysis of randomized statin trials. *Lancet* 2010;375(9716):735-742.

Sattelmair J, Pertman J, Ding EL, et al. Dose-response between physical activity and risk of coronary heart disease: a meta-analysis. *Circulation* 2011;124:789-795.

Savage P, Shaw AO, Miller MS, et al. Effect of resistance training on physical disability in chronic heart failure. *Med Sci Sports Exerc* 2011;43(8):1379-1386.

Sawka MN, Burke LM, Eichner ER, et al. American College of Sports Medicine position stand. Exercise and fluid replacement. *Med Sci Sports Exerc* 2007;39(2):377-90.

Schaffler A, Muller-Ladner U, Scholmerich J, Buchler C. Role of adipose tissue as an inflammatory organ in human diseases. *Endocrine Rev* 2013;27(5):449-467.

Schmitz KH, Jensen MD, Kugler KC et al. Strength training for obesity prevention in midlife women. *Internat J Obesity* 2003;27:326-333.

Schneider HJ, Friedrich N, Klotsche J, et al. The predictive value of different measures of obesity for incident cardiovascular events and mortality. *J Clin Endocrin Metab* 2009;95(4):1777-85.

Schoenfeld BJ, Aragon AA, Krieger JW. The effect of protein timing on muscle strength and hypertrophy: a meta-analysis. *J Internat Soc Sports Nut* 2013;10:53: doi: 10.1186/1550-2783-10-53.

Schulz, H. Beta oxidation of fatty acids. *Biochimica et Biophysica Acta* (BBA)-Lipids and Lipid Metabolism 1991;1081(2):109-120.

Schwab, U; Lauritzen, L; Tholstrup, et al. Effect of the amount and type of dietary fat on cardiometabolic risk factors and risk of developing type 2 diabetes, cardiovascular diseases, and cancer: a systematic review. *Food Nutr Res* 2014;58. doi:10.3402/fnr.v58.25145

Schwartz RS, Evans WJ. Effects of exercise on body composition and functional capacity in the elderly. *J Gerontol Med Sci* 1995;50A:147-150.

Selye H. A syndrome produced by diverse nocuous agents. *Nature* 1936;138:32.

Selye H. The physiology and pathology of exposure to stress, a treatise based on the concepts of the generaladaptation-syndrome and the diseases of adaptation. 1950; ACTA Medical Publishers, Montreal.

Sequin R, Nelson ME. The benefits of strength training for older adults. *Am J Prev Med* 2003;24(3):141-149.

Serra-Rexach JA, Bustamante-Ara N, Hierro Villaran M, et al. Short-term, light- to moderate-intensity exercise training improves leg muscle strength in the oldest old: a randomized controlled trial. *J Am Geriatr Soc* 2011;59(4):594-602.

Servantes DM, Pelcerman A, Salvetti XM, et al. Effects of home-based exercise training for patients with chronic heart failure and sleep apnoea: a randomized comparison of two different programmes. *Clin Rehab* 2012;26:45-57.

Sharafi H, Rahimi R. The effect of resistance exercise on p53, caspase-9, and caspase-3 in trained and untrained men. *JSCR* 2012;26(4):1142-1148.

Shephard RJ, Balady GJ. Exercise as cardiovascular therapy. *Circulation* 1999;99:963-972.

Shing CM, Webb JJ, Driller MW et al. Circulating adiponectin concentrations and body composition are altered in response to high-intensity interval training. *JSCR* 2013;27(8):2213-2218.

Sigal RJ, Kenny GP, Wasserman DH, Castaneda-Sceppa C. Physical activity/exercise and type 2 diabetes. *Diabetes Care* 2004;27:2518-2539.

Singh MAF, Gates N, Saigal N, et al. The study of mental and resistance training (SMART) study—resistance training and/or cognitive training in mild cognitive impairment: a randomized, double-blind, double-sham controlled trial. *JAMDA* 2014;15:873-880.

Singh NA, Clements KM, Fiatarone MA. A randomized controlled trial of progressive resistance trianing in depressed elders. *J Gerontol A Biol Sci Med Sci* 1997;52A(1):M27-M25.

Siri-Tarino PW, Sun Q, Hu FB, et al. Meta-analysis of prospective cohort studies evaluating the association of saturated fat with cardiovascular disease. *Am J Clin Nut* 2010;91(3):535-546.

Siri-Tarino PW, Sun Q, Hu FB, Kraus RM. Saturated fat, carbohydrate, and cardiovascular disease. *Am J Clin Nutr* 2010;91(3):502-509.

Skelly LE, Andrews PC, Gillen JB, et al. High-intensity interval exercise induces 24-h energy expenditure similar to traditional endurance exercise despite reduced time commitment. *App Physiol Nut Metab* 2014;39(7):845-848.

Smart NA, Dieberg G, Giallauria F. Intermittent versus continuous exercise training in chronic heart failure: A metaanalysis. *Int J Cardiol* 2011;166(2):352-358.

Smith MM, Sommer AJ, Starkoff BE, Devor ST. Crossfit-based high-intensity power training improves maximal aerobic fitness and body composition. *JSCR* 2013; 27(11):3159-3172.

Smith SM, Schroeder K, Fahey T. Over-the-counter (OTC) medications for acute cough in children and adults in ambulatory settings. *The Cochrane database of systematic reviews* 8:CD001831.doi:10.1002/14651858.CD001831

Smits P, Pieters G, Thien T. The role of epinephrine in the circulatory effects of coffee. *Clin Pharm Therap* 1986;40(4):431-437.

Soleyn N. Training and performance for the novice athlete. 2014 The Aasgaard Company. http://startingstrength.com/article/training_performance_for_the_novice_athlete

Song R, Lee EO, Lam P, Bae SC. Effects of tai chi exercise on pain, balance, muscle strength, and perceived difficulties in physical functioning in older women with osteoarthritis: a randomized clinical trial. *J Rheum* 2003;30(9):2039-2044.

Soukup JT, Kovaleski JE. A review of the effects of resistance training for individuals with diabetes mellitus. *Diabetes Educ* 1993;19(4):307-312.

Sousa N, Mendes R, Abrantes C, et al. Long-term effects of aerobic training versus combined aerobic and resistance training in modifying cardiovascular disease risk factors in elderly men. *Geriatr Gerontol Int* 2013;13(4):928-935.

Sparks LM, Johannsen NM, Church TS. Nine months of combined training improves ex vivo skeletal muscle metabolism in individuals with type 2 diabetes. *J Clin Endocrinol Metab* 2013;98:1694-1702.

Spradly BD, Crowley KR, Tai CY, et al. Ingesting a pre-workout supplement containing caffeine, B-vitamins, amino acids, creatine and beta-alanine before exercise delays fatigue while improving reaction time and muscular endurance. *Nutr Metab* 2012;9:28.

Stamatakis E, et al. Undue industry influences that distort healthcare research, strategy, expenditure and practice: a review. *Eur J Clin Invest* 2013;43(5):469.

Staron RS, Herman JR, Schuencke MD, et al. Misclassification of hybrid fast fibers in resistance-trained human skeletal muscle using histochemical and immunohistochemical methods. *JSCR* 2012:26(1);2616-2622.

Stener JL, Murphy A, McClellan JL, et al. Exercise training increases mitochondrial biogenesis in the brain. *J Appl Physiol* 2011;111:1066-1071.

Stensvold D, Tjonna AE, Skaug EA, et al. Strength training vs aerobic interval training to modify risk factors of metabolic syndrome. *J Appl Physiol* 2010;108:804-810.

Stevens J, McClain JE, Truesdale KP. Commentary: Obesity claims and controversies. *In J Epidemiol* 2006;35(1):77-78.

Stockton KA, Mengerson K, Paratz JD, et al. Effect of vitamin supplementation on muscle strength: a systematic review and meta-analysis. *Osteoporosis* 2011;22:859-871.

Storen O, Helgerud J, Stoa EM, Hoff J. Maximal strength training improves running economy in distance runners. *Med Sci Sports Exerc* 2008;40(6):1089-1094.

Strasser B, Arvandi M, Siebert U. Resistance training, visceral obesity and inflammatory response: a review of the evidence. *Obesity Rev* 2012;13:578-591.

Strasser B, Siebert U, Schobersberger W. Resistance training in the treatment of metabolic syndrome. A systematic review and meta-analysis of the effect of resistance training on metabolic clustering in patients with abnormal glucose metabolism. *Sports Med* 2010;40(4):397-415.

Sullivan JM. The year in strength science. 2011 The Aasgaard Company. http://startingstrength.com/article/the_year_in_strength_science_2011

______The year in strength science. 2012 The Aasgaard Company. ttp://startingstrength.com/article/the_year_in_strength_science_2012

______The year in strength science. 2013 The Aasgaard Company. http://startingstrength.com/article/the_year_in_strength_science_2013

______Stopping the spread of misinflammation. 2012 The Aasgaard Company. http://startingstrength.com/article/inflammation_sullivan

______The Valsalva and stroke: Time for everyone to take a deep breath. 2012 The Aasgaard Company. http://startingstrength.com/article/the_valsalva_and_stroke

Sunde A, Storen O, Bjerkaas M, et al. Maximal strength training improves cycling economy in competitive cyclists. *JSCR* 2010;24(8):2157-2165.

Sundell J. Resistance training is an effective tool against metabolic and frailty syndromes. Advances Prev Med 2001;doi:10.4061/2011/9846833.

Szabo S, Taeche Y, Somogyi A. The legacy of Hans Selye and the origins of stress research: A retrospective 75 years after his landmark brief "letter" to the Editor of Nature. *Stress* 2012;15(5):472-478.

Tabata I, Nishimura K, Kouzaki M, et al. Effects of moderate-intensity endurance and high-intensity intermittent training on anaerobic capacity and VO_2max. *Med Sci Sports Exerc* 1996;38(10):1327-1330.

Takahashi Y, Kipnis D, Daughaday W. Growth hormone secretion during sleep. *J Clin Invest* 1968;47(9):2079-90.

Tang BMP, Eslick GD, Nowson C, et al. Use of calcium in combination with vitamin D supplementation to prevent fractures and bone loss in people aged 50 years and older: a meta-analysis. *Lancet* 2007;370(9588):657-666.

Tarnopolsky MA, Safdar A. The potential benefits of creatine and conjugated linoleic acid as adjuncts to resistance training in older adults. *Appl Physiol Nutr Metab* 2008;33(1):213-27.

Tartibian B, Maleki B, Abbasi A. The effects of ingestion of omega-3 fatty acids on perceived pain and external symptoms of delayed onset muscle soreness in untrained men. *Clin J Sports Med* 2009;19(2):115-119.

Taubes G. *Good Calories, Bad Calories.* 2007 Random House LLC.

Taubes G. What if it's all been a big fat lie? New York Times 2002 July 7.

Taylor F, Ward K, Moore TH, et al. Statins for the primary prevention of cardiovascular disease. *Cochr Database Syste Rev* 2011;19(1):CD004816.

Teicholz T. The questionable link between saturated fat and heart disease. http://online.wsj.com/news/articles/SB100014240527 02303678404579533760760481486

ten Have M, de Graaf R, Monshouwer K. Physical exercise and mental health status: findings from the Netherlands Mental Health Survey and Incidence Study (NEMESIS). *J Psychosom Res* 2011;71(5):342-348.

Thompson PD, Clarkson P, Karas RH. Statin-associated myopathy. *JAMA* 2003;289(13):1681-1690.

Thrash K, Kelly B. Flexibility and strength training. *JSCR* 1987;1(4):74-75.

Tibana RA, Navalta J, Bottaro M, et al. Effects of eight weeks of resistance training on the risk factors of metabolic syndrome in overweight/obese women - "A Pilot Study." *Diabet and Met Syndr* 2013;5:11-19.

Tilk, Maria. "Educational Narratives as a Pedagogical Paradigm: the Epics of Homer." *Acta Paedagogica Vilnensia* 32(2014).

Todd T. Historical perspective: The myth of the muscle-bound lifter. *Natl Strength Cond J* 1985;7(3):37-41.

Toth MJ, Miller MS, VanBuren P, et al. Resistance training alters skeletal muscle structure and function in human heart failure: effects at the tissue, cellular and molecular levels. *J Physiol* 2012;590.5:1243-1259.

OlsonTP, Dengel DR, Leon AS, Schmitz KH. Changes in inflammatory biomarkers following one year of moderate resistance training in overweight women. *Internat J Obesity* 2007;31:996-1003.

Trappe TA, Carroll CC, Dickinson JM, et al. Influence of acetaminophen and ibuprofen on skeletal muscle adaptations to resistance exercises in older adults. *Am J PhysiolRegulIntegr Comp Physiol* 2011;300(3):R655-62.

Trappe TA, White F, Lambert CP, et al. Effect of ibuprofen and acetaminophen on post-exercise muscle protein synthesis. *Am J Physiol Endocrinol Metab* 2001;282: E551-56.

Treuth MS, Ryan AS, Pratley RE, et al. Effects of strength training on total and regional body composition in older men. *J App Physiol* 1994;77(2):614-620.

Tyska, Matthew J.; Warshaw, David M. The myosin power stroke. *Cell Motility and the Cytoskeleton* 2002;51(1):1-15.

Tzankoff SP, Norris AH. Effect of muscle mass decrease on age-related BMR changes. *J Appl Phyisol* 1977;43:1001-1006.

Utomi V, Oxborough D, Whyte GP, et al. Systematic review and meta-analysis of training mode, imaging modality and body size influences on the morphology and function of the male athlete's heart. *Heart* 2013(3); epub ahead of print.

van Dam RM, Li T, Spiegelman D, et al. Combined impact of lifestyle factors on mortality: prospective cohort study in US women. *BMJ* 2008;337:a1400, doi:10.1136/bmj.a1440

Vega SR, Knicker A, Hollman W, et al. Effect of resistance exercise on serum levels of growth factors in humans. *Horm Metab Res* 2010;42(13):982-986.

Verdijk LB, Snijders T, Drost M, et al. Satellite cells in human skeletal muscle; from birth to old age. *Age* 2013;doi: 10.1007/s11357-013-9583-2

Verkoshansky, "General adaptation syndrome and its applications in sport training. 2012 http://www.cvasps.com/wp-content/uploads/2012/04/GAS-NV-2012.ppt.

Vincent KR, Braith RW, Bottiglieri T, et al. Homocysteine levels following resistance training in older adults. *Prev Cardiol* 2003;6:197-203

Vincent KR, Braith RW, Felman RA, et al. Improved cardiorespiratory endurance following 6 months of resistance exercise in elderly men and women. *Arch Int Med* 2002;162(3):673-678.

Vincent KR, Vincent HK. Resistance training for individuals with cardiovascular disease. *J Cardiopulm Rehab* 2006;25:207-216.

Vissing K, McGee SL, Farup J, et al. Differentiated mTOR but not AMPK signaling after strength vs. endurance exercise in training-accustomed individuals. *Scand J Med Sci Sport* 2013;23(3):355-366.

Vissing K, McGee SL, Farup J, et al. Differentiated mTOR but not AMPK signaling after strength vs. endurance exercise in training-accustomed individuals. *Scand J Med Sci Sport* 2013;23(3):355-366.

Vlak MHM, Rinkel GJE, Greebe P, et al. Trigger factors and their attributable risk for rupture of intracranial aneurysms. *Stroke* 2011;42:878-1882.

Voss MW, Nagamatsu LS, Liu-Ambrose T, Kramer AF. Exercise, brain and cognition across the life span. *J Appl Physiol* 2011;111:1505-1513.

Wayne PM, Berkowitz DL, Litrownik DE, et al. What do we really know about the safety of Tai Chi? A systematic review of adverse event reports in randomized trials. *Arch Phys Med Rehab* 2014;doi: 10.1016/ j.apmr. 2014. 05.005.

Wells GD, Selvadurai H, Tein I. Bioenergetic provision of energy for muscular activity. *Ped Resp Rev* 2009;10(3): 83-90.

Wemple RD, Lamb DR, McKeever KH. Caffeine vs. caffeine-free sports drinks: effects on urine production at rest and during prolonged exercise. *Int J Sports Med* 1997;18(1):40-46.

White BC, Sullivan JM, DeGracia DJ, et al. Brain ischemia and reperfusion: molecular mechanisms of neuronal injury. *J NeuroSci* 2000;179(S 1-2):1-33.

White BC, Sullivan JM. Apoptosis. *Acad Emerg Med* 1988;5(10):1019-1029.

Whitehead JP, Richards AA, Hickman IJ, et al. Adiponectin: a key adipokine in the metabolic syndrome. *Diab Obes Metab* 2006;8(3):264-280.

Whitman SA, Wacker MJ, Richmond SR, Godard MP. Contributions of the ubiquitin-proteasome pathway and apoptosis to human skeletal muscle wasting with age. *Pflugers Arch* 2005;450:437-46.

Wijndaele K, Duvigneud N, Matton L, et al. Muscular strength, aerobic fitness and metabolic risk syndrome risk in Flemish adults. *Med Sci Sports Sci* 2007;29:233-240.

Wikipedia. Efficiency of ATP production. https://en.wikipedia.org/wiki/Cellular_respiration#Efficiency_of_ATP_production

Wikipedia. High-intensity interval training. http://en.wikipedia.org/wiki/High-intensity_interval_training

Willette AA, Guofan X, Johnson SC, et al. Insulin resistance, brain atrophy, and cognitive performance in late middle-aged adults. *Diabetes Care* 2012;36(2):443-449.

Williams MA, Haskell WL, Ades PA, et al. Resistance exercise in individuals with and without cardiovascular disease: 2007 update. A scientific statement from the Amercian Heart Association Advisory Council on Clinical Cardiology and Council on Nutrition, Physical Activity and Metabolism. *Circulation* 2007;116:572-584.

Wilson JM, Loenneke JP, Jo E, et al. The effects of endurance, strength and power training on muscle fiber type shifting. *JSCR* 2012:26(6);1724-1729.

Wilson JM, Marin PJ, Rhea MR, et al. Concurrent training: a meta-analysis examining interference of aerobic and resistance exercises. *JSCR* 2012;26(8):2293-2307.

Wisløff, U., Ellingsen, Ø.,& Kemi, O. J. High-intensity interval training to maximize cardiac benefits of exercise training? *Ex Sport Sci Rev* 2009;37(3):139-46.

Wohlgemuth SE, Calvani R, Marzetti E. The interplay between autophagy and mitochondrial dysfunction in oxidative stress-induced cardiac signaling and pathology. *J Mol Cell Biol* 2014;71(6):62-70.

Yongming L, Cao C, Chen X. Similar electromyographic activities of lower limbs between squatting on a Reebok Core Board and ground. *JSCR* 2013;27(5):1349-1353.

Youngren JF, Exercise and the regulation of blood glucose. http://diabetesmanager.pbworks.com/w/page/17680187/Exercise%20and%20the%20Regulation%20of%20Blood%20Glucose

Zuckerman JD, Kummer FJ, Cuomo F, Greller M. Interobserver reliability of acromial morphology classification: an anatomic study. *J Shoulder Elbow Surg* 1997;6:286-7

Zuniga JM, Housh TJ, Camic CL, et al. The effects of creatine monohydrate loading on anaerobic performance and one-repetition max strength. *JSCR* 2012;26(6):1651-1656.

찾아보기

프로그램 찾아보기

저자에 대하여

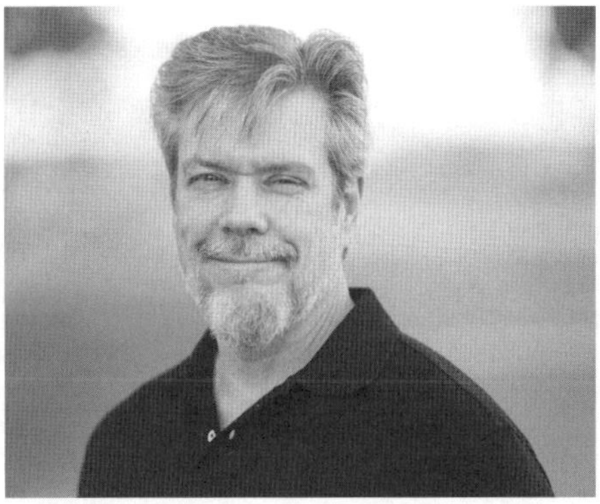

조너선 설리번Jonathan Sullivan, MD, PhD, SSC

마이애미 파밍튼에 위치한 스타팅 스트렝스 코치 연수 체육관인 그레이스틸 스트렝스 앤드 컨디셔닝Greysteel Strength and Conditioning의 관장으로서 50대 이상의 중 · 장 · 노년층을 대상으로 소규모 교습 형태의 바벨 기반 훈련을 지도하고 있으며, 레벨 I 외상센터인 웨인 주립대학 디트로이트 리시빙 병원 응급의학과 부교수로서 20년 이상 진료와 교육과 연구에 매진하고 있다. 뇌 소생술 연구소Cerebral Resuscitation Laboratory의 부국장으로 일하며 심장마비, 뇌졸중, 외상 상황에서의 신경학적 회복과 치유에 관한 분자 기전에 관한 기초 연구를 진행해 왔으며, 2012년 퇴직하였다. 응급의학과 신경과학 분야에서 다수의 연구논문, 초록, 서적을 집필하였으며, 스타팅 스트렝스 홈페이지(www.startingstrength.com)에도 많은 글을 남겼다. 스타팅 스트렝스 코치 협회의 위원으로서 수 차례에 걸쳐 스타팅 스트렝스 코치 자격 유지 과정 개발에 참여하였다. 미 해병대에서 군복무를 했으며 당수도 3단 보유자인 그는 단편 SF 작가이기도 하다. 라쿤, 스컹크, 여우, 다람쥐, 왜가리, 오리가 노니는 마이애미 파밍튼 힐스에서 아내와 함께 고양이 세 마리를 모시며 살고 있다. www.greysteel.org에서 더 많은 정보를 확인할 수 있다.

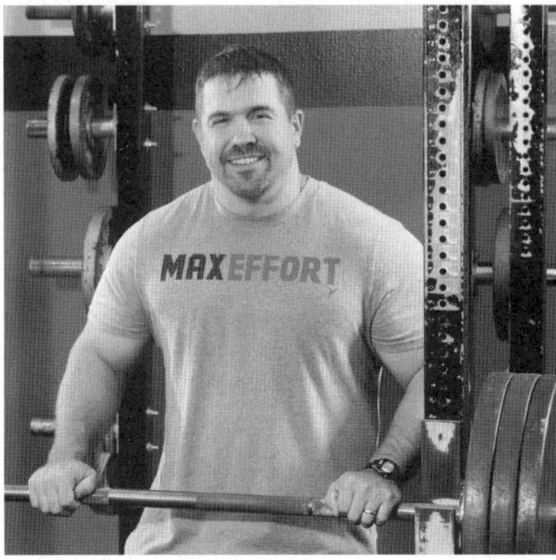

앤디 베이커Andy Baker, SSC

텍사스 킹우드에 위치한 개인 바벨 훈련 시설인 킹우드 스트렝스 앤드 컨디셔닝Kingwood Strength and Conditioning을 운영하고 있다. 2007년 개관한 이래 앤디는 나이나 능력과 상관없이 더 강해지고 싶어 하는 평범한 사람들뿐만 아니라 대학 1부 리그 선수와 파워리프터 프로 선수들까지 지도하고 훈련했다.

미 해병대에서 군복무를 하며 2003년부터 2007년까지 이라크전쟁에 파병되어 수 차례 참전하였다. 미 군사대학(AMU)에서 보건학과 스포츠과학 학사학위를 취득했다. 스타팅 스트렝스 코치인 앤디는 마크 리피토와 함께 『스트렝스 트레이닝을 위한 현실적 프로그램』 3판을 썼다.

NASANatural Athlete Strength Association 소속으로 약물과 장비를 사용하지 않는 파워리프터인 앤디는, 2010년에 스쿼트 529파운드, 벤치프레스 380파운드, 데드리프트 562파운드로 NASA 전국대회 198파운드급에서 우승하였다. 텍사스 킹우드 토박이인 그는 부인과 함께 세 자녀를 키우며 여전히 그곳에 살고 있다.

역자에 대하여

박 현 진

의사, 작가, 번역가, 트레이너. 서울대학교 국어국문학과와 한양대학교 의학과를 졸업하였다. NSCA-CSCS, ACSM/ACS-CET, ACSM-CPT, FMS level 1 등의 자격을 보유하고 있다. 에세이스트 신인상으로 등단하였으며, 클레사Klesa라는 필명으로 『이것은 살기 위한 최소한의 운동이다』, 『다시, 몸』, 『공포 다이어트』 등의 책을 썼다. 옮긴 책으로 『스타팅 스트렝스: 바벨 훈련의 첫걸음』, 『러닝 레볼루션』, 『근육 운동 따라하기』, 『코어 운동 따라하기』 등이 있다.